临床护理常规与精要

主编　李素叶　田丽丽　聂文青
　　　许春梅　李利丽　吴翠焕

天津出版传媒集团

天津科学技术出版社

图书在版编目(CIP)数据

临床护理常规与精要 / 李素叶等主编. -- 天津：
天津科学技术出版社, 2024. 6. -- ISBN 978-7-5742
-2208-3

Ⅰ. R47

中国国家版本馆 CIP 数据核字第 2024RG6669 号

临床护理常规与精要

LINCHUANG HULI CHANGGUI YU JINGYAO

责任编辑：张建锋

出　　版：	天津出版传媒集团
	天津科学技术出版社
地　　址：天津市西康路 35 号
邮　　编：300051
电　　话：(022)23332400
网　　址：www. tjkjcbs. com. cn
发　　行：新华书店经销
印　　刷：廊坊市海涛印刷有限公司

开本 787×1092　1/16　印张 32　字数 600 000

2024 年 6 月第 1 版　2025 年 1 月第 1 次印刷

定价：180. 00 元

《临床护理常规与精要》编委会

主　编

李素叶（衡水市人民医院）

田丽丽（天津市儿童医院）

聂文青（潍坊市妇幼保健院）

许春梅［绵阳市第一人民医院（四〇四医院）］

李利丽（武汉同济航天城医院）

吴翠焕（华中科技大学同济医学院附属协和医院）

副主编

罗　曦（四川大学华西医院）

王晓梅（新疆医科大学第三临床医学院）

张彦晓（平乡县人民医院）

周玉清（济宁医学院附属医院）

张　奎（新疆医科大学附属肿瘤医院）

赵　霞（新疆医科大学附属肿瘤医院）

曹小宇（中国人民解放军陆军第八十集团军医院）

陈新馨（海南省琼海市人民医院）

林夏云（海南医学院第一附属医院）

王　岚［四川护理职业学院附属医院（四川省第三人民医院）］

屠　娟（兰溪市人民医院）

工　倩（商丘市第一人民医院）

任晓玲（西竖镇西竖卫生院）

前　言

护理学是将自然科学与社会科学紧密联系起来的为人类健康服务的综合性应用学科。随着医学科学的迅速发展和医学模式的转变，医学理论和诊疗护理不断更新，护理学科领域发生了很大的变化。本书旨在为基层医院临床护理人员提供较新的专业理论和专业指导，帮助护理人员熟练掌握基本理论知识和临床护理技能，提高护理质量。

本书共分为六篇，第一篇主要介绍了内科常见病的护理，第二篇主要介绍了危重症护理，第三篇主要介绍了外科常见病的护理，第四篇主要介绍了骨科护理与麻醉护理，第五篇主要介绍了妇产科疾病的护理，第六篇主要介绍了儿科疾病的护理。全书内容既注重基础，又突出重点，力求反映护理临床和护理研究的成果，从临床实践出发，具有可操作性和实用性，对临床护理人员的实践及技能具有一定的指导价值。

由于能力和知识水平有限，书中难免有疏漏之处，望广大读者批评指正。

目　录

第一篇　内科护理

第一章　呼吸内科护理

第一节　呼吸内科护理常规

一、环境

保持室内空气清新、洁净、安静，定时通风，维持室温18℃~22℃，湿度50%~60%，避免烟雾及灰尘的刺激，吸烟者劝其戒烟。定期进行空气消毒并监测消毒效果。

二、休息与给氧

恢复期患者可下床适当活动；危重者如呼吸衰竭、肺性脑病、支气管哮喘重度发作、大咯血等，应绝对卧床休息；呼吸困难者取半卧位，予吸氧，根据医嘱调节氧流量及给氧方式。

三、饮食

根据病情给予高蛋白、高热量、高维生素、易消化饮食，避免油腻、辛辣刺激性食物。高热、危重患者给予流质或半流质饮食。

四、密切观察病情变化，做好对症护理

（1）监测体温、脉搏、呼吸、血压、神志等变化。

（2）观察患者咳嗽的性质、节律，痰液的颜色、性状、量、气味。鼓励患者多饮水，定时翻身拍背，指导患者进行有效咳嗽、排痰，保持呼吸道通畅。

（3）呼吸困难者予吸氧，根据病情调节氧流量，按医嘱给予雾化吸入治疗，必要时使用呼吸机辅助呼吸。

（4）昏迷、咯血、咳嗽反射减弱或咳痰无力者备吸引器于床旁，必要时吸痰。有窒息先兆者，备气管插管或气管切开包于床旁，必要时行气管切开术。

五、遵医嘱使用药物并观察药物疗效及副作用

呼吸衰竭患者慎用镇静剂，禁用吗啡、巴比妥等抑制呼吸的药物。

六、做好患者的心理护理

避免焦虑、紧张，使患者保持情绪稳定，能很好地配合治疗。

七、指导患者及时准确留取各种标本

标本容器清洁干燥，取样新鲜，送检及时。

八、特殊检查的配合

做好各种特殊检查的准备、配合及护理。

第二节 急性上呼吸道感染护理

急性上呼吸道感染简称上感，为外鼻孔至环状软骨下缘包括鼻腔、咽或喉部急性炎症的总称，是呼吸道常见的疾病。主要病原体是病毒，少数是细菌，免疫功能低下者易感。

一、评估要点

（一）病史

评估患者的年龄、发病诱因、主要症状的发生频率、性质、严重程度、持续时间及伴随症状等；了解患者近期有无淋雨、受凉、过度劳累等。

（二）身体评估

有无声音嘶哑、咳痰、鼻咽部不适、头痛、扁桃体肿大、发热、全身乏力等症状。

（三）辅助检查

1. 血常规

病毒感染时白细胞计数多为正常或偏低，淋巴细胞比例升高；细菌感染时，可见白细胞计数和中性粒细胞增多，并有核左移现象。

2. 病原学检查

主要采用咽拭子进行微生物检测；细菌培养可判断细菌类型和敏感药物种类；病毒分离、病毒抗原的血清学检查等有利于判断病毒类型。

二、护理措施

（一）环境和休息

创造安静、舒适的环境，保持室温 18~22℃，湿度 50%~60%，空气流通，注意休息和个人卫生。

（二）饮食护理

给予清淡、高热量、丰富维生素、易消化食物，如鱼、蛋类、新鲜蔬果、各类汤粥等，鼓励患者每天保持足够的饮水量，避免刺激性食物，戒烟、戒酒。

（三）口腔护理

进食后漱口或给予口腔护理，保持口腔卫生，防止感染。

（四）防止交叉感染

注意隔离患者，减少探视，避免交叉感染。指导患者咳嗽或打喷嚏时应避免对着他人，并拿双层纸巾捂住口鼻。患者使用的餐具、痰盂等用具应每天消毒，或使用一次性器具，回收后焚烧。

（五）用药护理

遵医嘱对发热头痛者，选用解热镇痛药，鼻塞严重时可用1%麻黄碱滴鼻液滴鼻。注意观察药物不良反应，如使用青霉素，应密切注意有无过敏反应。

三、健康教育

（一）避免诱发因素

帮助患者及家属知晓呼吸道感染的常见诱因，避免受凉、过度劳累，注意保暖；保持室内阳光充足、空气新鲜；在高发季节冬春季少去人群密集的公共场所；戒烟戒酒；防止交叉感染。

（二）注意劳逸结合

加强体育锻炼，增强机体抵抗力及抗寒能力，必要时注射疫苗。

（三）药物治疗

药物治疗后症状不缓解或出现耳鸣、耳痛、外耳道流脓等中耳炎症状；恢复期出现胸闷、心悸、眼睑水肿、腰酸或关节痛者，应及时就诊。

第三节　肺炎护理

肺炎是指终末气道、肺泡和肺间质的炎症，可由病原微生物、理化因素、免疫损伤、过敏及药物所致。

一、评估要点

（一）病史

询问本病的有关病因，如有无着凉、淋雨、劳累等诱因；有无上呼吸道感染史、COPD、糖尿病等慢性病史；是否使用过抗生素、激素、免疫抑制剂等；日常活动、休息、饮食、排便等是否规律；是否吸烟及吸烟量。

（二）身体评估

意识状况，有无烦躁、嗜睡、反应迟钝、表情淡漠、反复惊厥等；生命体征是否正常；有无急性面容、鼻翼扇动；有无面颊绯红、口唇发绀、皮肤黏膜出血、浅表淋巴结肿大；有无三凹征及异常支气管呼吸音。

（三）辅助检查

1. 血常规

有无白细胞计数升高、中性粒细胞增高及核左移、淋巴细胞比例升高。

2. 胸部 X 线检查

有无肺纹理增粗、炎性浸润影等。

3. 痰培养

有无细菌生长，药物敏感试验结果可指导用药。

4. 血气分析

是否有 PaO_2 减低和（或）$PaCO_2$ 升高。

二、护理措施

（一）休息与活动

高热患者应卧床休息，以减少耗氧量，缓解头痛、肌肉酸痛等症状。病房应尽可能保持安静，环境适宜，定时通风。

（二）口腔护理

高热及咳痰的患者应加强口腔护理，保持口腔清洁，预防口舌炎、口腔溃疡的发生。每日2次口腔护理，饭前、饭后漱口，口唇干燥者涂液状石蜡，口唇疱疹者局部涂抗病毒软膏，防止继发感染。

（三）饮食与补充水分

给予高蛋白、高热量、高维生素、易消化饮食，多饮水（每日不少于3000mL）。轻症者无需静脉补液，失水明显者遵医嘱静脉补液，补充因发热而丢失较多的水分和盐，加快毒素排泄和散发热量，尤其是食欲不佳或不能进食者。心脏病或老年人应注意补液速度，避免输液过快导致急性肺水肿。

（四）降温护理

及时处理高热，高热时鼓励患者多饮水，可采用温水擦浴、乙醇擦浴、冰袋、冰帽等措施物理降温，以逐渐降温为宜，防止虚脱。儿童要预防惊厥，不宜用阿司匹林或其他解热药，以免大汗、脱水和干扰热型观察。患者出汗时及时协助擦汗、更换衣物，避免受凉。

（五）病情观察

密切观察并记录生命体征，有无心率加快、脉搏细速、血压下降、脉压变小、体温不升或高热、呼吸困难等；神志是否有精神萎靡、表情淡漠、烦躁不安、神志模糊等；有无发绀、肢端湿冷，以便观察热型，协助医生明确诊断。重症肺炎不一定有高热。重点观察儿童、老年人、久病体弱者的病情变化。

（六）用药护理

遵医嘱使用抗生素、止咳及祛痰药物，观察其疗效与不良反应。应用喹诺酮类药物（氧氟沙星、环丙沙星）偶见皮疹、恶心等；氨基糖苷类抗生素有肾毒性及耳毒性，老年人或肾功能减退者，应特别注意观察是否有耳鸣、头昏、唇舌发麻等不良反应的出现；应用头孢唑林钠可出现发热、皮疹、胃肠道不适等不良反应，偶见白细胞减少和丙氨酸氨基转移酶增高。患者一旦出现严重不良反应，应及时与医生沟通并对症处理。

（七）呼吸困难、咳嗽、咳痰护理

1. 抬高床头，取舒适卧位

根据病情及血气分析结果选择给氧方式，重症肺炎或伴有低氧血症的患者出现明显呼吸困难、发绀者，要给予鼻导管或面罩吸氧。

2. 实施胸部物理治疗法

指导并鼓励患者进行有效的咳嗽、咳痰，以有利于排痰。对无力咳嗽或痰液干燥不易咳出时，给予雾化吸入、肺部理疗、变换体位、翻身拍背等，使其保持呼吸道通畅。

（八）感染性休克患者的护理

1. 体位

患者取中凹卧位，抬高头胸部 20°，抬高下肢约 30°，有利于呼吸和静脉血回流。

2. 给予中、高流量（2~6L/min）吸氧

维持 $PaO_2>60mmHg$，改善缺氧状况。

3. 补充血容量

快速建立两条及以上静脉通道，遵医嘱补液等药物治疗。随时监测患者的血压、尿量、尿密度、血细胞比容等，监测中心静脉压并做好记录，及时调整补液速度。出现下列情况表示血容量已补足：口唇红润、肢端温暖、收缩压>90mmHg、尿量>30mL/h 以上。如血容量已补足，但尿量仍<20mL/h，尿相对密度<1.018，应及时报告医生，注意有无急性肾衰竭。

（九）心理护理

关心体贴患者，做好解释安慰和心理支持工作，使其保持情绪稳定，增强战胜疾病的信心。

三、健康教育

（一）向患者及家属讲解肺炎的病因

避免受凉、过劳、酗酒等诱发因素，预防上呼吸道感染，积极治疗原有的慢性疾病，定期随访。

（二）室内经常通风换气

天气晴朗时，到室外呼吸新鲜空气，晒太阳。在感冒流行季节，应尽量避免去人多拥挤的场所，必要时佩戴口罩。

（三）指导患者遵医嘱按时服药

了解药物的用法、疗程、疗效、不良反应，防止患者自行停药或减量，定时随访。

（四）特殊患者的康复护理

慢性病、长期卧床、年老体弱者，应注意经常改变体位、翻身、拍背，咳出气道痰液，保持气道通畅；有吞咽障碍者特别注意防止误吸的发生；有感染征象及时就诊。

（五）根据气温变化合理增减衣服

衣着宽松，保持呼吸通畅。

第四节 慢性支气管炎护理

慢性支气管炎简称慢支，是由感染或非感染因素引起的气管、支气管黏膜及其周围组织的慢性非特异性炎症，临床上以咳嗽、咳痰、喘息为主要症状，每年发病持续 3 个月，连续 2 年或 2 年以上。

一、评估要点

（一）病史

有无上呼吸道感染史；有无吸入冷空气、粉尘、刺激性气体或烟雾；有无对花粉、粉尘、真菌孢子等过敏。

（二）身体评估

评估患者咳嗽、咳痰情况。慢性支气管炎以晨间咳嗽为主，睡眠中有阵咳或排痰，痰液一般为白色黏液和浆液泡沫性痰，偶见痰中带血。

（三）辅助检查

1. X线检查

早期无异常。支气管炎反复发作可引起支气管壁增厚，细支气管或肺泡间质炎症细胞浸润或纤维化，表现为肺纹理增粗、紊乱，呈网状或条索状、斑点状阴影，以双下肺野最明显。

2. 呼吸功能检查

早期无异常。若有小气道阻塞时，最大呼气流速-容量曲线在75%和50%肺容量时，流量明显降低。

3. 血液检查

细菌感染时偶可出现白细胞计数和（或）中性粒细胞增加。

4. 痰液检查

可培养出致病菌。痰涂片可发现革兰阳性或革兰阴性菌，大量破坏的白细胞或已破坏的杯状细胞。

二、护理措施

（一）休息与活动

患者以休息为主，采用舒适卧位。保持室内空气清新，温湿度适宜，通风良好，寒冷季节注意保暖，避免受凉。

（二）饮食

根据病情给予高蛋白、高热量、高维生素、易消化饮食，如新鲜蔬菜水果、鱼、蛋类等，鼓励患者多饮水，每日饮水量1500~2500mL，避免刺激性食物，戒烟、戒酒。

（三）病情观察

观察患者体温、咳嗽、咳痰、喘息情况，有异常及时报告医生。

（四）专科护理

定时翻身、拍背，指导患者进行有效咳嗽、排痰，保持呼吸道通畅。喘息明显者，遵医嘱予吸氧，必要时予雾化吸入治疗。

（五）谨遵医嘱

按医嘱合理使用消炎、止咳、祛痰、平喘药物，观察药物疗效及副作用。

（六）做好患者心理护理

鼓励患者积极配合治疗。

三、健康教育

（一）指导患者及家属了解本病的相关知识

积极配合疾病治疗，减少急性期发作。增强体质、预防感冒、戒烟均是预防支气管炎的重要措施，还要避免被动吸烟，避免烟雾、化学物质等有害理化因素的刺激。

（二）注意生活习惯

平时多饮水，饮食宜清淡、有营养、易消化。

（三）注意劳逸结合

保证充足睡眠，寒冷季节外出时适当增加衣物，注意保暖。根据自身情况选择参加合适的体育锻炼，如健身、太极拳、跑步等，可增加耐寒训练，如冷水洗脸、冬泳等。

（四）定期检测肺功能

以选择有效的治疗方案，控制病情的发展。

第五节　慢性阻塞性肺疾病护理

慢性阻塞性肺疾病（COPD）是一组以气流受限为特征的疾病，气流受限不完全可逆，呈进行性发展。COPD 主要累及肺部，但也可以引起肺以外的各器官损害。

一、评估要点

（一）病史

有无长期吸烟史，询问发作是否与气候变化有关，是否在感冒后加重，了解患者的职业，是否接触刺激性气体、化学物质、工业有机尘等职业性致敏原。

（二）身体评估

了解患者有无咳嗽、咳痰、喘息或气促等表现。慢性支气管炎患者往往有长期、反复的咳嗽，冬春寒冷季节加重，天气转暖缓解，逐年加重；清晨和入睡前咳嗽频繁，白天较轻。痰液多为白色黏液或白色泡沫样痰，早晚排痰较多，偶有痰中带血，合并感染时痰量增多且变为黏液脓性。喘息型慢性支气管炎可有喘息或气促。慢性支气管炎患者早期无异常体征，急性发作期可有散在的干、湿啰音，喘息型者可闻及哮鸣音。

（三）辅助检查

1. 肺功能检查

是判断气流受限的主要客观指标，对 COPD 诊断、严重程度评价、疾病进展、预后及治疗等有重要意义。

2. 胸部 X 线检查

COPD 早期胸片可无变化，之后可出现肺纹理增粗、紊乱等非特异性改变，也可出现肺气肿改变。X 线胸片改变对 COPD 诊断特异性不高，主要作为确定肺部并发症及与其他肺部疾病鉴别之用。

3. 血气分析

对确定发生低氧血症、高碳酸血症、酸碱平衡失调以及判断呼吸衰竭的类型有重要价值。

4. 其他

COPD 并发细菌感染时，外周血白细胞增高，核左移。痰涂片可能检出病原菌。常见病原菌为肺炎链球菌、流感嗜血杆菌、卡他莫拉菌、肺炎克雷白杆菌等。

二、护理措施

（一）休息与活动

室内保持合适的温湿度，冬季注意保暖，避免受凉，避免直接吸入冷空气。仅有通气障碍而无代偿不全时，鼓励患者适当下床活动；伴有缺氧和二氧化碳潴留的患者宜卧床休息，取坐位或半卧位。衣服要宽松，以减轻对呼吸的抑制。

（二）饮食

鼓励患者多进食高蛋白、高热量、高维生素食物，如新鲜蔬果、鱼、蛋类等，少吃产气食品（如汽水、啤酒、豆类、土豆、红薯、萝卜等），避免辛辣刺激性食物。每日饮水量应在 1500mL 以上，少食多餐，每餐不要吃太饱，少食可以避免腹胀和呼吸短促。

（三）病情观察

观察患者生命体征、神志变化；观察咳嗽、咳痰、呼吸困难的程度；监测 SpO_2、血气分析和水、电解质、酸碱平衡情况。

（四）氧疗护理

鼻导管持续低流量吸氧，流量 $1\sim2L/min$，避免吸入高浓度氧而引起二氧化碳潴留，提倡进行每天持续 15h 以上的长期家庭氧疗，必要时予以无创辅助通气。氧疗有效的指标：呼吸困难减轻、呼吸频率减慢、发绀减轻、心率减慢、活动耐力增加。

（五）用药护理

遵医嘱予以抗感染、止咳、祛痰、平喘、纠正内环境紊乱等治疗，密切观察药物的作用及不良反应。

（六）保持呼吸道通畅

指导深呼吸及有效咳痰，指导患者每 $2\sim4h$ 定时进行数次深呼吸，在吸气末屏气片刻后爆发性咳嗽，促使分泌物从远端气道随气流移向大气道。痰多不易咳出时鼓励患者多饮水，可协助胸部叩击、体位引流、肺部理疗及超声雾化吸入，必要时吸痰，保持呼吸道通畅。胸部叩击方法为五指并拢，向掌心微弯曲，呈空杯状，腕部放松，迅速而规律地叩击胸部。叩击时间 $15\sim20min$ 为宜，每日 $2\sim3$ 次，餐前进行。体位引流按照病灶部位，协助患者取适当体位，使病灶部位开口向下，利用重力，借有效咳嗽或胸部叩击将分泌物排出体外。引流多在早餐前 1h，晚餐前及睡前进行，每次 $10\sim15min$。引流期间防止头晕或意外发生，应观察引流效果，注意神志、呼吸及有无发绀等。

（七）做好心理护理

帮助患者克服焦虑、悲观情绪，树立战胜疾病的信心。

（八）呼吸功能锻炼

指导患者进行缩唇呼吸、膈式或腹式呼吸、吸气阻力器的使用等呼吸训练，以加强胸、膈呼吸肌的肌力和耐力，改善呼吸功能。

1. 缩唇呼吸

其技巧是通过缩唇形成的微弱阻力来延长呼气时间，增加气道压力，延缓气道塌陷。患者闭嘴经鼻吸气，然后通过缩唇（吹口哨样）缓慢呼气，同时收缩腹部。吸气和呼气时间比为1∶2或1∶3。缩唇的程度与呼气流量：以距离口唇15~20cm处、与口唇等高水平的蜡烛火焰随气流倾斜又不至于熄灭为宜。缩唇呼吸每天训练3~4次，每次重复8~10次。

2. 膈式或腹式呼吸

患者取立位、半卧位或平卧位，两手分别放于前胸部和上腹部。用鼻缓慢吸气时，膈肌最大限度下降，腹肌松弛，腹部凸出，手感到腹部向上抬起。呼气时经口呼出，腹肌收缩，膈肌松弛，膈肌随腹腔内压增加而上抬，推动肺部气体排出，手感到腹部下降。另外，可以在腹部放置小枕头、杂志或书帮助训练腹式呼吸。如果吸气时，物体上升，证明是腹式呼吸。腹式呼吸每天训练3~4次，每次重复8~10次。腹式呼吸需要增加能量消耗，因此只能在疾病恢复期或出院前进行训练。

三、健康教育

（一）疾病知识指导

劝导患者戒烟，避免有害粉尘和刺激性气体的吸入，避免和呼吸道感染患者接触。在呼吸道传染病流行期间，尽量避免去人群密集的公共场所；指导患者及时增减衣物，避免受凉感冒。

（二）家庭氧疗

指导患者了解氧疗的目的、必要性及注意事项，注意用氧安全。家庭氧疗每天持续吸氧15h以上，氧流量1~2L/min。用氧要注意"四防"：防火、防油、防震、防热，远离烟火及易燃易爆物品。

（三）特殊用药指导

在护士指导下熟练各种吸入制剂的正确使用方法和注意事项。

（四）康复锻炼

指导患者进行有效咳嗽、呼吸训练（腹式呼吸/缩唇呼吸）；制定个体化的锻炼计划，进行步行、慢跑、太极拳、气功等体育锻炼。

（五）预防复发

按医嘱正确使用止咳、祛痰、支气管舒张药，定期门诊复查，了解自己肺功能情况。如出现发热、咳嗽、咳痰、呼吸困难、神志改变等情况，应及时就诊。

（陈新馨）

第二章 神经内科护理

第一节 神经内科护理常规

一、昏迷患者应保持呼吸道通畅

昏迷、禁食、鼻饲及生活不能自理的患者做口腔护理每日 2 次。保持大小便通畅。

二、蛛网膜下腔出血患者

绝对卧床休息 4~6 周，避免一切引起颅内压波动的因素；脑出血患者视病情轻重决定卧床休息时间，一般为 2~3 周；脑梗死患者鼓励早期下床活动。癫痫、偏瘫、意识不清、头晕乏力和有精神症状的患者，加床栏并适当约束，以防坠床。

三、瘫痪及长期卧床患者

保持床单位清洁、干燥、平整。注意翻身，防止发生压疮。瘫痪肢体保持功能位置，定时进行按摩、被动运动，鼓励自主运动，帮助语言、智力训练。

四、饮食

根据病情及医嘱要求正确给予饮食指导。

五、做好心理护理

积极开展各种综合治疗康复措施，辅助肢体功能训练和语言智力训练，帮助患者回归社会。

六、病情观察

（1）定时观察生命体征、神志、瞳孔并记录，观察有无头痛、恶心、呕吐等症状，有异常及时报告医生处理。

（2）气管插管和气管切开的患者及时吸痰，定时气管内滴药或气道灌洗，必要时予雾化吸入，及时吸痰，防止痰块堵管引起窒息。

（3）3d 内未解大便或大便次数增多者，通知医生给予处理，保持大小便通畅。

七、药物

观察药物的疗效与副作用。

八、预防并发症

（1）卧床患者做好预防压疮及坠积性肺炎的护理。给予气垫床，保持床单位清洁干燥，定时翻身拍背，注意保暖，防止烫伤。

（2）昏迷、禁食、鼻饲患者每日行口腔护理 2 次以上，预防口腔感染。

（3）眼睑闭合不全者，注意保护角膜，给予四环素眼膏及无菌湿纱布覆盖。

（4）留置导尿管者，保持引流通畅，每天会阴抹洗 2 次，及时更换引流袋，注意无菌操作，预防泌尿系感染。

九、特殊护理

（1）做好特殊检查、治疗的配合与护理

留置脑室、脑血肿引流管或腰大池引流管者，避免脱管，注意保持通畅，观察引流液的性质及引流量。

（2）腰椎穿刺术后嘱患者去枕平卧4~6h。DSA术后绝对卧床24h，术侧肢体制动12h，手术部位拔鞘后沙袋加压4~6h。

十、抢救准备

准备好抢救器械和药品，及时配合抢救。

第二节　周围神经疾病护理常规

周围神经系统是指位于脊髓和脑干的软膜外的所有神经结构，即从脊髓腹侧和背侧发出的脊神经根组成的脊神经，以及从脑干腹外侧发出的脑神经（Ⅰ、Ⅱ除外）的病变。

一、评估要点

（一）病史

有无周围神经损伤的诱因。

（二）身体评估

（1）生命体征及神志。

（2）肌肉运动、感觉变化，有无呼吸肌麻痹等。

（3）疼痛的部位、程度及性质。

（三）辅助检查

（1）常规检查：一般无特殊。

（2）影像学检查：头颅CT、MRI等。

二、护理措施

1. 饮食护理

高热量、高蛋白、高维生素、易消化饮食（如蛋、奶、鱼、瘦肉、蔬菜及水果），补充足够的水分。喂食速度要慢，以免呛咳，不能吞咽进食者予鼻饲。留置胃管患者进食时及进食后30min宜抬高床头，防止窒息。

2. 病情监测

监测患者生命体征、意识变化；有无呼吸困难及程度；注意肺活量及血气分析变化。

3. 疼痛护理

观察患者疼痛的部位、性质，了解疼痛的原因与诱因，与患者讨论减轻疼痛的方法与技巧。鼓励患者运用听轻音乐、指导式想象等分散注意力，减轻疼痛。

4. 用药护理

指导患者正确服药，告知药物的作用、不良反应，使用方法及注意事项。如使用糖皮质激素治疗时可能出现应激性溃疡，应观察有无胃部疼痛不适和黑便。

5. 预防并发症

经常更换体位；保持瘫痪肢体的功能位；早期做好肢体的康复训练。

6. 心理护理

应及时了解患者的心理状况，主动关心患者，耐心倾听感受，解释病情，使患者增强信心，配合治疗。

（三）健康教育

（1）指导患者及家属掌握本病有关知识及自我护理方法，认识肢体功能锻炼的重要性，减少并发症。

（2）建立健康的生活方式，注意营养均衡，增强体质和机体抵抗力。避免受凉、感冒、疲劳和创伤等诱因。

（3）遵医嘱合理用药，出现眩晕、步态不稳，出现感觉及运动障碍时及时就医。

第三节　神经系统常见症状及体征护理

一、概述

神经系统由脑、脊髓及附于脑和脊髓的神经组成，分为中枢神经系统和周围神经系统。中枢神经系统包括脑和脊髓，可以分析、综合机体内外环境传来的信息，并使机体做出适当的反应；周围神经系统包括脑神经、脊神经及内脏神经，可以接受信息，传递神经冲动。它们相互配合，完成机体的统一整体活动，以保持机体内环境的稳定及机体与外环境相适应。

神经系统疾病主要指由血管病变、感染、中毒、外伤、肿瘤、变性、自身免疫、先天发育异常、遗传、营养缺陷和代谢障碍等致病因素引起的脑、脊髓、周围神经和骨骼肌病变。临床主要表现为感觉、运动、意识及反射障碍。神经系统疾病病情复杂、发病率高、复发率高、致残率高、病死率高，严重影响患者的身心健康和生活质量。神经系统疾病常见症状及体征包括头痛、意识障碍、言语障碍、感觉障碍和瘫痪。

二、神经系统常见症状和体征的护理

（一）头痛

头痛是指从眉部以上至下枕部之间（包括额部、顶部、颞部和枕部）的疼痛。颅内的血管、神经和脑膜以及颅外的骨膜、血管、头皮、颈肌、韧带等结构受挤压、牵拉、移位、炎症，血管的扩张与痉挛，肌肉的紧张性收缩等均可引起头痛。此外，全身性疾病和神经症也可以引起头痛。

1. 导致头痛的常见病因

（1）颅内病变

1）感染

如脑膜炎、脑炎、脑脓肿等。

2）血管病变

如脑出血、蛛网膜下腔出血、脑梗死、脑血管畸形、高血压脑病、脑供血不足等。

3）占位性病变

如脑肿瘤、颅内白血病细胞浸润、颅内囊虫病等。

4）颅脑外伤

如脑震荡、颅内血肿、脑挫伤等。

（2）颅外病变

如颅骨骨折、颅骨肿瘤、颈部病变、神经痛、青光眼、中耳炎、鼻窦炎、牙髓炎等。

（3）全身性疾病

1）急性感染，如肺炎、流感等。

2）心血管疾病，如高血压病、心力衰竭等。

3）中毒，如一氧化碳、有机磷农药等。

4）神经症，如神经衰弱及癔症性头痛。

5）其他，如尿毒症、低血糖、中暑、肺性脑病等。

2. 护理评估

（1）健康史

评估时应详细询问头痛的部位、性质和程度，头痛的规律如起病的缓急、发作的频率、诱发因素、伴随症状；同时注意询问患者的情绪、睡眠、职业情况，以及服药史、头部外伤史、中毒史和家族史。

（2）身体状况

1）偏头痛

由颅内外血管舒缩功能障碍引起，常为单侧或双侧颞部搏动性头痛，可反复发作，伴恶心、呕吐。典型偏头痛在头痛前可有视物模糊、闪光暗点等视觉先兆，在暗处休息、睡眠后或服用止痛药后可缓解。患者常有家族史。

2）高颅压性头痛

头痛常为持续性的整个头部胀痛，阵发性加剧，伴有喷射状呕吐及视力障碍。

3）低颅压性头痛

头痛与体位有明显关系，立位时出现或加重，卧位时减轻或消失，头痛多在变换体位后15～30min 内出现。

4）颅外局部因素所致头痛

①眼源性头痛。常位于眼眶周围及前额，眼部疾病治愈后，头痛也将会得到缓解。②耳源性头痛。多表现为单侧颞部持续性或搏动性头痛，常伴有乳突的压痛。③鼻源性头痛。由鼻窦炎症引起前额头痛，多伴有发热、鼻腔脓性分泌物等。

5）全身因素所致头痛，常常有原发疾病的表现。

6）神经痛

多呈电击样或刺痛等神经痛表现。

3. 护理诊断

（1）疼痛

头痛与颅内外血管舒缩功能障碍或脑部器质性病变等因素有关。

（2）焦虑与反复头痛有关。

4. 护理目标

能了解并尽量避免加重头痛的因素，头痛发作次数减少或程度减轻，焦虑感减轻。

5. 护理措施

（1）一般护理

头痛剧烈的患者需卧床休息，保持环境安静、舒适、光线柔和。避免刺激性食物及饮料（如咖啡、浓茶等），给予易消化、清淡的食物，保持大便通畅，戒烟、酒；避免诱因，告知患者可引起或加重疼痛的因素，如情绪紧张、饥饿、失眠、噪声、强光和气候的变化，对器质性病变所致的头痛应积极检查，尽早治疗。

（2）病情观察与对症护理

1）病情观察

观察患者的生命体征、意识状态、瞳孔变化、头部外伤情况，若出现头痛伴有呕吐、视力降低、神志变化、肢体抽搐或瘫痪等表现，要及时与医生联系，并配合救治。

2）对症护理

运用精神放松、听轻音乐等方式缓解疼痛，也可运用热敷、冷敷，理疗皮肤按摩、加压等皮肤刺激疗法缓解疼痛。①脑血管扩张性头痛采用头部冷敷以收缩血管。②脑出血患者，采取头部降温以减少脑组织耗氧、减轻脑水肿，保护脑细胞；而脑梗死患者，头部禁用冷敷以免影响脑的血液供应。③肌肉紧张性头痛进行热敷及按摩以缓解肌肉痉挛。④压迫颞额部动脉或颈总动脉，可减轻血管性头痛。⑤采取去枕平卧位，可减轻低压性头痛。⑥高颅压性头痛患者应卧床休息，遵医嘱快速静脉滴注甘露醇等脱水剂，通过渗透性利尿降低颅内压。

（3）用药护理

指导患者遵医嘱正确服药。告知止痛药物的作用与不良反应，让患者了解止痛药可致依赖及成瘾的特点，如大量使用止痛剂，滥用麦角胺、咖啡因可致药物依赖。

（4）心理护理

指导患者转移注意力、缓慢深呼吸、听轻音乐、引导式想象。尽量避免情绪紧张、用力动作、避免失眠、减少噪声等，以免诱发或加重头痛。

6. 护理评价

患者能否说出诱发或加重头痛的因素，是否能运用有效的方法减轻头痛，焦虑感有无减轻。

（二）意识障碍

意识是指机体对自身和周围环境的刺激做出应答反应的能力，意识障碍是指人对外界环境刺激缺乏反应的一种精神状态。凡导致脑干网状结构上行激活系统或广泛的大脑皮质损害的各种原因，均能引起意识障碍。

1. 导致意识障碍常见的病因

（1）颅脑疾病

如脑血管疾病、颅脑感染、颅内占位性病变、颅脑损伤、癫痫等。

（2）全身感染性疾病

如败血症、肺炎、中毒性细菌性痢疾等。

（3）内分泌与代谢障碍

如甲状腺危象、糖尿病性昏迷、尿毒症等。

（4）心血管疾病

如高血压脑病、重度休克、心律失常等。

（5）中毒性疾病

如安眠药、有机磷农药、一氧化碳中毒等。

2. 护理评估

（1）健康史

评估时详细询问患者的发病方式及过程；既往健康状况，有无高血压、心脏病、内分泌及代谢疾病、癫痫病史，有无受凉、感染、外伤或急性中毒等诱因。

（2）身体状况

临床上可通过与患者交谈，患者回答的内容及对言语刺激的反应，对疼痛刺激的反应，瞳孔对光反射、吞咽反射、角膜反射，这些反射来判断有无意识障碍及程度。意识障碍包括嗜睡、意识模糊、昏睡、昏迷，昏迷又分为浅昏迷、中度昏迷和深昏迷。

另外国际通用 Glasgow 昏迷评定量表也可较为准确地评价患者有无意识障碍及程度。睁眼反应、言语反应、运动反应三项评分总分 15 分，最低 3 分。15 分表示正常，8~13 分出现意识障碍，≤7 分为昏迷，≤3 分为深昏迷。

（3）特殊类型的意识障碍

有去皮质综合征、睁眼昏迷、闭锁综合征等特殊类型的意识障碍。

1）去皮质综合征

去皮质意识障碍或称为无皮质状态，见于缺氧性脑病，其次为皮质损害较广泛的脑血管病及脑外伤。患者对外界的刺激不能产生有意识的反应，对言语、疼痛刺激无反应，患者能无意识地睁、闭眼，眼球能活动，瞳孔对光反射、角膜反射恢复，肌张力增高，病理反射阳性。可出现大小便失禁，存在觉醒与睡眠周期，身体姿势为上肢屈曲，下肢伸直性强直，与去大脑强直的区别为后者四肢均为伸直性强直。

2）睁眼昏迷

引起睁眼昏迷病因有药物或酒精中毒，一氧化碳中毒，严重颅脑外伤，脑血管疾病，脑炎，脑脂肪栓塞，自缢、溺水等严重缺血缺氧性脑病。中华医学会急诊医学分会意识障碍研究专业组确定的诊断标准是

①认知功能丧失，无意识活动，不能执行指令；②保持自主呼吸和血压；③有睡眠—醒觉周期；④不能理解和表达语言；⑤能自动睁眼或刺激下睁眼；⑥可有无目的的眼球跟踪运动下丘脑功能及脑干功能基本保存。睁眼昏迷不是完全不可逆的，应积极给予治疗。治疗一般从两方面着手，即促醒与维持功能，促醒国内外推崇高压氧治疗。药物治疗主要是增加脑

血流量，促进中枢神经细胞代谢，活化神经细胞。康复护理是维持患者生存的关键，加强护理，保证营养，尽可能早期采用吞咽进食，可促进康复。

3）闭锁综合征

又称为去传出状态，是由脑桥腹侧部病变引起，如脑血管病、肿瘤等。患者神志清醒并具有感知能力，但只能以睁闭眼或眼球的上下活动与周围建立联系，不能言语、不能吞咽、四肢无自主运动。

3. 护理诊断

意识障碍与脑组织受损、功能障碍有关。

4. 护理目标

患者意识障碍无加重，患者不发生误吸、窒息、外伤、感染、压疮等各种并发症。

5. 护理措施

（1）观察病情

严密监测并记录生命体征及意识、瞳孔变化；观察有无恶心、呕吐及呕吐物的性状与量，观察有无消化道出血和脑疝发生，观察有无呼吸道及泌尿道感染的表现。

（2）保持呼吸道通畅

平卧时头偏向一侧，取下活动义齿；及时清除口鼻分泌物和吸痰；肩下垫高，使颈部伸展，防止舌根后坠阻塞呼吸道；备好吸痰器，以便及时吸痰，必要时做好气管切开和使用呼吸机的准备工作。

（3）生活护理

1）饮食

意识障碍的患者应保证足够的营养，补充足够的水分，防止便秘。鼻饲者应定时喂食，喂食前后抬高床头防止食物反流。

2）大小便护理

了解患者的排便次数、大便性状及排便难易程度，对大小便失禁患者，保持会阴部及肛周干燥清洁。

3）防止受伤

谵妄躁动者加床栏，防止坠床和自伤、伤人；有幻觉的患者，要防止走失和伤人毁物；昏迷患者慎用热水袋，防止烫伤。

（4）心理护理

护士要关心、体贴患者，多与患者家属沟通，解释患者病情进展情况，解除家属焦虑、紧张的情绪。

（5）意识恢复训练

如意识模糊的患者，纠正其概念错误、定向错误、辨色错误、计算错误，提供其熟悉的物品（如照片等），帮助患者恢复记忆力。对嗜睡患者避免各种精神刺激，协助指导患者尽可能地运用残存功能进行自我照顾。

6. 护理评价

患者意识障碍程度是否减轻，是否出现各种并发症。

（三）言语障碍

言语障碍可分为失语症和构音障碍。失语症指由于脑损害所致的语言交流能力障碍。构音障碍指由于神经肌肉的器质性病变造成发音器官的肌无力及运动不协调所致的语言障碍。

1. 护理评估

（1）健康史

患者是否意识清醒，体检时配合度如何，有无定向力、注意力、记忆力和计算力等问题。了解患者语言障碍的类型、程度。

（2）身体状况

1）失语症

失语症是由于大脑皮质与语言功能有关的区域受损害所致。

失语症分为以下几种类型：

①Broca 失语，又称为运动性失语或表达性失语，口语表达障碍为其突出的临床特点。患者不能说话，或者只能讲一两个简单的字，且不流畅，常用错词；对别人的语言能理解，对书写的词语、句子也能理解，但读出来有困难。②Wemicke 失语，又称为感觉性失语或听觉性失语。口语理解严重障碍为其突出特点。患者发音清晰，语言流畅，但内容不正常；无听力障碍，却不能理解别人和自己所说的话，严重时说出的话，别人完全听不懂。③传导性失语，复述障碍为其最大特点。患者口语清晰，且听理解正常，但不能复述出在自发谈话时较易说出的词、句子或以错语复述，多为语音错语，自发谈话常因找词困难并有较多的语音错语，出现犹豫、中断。④命名性失语，又称为遗忘性失语。患者常常"忘记"物体名称，但可说该物件的用途及如何使用，当别人提示物件的名称时，他能辨别是否正确。⑤失写，失写系书写不能。患者无手部肌肉瘫痪，但不能书写或者写出的句子常有遗漏错误，却仍具有抄写能力。⑥失读，患者尽管无失明，但由于对视觉性符号丧失认识能力，故不识文字、词句、图画。⑦完全性失语，又称为混合性失语，其特点为所有语言功能均有明显障碍。常伴有偏瘫、偏身感觉障碍。

2）构音障碍

患者具有语言交流必备的语言形成及接受能力，听理解、阅读和书写正常，只是由于发音器官神经肌肉病变导致运动不能或不协调，使语言形成障碍，表现为发音困难、语音不清、单调及语速异常等。

2. 护理诊断

语言沟通障碍与失语、构音困难有关。

3. 护理目标

患者及其家属对沟通障碍表示理解，能配合言语训练，患者语言功能逐渐恢复或者能采取有效的沟通方式表达自己。

4. 护理措施

（1）指导有效沟通

鼓励患者大声说话并可以采取任何辅助方式表达自己的需要，可借助卡片、笔、本、图片、表情或手势等提供简单而有效的双向沟通方式。

（2）语言康复训练

脑卒中所致失语症的患者，制订个体化的全面语言康复计划，可以在专业语言治疗师指导下，协助患者进行床旁训练。遵循由易到难的原则。语言康复训练要循序渐进地进行，切忌复杂、多样化，避免产生疲劳感、注意力不集中、厌烦或失望情绪。

（3）心理护理

关心、体贴、尊重患者，避免挫伤其自尊心的言行。当患者进行尝试和获得成功时给予肯定和表扬。鼓励患者家属、朋友多与患者交谈，营造和谐的亲情氛围和轻松、安静的语言交流环境。

5. 护理评价

患者及其家属对沟通障碍能否表示理解，能否配合言语训练，患者语言功能是否逐渐恢复或者是否能采取有效的沟通方式表达自己。

（四）感觉障碍

感觉障碍是指机体对各种形式刺激（痛、温度、触、压、位置、振动等）的感知缺失、减退或异常的综合征。

1. 护理评估

（1）健康史

评估时询问引起感觉障碍的原因，在无任何刺激的情况下是否有麻木感、冷热感、潮湿感、针刺感、震动感、自发性疼痛等。

（2）身体状况

1）感觉障碍的性质

根据病变的性质，感觉障碍分为抑制性症状和刺激性症状两类。①抑制性症状：A. 感觉缺失或感觉减退；B. 分离性感觉障碍是在同一部位仅有某种感觉障碍，而其他感觉保存。②刺激性症状：A. 感觉过敏是轻微刺激引起强烈的感觉；B. 感觉过度是轻微刺激引起强烈难以耐受的感觉；C. 感觉异常是没有外界任何刺激而出现的感觉；D. 感觉倒错是指热觉刺激引起冷觉感，非疼痛刺激而出现的疼痛感觉。

2）感觉障碍的类型

不同部位的损害产生不同类型的感觉障碍，典型的感觉障碍类型具有特殊的定位诊断价值。①末梢型感觉障碍：四肢远端袜套或手套样痛觉，温度觉、触觉减退，见于多发性周围神经病。②后根型感觉障碍：表现为节段性带状分布的浅、深感觉缺失或减退，常伴有相应节段的根性疼痛，如椎间盘脱出。③节段型感觉障碍：脊髓病变产生受累节段的感觉缺失或感觉分离。若脊髓横贯性损害，病变平面以下全部感觉缺失；脊髓中央部病变损害，引起病变节段支配区的感觉分离，即痛觉和温度觉消失而触觉、深感觉存在。④传导束型感觉障碍：感觉传导束损害时引起受损以下部位的感觉障碍，如内囊病变，对侧偏身感觉缺失或减退；脊髓半侧损害，病变平面以下感觉分离，即同侧深感觉丧失，对侧痛、温觉丧失。⑤交叉型感觉障碍：一侧脑桥病变时，常出现病变同侧面部和对侧肢体的感觉缺失。⑥皮质型感觉障碍：病变损害大脑皮质感觉中枢的某一部分，出现单肢感觉缺失（对侧的上肢或下肢分布的感觉）。皮质型感觉障碍的特点为精细性感觉障碍（形体觉、定位觉、图形觉、两点辨别觉）。

2. 护理诊断

（1）感知觉紊乱：与脑、脊髓病变及周围神经受损有关。

（2）有受伤的危险：与患者浅感觉障碍有关，对机械性或温度性伤害缺乏保护反应；或者与患者有深感觉功能障碍致平衡能力下降，有可能意外摔伤有关。

3. 护理目标

患者能适应感觉障碍的状态，感觉障碍减轻或逐渐消失。

4. 护理措施

（1）生活护理

衣服、床褥宜轻软、平整，床上不可有锐器，避免身体被刺伤。注意避免烫伤、冻伤，肢体保暖需用热水袋时，应外包毛巾，水温不宜超过50℃。对感觉过敏的患者，尽量减少不必要的刺激，每天用温水擦洗感觉障碍的部位，以促进血液循环和感觉恢复。

（2）功能训练

指导患者做知觉训练，对肢体进行拍打、按摩、理疗、针灸以及被动运动等。被动运动关节时反复适度挤压关节，牵拉肌肉、韧带，让患者注视患肢并仔细体会其位置、方向及运动感觉，让患者闭目寻找患肢的不同位置，促进患者的本体感觉恢复；用砂纸、毛线刺激触觉；用冷水、温水刺激温度觉，用针尖刺激痛觉等。

（3）心理护理

关心、体贴患者；多与患者沟通，取得患者信任，使其正确面对疾病，积极配合治疗和训练。耐心听取患者对感觉异常的叙述，进行必要的解释，消除患者焦虑、烦躁的情绪。

（4）病情观察

注意生命体征变化。观察患者的精神状况、合作程度等，以判断患者感知情况。评定感觉障碍的分布范围，观察患者躯体活动能力及皮肤受压情况，预防压疮等并发症的发生。

5. 护理评价

患者配合康复训练，感觉障碍减轻；日常生活能力增强，无烫伤、冻伤和其他损伤。

（五）运动障碍

运动是指骨骼肌的活动，包括随意运动、不随意运动和共济运动。运动系统由下运动神经元、上运动神经元（锥体系统）、锥体外系统和小脑系统组成。人类要完成精细而协调的复杂运动，需要整个运动系统的互相配合、互相协调。当运动系统中任何部位受损，都可引起人体运动功能的异常，即运动障碍。

运动障碍指自主运动的能力发生障碍，动作不连贯、不能完成，或完全不能随意运动，包括瘫痪、不随意运动和共济失调。

1. 护理评估

（1）健康史

评估时注意询问既往有无神经系统的感染、外伤、中毒、肿瘤及血管病变史；了解相关的家族史。

（2）身体状况

1）瘫痪

瘫痪是指肌力（肌肉收缩所产生的力量，是人体维持姿势和完成动作即一切生理活动所必须）的减弱或丧失。①瘫痪的性质：分为上运动神经元瘫痪和下运动神经元瘫痪。上运动神经元瘫痪也称为中枢性瘫痪或痉挛性瘫痪，主要由脑（大脑皮质、内囊、脑干）和脊髓疾病引起。下运动神经元瘫痪也称为周围性瘫痪或松弛性瘫痪，主要由脊髓前角细胞、前根、神经丛及周围神经疾病引起。②瘫痪的程度：肌力常用来判断是否瘫痪及瘫痪的程度。③瘫痪的类型：根据神经系统损害的部位不同，瘫痪可分为单瘫、偏瘫、交叉瘫、截瘫及四肢瘫等。A. 单瘫：一个肢体或肌群的瘫痪称为单瘫。病变部位在大脑皮质运动区、脊髓前角细胞、周围神经和肌肉等。B. 偏瘫：一侧上、下肢及面部瘫痪称为偏瘫。病变多在对侧大脑半球。C. 交叉瘫：病变同侧面部周围性瘫痪和对侧上、下肢的中枢性瘫痪，称为交叉瘫。由一侧脑干损害引起。D. 截瘫：双下肢瘫痪称截瘫，常伴有传导束型感觉障碍及大、小便障碍。多由脊髓的胸、腰段横贯性病变引起。E. 四肢瘫：四肢均瘫痪称为四肢瘫。可见于双侧大脑及脑十病变、颈髓病变及多发性周围神经病变。

2）肌张力：肌张力是指静息状态下肌肉的紧张度。正常肌肉均具有一定的张力。肌张力改变有两种：①肌张力减低。表现为肌肉松弛，肢体被动运动阻力小，关节运动范围大。常见于下运动神经元病变，也可见于小脑病变及后索病变。②肌张力增高。表现为肌肉变硬，肢体被动运动时阻力增高。见于锥体束损害或锥体外系损害。

3）不随意运动

不随意运动是不受主观意志支配的、无目的的面、舌、肢体、躯干等骨骼肌的运动。主要见于锥体外系病变。包括震颤、舞蹈样动作、手足徐动、扭转痉挛、投掷运动等。

4）共济失调

是指由本体感觉、前庭迷路、小脑系统损害所引起的机体维持平衡异常和协调不良所产生的临床综合征。临床常见的共济失调可分为 3 种类型：小脑性共济失调、大脑性共济失调和脊髓性共济失调。

2. 护理诊断

（1）躯体活动障碍：与大脑、小脑、脊髓病变及神经肌肉受损、肢体瘫痪或协调能力异常有关。

（2）有废用综合征的危险：与肢体瘫痪、长期卧床有关。

（3）有皮肤完整性受损的危险：与长期卧床有关。

3. 护理目标

患者能适应进食、穿衣、洗漱或如厕等生活自理缺陷的状态；患者能配合运动训练、生活自理能力逐渐增强；无受伤、压疮、肢体挛缩或畸形等并发症。

4. 护理措施

（1）一般护理

根据患者自理能力缺陷的程度，向患者提供生活照顾和帮助，如洗漱、进食、如厕、穿脱衣服、坐轮椅等；保持床单整洁、干燥；对突出易受压的部位，用气圈或气垫保护，并给予按摩，预防压疮；指导患者保持口腔清洁，早晚间用温水全身擦洗，促进患肢血液循环；

指导患者学会使用便器，保持大小便通畅和会阴部清洁。

（2）安全指导

运动障碍的患者要防止跌倒，确保安全。床铺要有保护性床栏；走廊、厕所要装扶手；地面要保持平整干燥，防湿防滑，去除门槛；呼叫器和经常使用的物品应置于床头患者可及处；患者最好穿防滑软橡胶底鞋，穿棉布、宽松衣服；防止烫伤；步态不稳者选用三角手杖等合适的辅助工具，并有人陪伴，防止受伤。

（3）更换体位：协助、指导患者经常更换体位，偏瘫、截瘫患者一般每 2~3h 翻身 1 次。保持瘫痪肢体于功能位，准备数个大小不同的软枕以支持不同的体位。

（4）功能锻炼

观察患者瘫痪肢体的肌力恢复情况，向患者及其家属说明肢体功能锻炼的重要性。与患者及其家属共同讨论并制订功能锻炼计划，尽早对瘫痪肢体进行被动运动，坚持肢体功能的康复训练：

1）肢体康复训练

康复训练的目的是防止长期卧床引起的并发症，最大限度地恢复患者的活动能力，尽快做到生活自理，恢复从事社会活动的能力。康复训练的原则是：被动与主动相结合，床上与床下相结合，肢体功能与其他功能锻炼相结合，实效性与安全性相结合，活动量由小到大，时间由短到长，合理适度，循序渐进。

2）康复训练方法

只要不妨碍治疗，康复训练开展得越早，功能康复的可能性就越大，预后也就越好。一般认为，缺血性脑卒中患者只要意识清醒，生命体征平稳，病情不再发展后 48h 即可进行；多数脑出血康复可在病后 10~14d 开始；其他疾病所致运动障碍的康复应尽早进行：①床上训练主要采取仰卧位进行各关节和肌肉的活动（伸手、抬腿、大小关节伸屈、转动、拉物等）及床上翻身，然后开始练习缓慢抬头，有力后可做仰卧起坐动作，利用健肢主动运动，协助患肢进行功能锻炼。②训练使用轮椅训练，教会不能行走或借助助行器行走的患者使用轮椅。③当患者能坐稳后，进行的精细动作训练即可进行屈伸、抓握、捻动、使用勺筷、翻书报、扣纽扣、系鞋带等训练。④行走训练是在能稳坐 30~60Min 后，开始训练站立。待患者坐稳、站稳后，训练下蹲及迈步练习，借助于助行器进行行走训练。

根据病情需要，指导患者合理选用针灸、理疗、按摩等辅助治疗，以促进运动功能的恢复，防止肢体挛缩和失用性萎缩。

（5）心理护理

关心、尊重患者，鼓励患者表达自己的感受，避免任何伤害患者自尊的言行。正确对待康复训练过程中患者所出现的畏难、悲观情绪和急于求成心理等现象，鼓励患者克服困难。帮助患者摆脱对照顾者的依赖心理，增强自我照顾能力与自信心。

（6）病情观察

观察患者运动障碍的动态变化；评估患者生活自理能力缺陷的程度；观察有无皮肤受损、发热等并发症的发生。

5. 护理评价

患者是否能适应运动障碍的状态，情绪是否稳定。是否能配合运动训练，日常生活自理能力是否逐渐增强。有无发生受伤、压疮、肢体挛缩或畸形等并发症。

第四节　腔隙性脑梗死护理

腔隙性脑梗死是指大脑半球深部白质和脑干等中线部位，由直径为 100~400μm 的穿支动脉血管闭塞导致的脑梗死。所引起的病灶为 0.5~15.0mm³ 的梗死灶。大多由大脑前动脉、大脑中动脉、前脉络膜动脉和基底动脉的穿支动脉闭塞所引起。脑深部穿动脉闭塞导致相应灌注区脑组织缺血、坏死、液化，由吞噬细胞将该处组织移走而形成小腔隙。好发于基底节、丘脑、内囊、脑桥的大脑皮质贯通动脉供血区。反复发生多个腔隙性脑梗死，称多发性腔隙性脑梗死。临床引起相应的综合征，常见的有纯运动性轻偏瘫、纯感觉性卒中、构音障碍–手笨拙综合征、共济失调性轻偏瘫和感觉运动性卒中。高血压和糖尿病是主要原因，特别是高血压尤为重要。腔隙性脑梗死占脑梗死的 20%~30%。

一、临床表现

本病常见于 40~60 岁以上的中老年人。腔隙性脑梗死患者中高血压的发病率约为 75%，糖尿病的发病率约为 25%~35%，有短暂性脑缺血发作（TIA）史者约有 20%。

（一）症状和体征

临床症状一般较轻，体征单一，一般无头痛、颅内高压症状和意识障碍。由于病灶小，又常位于脑的静区，故许多腔隙性脑梗死在临床上无症状。

（二）临床综合征

FIShER 根据病因、病理和临床表现，归纳为 21 种综合征，常见的有以下几种：

1. 纯运动性轻偏瘫（PMH）

最常见，约占 60%，有病灶对侧轻偏瘫，而不伴失语、感觉障碍和视野缺损，病灶多在内囊和脑干。

2. 纯感觉性卒中（PSS）

约占 10%，表现为病灶对侧偏身感觉障碍，也可伴有感觉异常，如麻木、烧灼和刺痛感。病灶在丘脑腹后外侧核或内囊后肢。

3. 构音障碍—手笨拙综合征（DCHS）

约占 20%，表现为构音障碍、吞咽困难，病灶对侧轻度中枢性面、舌瘫，手的精细运动欠灵活，指鼻试验欠稳。病灶在脑桥基底部或内囊前肢及膝部。

4. 共济失调性轻偏瘫（AH）

病灶同侧共济失调和病灶对侧轻偏瘫，下肢重于上肢，伴有锥体束征。病灶多在放射冠汇集至内囊处，或脑桥基底部皮质脑桥束受损所致。

5. 感觉运动性卒中（SMS）

少见，以偏身感觉障碍起病，再出现轻偏瘫，病灶位于丘脑腹后核及邻近内囊后肢。

6. 腔隙状态

由 Marie 提出，由于多次腔隙性脑梗死后，有进行性加重的偏瘫、严重的精神障碍、痴呆、平衡障碍、二便失禁、假性延髓性麻痹、双侧锥体束征和类帕金森综合征等。近年由于有效控制血压及治疗的进步，现在已很少见。

二、诊断与鉴别诊断

（一）诊断

（1）中老年人发病，多数患者有高血压病史，部分患者有糖尿病史或 TIA 史。

（2）急性或亚急性起病，症状比较轻，体征比较单一。

（3）临床表现符合 Fisher 描述的常见综合征之一。

（4）颅脑 CT 或 MRI 发现与临床神经功能缺损一致的病灶。

（5）预后较好，恢复较快，大多数患者不遗留后遗症状和体征。

（二）鉴别诊断

1. 小量脑出血

均为中老年发病，有高血压和急起的偏瘫和偏身感觉障碍。但小量脑出血头颅 CT 显示高密度灶即可鉴别。

2. 脑囊虫病

CT 均表现为低信号病灶。但是，脑囊虫病 CT 呈多灶性、小灶性和混合灶性病灶，临床表现常有头痛和癫痫发作，血和脑脊液囊虫抗体阳性，可供鉴别。

三、治疗

（一）抗血小板聚集药物

抗血小板聚集药物是预防和治疗腔隙性脑梗死的有效药物。

1. 肠溶阿司匹林（或拜阿司匹林）

每次 100mg，每日 1 次，口服，可连用 6~12 个月。

2. 氯吡格雷

每次 50~75mg，每日 1 次，口服，可连用半年。

3. 西洛他唑

每次 50~100mg，每日 2 次，口服。

4. 曲克芦丁

每次 200mg，每日 3 次，口服；或每次 400~600mg 加入 5% 葡萄糖注射液或 0.9% 氯化钠注射液 500mL 中静脉滴注，每日 1 次，可连用 20 天。

（二）钙通道阻滞剂

1. 氟桂利嗪

每次 5~10mg，睡前口服。

2. 尼莫地平

每次 20~30mg，每日 3 次，口服。

3. 尼卡地平

每次 20mg，每日 3 次，口服。

（三）血管扩张药

1. 丁苯酞

每次 200mg，每日 3 次，口服。偶见恶心、腹部不适，有严重出血倾向者忌用。

2. 丁咯地尔

每次 200mg 加入 5% 葡萄糖注射液或 0.9% 氯化钠注射液 250mL 中静脉滴注，每日 1 次，连用 10~14 天；或每次 200mg，每日 3 次，口服。可有头痛、头晕、恶心等不良反应。

3. 倍他司汀

每次 6~12mg，每日 3 次，口服。可有恶心、呕吐等不良反应。

（四）内科病的处理

有效控制高血压、糖尿病、高脂血症等，坚持药物治疗，定期检查血压、血糖、血脂、心电图和有关血液流变学指标。

四、护理诊断

（1）肢体活动障碍：与运动中枢损害到肢体瘫痪有关。
（2）语言沟通障碍：与语言中枢损害有关。
（3）吞咽障碍：与意识障碍或延髓性麻痹有关。
（4）心境障碍：与神经功能缺失后的心理负担有关。

五、护理目标

（1）患者能掌握肢体功能锻炼方法并主动配合进行肢体功能康复训练，躯体活动能力逐渐增强。

（2）患者能用有效的沟通方式表达自己的需求，能掌握语言功能训练方法并主动配合康复活动，语言表达能力逐步增强。

（3）能掌握进食方法，主动配合进行吞咽训练，营养摄入得到满足，吞咽功能渐恢复。

六、护理措施

（一）一般护理

对患者的生活能力进行评分，根据自理程度给予相应的协助。运动障碍的患者主要需要防止坠床和跌倒，确保安全。运动训练应考虑到患者的年龄、体能、疾病程度等情况，选择合适的方式、持续时间、运动强度和进展速度。卧床或瘫痪的患者应注意皮肤护理，对于因脑梗死偏瘫的患者在 24h 内若没有进行防治措施，就会出现压疮的情况。因此对于这类患者要及早进行皮肤方面的护理。首先要求患者的床铺保持干净、平整，没有渣屑的情况，每 1h 进行 1 次翻身，还可以使用气圈以及气垫床。如患者的病情较为危重或者较为肥胖，不能进行翻身，要将水囊放置在受压的部位，借助水囊中流动的水，使受压部位得到较好的按摩，使血液进行正常的循环。同时还要定期进行身体的擦洗，选择温水，在擦洗时一定要将室内的温度进行适当调高，避免患者着凉。指导患者学会和配合使用便器；鼓励和帮助患者摄取充足的水分和均衡的饮食，注意口腔卫生，每天口腔护理 2~3 次。

对有吞咽障碍的患者，应给予半流质食物，以利于食物顺利通过口咽部，并嘱患者空吞和吞咽食物交替进行，减少呛咳风险；如患者吞咽功能评价洼田饮水试验三级以上，应给予鼻饲饮食，减少误吸风险。

（二）病情观察

动态评估患者的意识状态、生命体征、肢体活动能力、语言能力。

（三）用药护理

患者常联合应用溶栓、抗凝、抗血小板、改善循环、调脂等药物治疗，护理人员应熟悉患者所用药物的药理作用和注意事项、不良反应，指导患者遵医嘱正确用药。抗栓治疗药物最常见风险为出血，应注意观察患者的出血倾向。溶栓药最常见不良反应为过敏和出血，使用溶栓药时一般不同时输注其他药物，使用溶栓药物后24h内一般不使用抗血小板、抗凝、降纤等抗栓治疗药物，以免增加出血风险；他汀类药物的不良反应通常有肝功能损害、横纹肌溶解，应注意观察患者是否有食欲下降、厌油、肌痛等症状。

甘露醇为渗透性利尿剂，应注意记录患者4h出入液量；此药须快速静脉滴注才可达到脱水疗效（15～30min完成250mL静脉滴注），易形成血管炎，应选择较大血管或中心静脉输注；此药易损害肾功能，应注意观察患者尿液性状，监测患者电解质、肾功能。

（四）对症护理

卒中患者，吞咽反射和咳嗽会出现减弱，呼吸道中会出现较多的分泌物，因此对于神志清醒的患者，可以指导患者深呼吸然后进行用力地咳嗽，可以将痰液略出体外。当患者的病情好转后可以选择半坐的姿势。若患者依然处于昏迷状态，要使头向一侧偏，定期对患者进行拍背、翻身。必要时进行吸痰，在吸痰时要保证敏捷、轻柔，每次的操作时间要小于15S。

（五）心理护理

患者在患上该疾病前并没有相应的症状，因此当患者发现自己突然失语、偏瘫，都会在心理上产生较大负担，一时难以接受自己的患病情况，因此会出现恐惧、失望的情况。护理人员要关心、尊重患者，鼓励其表现自己的感受，避免任何刺激和伤害患者的言行，使用通俗的语言使患者了解这种疾病的情况，以及采用怎样的治疗能够使患者得到较好的恢复，使患者能够主动地配合治疗。同时还要对患者进行关怀，若患者有失语的现象，可以与其在文字上进行交流；若患者有偏瘫以及意识障碍，可以由患者家属对患者进行照顾。使患者的情绪得到良好的调节后，才能够使治疗效果得到提高。

（六）疾病知识指导

告知患者本病的危险因素，并寻找明确其相关危险因素，积极控制可干预因素。高血压、血脂异常、糖尿病等患者，应坚持长期治疗，改变不良生活方式，忌烟酒，饮食宜清淡，以低脂、低胆固醇、高维生素食物为宜，遵医嘱用药，坚持每天进行30min以上的散步、慢跑等运动。告知患者及其家属本病的早期表现，如出现相关症状，及时就诊。告知患者及其家属康复治疗的重要性，康复的知识和方式，帮助分析康复的问题，调整方案，鼓励患者从事力所能及的劳动和家务，鼓励患者回归社会。

七、护理评价

（1）患者能否掌握肢体功能锻炼方法，躯体活动能力是否增强。

（2）患者是否有效表达自己的需求，语言表达能力是否增强。

（3）是否能掌握进食方法，吞咽功能是否有所恢复。

第五节　脑出血护理

脑出血（ICH）也称脑溢血，系指原发性非外伤性脑实质内出血，故又称原发性或自发性脑出血。脑出血系脑内的血管病变破裂而引起的出血，绝大多数是高血压伴发小动脉微动脉瘤在血压骤升时破裂所致，称为高血压性脑出血。主要病理特点为局部脑血流变化、炎症反应，以及脑出血后脑血肿的形成和血肿周边组织受压、水肿、神经细胞凋亡。80% 的脑出血发生在大脑半球，20% 发生在脑干和小脑。脑出血起病急骤，临床表现为头痛、呕吐、意识障碍、偏瘫、偏身感觉障碍等。在所有脑血管疾病患者中，脑出血占 20%~30%，年发病率为 60/10 万~80/10 万，急性期病死率为 30%~40%，是病死率和致残率很高的常见疾病。该病常发生于 40~70 岁，其中，50 岁的人群发病率最高，达 93.6%，但近年来发病年龄有越来越年轻的趋势。

一、临床表现

（一）症状与体征

1. 意识障碍

多数患者发病时很快出现不同程度的意识障碍，轻者可呈嗜睡，重者可昏迷。

2. 高颅压征

表现为头痛、呕吐。头痛以病灶侧为重，意识蒙眬或浅昏迷者可见患者用健侧手触摸病灶侧头部；呕吐多为喷射性，呕吐物为胃内容物，如合并消化道出血可为咖啡样物。

3. 偏瘫

病灶对侧肢体瘫痪。

4. 偏身感觉障碍

病灶对侧肢体感觉障碍，主要是痛觉、温度觉减退。

5. 脑膜刺激征

见于脑出血已破入脑室、蛛网膜下腔以及脑室原发性出血之时，可有颈项强直或强迫头位，Keraig 征阳性。

6. 失语症

优势半球出血者多伴有运动性失语症。

7. 瞳孔与眼底异常

瞳孔可不等大、双瞳孔缩小或散大。眼底可有视网膜出血和视盘水肿。

8. 其他症状

如心律不齐、呃逆、呕吐咖啡色样胃内容物、呼吸节律紊乱、体温迅速上升及心电图异常等变化。脉搏常有力或缓慢，血压多升高，可出现肢端发绀，偏瘫侧多汗，面色苍白或潮红。

（二）不同部位脑出血的临床表现

1. 基底节区出血

为脑出血中最多见者，占 60%~70%。其中壳核出血最多，约占脑出血的 60%，主要是豆纹动脉尤其是其外侧支破裂引起；丘脑出血较少，约占 10%，主要是丘脑穿动脉或丘脑膝状体动脉破裂引起；尾状核及屏状核等出血少见。虽然各核出血有其特点，但出血较多时均可侵及内囊，出现一些共同症状。现将常见的症状分轻、重两型叙述如下：

（1）轻型

多属壳核出血，出血量一般为数毫升至 30mL，或为丘脑小量出血，出血量仅数毫升，出血限于丘脑或侵及内囊后肢。患者突然头痛、头晕、恶心呕吐、意识清醒或轻度障碍，出血灶对侧出现不同程度的偏瘫，亦可出现偏身感觉障碍及偏盲（三偏征），两眼可向病灶侧凝视，优势半球出血可有失语。

（2）重型

多属壳核大量出血，向内扩展或穿破脑室，出血量可达 30~160mL；或丘脑较大量出血，血肿侵及内囊或破入脑室。发病突然，意识障碍重，鼾声明显，呕吐频繁，可吐咖啡样胃内容物（由胃部应激性溃疡所致）。丘脑出血病灶对侧常有偏身感觉障碍或偏瘫，肌张力低，可引出病理反射，平卧位时，患侧下肢呈外旋位。但感觉障碍常先于或重于运动障碍，部分病例病灶对侧可出现自发性疼痛。常有眼球运动障碍（眼球向上注视麻痹，呈下视内收状态）。瞳孔缩小或不等大，一般为出血侧散大，提示已有小脑幕疝形成；部分病例有丘脑性失语（言语缓慢而不清、重复言语、发音困难、复述差，朗读正常）或丘脑性痴呆（记忆力减退、计算力下降、情感障碍、人格改变等）。如病情发展，血液大量破入脑室或损伤丘脑下部及脑干，昏迷加深，出现去大脑强直或四肢弛缓，面色潮红或苍白，出冷汗，鼾声大作，中枢性高热或体温过低，甚至出现肺水肿、上消化道出血等内脏并发症，最后多发生枕骨大孔疝死亡。

2. 脑叶出血

又称皮质下白质出血。应用 CT 以后，发现脑叶出血约占脑出血的 15%，发病年龄 11~80 岁不等，40 岁以下占 30%，年轻人多由血管畸形（包括隐匿性血管畸形）、Moyamoya 病引起，老年人常见于高血压动脉硬化及淀粉样血管病等。脑叶出血以顶叶最多见，以后依次为颞叶、枕叶、额叶，40% 为跨叶出血。脑叶出血除意识障碍、颅内高压和抽搐等常见症状外，还有各脑叶的特异表现。

（1）额叶出血

常有一侧或双侧的前额痛、病灶对侧偏瘫。部分病例有精神行为异常、凝视麻痹、言语障碍和癫痫发作。

（2）顶叶出血

常有病灶侧颞部疼痛病灶对侧的轻偏瘫或单瘫、深浅感觉障碍和复合感觉障碍；体象障碍、手指失认和结构失用症等，少数病例可出现下象限盲。

（3）颞叶出血

常有耳部或耳前部疼痛，病灶对侧偏瘫，但上肢瘫重于下肢，中枢性面、舌瘫可有对侧上象限盲；优势半球出血可出现感觉性失语或混合性失语；可有颞叶癫痫、幻嗅、幻视、兴奋躁动等精神症状。

（4）枕叶出血

可出现同侧眼部疼痛，同向性偏盲和黄斑回避现象，可有一过性黑蒙和视物变形。

3. 脑干出血

（1）中脑出血

中脑出血少见，自 CT 应用于临床后，临床已可诊断。轻症患者表现为突然出现复视、眼睑下垂、一侧或两侧瞳孔扩大、眼球不同轴、水平或垂直眼震，同侧肢体共济失调，也可表现大脑脚综合征（Weber 综合征）或红核综合征（Benedikt 综合征）。重者出现昏迷、四肢迟缓性瘫痪、去大脑强直，常迅速死亡。

（2）脑桥出血

占脑出血的 10% 左右。病灶多位于脑桥中部的基底部与被盖部之间。患者表现突然头痛，同侧第Ⅵ、Ⅶ、Ⅷ对脑神经麻痹，对侧偏瘫（交叉性瘫痪），出血量大或病情重者常有四肢瘫，很快进入意识障碍、针尖样瞳孔、去大脑强直、呼吸障碍，多迅速死亡。可伴中枢性高热、大汗和应激性溃疡等。一侧脑桥小量出血可表现为脑桥腹内侧综合征（Foville 综合征）、闭锁综合征和脑桥腹外侧综合征（Millard-gubler 综合征）。

（3）延髓出血

延髓出血更为少见，突然意识障碍，血压下降，呼吸节律不规则，心律失常，轻症病例可呈延髓背外侧综合征（Wallenberg 综合征），重症病例常因呼吸心跳停止而死亡。

4. 小脑出血

约占脑出血的 10%。多见于一侧半球的齿状核部位，小脑蚓部也可发生。发病突然，眩晕明显，频繁呕吐，枕部疼痛，病灶侧共济失调，可见眼球震颤，同侧周围性面瘫，颈项强直等，如不仔细检查，易误诊为蛛网膜下腔出血。当出血量不大时，主要表现为小脑症状，如病灶侧共济失调，眼球震颤，构音障碍和吟诗样语言，无偏瘫。出血量增加时，还可表现有脑桥受压体征，如展神经麻痹、侧视麻痹等，以及肢体偏瘫和（或）锥体束征。病情如继续加重，颅内压增高明显，昏迷加深，极易发生枕骨大孔疝死亡。

5. 脑室出血

分原发与继发两种，继发性系指脑实质出血破入脑室者；原发性指脉络丛血管出血及室管膜下动脉破裂出血，血液直流入脑室者。以前认为脑室出血罕见，现已证实占脑出血的 3%～5%，55% 的患者出血量较少，仅部分脑室有血，脑脊液呈血性，类似蛛网膜下腔出血。临床常表现为头痛、呕吐、项强、Kernig 征阳性、意识清醒或一过性意识障碍，但常无偏瘫体征，脑脊液血性，酷似蛛网膜下腔出血，预后良好，可以完全恢复正常；出血量大，全部脑室均被血液充满者，其临床表现符合既往所谓脑室出血的症状，即发病后突然头痛、呕吐、昏迷、瞳孔缩小或时大时小，眼球浮动或分离性斜视，四肢肌张力增高，病理反射阳性，早期出现去大脑强直，严重者双侧瞳孔散大，呼吸深，鼾声明显，体温明显升高，面部充血多汗，预后极差，多迅速死亡。

二、诊断与鉴别诊断

（一）诊断要点

1. 一般性诊断要点

（1）急性起病，常有头痛、呕吐、意识障碍、血压增高和局灶性神经功能缺损症状，部分病例有眩晕或抽搐发作。饮酒、情绪激动、过度劳累等是常见的发病诱因。

（2）常见的局灶性神经功能缺损症状和体征包括偏瘫、偏身感觉障碍、偏盲等，多于数分钟至数小时内达到高峰。

（3）头颅 CT 扫描可见病灶中心呈高密度改变，病灶周边常有低密度水肿带。头颅 MRI/MRA 有助于脑出血的病因学诊断和观察血肿的演变过程。

2. 各部位脑出血的临床诊断要点

（1）壳核出血

1）对侧肢体偏瘫，优势半球出血常出现失语。

2）对侧肢体感觉障碍，主要是痛觉、温度觉减退。

3）对侧偏盲。

4）凝视麻痹，呈双眼持续性向出血侧凝视。

5）尚可出现失用、体象障碍、记忆力和计算力障碍、意识障碍等。

（2）丘脑出血

1）丘脑型感觉障碍：对侧半身深浅感觉减退、感觉过敏或自发性疼痛。

2）运动障碍：出血侵及内囊可出现对侧肢体瘫痪，多为下肢重于上肢。

3）丘脑性失语：言语缓慢而不清、重复言语、发音困难、复述差，朗读正常。

4）丘脑性痴呆：记忆力减退、计算力下降、情感障碍、人格改变。

5）眼球运动障碍：眼球向上注视麻痹，常向内下方凝视。

（3）脑干出血

1）中脑出血：突然出现复视，眼睑下垂；一侧或两侧瞳孔扩大，眼球不同轴，水平或垂直眼震，同侧肢体共济失调，也可表现 Weber 综合征或 Benedikt 综合征；严重者很快出现意识障碍，去大脑强直。

2）脑桥出血：突然头痛，呕吐，眩晕，复视，眼球不同轴，交叉性瘫痪或偏瘫、四肢瘫等。出血量较大时，患者很快进入意识障碍，针尖样瞳孔，去大脑强直，呼吸障碍，并可伴有高热、大汗、应激性溃疡等，多迅速死亡；出血量较少时可表现为一些典型的综合征，Foville 综合征、Millard-gubler 综合征和闭锁综合征等。

3）延髓出血：突然意识障碍，血压下降，呼吸节律不规则，心律失常，继而死亡。轻者可表现为不典型的 Wallenberg 综合征。

（4）小脑出血

1）突发眩晕、呕吐、后头部疼痛，无偏瘫。

2）有眼震，站立和步态不稳，肢体共济失调、肌张力降低及颈项强直。

3）头颅 CT 扫描示小脑半球或小脑蚓高密度影及第四脑室、脑干受压。

（5）脑叶出血

1）额叶出血：前额痛、呕吐、痫性发作较多见；对侧偏瘫、共同偏视、精神障碍；优势半球出血时可出现运动性失语。

2）顶叶出血：偏瘫较轻，而偏侧感觉障碍显著；对侧下象限盲，优势半球出血时可出现混合性失语。

3）颞叶出血：表现为对侧中枢性面、舌瘫及上肢为主的瘫痪；对侧上象限盲；优势半球出血时可有感觉性或混合性失语；可有颞叶癫痫、幻嗅、幻视。

4）枕叶出血：对侧同向性偏盲，并有黄斑回避现象，可有一过性黑蒙和视物变形；多无肢体瘫痪。

（6）脑室出血

1）突然头痛、呕吐，迅速进入昏迷或昏迷逐渐加深。

2）双侧瞳孔缩小，四肢肌张力增高，病理反射阳性，早期出现去大脑强直，脑膜刺激征阳性。

3）常出现丘脑下部受损的症状及体征，如上消化道出血、中枢性高热、大汗、应激性溃疡、急性肺水肿、血糖增高、尿崩症等。

4）脑脊液压力增高，呈血性。

5）轻者仅表现头痛、呕吐、脑膜刺激征阳性，无局限性神经体征。临床上易误诊为蛛网膜下腔出血，需通过头颅 CT 检查来确定诊断。

（二）鉴别诊断

1. 脑梗死

发病较缓，或病情呈进行性加重；头痛、呕吐等颅内压增高症状不明显；典型病例一般不难鉴别；但脑出血与大面积脑梗死、少量脑出血与脑梗死临床症状相似，鉴别较困难，常需头颅 CT 鉴别。

2. 脑栓塞

起病急骤，一般缺血范围较广，症状常较重，常伴有风湿性心脏病、心房颤动、细菌性心内膜炎、心肌梗死或其他容易产生栓子来源的疾病。

3. 蛛网膜下腔出血

好发于年轻人，突发剧烈头痛，或呈爆裂样头痛，以颈枕部明显，有的可痛牵颈背、双下肢。呕吐较频繁，少数严重患者呈喷射状呕吐。约 50% 的患者可出现短暂、不同程度的意识障碍，尤以老年患者多见。常见一侧动眼神经麻痹，其次为视神经、三叉神经和展神经麻痹，脑膜刺激征常见，无偏瘫等脑实质损害的体征，头颅 CT 可帮助鉴别。

4. 外伤性脑出血

外伤性脑出血是闭合性头部外伤所致，发生于受冲击颅骨下或对冲部位，常见于额极和颞极，外伤史可提供诊断线索，CT 可显示血肿外形不整。

5. 内科疾病导致的昏迷

（1）糖尿病昏迷

1）糖尿病酮症酸中毒：多数患者在发生意识障碍前数天有多尿、烦渴多饮和乏力，随后出现食欲缺乏、恶心、呕吐，常伴头痛、嗜睡、烦躁、呼吸深快，呼气中有烂苹果味（丙酮）。随着病情进一步发展，出现严重失水，尿量减少，皮肤弹性差，眼球下陷，脉细速，血压下降，至晚期时各种反射迟钝甚至消失，嗜睡甚至昏迷。尿糖、尿酮体呈强阳性，血糖和血酮体均有升高。头部 CT 结果阴性。

2）高渗性非酮症糖尿病昏迷：起病时常先有多尿、多饮，但多食不明显，或反而食欲缺乏，以致常被忽视。失水随病程进展逐渐加重，出现神经精神症状，表现为嗜睡、幻觉、定向障碍、偏盲、上肢拍击样粗震颤、痫性发作（多为局限性发作）等，最后陷入昏迷。尿糖强阳性，但无酮症或较轻，血尿素氮及肌酐升高。突出的表现为血糖常高至 33.3mmol/L（600mg/dL）以上，一般为 33.3～66.6mmol/L（600～1200mg/dL）；血钠升高可达 155mmol/L；血浆渗透压显著增高达 330～460mmol/L，一般在 350mmol/L 以上。头部 CT 结果阴性。

（2）肝性昏迷

有严重肝病和（或）广泛门体侧支循环，精神紊乱、昏睡或昏迷，明显肝功能损害或血氨升高，扑翼（击）样震颤和典型的脑电图改变（高波幅的 S 波，每秒少于 4 次）等，有助于诊断与鉴别诊断。

（3）尿毒症昏迷

少尿（<400mL/d）或无尿（<50mL/d），血尿，蛋白尿，管型尿，氮质血症，水电解质紊乱和酸碱失衡等。

（4）急性酒精中毒

1）兴奋期：血乙醇浓度达到 11mmol/L（50mg/dL）即感头痛、欣快、兴奋。血乙醇浓度超过 16mmol/L（75mg/dL），健谈、饶舌、情绪不稳定、自负、易激怒，可有粗鲁行为或攻击行动，也可能沉默、孤僻；浓度达到 22mmol/L（100mg/dL）时，驾车易发生车祸。

2）共济失调期：血乙醇浓度达到 33mmol/L（150mg/dL）时，肌肉运动不协调，行动笨拙，言语含糊不清，眼球震颤，视力模糊，复视，步态不稳，出现明显共济失调。浓度达到 43mmol/L（200mg/dL）时，出现恶心、呕吐、困倦。

3）昏迷期：血乙醇浓度升至 54mmol/L（250mg/dL）时，患者进入昏迷期，表现昏睡、瞳孔散大、体温降低。血乙醇浓度超过 87mmol/L（400mg/dL）时，患者陷入深昏迷，心率快、血压下降，呼吸慢而有鼾音，可出现呼吸、循环麻痹而危及生命。实验室检查可见血清乙醇浓度升高，呼出气中乙醇浓度与血清乙醇浓度相当；动脉血气分析可见轻度代谢性酸中毒；电解质失衡，可见低血钾、低血镁和低血钙；血糖可降低。

（5）低血糖昏迷：低血糖昏迷是指各种原因引起的重症的低血糖症。患者突然昏迷、抽搐，表现为局灶神经系统症状的低血糖易被误诊为脑出血。化验血糖低于 2.8mmol/L，推注葡萄糖后症状迅速缓解，发病后 72h 复查头部 CT 结果阴性。

（6）药物中毒

1）镇静催眠药中毒：有服用大量镇静催眠药史，出现意识障碍和呼吸抑制及血压下降。胃液、血液、尿液中检出镇静催眠药。

2）阿片类药物中毒：有服用大量吗啡或哌替啶的阿片类药物史，或有吸毒史，除了出现昏迷、针尖样瞳孔（哌替啶的急性中毒瞳孔反而扩大）、呼吸抑制"三联征"等特点外，还可出现发绀、面色苍白、肌肉无力、惊厥、牙关紧闭、角弓反张，呼吸先浅而慢，后叹息样或潮式呼吸、肺水肿、休克、瞳孔对光反射消失，死于呼吸衰竭。血、尿阿片类毒物成分，定性试验呈阳性。使用纳洛酮可迅速逆转阿片类药物所致的昏迷、呼吸抑制、缩瞳等毒性作用。

（7）CO 中毒

1）轻度中毒：血液碳氧血红蛋白（COHB）可高于 10%~20%。患者有剧烈头痛、头晕、心悸、口唇黏膜呈樱桃红色、四肢无力、恶心、呕吐、嗜睡、意识模糊、视物不清、感觉迟钝、谵妄、幻觉、抽搐等。

2）中度中毒：血液 COHB 浓度可高达 30%~40%。患者出现呼吸困难、意识丧失、昏迷，对疼痛刺激可有反应，瞳孔对光反射和角膜反射可迟钝，腱反射减弱，呼吸、血压和脉搏可有改变。经治疗可恢复且无明显并发症。

3）重度中毒：血液 COHB 浓度可高于 50% 以上。深昏迷，各种反射消失。患者可呈去大脑皮质状态（患者可以睁眼，但无意识，不语，不动，不主动进食或大小便，呼之不应，推之不动，肌张力增强），常有脑水肿、惊厥、呼吸衰竭、肺水肿、上消化道出血、休克和严重的心肌损害，出现心律失常，偶可发生心肌梗死。有时并发脑局灶损害，出现锥体系或锥体外系损害体征。监测血中 COHB 浓度可明确诊断。

应详细询问病史，内科疾病导致昏迷者有相应的内科疾病病史，仔细查体，局灶体征不明显；脑出血者则同向偏视，一侧瞳孔散大、一侧面部船帆现象、一侧上肢出现扬鞭现象、一侧下肢呈外旋位，血压升高。CT 检查可助鉴别。

三、治疗

急性期的主要治疗原则是

保持安静，防止继续出血；积极抗脑水肿，降低颅内压；调整血压，改善循环；促进神经功能恢复；加强护理，防治并发症。

（一）一般治疗

1. 常规治疗

（1）卧床休息 3~4 周，脑出血发病后 24h 内，特别是 6h 内可有活动性出血或血肿继续扩大，应尽量减少搬运，就近治疗。重症需严密观察体温、脉搏、呼吸、血压、瞳孔和意识状态等生命体征变化。

（2）保持呼吸道通畅，头部抬高 15°~30°，切忌无枕仰卧；疑有脑疝时应床脚抬高 45°，意识障碍患者应将头歪向一侧，以利于口腔、气道分泌物及呕吐物流出；痰稠不易吸出，则要行气管切开，必要时吸氧，以使动脉血氧饱和度维持在 90% 以上。

（3）意识障碍或消化道出血者宜禁食 24~48h，发病后 3 天，仍不能进食者，应鼻饲以确保营养。过度烦躁不安的患者可适量用镇静药。

（4）注意口腔护理，保持大便通畅，留置尿管的患者应做膀胱冲洗以预防尿路感染。加强护理，经常翻身，预防压疮，保持肢体功能位置。

（5）注意水、电解质平衡，加强营养。注意补钾，液体量应控制在 2000mL/d 左右，或以尿量加 500mL 来估算，不能进食者鼻饲各种营养品。对于频繁呕吐、胃肠道功能减弱或有严重的应激性溃疡者，应考虑给予肠外营养。如有高热、多汗、呕吐或腹泻者，可适当增加入液量，或 10% 脂肪乳 500mL 静脉滴注，每日 1 次。如需长期采用鼻饲，应考虑胃造瘘术。

（6）脑出血急性期血糖含量增高可以是原有糖尿病的表现或是应激反应。高血糖和低血糖都能加重脑损伤。当患者血糖含量增高超过 11.1mmol/L 时，应立即给予胰岛素治疗，将血糖控制在 8.3mmol/L 以下。同时应监测血糖，若发生低血糖，可用葡萄糖口服或注射纠正低血糖。

2. 亚低温治疗

能够减轻脑水肿，减少自由基的产生，促进神经功能缺损恢复，改善患者预后。降温方法，立即行气管切开，静脉滴注冬眠肌松合剂（0.9%氯化钠注射液 500mL＋氯丙嗪 100mg＋异丙嗪 100mg），同时冰毯机降温。行床旁监护仪连续监测体温（T）、心率（HR）、血压（BP）、呼吸（R）、脉搏（P）、血氧饱和度（SpO_2）、颅内压（ICP）。直肠温度（RT）维持在 34~36℃，持续 3~5 天。冬眠肌松合剂用量和速度根据患者 T、HR、BP、肌张力等调节。保留自主呼吸，必要时应用同步呼吸机辅助呼吸，维持 SpO_2 在 95%以上，10~12h 将 RT 降至 34~36℃。当 ICP 降至正常后 72h，停止亚低温治疗。采用每日恢复 1~2℃，复温速度不超过 0.1℃/h。在 24~48h 内，将患者 RT 复温至 36.5~37℃。局部亚低温治疗实施越早，效果越好，建议在脑出血发病 6h 内使用，治疗时间最好持续 48~72h。

（二）调控血压和防止再出血

脑出血患者一般血压都高，甚至比平时更高，这是因为颅内压增高时机体保证脑组织供血的代偿性反应，当颅内压下降时血压亦随之下降，因此一般不应使用降血压药物，尤其是注射利舍平等强有力降压剂。目前理想的血压控制水平还未确定，主张采取个体化原则，应根据患者年龄、病前有无高血压、病后血压情况等确定适宜血压水平。但血压过高时，容易增加再出血的危险性，则应及时控制高血压。一般来说，收缩压≥200mmHg，舒张压≥115mmHg 时，应降血压治疗，使血压控制于治疗前原有血压水平或略高水平。收缩压≤180mmHg 或舒张压≤115mmHg 时，或平均动脉压<130mmHg 时可暂不使用降压药，但需密切观察。收缩压在 180~230mmHg 或舒张压在 105~140mmHg 宜口服卡托普利、美托洛尔等降压药，收缩压 180mmHg 以内或舒张压 105mmHg 以内，可观察而不用降压药。急性期过后（约 2 周），血压仍持续过高时可系统使用降压药，急性期血压急骤下降表明病情严重，应给予升压药物以保证足够的脑供血量。

止血剂及凝血剂对脑出血并无效果，但如合并消化道出血或有凝血障碍时仍可使用。消化道出血时，还可经胃管鼻饲或口服云南白药、三七粉、氢氧化铝凝胶和（或）冰牛奶、冰盐水等。

（三）控制脑水肿

脑出血后 48h 水肿达到高峰，维持 3~5 天或更长时间后逐渐消退。脑水肿可使 ICP 增高和导致脑疝，是影响功能恢复的主要因素和导致早期死亡的主要死因。积极控制脑水肿、降低 ICP 是脑出血急性期治疗的重要环节，必要时可行 ICP 监测。治疗目标是使 ICP 降至 20mmHg 以下，脑灌注压>70mmHg，应首先控制可加重脑水肿的因素，保持呼吸道通畅，适当给氧，维持有效脑灌注，限制液体和盐的入量等。应用皮质类固醇减轻脑出血后脑水肿和降低 ICP，其有效证据不充分；脱水药只有短暂作用，常用 20%甘露醇、利尿药如呋塞米等。

1. 20%甘露醇

为渗透性脱水药，可在短时间内使血浆渗透压明显升高，形成血与脑组织间渗透压差，使脑组织间液水分向血管内转移,经肾脏排出,每 8g 甘露醇可由尿带出水分 100mL,用药后 20~30min 开始起效,2~3h 作用达峰。常用剂量 125~250mL,6~8h/次,疗程 7~10 天。如患者出现脑疝征象可快速加压经静脉或颈动脉推注,可暂时缓解症状,为术前准备赢得时间。冠心病、心肌梗死、心力衰竭和肾功能不全者慎用,注意用药不当可诱发肾衰竭和水盐及电解质失衡。因此,在应用甘露醇脱水时,一定要严密观察患者尿量、血钾和心肾功能,一旦出现尿少、血尿、无尿时应立即停用。

2. 利尿剂

呋塞米注射液较常用,脱水作用不如甘露醇,但可抑制脑脊液产生,用于心肾功能不全不能用甘露醇的患者,常与甘露醇合用,减少甘露醇用量。每次 20~40mg,每日 2~4 次,静脉注射。

3. 甘油果糖氯化钠注射液

该药为高渗制剂,通过高渗透性脱水,能使脑水分含量减少,降低颅内压。本品降低颅内压作用起效较缓,持续时间较长,可与甘露醇交替使用。推荐剂量为每次 250~500mL,每日 1~2 次,静脉滴注,连用 7 天左右。

4. 10% 人血清蛋白

通过提高血浆胶体渗透压发挥对脑组织脱水降颅压作用,改善病灶局部脑组织水肿,作用持久。适用于低蛋白血症的脑水肿伴高颅压的患者。推荐剂量每次 10~20g,每日 1~2 次,静脉滴注。该药可增加心脏负担,心功能不全者慎用。

5. 地塞米松

可防止脑组织内星形胶质细胞肿胀,降低毛细血管通透性,维持血脑屏障功能。抗脑水肿作用起效慢,用药后 12~36h 起效。剂量每日 10~20mg,静脉滴注。由于易并发感染或使感染扩散,可促进或加重应激性上消化道出血,影响血压和血糖控制等,临床不主张常规使用,病情危重、不伴上消化道出血者可早期短时间应用。

若药物脱水、降颅压效果不明显,出现颅高压危象时可考虑转外科手术开颅减压。

(四)控制感染

发病早期或病情较轻时通常不需使用抗生素,老年患者合并意识障碍易并发肺部感染,合并吞咽困难易发生吸入性肺炎,尿潴留或导尿易合并尿路感染,可根据痰液或尿液培养、药物敏感试验等选用抗生素治疗。

(五)维持水、电解质平衡

患者液体的输入量最好根据其中心静脉压(CVP)和肺毛细血管楔压(PCWP)来调整,CVP 保持在 5~12mmHg 或者 PCWP 维持在 10~14mmHg。无此条件时每日液体输入量可按前 1 天尿量+500mL 估算。每日补钠 50~70mmol/L,补钾 40~50mmol/L,糖类 13.5~18g。使用液体种类应以 0.9% 氯化钠注射液或复方氯化钠注射液(林格液)为主,避免用高渗糖水,若用糖时可按每 4g 糖加 1u 胰岛素后再使用。由于患者使用大量脱水药、进食少、合并感染等原因,极易出现电解质紊乱和酸碱失衡,应加强监护和及时纠正,意识障碍患者可通过鼻饲管补充足够热量的营养和液体。

（六）对症治疗

1. 中枢性高热

宜先行物理降温，如头部、腋下及腹股沟区放置冰袋，戴冰帽或睡冰毯等。效果不佳可用多巴胺受体激动剂如溴隐亭 3.75mg/d，逐渐加量至 7.5~15.0mg/d，分次服用。

2. 痫性发作

可静脉缓慢推注（注意患者呼吸）地西泮 10~20mg，控制发作后可予卡马西平片，每次 100mg，每日 2 次。

3. 应激性溃疡

丘脑、脑干出血患者常合并应激性溃疡和引起消化道出血，机制不明，可能是出血影响边缘系统、丘脑、丘脑下部及下行自主神经纤维，促肾上腺皮质激素和胃酸分泌大量增加，黏液分泌减少及屏障功能削弱。常在病后第 2~14 天突然发生，可反复出现，表现呕血及黑便，出血量大时常见烦躁不安、口渴、皮肤苍白、湿冷、脉搏细速、血压下降、尿量减少等外周循环衰竭表现。可采取抑制胃酸分泌和加强胃黏膜保护治疗，用 H_2 受体阻滞剂如

（1）雷尼替丁，每次 150mg，每日 2 次，口服。

（2）西咪替丁，0.4~0.8g/d，加入 0.9%氯化钠注射液，静脉滴注。

（3）注射用奥美拉唑钠，每次 40mg，每 12h 静脉注射 1 次，连用 3 天。还可用硫糖铝，每次 1g，每日 4 次，口服；或氢氧化铝凝胶，每次 40~60mL，每日 4 次，口服。若发生上消化道出血可用去甲肾上腺素 4~8mg 加冰盐水 80~100mL，每日 4~6 次，口服；云南白药，每次 0.5g，每日 4 次，口服。保守治疗无效时可在胃镜下止血，须注意呕血引起窒息，并补液或输血维持血容量。

4. 心律失常

心房颤动常见，多见于病后前 3 天。心电图复极改变常导致易损期延长，易损期出现的期前收缩可导致室性心动过速或心室颤动。这可能是脑出血患者易发生猝死的主要原因。心律失常影响心排血量，降低脑灌注压，可加重原发脑病变，影响预后。应注意改善冠心病患者的心肌供血，给予常规抗心律失常治疗，及时纠正电解质紊乱，可试用 β 受体阻滞剂和钙通道阻滞剂治疗，维护心脏功能。

5. 大便秘结

脑出血患者，由于卧床等原因，常会出现便秘。用力排便时腹压增高，从而使颅内压升高，可加重脑出血症状。便秘时腹胀不适，使患者烦躁不安，血压升高，亦可使病情加重，故脑出血患者便秘的护理十分重要。便秘可用甘油灌肠剂（支），患者侧卧位插入肛门内 6~10cm，将药液缓慢注入直肠内 60mL，5~10min 即可排便；缓泻剂如酚酞 2 片，每晚口服，亦可用中药番泻叶 3~9g 泡服。

6. 稀释性低钠血症

又称血管升压素分泌异常综合征，10%的脑出血患者可发生。因血管升压素分泌减少，尿排钠增多，血钠降低，可加重脑水肿，每日应限制水摄入量在 800~1000mL，补钠 9~12g；宜缓慢纠正，以免导致脑桥中央髓鞘溶解症。另有脑钙盐综合征，是心钠素分泌过高导致低钠血症，应输液补钠治疗。

7. 下肢深静脉血栓形成

急性脑卒中患者易并发下肢和瘫痪肢体深静脉血栓形成，患肢进行性水肿和发硬，肢体静脉血流图检查可确诊。勤翻身、被动活动或抬高瘫痪肢体可预防；治疗可用肝素 5000u，静脉滴注，每日 1 次；或低分子量肝素，每次 4000u，皮下注射，每日 2 次。

（七）外科治疗

可挽救重症患者的生命及促进神经功能恢复，手术宜在发病后 6～24h 内进行，预后直接与术前意识水平有关，昏迷患者通常手术效果不佳。

1. 手术指征

（1）脑叶出血

患者清醒、无神经障碍和小血肿（<20mL）者，不必手术，可密切观察和随访。患者意识障碍、大血肿和在 CT 片上有占位征，应手术。

（2）基底节和丘脑出血

大血肿、神经障碍者应手术。

（3）脑桥出血

原则上内科治疗。但对非高血压性脑桥出血如海绵状血管瘤，可手术治疗。

（4）小脑出血

血肿直径≥2cm 者应手术，特别是合并脑积水、意识障碍、神经功能缺失和占位征者。

2. 手术禁忌证

（1）深昏迷患者（GCS3～5 级）或去大脑强直。

（2）生命体征不稳定，如血压过高、高热、呼吸不规则，或有严重系统器质病变者。

（3）脑干出血。

（4）基底节或丘脑出血影响到脑干。

（5）病情发展急骤，发病数小时即深昏迷者。

3. 常用手术方法

（1）小脑减压术

是高血压性小脑出血最重要的外科治疗，可挽救生命和逆转神经功能缺损，病程早期患者处于清醒状态时手术效果好。

（2）开颅血肿清除术

占位效应引起中线结构移位和初期脑疝时外科治疗可能有效。

（3）钻孔扩大骨窗血肿清除术。

（4）钻孔微创颅内血肿清除术。

（5）脑室出血脑室引流术。

（八）早期康复治疗

原则上应尽早开始。在神经系统症状不再进展，没有严重精神、行为异常，生命体征稳定，没有严重的并发症时即可开始康复治疗的介入，但需注意康复方法的选择。早期康复治疗对恢复患者的神经功能，提高生活质量是十分有利的。早期对瘫痪肢体进行按摩及被动运动，开始有主动运动时即应根据康复要求按阶段进行训练，以促进神经功能恢复，避免出现关节挛缩、肌肉萎缩和骨质疏松。对失语患者需加强言语康复训练。

（九）加强护理，防治并发症

常见的并发症有肺部感染、上消化道出血、吞咽困难和水电解质紊乱、下肢静脉血栓形成、肺栓塞、肺水肿、冠状动脉性疾病和心肌梗死、心脏损伤、痫性发作等。脑出血预后与急性期护理有直接关系，合理的护理措施十分重要。

1. 体位

头部抬高 15°~30°，既能保持脑血流量，又能保持呼吸道通畅。切忌无枕仰卧。凡意识障碍患者宜采用侧卧位，头稍前屈，以利口腔分泌物流出。

2. 饮食与营养

营养不良是脑出血患者常见的易被忽视的并发症，应充分重视。重症意识障碍患者急性期应禁食 1~2 天，静脉补给足够能量与维生素，发病 48h 后若无活动性消化道出血，可鼻饲流质饮食，应考虑营养合理搭配与平衡。患者意识转清、咳嗽反射良好、能吞咽时可停止鼻饲，应注意喂食时宜取半卧位，食物宜做成糊状，流质饮料均应选用茶匙喂食，喂食出现呛咳可拍背。

3. 呼吸道护理

脑出血患者应保持呼吸道通畅和足够通气量，意识障碍或脑干功能障碍患者应行气管插管，指征是 $PaO_2<60mmHg$、$PACO_2>50mmHg$ 或有误吸危险者。鼓励勤翻身、拍背，鼓励患者尽量咳嗽，咳嗽无力痰多时可超声雾化治疗，呼吸困难、呼吸道痰液多、经鼻抽吸困难者可考虑气管切开。

4. 压疮防治与护理

昏迷或完全性瘫痪患者易发生压疮，预防措施包括定时翻身，保持皮肤干燥清洁，在骶部、足跟及骨隆起处加垫气圈，经常按摩皮肤及活动瘫痪肢体促进血液循环，皮肤发红可用 70%乙醇溶液或温水轻柔，涂以 3.5%安息香酊。

四、护理诊断

（1）有受伤危险：与脑出血导致神经功能损害、意识障碍有关。

（2）潜在并发症：脑疝，肺部感染。

五、护理目标

（1）患者不应出现跌倒、压疮、窒息等并发症。

（2）配合治疗，预防脑疝，及时发现脑疝。

（3）预防肺部感染，及时发现肺部感染。

六、护理措施

（一）一般护理

保持安静，尽量避免不必要的搬动，绝对卧床 2~4 周，抬高头位 15°~30°，减轻脑水肿。避免各种引起颅内压增高的因素，如剧烈咳嗽、用力大便、躁动等，头痛、过度烦躁不安者，可酌情适当给予镇静止痛剂，便秘者可选用缓泻剂。给予高蛋白、高维生素、清淡、易消化、营养丰富的半流质或流质饮食，吞咽障碍者给予鼻饲饮食，鼻饲患者应定时回抽胃液，如有胃潴留或咖啡色胃液，应停止鼻饲，通知医生，必要时应行肠外营养。

（二）病情观察

应密切观察患者的意识状态、生命体征、瞳孔、肢体功能等变化，发现异常及时向医生告知。

患者如出现剧烈头痛、喷射样呕吐、烦躁不安、血压升高、心率减慢、意识障碍加重、双侧瞳孔不等大、呼吸节律不规则，提示可能出现脑疝，应立即告知医生，立即为患者吸氧、建立静脉通道，配合医生抢救。患者出现咳嗽咳痰，喉中痰鸣、发热，提示出现肺部感染，应通知医生，加强气道管理，必要时给予开放气道。

（三）对偏瘫肢体的护理

尽量保存肢体活动和肌张力，每天进行患肢各关节的被动活动，借助软枕将各关节放置于功能位，手臂维持外展位，肘部微屈，仰卧位进肩关节高过肩，膝下放小软枕，使膝屈曲。使用气垫床及水袋，定时翻身，更换体位，防止压疮产生。

（四）疾病知识指导

帮助患者及其家属了解本病的治疗及预防知识，向患者及其家属说明疾病的危险因素，改正不良生活习惯，尽量保持情绪稳定，避免血压骤然升高，保持大便通畅。告知患者及其家属遵医嘱正确服用降压药，维持血压稳定，发现血压异常波动或剧烈头痛、头晕、肢体瘫痪麻木、吐词不利时立即就医。告知患者及其家属持续康复训练的意义，教授患者及其家属自我康复训练的技巧及护理方法。

七、护理评价

（1）患者是否出现跌倒、受伤。

（2）患者是否出现脑疝、肺部感染并发症，出现时是否得到及时发现及救治。

（3）患者是否了解本病的相关知识，是否能适应病后的生活状态。

第六节　短暂性脑缺血发作护理

短暂性脑缺血发作（TIA）是指因脑血管病变引起的短暂性、局限性脑功能缺失或视网膜功能障碍。临床症状一般持续10~20min，多在1h内缓解，最长不超过24h，不遗留神经功能缺失症状，结构性影像学（CT、MRI）检查无责任病灶。凡临床症状持续超过1h且神经影像学检查有明确病灶者不宜称为TIA。

美国TIA工作组提出了新的定义，即由于局部脑或视网膜缺血引起的短暂性神经功能缺损发作，典型临床症状持续不超过1h，且无急性脑梗死的证据。TIA新的基于组织学的定义以脑组织有无损伤为基础，更有利于临床医师及时进行评价，使急性脑缺血能得到迅速干预。

流行病学统计表明，15%的脑卒中患者曾发生过TIA。不包括未就诊的患者，美国每年TIA发作人数估计为20万~50万人。TIA发生脑卒中率明显高于一般人群，TIA后第1个月内发生脑梗死者占4%~8%；1年内12%~13%；5年内增至24%~29%。TIA患者发生脑卒中在第1年内较一般人群高13~16倍，是最严重的"卒中预警"事件，也是治疗干预的最佳时机，频发TIA更应以急诊处理。

一、临床表现

TIA 多发于老年人，男性多于女性。发病突然，恢复完全，不遗留神经功能缺损的症状和体征，多有反复发作的病史。持续时间短暂，一般为 10~15min，颈内动脉系统平均为 14min，椎—基底动脉系统平均为 8min，每日可有数次发作，发作间期无神经系统症状及阳性体征。颈内动脉系统 TIA 与椎—基底动脉系统 TIA 相比，发作频率较少，但更容易进展为脑梗死。

TIA 神经功能缺损的临床表现依据受累的血管供血范围而不同，临床常见的神经功能缺损有以下两种。

（一）颈动脉系统 TIA

最常见的症状为对侧面部或肢体的一过性无力和感觉障碍、偏盲，偏侧肢体或单肢的发作性轻瘫最常见，通常以上肢和面部较重，优势半球受累可出现语言障碍。单眼视力障碍为颈内动脉系统 TIA 所特有，短暂的单眼黑矇是颈内动脉分支——眼动脉缺血的特征性症状，表现为短暂性视物模糊、眼前灰暗感或云雾状。

（二）椎—基底动脉系统 TIA

常见症状为眩晕、头晕、平衡障碍、复视、构音障碍、吞咽困难、皮质性盲和视野缺损、共济失调、交叉性肢体瘫痪或感觉障碍。脑干网状结构缺血可能由于双下肢突然失张力，造成跌倒发作。颞叶、海马、边缘系统等部位缺血可能出现短暂性全面性遗忘症，表现为突发的一过性记忆丧失，时间、空间定向力障碍，患者有自知力，无意识障碍，对话、书写、计算能力保留，症状可持续数分钟至数小时。

血流动力学型 TIA 与微栓塞型 TIA 在临床表现上也有所区别。

二、诊断与鉴别诊断

（一）诊断

诊断只能依靠病史，根据血管分布具有急性短暂神经功能障碍与可逆性发作特点，结合 CT 排除出血性疾病可考虑 TIA。确立 TIA 诊断后应进一步进行病因、发病机制的诊断和危险因素分析。TIA 和脑梗死之间并没有截然的区别，两者应被视为一个疾病动态演变过程的不同阶段，应尽可能采用"组织学损害"的标准界定两者。

（二）鉴别诊断

鉴别需要考虑其他可以导致短暂性神经功能障碍发作的疾病。

1. 局灶性癫痫后出现的 TODD 麻痹

局限性运动性发作后可能遗留短暂的肢体无力或轻偏瘫，持续 0.5~36h 后可消除。患者有明确的癫痫病史，脑电波（EEG）可见局限性异常，CT 或 MRI 可能发现脑内病灶。

2. 偏瘫型偏头痛

多于青年期发病，女性多见，可有家族史，头痛发作的同时或过后出现同侧或对侧肢体不同程度瘫痪，并可在头痛消退后持续一段时间。

3. 晕厥

为短暂性弥漫性脑缺血、缺氧所致，表现为短暂性意识丧失，常伴有面色苍白、大汗、血压下降，EEG 多数正常。

4. 梅尼埃病

发病年龄较轻，发作性眩晕、恶心、呕吐可与椎—基底动脉系统 TIA 相似，反复发作常合并耳鸣及听力减退，症状可持续数小时至数天，但缺乏中枢神经系统定位体征。

5. 其他

血糖异常、血压异常、颅内结构性损伤（如肿瘤、血管畸形、硬膜下血肿、动脉瘤等）、多发性硬化等，也可能出现类似 TIA 的临床症状。临床上可以依靠影像学资料和实验室检查进行鉴别诊断。

三、治疗

TIA 是缺血性血管病变的重要部分。TIA 既是急症，也是预防缺血性血管病变的最佳和最重要时机。TIA 的治疗与二级预防密切结合，可减少脑卒中及其他缺血性血管事件发生。TIA 症状持续 1h 以上，应按照急性脑卒中流程进行处理。根据 TIA 病因和发病机制的不同，应采取不同的治疗策略。

（一）控制危险因素

TIA 需要严格控制危险因素，包括调整血压、血糖、血脂、同型半胱氨酸，以及戒烟、治疗心脏疾病、避免大量饮酒、有规律的体育锻炼、控制体重等。已经发生 TIA 的患者或高危人群可长期服用抗血小板药物。肠溶阿司匹林为目前最主要的预防性用药之一。

（二）药物治疗

1. 抗血小板聚集药物

阻止血小板活化、黏附和聚集，防止血栓形成，减少动脉—动脉微栓子。常用药物为

（1）阿司匹林肠溶片

通过抑制环氧化酶减少血小板内花生四烯酸转化为血栓烷 A_2（TXA_2）防止血小板聚集，各国指南推荐的标准剂量不同，我国指南的推荐剂量为 75~150mg/d。

（2）氯吡格雷（75mg/d）

也是被广泛采用的抗血小板药，通过抑制血小板表面的二磷酸腺苷（ADP）受体阻止血小板积聚。

（3）双嘧达莫

为血小板磷酸二酯酶抑制剂，缓释剂可与阿司匹林联合使用，效果优于单用阿司匹林。

2. 抗凝治疗

考虑存在心源性栓子的患者应予抗凝治疗。抗凝剂种类很多，肝素、低分子量肝素、口服抗凝剂（如华法林、香豆素）等均可选用，但除低分子量肝素外，其他抗凝剂如肝素、华法林等应用过程中应注意检测凝血功能，以避免发生出血不良反应。低分子量肝素，每次 4000~5000u，腹部皮下注射，每日 2 次，连用 7~10 天，与普通肝素比较，生物利用度好，使用安全。口服华法林 6~12mg/d，3~5 天后改为 2~6mg/d 维持，目标国际标准化比值（INR）范围为 2.0~3.0。

3. 降压治疗

血流动力学型 TIA 的治疗以改善脑供血为主，慎用血管扩张药物，除抗血小板聚集、降脂治疗外，需慎重管理血压，避免降压过度，必要时可给予扩容治疗。在大动脉狭窄解除后，可考虑将血压控制在目标值以下。

4. 生化治疗

防治动脉硬化及其引起的动脉狭窄和痉挛以及斑块脱落的微栓子栓塞造成 TIA。主要用药有：维生素 B_1，每次 10mg，3 次/天；维生素 B_2，每次 5mg，3 次/天；维生素，每次 10mg，3 次/天；复合维生素 B，每次 10mg，3 次/天；维生素 C，每次 100mg，3 次/天；叶酸片，每次 5mg，3 次/天。

（三）手术治疗

颈动脉内膜剥脱术（CEA）和颈动脉支架治疗（CAS）适用于症状性颈动脉狭窄 70% 以上的患者，实际操作上应从严掌握适应证。仅为预防脑卒中而让无症状的颈动脉狭窄患者冒险手术不是正确的选择。

四、护理诊断

（1）有跌倒危险：与突发肢体瘫痪、眩晕、失明、意识障碍有关。

（2）潜在并发症：脑卒中。

（3）知识缺乏：缺乏对疾病的了解及防治知识。

五、护理目标

（1）预防跌倒，保障患者安全。

（2）降低患者进展为完全性卒中的风险。

（3）使患者充分了解本病，掌握防治知识。

六、护理措施

（一）一般护理

指导患者发作时卧床休息，枕头不宜过高，以免减少头部血供。频繁发作者减少活动，沐浴、外出应有家人陪伴。饮食应低盐低脂，充足的蛋白质和丰富的维生素、纤维素，保持大便通畅，避免用力大便。

（二）病情观察

对频繁发作的患者，注意记录每次发作的持续时间、间隔时间和伴随症状，观察患者肢体无力、麻木等症状是否减轻或加重，有无头痛、头晕、言语、吞咽等其他功能障碍，警惕进展为完全性卒中。

（三）用药护理

指导患者按医嘱正确用药，不能随意更改、终止用药，或自行购药服用。告知患者所用药物的机制和不良反应。阿司匹林等抗血小板聚集药物主要不良反应有恶心、腹痛等消化道症状，牙龈及皮下出血等。华法林等抗凝药的不良反应主要为出血，应注意观察大便颜色、皮肤紫癜、牙龈出血等情况。

（四）心理护理

根据心理社会评估情况，结合患者具体病情加以安慰，鼓励患者树立战胜疾病的信心，能配合医护人员坚持治疗，达到提高生活质量的目的。

（五）疾病知识指导

帮助患者及其家属了解本病的治疗及预防知识，向患者及其家属说明疾病的危险因素，说明肥胖、吸烟、缺乏运动等与疾病的关系，帮助患者寻找疾病的病因及自身危险因素，指导患者改善生活习惯，戒烟、限酒、低盐低脂饮食、适当运动。告知患者及其家属本病为完全性卒中的先兆或警示，说明本病的预后，引起患者重视。

七、护理评价

（1）患者是否出现跌倒、外伤。
（2）患者是否进展为完全性卒中。
（3）患者是否能遵嘱用药。
（4）患者是否了解本病的相关知识。

第七节　帕金森病护理

帕金森病（PD）旧称震颤麻痹，是发生于中年以上的中枢神经系统慢性进行性变性疾病，病因至今不明。多缓慢起病，逐渐加重。病变主要在黑质和纹状体。其他疾病累及锥体外系统也可引起同样的临床表现者，则称为震颤麻痹综合征或帕金森综合征。由 James Parkinson 首先描述。65 岁以上人群患病率为 1000/10 万，随年龄增高，男性稍多于女性。

一、临床表现

（一）震颤

肢体和头面部不自主抖动，这种抖动在精神紧张时和安静时尤为明显，病情严重时抖动呈持续性，只有在睡眠后消失。

（二）肌肉僵直，肌张力增高

表现手指伸直，掌指关节屈曲，拇指内收，腕关节伸直，头前倾，躯干俯屈，髋关节和膝关节屈曲等特殊姿势。

（三）运动障碍

运动减少，动作缓慢，写字越写越小，精细动作不能完成，开步困难，慌张步态，走路前冲，呈碎步，面部缺乏表情。

（四）其他症状

多汗、便秘，油脂脸，直立性低血压，精神抑郁症状等，部分患者伴有智力减退。

二、体格检查

（一）震颤

检查可发现静止性、姿势性震颤，手部可有搓丸样动作。

（二）肌强直

患肢肌张力增高，可因均匀的阻力而出现"铅管样强直"，如伴有震颤则似齿轮样转动，称为"齿轮样强直"。四肢躯干颈部和面部肌肉受累出现僵直，患者出现特殊姿态。

（三）运动障碍

平衡反射、姿势反射和翻正反射等障碍以及肌强直导致的一系列运动障碍，写字过小症以及慌张步态等。

（四）自主神经系统体征

仅限于震颤一侧的大量出汗和皮脂腺分泌增加等体征，食管、胃及小肠的功能障碍导致吞咽困难和食管反流，以及顽固性便秘等。

三、辅助检查

（一）MRI

唯一的改变为在T2相上呈低信号的红核和黑质网状带间的间隔变窄。

（二）正电子发射计算机断层扫描（PET）

可检出纹状体摄取功能下降，其中又以壳核明显，尾状核相对较轻，即使症状仅见于单侧的患者也可查出双侧纹状体摄功能降低。尚无明确症状的患者，PET若检出纹状体的摄取功能轻度下降或处于正常下界，以后均发病。

四、诊断

（一）诊断思维

（1）帕金森病实验室检查及影像学检查多无特殊异常，临床诊断主要依赖发病年龄、典型临床症状及治疗性诊断（即应用左旋多巴有效）。

（2）帕金森病诊断明确后，还须进行帕金森病综合评量表（UPDRS）评分及分级，来评判帕金森病的严重程度并指导下步治疗。

（二）鉴别诊断

1. 脑炎后帕金森综合征

通常所说的昏睡性脑炎所致帕金森综合征，已近70年未见报道，因此该脑炎所致脑炎后帕金森综合征也随之消失。近年报道病毒性脑炎患者可有帕金森样症状，但本病有明显感染症状，可伴有颅神经麻痹、肢体瘫痪、抽搐、昏迷等神经系统损害的症状，脑脊液可有细胞数轻-中度增高、蛋白增高、糖减低等。病情缓解后其帕金森样症状随之缓解，可与帕金森病鉴别。

2. 肝豆状核变性

隐性遗传性疾病、约1/3有家族史，青少年发病、可有肢体肌张力增高、震颤、面具样脸、扭转痉挛等锥体外系症状。具有肝脏损害，角膜K-F环及血清铜蓝蛋白降低等特征性表现。可与帕金森病鉴别。

3. 特发性震颤

属显性遗传病，表现为头、下颌、肢体不自主震颤，震颤频率可高可低，高频率者甚似甲状腺功能亢进，低频者甚似帕金森震颤。本病无运动减少、肌张力增高及姿势反射障碍，并于饮酒后消失，普萘洛尔治疗有效等，可与原发性帕金森病鉴别。

4. 进行性核上性麻痹

本病也多发于中老年，临床症状可有肌强直、震颤等锥体外系症状。但本病有突出的眼球凝视障碍、肌强直以躯干为重、肢体肌肉受累轻而较好地保持了肢体的灵活性、颈部伸肌张力增高致颈项过伸与帕金森病颈项屈曲显然不同，均可与帕金森病鉴别。

5. Marieshy-Drager 综合征

临床常有锥体外系症状，但因有突出的自主神经症状，如：昏厥、直立性低血压、性功能及膀胱功能障碍，左旋多巴制剂治疗无效等，可与帕金森病鉴别。

6. 药物性帕金森综合征

过量服用利舍平、氯丙嗪、氟哌啶醇及其他抗抑郁药物均可引起锥体外系症状，因有明显的服药史，并于停药后减轻可资鉴别。

7. 良性震颤

指没有脑器质性病变的生理性震颤（肉眼不易觉察）和功能性震颤。功能性震颤包括：

（1）生理性震颤加强（肉眼可见）：多呈姿势性震颤，与肾上腺素能的调节反应增强有关；也见于某些内分泌疾病，如嗜铬细胞瘤、低血糖、甲状腺功能亢进。

（2）可卡因和乙醇中毒以及一些药物的不良反应；癔症性震颤，多有心因性诱因，分散注意力可缓解震颤。

（3）其他：情绪紧张时和做精细动作时出现的震颤。良性震颤临床上无肌强直、运动减少和姿势异常等帕金森病的特征性表现。

五、治疗

（一）一般治疗

因本病的临床表现为震颤、强直、运动障碍、便秘和生活不能自理，故家属及医务人员应鼓励 PD 早期患者多做主动运动，尽量继续工作，培养业余爱好，多吃蔬菜水果或蜂蜜，防止摔跤，避免刺激性食物和烟酒。对晚期卧床患者，应勤翻身，多在床上做被动运动，以防发生关节固定、压疮及坠积性肺炎。

（二）药物治疗

PD 宜首选内科治疗，多数患者可通过内科药物治疗缓解症状。

各种药物治疗虽能使患者的症状在一定时期内获得一定程度的好转，但皆不能阻止本病的自然发展。药物治疗必须长期坚持，而长期服药则药效减退和不良反应难以避免。虽然有相当一部分患者通过药物治疗可获得症状改善，但即使目前认为效果较好的左旋多巴或复方多巴，也有 15% 左右患者根本无效。用于治疗本病的药物种类繁多，现今最常用者仍为抗胆碱能药和多巴胺替代疗法。

1. 抗胆碱能药物

该类药物最早用于 Parkinson 病的治疗，常用者为苯海索 2mg，每日 3 次口服，可酌情增加；东莨菪碱 0.2mg，每日 3~4 次口服；甲磺酸苯扎托品 2~4mg，每日 1~3 次口服等。

因甲磺酸苯扎托品对周围副交感神经的阻滞作用，不良反应多，应用越来越少。

2. 多巴胺替代疗法

此类药物主要补充多巴胺的不足，使乙酰胆碱-多巴胺系统重获平衡而改善症状。最早使用的是左旋多巴，但其可刺激外周多巴胺受体，引起多方面的外周不良反应，如恶心、呕吐、厌食等消化道症状和血压降低、心律失常等心血管症状。目前不主张单用左旋多巴治疗，用它与苄丝肼或卡比多巴的复合制剂。常用的药物有美多芭、息宁或帕金宁。

（1）美多芭：是左旋多巴和苄丝肼4∶1配方的混合剂。对病变早期的患者，开始剂量可用62.5mg，日服3次。如患者开始治疗时症状显著，则开始剂量可为125mg，每日3次；如效果不满意，可在第2周每日增加125mg，第3周每日再增加125mg。若患者的情况仍不满意，则应每隔1周每日再增加125mg。如果美多芭的日剂量>1000mg，需再增加剂量，只能每月增加1次。该药明显减少了左旋多巴的外周不良反应，但却不能改善其中枢不良反应。

（2）息宁：是左旋多巴和甲基多巴肼10∶1的复合物，开始剂量可用125mg，日服2次，以后根据病情逐渐加量。其加药的原则和上述美多芭的加药原则是一致的。

（3）帕金宁是左旋多巴和甲基多巴肼10∶1的复合物的控释片，它可使左旋多巴血浓度更稳定并达4~6h以上，有利于减少左旋多巴的剂末现象、开始现象和剂量高峰多动现象。但是，控释片也有一些缺陷，如起效慢，并且由于在体内释放缓慢，有可能在体内产生蓄积作用，反而有时出现异动症的现象，改用美多芭后消失。

3. 多巴胺受体激动剂

多巴胺受体激动剂能直接激动多巴胺能神经细胞突触受体，刺激多巴胺释放。

（1）溴隐亭：最常用，对震颤疗效好，对运动减少和强直均不及左旋多巴，常用剂量维持量为每日15~40mg。

（2）协良行：患者使用时应逐步增加剂量，以达到不出现或少出现不良反应的目的。一般来讲，增加到每日0.3mg是比较理想的剂量，但对于个别早期的患者，可能并不需要增加到这个剂量，那么可以在你认为合适的剂量长期服用而不再增加。如果效果不理想，还可以根据病情的需要及对药物的耐受情况，每隔5天增加0.025mg或0.05mg。

（3）泰舒达：使用剂量是每日100~200mg。可以从小剂量每日50mg开始，可逐渐增加剂量。在帕金森病的早期，可以单独使用泰舒达治疗帕金森病，剂量最大可增加至每日150mg。如果和左旋多巴合并使用，剂量可以维持在每日50~150mg左右。一般每使用250mg左旋多巴，可考虑合并使用泰舒达50mg左右。

（三）外科手术治疗

1. 立体定向手术治疗

立体定向手术包括脑内核团毁损、慢性电刺激和神经组织移植。

（1）脑内核团毁损

①第一次手术适应证：长期服药治疗无效或药物治疗不良反应严重者；疾病进行性缓慢发展已超过3年；年龄在70岁以下；工作能力和生活能力受到明显限制（按Hoehn和Yahr分级为Ⅱ~Ⅳ级）；术后短期复发，同侧靶点再手术。

②第二次对侧靶点毁损手术适应证：第一次手术效果好，术后震颤僵直基本消失，无任

何并发症者；手术近期疗效满意并保持在 12 个月以上；年龄在 70 岁以下；两次手术间隔时间要 1 年；目前无明显自主神经功能紊乱症状或严重精神症状，病情仍维持在 Ⅱ～Ⅳ 级。

禁忌证：症状很轻，仍在工作者；年老体弱；出现严重关节挛缩或有明显精神障碍；严重的心、肝、肾功能不全，高血压脑动脉硬化者或有其他手术禁忌者。

（2）脑深部慢性电刺激（DBS）：目前 DBS 最常用的神经核团为丘脑腹中间核（VIM）、丘脑底核（STN）和苍白球腹后部（PVP）。

慢性刺激术控制震颤的效果优于丘脑腹外侧核毁损术，后者发生并发症也常影响手术的成功。通过改变刺激参数可减少不必要的不良反应，远期疗效可靠。该法尚可用于非帕金森性震颤，如多发硬化和创伤后震颤。

丘脑底核（STN）也是刺激术时选用的靶点。有学者（1994 年）报道应用此方法观察治疗一例运动不能的 PD 患者。靶点定位方法为脑室造影，并参照立体定向脑图谱，同时根据慢性电极刺激和电生理记录进行调整。发现神经元活动自发增多的区域位于 AC-PC 平面下 2~4mm，AC-PC 线中点旁 10mm。对该处进行 130Hz 刺激，可立即缓解运动不能症状（主要在对侧肢体），但不诱发半身舞蹈症等运动障碍。上述观察表明，对 STN 进行慢性电刺激可用于治疗运动严重障碍的 PD 患者。

2. 脑细胞移植和基因治疗

帕金森病脑细胞移植术和基因治疗已在动物实验上取得很大成功，但最近临床研究显示，胚胎脑移植只能轻微改善 60 岁以下患者的症状，并且 50% 的患者在手术后出现不随意运动的不良反应，因此，目前此手术还不宜普遍采用。基因治疗还停留在实验阶段。

六、护理诊断

（一）肢体运动障碍

与黑质病变、锥体外系功能障碍所致的静止性震颤、肌张力增高、动作迟缓、姿势不稳有关。

（二）心理障碍

与震颤、流涎、表情肌僵直等身体形象改变，语言障碍、生活依赖他人有关。

（三）知识缺乏

缺乏对本病相关知识及治疗药物的知识。

（四）营养不良

与吞咽困难、饮食减少后摄入不足有关。

（五）便秘

与自主神经功能障碍有关。

（六）潜在并发症

跌倒、压疮、感染。

七、护理目标

（1）减少肢体运动障碍。

（2）防治便秘，能有效排便。

（3）降低并发症。

（4）使患者及其家属、照顾者对疾病的发生发展及药物的使用注意事项、不良反应了解，让患者能坦然面对疾病，减少心理障碍。

八、护理措施

（一）一般护理

1. 饮食护理

给予高热量、高维生素、低盐、低脂、适量蛋白质的易消化饮食，根据病情变化及时调整和补充各种营养素。因高蛋白质饮食会降低左旋多巴类药物的疗效，故不宜盲目给予过多的蛋白质。饮食内容以五谷为主，多选粗粮，多食新鲜蔬菜、水果，多喝水。因槟榔为抗胆碱能食物，应避免食用。进食或饮水时应抬高床头，保持坐位或半卧位，集中注意力，不催促与打扰患者。对于流涎过多的患者可使用吸管吸食流质；对于咀嚼能力和消化功能减退的患者应给予易消化、易咀嚼的软食或半流质饮食；对吞咽障碍者应指导患者分次吞咽，避免吃坚硬、滑溜及圆形食物；对饮水呛咳者要遵医嘱插胃管鼻饲。

2. 生活与安全护理

加强巡视，采取有效的沟通方式，主动了解患者需要，指导和鼓励患者自我护理，协助患者洗漱、进食、沐浴和大小便。做好安全防护，增进患者的舒适感，预防并发症。对上肢震颤未能控制、日常生活动作不便的患者，避免烧伤、烫伤等。对有幻觉、错觉、欣快、抑郁或精神错乱的患者应特别强调专人陪护。

（二）病情观察

服药期间要仔细观察震颤、肌强直和其他运动功能、语言功能、日常生活自理能力的改善程度。

（三）运动护理

应与患者和其家属共同制订切实可行的具体锻炼计划。疾病早期，患者多表现为震颤，应指导患者维持和增加业余爱好，坚持适当锻炼，注意保持身体和各关节的活动强度与最大活动范围。疾病中期，患者已经出现某些功能障碍或起坐已感到困难，告诉患者知难而退或简单的家属包办只会加速其功能衰退，指导患者练习起坐、行走、转身等基本动作活动。疾病晚期，患者出现显著的运动障碍而卧床不起，应预防压疮、感染及外伤等各种并发症。

（四）用药护理

注意观察药物的不良反应，如左旋多巴制剂早期会有食欲减退、恶心、呕吐、腹痛、直立性低血压、失眠等不良反应，可在进食时服用或减少剂量；抗胆碱能药物常见的不良反应为口干、眼花、少汗、便秘、排尿困难等，前列腺肥大及青光眼患者忌用；金刚烷胺的不良反应有口渴、失眠、食欲缺乏、头晕、视力障碍、足踝水肿、心悸、精神症状等；多巴胺受体激动药可引起恶心、呕吐、头晕、乏力、皮肤瘙痒、便秘等常见不良反应，剂量过大时可有精神症状、直立性低血压等。药物一般从小剂量开始，逐步缓慢加量直至有效维持。尽量避免使用维生素 B6、利舍平、氯丙嗪、奋乃静等药物，以免降低药物疗效或导致直立性低血压。

（五）心理护理

对于抑郁寡言的患者，应鼓励其说出自己的感受。帮助患者寻找有兴趣的活动，鼓励自己安排娱乐活动，培养生活乐趣，多与他人交往，不要孤立自己。同时指导家属关心体贴患者，为患者营造良好的亲情氛围，减轻患者的心理压力。注意保持个人卫生和着装整洁，尽量维持自我形象。

（六）健康教育

1. 疾病知识指导

指导患者及其家属了解此病为进行性加重疾病，后期常死于压疮、感染、外伤等并发症，应注意积极预后并发症，如衣服勤洗勤换，保持皮肤卫生，中晚期行动困难患者勤翻身勤擦洗，预防压疮；避免登高和操作高速运转机器，避免快速坐起或下床活动，防止跌倒外伤；吞咽困难患者小口进食，必要时给予管饲，防止误吸和感染。

2. 生活指导

指导患者注意休息，劳逸结合，生活要有规律，锻炼、工作注意力所能及，饮食注意营养平衡，增强体质，提高抵抗力。天气变化时，要及时增减衣物，注意保暖，防止感染。不要自行增减药物，如出现病情变化，应及时就诊。

九、护理评价

（1）患者对疾病的发生发展及药物使用注意事项是否有详尽的了解。

（2）患者是否能有效排便。

（3）患者运动障碍及心理障碍是否缓解。

（4）患者并发症是否得到有效防治。

（5）患者是否得到足量的营养摄入。

第八节　癫痫护理

癫痫是一组由大脑神经元异常放电引起的以短暂中枢神经系统功能失常为特征的慢性脑部疾病。临床表现为突然发生、反复发作的运动、感觉、意识、自主神经、精神等异常。我国癫痫发病率为1%左右，患病率为0.5%~1%。

一、病因及发病机制

按病因分为原发性癫痫和继发性癫痫。

（一）原发性癫痫

又称特发性癫痫，是指病因未明，未能确定脑内有器质性病变者，可能与遗传因素有关。

（二）继发性癫痫

又称症状性癫痫，占大多数，由脑内器质性病变和代谢疾病所致，包括脑部先天性疾病、颅脑外伤、颅内感染、脑血管病、颅内肿瘤、脑缺氧、儿童期的高热惊厥、药物或食物中毒、尿毒症、肝性脑病等。此外，睡眠不足、月经期、疲劳、饥饿、饮酒、情感冲动是常见的激发癫痫发作的诱因。

二、癫痫发作的分类

癫痫有多种发作形式，1981年国际抗癫痫联盟根据临床和脑电图特点将癫痫发作分为3类。

（一）部分性发作

由局部起始。

1. 单纯性

无意识障碍，可分为运动、体感或特殊感觉、自主神经和精神症状。

2. 复杂性

有意识障碍。

3. 部分性发作继发泛化

由部分起始扩散为全面性强直-阵挛发作。

（二）全面性发作

双侧对称性发作，有意识障碍，包括失神、肌阵挛、强直、强直-阵挛、阵挛、失张力发作。

三、临床表现

癫痫发作形式多样，但均具有短暂性、刻板性、间歇性、反复发作的特征。

（一）部分性发作

1. 单纯部分性发作

癫痫发作的起始部位常提示癫痫病灶在对侧脑部，发作时间较短，一般不超过1min，不伴意识障碍，以发作性一侧肢体、局部肌肉感觉障碍或节律性抽搐为特征，或表现为简单的五官幻觉。如果抽搐自一处开始后，按大脑皮质运动区的分布顺序扩散，如自一侧拇指沿手指、腕部、肘部、肩部扩展，称为Jackson癫痫，亦称为部分运动性发作。

2. 复杂部分性发作

伴有意识障碍，以精神症状及自动症为特征。患者可有吸吮、咀嚼、流涎、摸索等无意识动作，或机械地继续其发作前正在进行的活动，如行走、奔跑或进餐等。有时有精神运动性兴奋，如无理吵闹、唱歌、脱衣裸体等，发作一般持续数分钟至数小时不等，事后对其行为不能记忆。

（二）全面性发作

1. 失神发作

又称小发作，主要见于儿童或青年。特点为突然、短暂的意识障碍，表现为动作中断，手持物体掉落，两眼凝视，呆立不动，呼之不应等，但无抽动，不跌倒。发作后仍继续原来的工作，一日可发作数次不等，一次发作持续3~15S，对发作无记忆。

2. 全面性强直-阵挛发作

又称大发作，此类发作最常见，发作前可先有瞬间疲乏、麻木、恐惧等感觉或出现无意识动作等先兆，其发作经过可分为 3 期。

（1）强直期：突发意识丧失，尖叫一声跌倒在地，全身骨骼肌持续收缩，头部后仰，上眼睑抬起，眼球上翻，上肢屈肘，下肢伸直，牙关紧闭，呼吸暂停，口唇青紫，瞳孔散大及对光反射消失。常持续 10~20S 转入阵挛期。

（2）阵挛期：肌肉出现一张一弛的节律性抽动，频率逐渐减慢，最后一次在强烈痉挛之后，抽搐突然停止，进入惊厥后期。此期患者可有口吐白沫，小便失禁，历时 1~3min。

（3）惊厥后期：阵挛停止，进入昏睡状态。此时呼吸首先恢复，意识逐渐清醒。醒后有全身酸痛和疲乏感，对整个发作过程全无记忆。发作全过程 5~10min。

（三）癫痫持续状态

癫痫持续状态是指一次癫痫发作持续 30min 以上，或连续多次发作，发作间期意识和神经功能未恢复至正常水平。多由于突然停用抗癫痫药或因饮酒、合并感染而诱发。常伴有高热、脱水、酸中毒。如不及时治疗，继而发生心、肝、肾多脏器衰竭而死亡。

四、辅助检查

（一）血液检查

一般检查、血糖血寄生虫（如血吸虫、囊虫）等，了解有无贫血、低血糖、寄生虫等。

（二）影像学检查

通过 CT、MRI 检查发现脑部器质性病变、占位性病变、脑萎缩等。

（三）脑电图检查

对诊断有重要价值，且有助于分型、术前定位及预后估计。约半数以上癫痫患者，在发作间歇期亦可出现各种痫样放电，如棘波、尖波、棘-慢波等病理波。

五、诊断要点

诊断程序应首先确定是否为癫痫，然后判定癫痫的类型和病因。

（一）病史

提供的发作过程和表现符合各种癫痫的表现形式。

（二）继发性癫痫

可发现阳性体征。

（三）有关实验室及其他检查

如脑电图、CT、MRI 等，可供参考。

六、治疗要点

治疗原则是病因治疗，对症处理，减少发作次数。

（一）病因治疗

有明确病因的，如寄生虫、低血糖、低血钙、脑部肿瘤等应分别尽可能彻底治疗。

（二）发作时的治疗

应立即将患者就地平放，解开衣领、衣扣，头侧向一侧保持呼吸道通畅，及时给氧。尽快地将压舌板或纱布、手帕、小布卷等置于患者口腔的一侧上下磨牙之间，以防咬伤舌头及颊部。对抽搐肢体不可用力按压，以免造成骨折、肌肉撕裂及关节脱位。为预防再次发作，可选用地西泮、苯妥英钠、异戊巴比妥钠等药物。

（三）抗癫痫药物治疗原则

（1）从单一用药开始，剂量由小到大，逐步增加。

①一种药物增加到最大且已到有效血药浓度而仍不能控制发作者再加用第2种药物。

②以药物治疗，控制发作2~3年，脑电图随访活动消失者可以开始逐渐减量，不能突然停药。

（四）根据癫痫发作类型选择药物

全面强直-阵挛发作选用卡马西平、苯妥英钠、苯巴比妥；部分性发作，选用卡马西平或苯妥英钠、苯巴比妥；失神发作（小发作），选用乙琥胺、丙戊酸钠、氯硝西泮；复杂部分性发作选用卡马西平、苯妥英钠。

（五）癫痫持续状态的治疗

1. 迅速控制抽搐

（1）地西泮10~20mg缓慢静脉注射，如15min后复发可重复注射。

（2）其他药物，如异戊巴比妥钠、苯妥英钠、水合氯醛等。

2. 其他处理

保持呼吸道通畅，吸氧，吸取痰液，必要时气管切开；高热时采取物理降温，及时纠正酸碱失衡和电解质紊乱；发生脑水肿时要及时用甘露醇和呋塞米降颅内压，预防或治疗感染等。

七、护理诊断

（一）有窒息和感染风险

与癫痫发作时患者意识障碍、咽喉部肌肉痉挛、口腔及气道分泌物增加相关。

（二）有受伤风险

与癫痫发作时意识障碍、判断力下降、肢体抽搐有关。

（三）知识缺乏

缺乏长期、正确用药及疾病防治的知识。

（四）心理障碍

与患者本人、家庭成员和公众受传统观念影响或对癫痫的误解有关。

八、护理目标

呼吸道保持通畅，能进行有效的呼吸，能有效排出痰液，避免受伤。对药物的重要性、用药方法、不良反应等了解，并能做到长期甚至终身用药。

使患者面对现实，以积极正确的方式应对疾病和生活。

九、护理措施

（一）一般护理

1. 休息与活动

应配置柔软的床垫、床旁护架、吸氧和吸痰装置，床旁桌备有缠有纱布的压舌板或小布卷等，若出现发作先兆应立即卧床休息。

2. 排便排尿护理

癫痫发作伴意识障碍或大小便失禁者，需及时清除污物，做好会阴部皮肤护理。

（二）癫痫发作时的护理

（1）患者癫痫发作时，需要有专人守护、观察和记录全过程，注意意识状态和瞳孔的变化，抽搐的部位、持续时间、间隔时间等。

（2）对强直—阵挛发作的患者注意要扶持其卧倒，防止跌倒或伤人。立即解开患者衣领、衣扣及腰带，迅速将缠有纱布的压舌板置丁患者一侧的上下磨牙之间，以防口舌面颊咬伤，有义齿者取出义齿。不可强行按压或用约束带捆扎患者抽搐的肢体，以防骨折，可用枕头或其他柔软物保护大关节，避免撞伤，背后垫一卷衣被之类软物，预防脊柱骨折。将患者头偏向一侧，及时清理气道分泌物及呕吐物，防止误吸及窒息，并予吸氧，改善缺氧，必要时配合进行开放气道，机械通气。切勿口腔测温，应腋下测温。

（3）少数患者在抽搐停止、神志清醒前有兴奋躁动等，应防止自伤或伤人。

（三）药物治疗的护理

向患者及其家属强调坚持遵医嘱用药的重要性，告知不正规治疗的风险。向患者及其家属介绍药物不良反应及注意事项。观察疗效，发作是否减少、间隔期是否延长，持续时间是否缩短。用药期间监测血药浓度应在清晨用药前采血；苯妥英钠呈碱性，最好在餐后服用；地西泮、劳拉西泮、咪达唑仑等可抑制呼吸，静脉注射时应控制速度，注意观察患者呼吸情况，有不良反应者立即停止注射。

（四）心理护理

与患者及其家属共同讨论癫痫，使他们了解这方面的知识，认识癫痫是可治性的疾病，消除误解，减轻患者的心理负担；同时让家属认识到自己的使命，认识到家属的关爱对患者的重要性，可给予患者以战胜疾病的勇气和动力。教育患者正视现实，要有勇气战胜恐惧，保持乐观、向上的心态，积极配合治疗，充分发挥自己的潜能和优势，使生活更美好。

（五）健康教育

向家属提供建议，安排好患者的生活，注意休息，环境宜安静，避免辛辣刺激食物，避免强烈声光刺激等各种诱因；禁止患者参加有危险的活动，如登高、驾驶、游泳及在水塘、炉火旁工作，以免发作时危及生命；教育患者应随身携带写有患者姓名、住址、联系方式及病史的个人资料，以备发作时及时联系处理。

十、护理评价

（1）患者和家属对疾病的发生发展是否有详尽的了解和正确的认识。

（2）患者是否避免了受伤。

（3）患者气道是否通畅，是否避免了误吸。

（4）患者对长期正规用药治疗的重要性、必要性是否理解，用药方法是否掌握。

（5）患者和家属是否能以积极健康的心态面对癫痫。

第九节 蛛网膜下腔出血护理

蛛网膜下腔出血（SAH）是指脑底部或脑表面血管破裂，血液流入蛛网膜下隙。临床上将SAH分为损伤性和非损伤性两大类。非损伤性（自发性）又分两种：由于脑底部或脑表面的血管发生病变、破裂，血液直接流入或主要流入蛛网膜下腔时称为原发性SAH；脑实质出血后，血液穿破脑组织而进入脑室或蛛网膜下腔则称为继发性SAH。本节重点讨论原发性SAH。

一、病因及发病机制

（一）病因

最常见的是先天性颅内动脉瘤（50%～80%），其次是脑血管畸形，以及高血压、动脉粥样硬化、血液病、脑动脉炎等。

（二）发病机制

脑动脉瘤好发于动脉交叉部，常位于脑底动脉环上。特别是大脑前动脉与前交通动脉，颈内动脉和后交通动脉分叉处最常见。当用力、情绪激动时，血管可发生破裂出血，血液流入蛛网膜下腔，刺激脑膜，引起颅压增高。

二、临床表现

（1）高危人群：各年龄组都可发病，40～70岁多见。

（2）诱发因素：多于用力或情绪激动时诱发。

（3）起病急骤：常于数分钟症状达高峰。最常见的症状是以头部极其剧烈的疼痛开始，患者常描述为劈裂样头痛，伴呕吐。部分患者意识清醒，但烦躁不安。部分患者意识障碍。最具特征性的体征为脑膜刺激征阳性，表现为颈项强直，Kernig征及Brudzinski征阳性。脑神经损害以一侧动眼神经麻痹常见，提示该侧后交通动脉瘤破裂。若无脑实质继发出血，患者很少出现偏瘫、失语等神经定位体征。

（4）再出血发生率高，常发生在发病后24h至2周内，1个月内约33%或以上，6个月内约50%，6个月后仅约3%。

三、实验室及其他检查

（一）脑脊液检查

血性CSF为本病特征之一，压力高，外观呈均匀一致血性。但腰穿有诱发脑疝和再出血的可能，慎做。

（二）CT检查

这是确诊的首选方法。24～48h内约90%可见脑沟、脑池或外侧裂、脑室内等有高密度影。

（三）脑血管造影

可进一步查找病因及确定手术方案。目前多采用数字减影法全脑血管造影（DSA）。

四、诊断要点

对突然出现的剧烈头痛、呕吐、脑膜刺激征阳性的患者，若脑脊液检查压力升高、呈均匀一致血性，结合头颅 CT 可基本确诊。

五、治疗要点

治疗原则是：制止继续出血，防止继发性脑血管痉挛，对症处理，去除出血原因。

（一）防止再出血

1. 诱因控制

严格绝对卧床休息 4~6 周；尽量避免一切可能使患者的血压和颅内压增高的因素，包括用力排便、用力咳嗽、情绪激动等。抽搐会增加再出血风险，对头痛和躁动不安者应用足量的止痛、镇静剂，以保持患者安静休息。

2. 止血药物

抗纤维蛋白溶解剂可防止动脉瘤周围的血块溶解，以免引起再度出血。常用：①6-氨基己酸（EACA）4~6g 溶于 100mL 生理盐水或 5% 葡萄糖液中静点，15~30min 内滴完，然后持续静滴 1g/h，维持 12~24h，以后每日静滴 24g，持续 7~10d，逐渐减量至 8g/d，共用 3 周左右。肾功能障碍者慎用，副作用为有增加血栓形成、发生脑积水的可能。②氨甲环酸、氨甲苯酸衍化物，作用较 EACA 强 8~10 倍，每次 250~500mg 加入 5% 葡萄糖液中静滴，每日 1~2 次。

（二）防止继发性脑血管痉挛

发病后立即持续静脉微泵注射尼莫地平，使用 7~10d 后，改为口服。

（三）降低颅内压

静滴甘露醇。

（四）手术治疗

对颅内动脉瘤、颅内动静脉畸形，可采用手术切除、血管内介入治疗。

六、常用护理诊断/问题

（1）头痛与蛛网膜下腔出血致颅压增高、血液刺激脑膜、继发脑血管痉挛有关。
（2）焦虑与突然发生疾病而造成头痛、卧床休息有关。
（3）恐惧与病情稳定后做 DSA 检查及手术有关。
（4）潜在并发症再出血、迟发性脑血管痉挛、脑疝、脑积水。

七、护理措施

（一）休息与体位

严格绝对卧床休息 4~6 周，限制探视，减少刺激，保证充分休息。避免剧烈活动和用力排便。避免精神刺激。

（二）严密监护并发症的发生

密切监护神志、瞳孔、生命体征、头痛、呕吐、抽搐等症状和体征变化。预防并发症发生，一旦发生能早期发现，并通知医生及时处理。

1. 再出血

是 SAH 致命并发症。与出血破裂处形成的血凝块中的纤维蛋白被溶解有关。表现为病情稳定时，患者突然再次出现剧烈头痛、呕吐、抽搐发作、脑膜刺激征阳性等。

2. 迟发性脑血管痉挛

由血液流入蛛网膜下腔后，刺激脑膜和血管引起。在出血后不久可出现早发性脑血管痉挛，数十分钟至数小时缓解。但迟发性脑血管痉挛可发生在出血后 4~15d，可继发脑梗死。

3. 脑疝

出血持续发生，血液流入蛛网膜下腔，颅内压力增加，严重时导致脑疝。

4. 脑积水

蛛网膜下腔内的血块阻塞蛛网膜粒或出血刺激脑膜导致无菌性脑膜炎，使蛛网膜粘连，导致脑脊液吸收功能障碍，出现不同程度的脑积水。

（三）用药护理

在尼莫地平治疗过程中可能出现头晕、头痛、血压下降等。使用抗纤维蛋白溶解剂时，需观察是否有血栓形成的情况，如下肢静脉血栓、肺栓塞、脑血栓、急性心肌梗死、肾静脉血栓等。

（四）心理护理

耐心向患者解释头痛的原因，说明休息及避免各种诱因的重要性。告知患者再出血的高风险，使患者积极配合治疗和护理。

八、健康指导

（1）女性患者 1~2 年内应避免妊娠及分娩。

（2）使患者明白再次出血的危害性。指导患者避免诱发因素，如剧烈活动、用力喷嚏、用力咳嗽、用力排便、情绪激动、饮酒等。配合医生及早做好脑血管造影或必要时手术治疗。

第十节　急性脊髓炎护理

急性脊髓炎是指各种自身免疫反应所致的急性横贯性脊髓炎性改变。该病是指非特异性炎症引起脊髓急性进行性炎性脱髓鞘病变或坏死，病变常局限于脊髓的数个节段，主要病理改变为髓鞘肿胀、脱失、周围淋巴细胞显著增生、轴索变性、血管周围炎症细胞浸润。

一、评估要点

（一）病史

发病前 1~4 周有无病毒感染或疫苗接种史。

（二）身体评估

（1）肢体运动、感觉变化。

（2）疼痛、吞咽功能及发音情况等。

（三）辅助检查

1. 脊髓 MRI

典型 MRI 显示病变部脊髓增粗，病变节段髓内多发片状或斑点状病灶。但有的病例可始终无异常。

2. 脑脊液检查

脑脊液压力正常或增高，若脊髓严重肿胀造成梗阻则压颈试验异常。脑脊液外观无色透明，细胞数、蛋白含量正常或轻度增高，淋巴细胞为主，糖、氯化物正常。

二、护理措施

（一）保持呼吸道通畅

观察呼吸的频率、深度，是否有呼吸道痰鸣音，鼓励并指导患者有效咳痰，必要时予吸痰。舌后坠者，给予口咽通气管，出现呼吸困难时做好气管插管的准备。

（二）饮食护理

高蛋白、高维生素、易消化的饮食（如蛋、奶、肉、水果等），供给足够的热量和水分，以刺激肠蠕动，减轻便秘和肠胀气。

（三）生活护理

协助生活护理，保持口腔、皮肤清洁，防止压疮及肺部感染。

（四）心理护理

患者易出现自卑、孤独的异常心态，鼓励其树立战胜疾病的信心。

（五）用药护理

讲解用药疗程，告诉患者使用皮质类固醇激素、免疫球蛋白、抗生素等药物可能发生的一些不良反应。用药期间询问患者的不适反应。

（六）康复护理

保持肢体的功能位，加强肢体的康复功能训练和日常生活训练，提升患者自我照顾能力。

三、健康教育

（1）告知患者和照顾者膀胱充盈及尿路感染的表现，鼓励患者多饮水，保持会阴部清洁。

（2）加强肢体功能锻炼和日常生活动作训练，做力所能及的家务和工作。

（3）注意休息，加强营养，增强体质，适当进行锻炼。防止受凉、受伤、疲劳等诱因。

第十一节　脊髓压迫症护理

脊髓压迫症是各种病变引起脊髓或供应脊髓的血管受压所出现的受累脊髓以下脊髓功能障碍的一组病症。病变呈进行性发展，最后导致不同程度的脊髓横贯性损害和脊管阻塞。

一、评估要点

（一）病史

有无脊膜病变、脊髓肿瘤、脊柱病变、脊髓机械性受压等病史。

（二）身体评估

（1）生命体征、疼痛情况。

（2）运动、感觉变化。

（三）辅助检查

（1）脑脊液检查：腰椎穿刺测定脑脊液动力变化，常规及生化检查是诊断脊髓压迫症的重要方法。

（2）影像学检查：脊柱 X 线摄片正位、侧位，CT，MRI 等协助诊断。

二、护理措施

（1）脊髓压迫症的治疗原则是早期诊断，早期手术，一般应争取在发病 6h 内减压。术后执行神经外科疾病一般护理及手术护理常规。

（2）根据手术方式确定卧位。高颈位手术取半卧位，脊髓手术取侧卧位，脊髓修补取俯卧位。术后每 2h 翻身 1 次，翻身时注意保持头与身体的水平位，轴线翻身。搬动患者时要保持脊髓水平位。宜睡硬板床。

（3）麻醉清醒后可进流质或半流质，呕吐时暂不进食。

（4）测量血压每 1h1 次，每 2h 观察 1 次肢体活动情况，连续 12 次。

（5）术后 6~8h 不能排尿者给予留置导尿。

（6）保持肢体功能位，观察瘫痪肢体的感觉、运动功能恢复情况，术后禁用热水袋，做好瘫痪肢体功能康复锻炼，提供必要的康复器械和安全防护设施。

三、健康教育

指导患者积极进行功能锻炼，防治并发症。

第十二节　重症肌无力护理

重症肌无力是一种由神经-肌肉接头处传递功能障碍所引起的自身免疫性疾病，临床主要表现为部分或全身骨骼肌无力和易疲劳，活动后症状加重，经休息后症状减轻。

一、评估要点

（一）病史

是否有家族史，感染、精神创伤、过度疲劳、妊娠、分娩等诱发因素。

（二）身体评估

（1）呼吸情况，有无窒息先兆。

（2）进食情况。

（三）辅助检查

胸部 CT 可发现胸腺瘤，常见于年龄大于 40 岁的患者；电生理检查有助于诊断；全身型 mg 患者 ACHR 抗体检测阳性率为 85%～90%。

二、护理措施

（一）一般护理

（1）注意休息，避免劳累。

（2）饮食：加强营养，给予高蛋白、高热量、高维生素、富含钾和钙的软食或半流质饮食（如大米、面粉、奶类、肉类、虾皮、菠菜、香蕉等），避免干硬或粗糙食物。进餐时尽量取坐位，进餐前充分休息或在服药后 15～30min 产生药效时进餐。咀嚼无力与吞咽困难者，给予流质或半流质小口进食，必要时鼻饲流质。

（二）病情观察

（1）注意呼吸情况，保持呼吸道通畅，鼓励患者咳嗽和深呼吸，抬高床头，及时吸痰，清除口鼻腔分泌物，遵医嘱吸氧。观察有无呼吸困难加重、发绀、咳嗽无力、腹痛、瞳孔变化、出汗、唾液或喉头分泌物增多等现象。

（2）常规备吸引器、气管切开包和呼吸机等抢救器械，做好抢救的准备与配合。

（三）用药护理

1. 抗胆碱酯酶药物

从小剂量开始治疗，用药间隔时间尽可能延长，如剂量不足可缓慢加量，防止出现胆碱能危象。如出现恶心、呕吐、腹痛、腹泻、出汗、流涎等不良反应时，可用阿托品对抗；抗胆碱酯酶药必须 24h 周期服用，有咀嚼和吞咽无力者应在餐前 30min 口服，在患者出现感染、处于月经前或其他应激状况时，常需增加给药剂量，故应及时发现并报告医生。

2. 糖皮质激素

可通过抑制免疫系统而起作用。在大剂量冲击治疗期间，大部分患者在用药早期（2 周内）会出现病情加重，甚至发生危象，应严密观察呼吸变化，并做好气管切开和使用呼吸机的准备。长期服药者，要注意有无消化道出血、骨质疏松、股骨头坏死等并发症。必要时服用抑酸药，以保护胃黏膜。

3. 免疫抑制药

使用硫唑嘌呤或环孢素时，应随时检查血常规，并注意肝肾功能变化。一旦发现外周血白细胞计数低于 $4×10^9/L$，应停用上述药物。

4. 注意用药禁忌

避免使用对神经-肌肉传递阻滞的药物如氨基糖苷类抗生素、奎宁、普鲁卡因胺、普萘洛尔、氯丙嗪以及各种肌肉松弛药、镇静药等，这些药物可能使肌无力症状加剧或诱发危象。

5. 并发症的防治

做好基础护理，预防肺部感染、口腔感染、压疮等并发症。

6. 加强心理护理

帮助患者掌握疾病相关知识，树立治疗信心。

7. 术前准备

需要胸腺切除者，做好术前准备。

（四）健康教育

1. 患者应建立健康的生活方式

生活有规律，保证充分休息和充足睡眠。根据季节、气候增减衣服，尽量少去公共场所，预防受凉、呼吸道感染。

2. 出院后注意防止相关并发症

（1）预防误吸或窒息：指导患者掌握正确的进食方法，当咽喉、软腭和舌部肌群受累出现吞咽困难、饮水呛咳时，不能强行服药和进食，以免导致窒息或吸入性肺炎。

（2）预防营养失调：了解吞咽情况和进食能力，记录每天进食量。出现营养低下表现时，应及时就诊。

（3）预防危象：遵医嘱正确服用抗胆碱酯酶药，避免漏服、自行停服和更改药量，防止因用药不足或过量导致危象发生；避免使用影响神经-肌肉接头传递的药物及肌肉松弛药，以免使肌无力症状加剧或加重病情。育龄妇女应避免妊娠、人工流产，防止诱发危象。

3. 照顾者指导

家属应理解和关心患者，给予精神支持和生活照顾。细心观察和及时发现病情变化，当患者出现肌无力症状加重、呼吸困难、恶心、呕吐、腹痛、大汗、瞳孔缩小时可能为肌无力危象或胆碱能危象，应立即就诊。

第十三节 颅内压增高护理

颅内压增高是神经外科常见临床病理综合征，是颅脑损伤、脑肿瘤、脑出血、脑积水和颅内炎症等所共有征象，由于上述疾病使颅腔内容物体积增加，导致颅内压持续在 2.0kPa（200mmH$_2$O）以上，从而引起的相应的综合征，称为颅内压增高。

一、评估要点

（一）病史

有无脑水肿、脑脊液增多（脑积水）、颅内血肿、脑肿瘤、脑脓肿、狭颅症等病史。

（二）身体评估

生命体征、瞳孔、肢体活动及意识情况。

（三）辅助检查

（1）目前 CT 是诊断颅内占位性病变的首选辅助检查措施，在 CT 不能确诊的情况下，可进一步进行 MRI 检查，以利于确诊。

（2）数字减影血管造影（DSA）：不仅使脑血管造影术的安全性大大提高，而且图像清晰，使疾病的检出率提高。

二、护理措施

（一）一般护理

1. 体位

床头抬高 15°~30°，以利于静脉回流，减轻脑水肿。

2. 饮食

进食易消化的食物，多食新鲜的水果和蔬菜。癫痫患者避免饮咖啡、浓茶。

（二）严密观察生命体征

意识状态、瞳孔、肢体活动情况；引流液的颜色、性质和量及头部敷料情况。如瞳孔不等大、血压偏高、脉搏和呼吸减慢，应立即报告医生。

（三）给氧

持续或间断吸氧，改善脑缺氧，使脑血管收缩，降低脑血流量。

（四）饮食与补液

吞咽障碍者给予鼻饲饮食，给予少量多餐饮食。成年人每天静脉输液在 1500~2000mL，其中等渗盐水不超过 500mL，保证每日尿量 600mL 以上。

（五）维持正常体温和防治感染

高热患者给予有效的降温措施，遵医嘱应用抗生素。

（六）加强生活护理

适当保护患者，避免意外损伤、缺氧和脑水肿。

（七）药物治疗的护理

1. 使用脱水药物的护理

注意输液速度。最常用高渗性脱水药，如 20% 甘露醇注射液 125mL，15~30min 内滴完，每日 2~4 次。但对儿童、老人及心功能不全者，应适当控制输液速度，以免加重循环系统负担，导致心力衰竭或肺水肿。若同时使用利尿药，降低颅压效果更好。

2. 激素治疗的护理

遵医嘱给药，注意观察有无因应用激素诱发应激性溃疡出血、感染等不良反应。

（八）冬眠低温疗法的护理

冬眠低温疗法是应用药物和物理方法降低体温，使患者处于亚低温状态，其目的是降低脑耗氧量和脑代谢率，减少脑血流量，增加脑对缺血缺氧的耐受力，减轻脑水肿。严密观察生命体征变化，若脉搏超过 100 次/min，收缩压低于 100mmHg，呼吸慢而不规则时，应及时通知医生停药。冬眠低温时间一般为 3~5d。

（九）水电解质代谢紊乱的预防与护理

（1）保证患者营养，适当调整饮食。

（2）了解水电解质紊乱的程度，根据检验指标进行饮食调整。

（3）准确记录24h出入量，若患者平均每小时尿量超过300~400mL，通知医生予以处理。

（十）脑室外引流护理

（1）引流管的位置：妥善固定引流管及引流袋，引流管开口须高于侧脑室平面10~15cm，以维持正常颅内压。

（2）引流速度及量：术后早期应注意控制引流速度。

（3）保持引流通畅：引流管不可受压、扭曲、成角、折叠；活动及翻身时避免牵拉引流管。若引流管无脑脊液流出，应查明原因。

（4）观察并记录脑脊液的颜色、性质及量。

（5）严格遵守无菌操作原则。

（6）保持引流管周围敷料清洁。

（十一）缓解疼痛

（1）有效降低颅内压。

（2）遵医嘱应用镇痛药，但禁用吗啡、哌替啶，以免抑制呼吸中枢。

三、健康教育

（1）指导患者避免导致颅内压增高的方法。

（2）指导脑血管疾病的患者，保持情绪的稳定，避免不良刺激，维持血压平稳，保持大便通畅，防止颅内出血。

（3）针对治疗药物对患者进行宣教，讲解目前的治疗以及用药的重要性、注意事项、药物的作用及不良反应。

第十四节　面神经炎护理

面神经炎又称为特发性面神经麻痹，是因茎乳孔内面神经非特异性炎症所致的周围性面瘫。它是一种常见病、多发病，不受年龄限制。一般症状是口眼㖞斜，患者往往连最基本的抬眉、闭眼、鼓嘴等动作都无法完成。

一、评估要点

（一）病史

有无受凉、感染、中耳炎、茎乳孔周围水肿及面神经在面神经管出口处受压、缺血、水肿等病史。

（二）身体评估

（1）面部肌肉的活动情况。

（2）眼睑闭合情况。

（3）是否有病侧鼻唇沟变浅，口角歪向健侧，吹口哨不能鼓腮，食物滞留病侧齿颊间等情况。

（三）辅助检查

（1）静止检查：茎乳突疼痛及额部、眼、面颊、耳、口等外部形态特征。

（2）运动检查：检查患者抬眉运动、皱眉、闭眼、耸鼻、露齿、嘟嘴、鼓腮等运动完成情况。

二、护理措施

（一）一般护理

（1）饮食：指导进食清淡饮食，避免粗糙、干硬、辛辣食物。

（2）心理护理：观察有无心理异常，如焦虑、急躁等表现。鼓励患者表达对面部形象改变后的心理感受和对疾病预后担心的真实想法，告诉患者本病大多预后良好，应正确对待疾病，积极配合治疗。护士与患者谈话时应语言柔和、态度和蔼亲切，避免任何伤害自尊的言行。

（二）症状护理

急性期注意休息，防风、防寒，尤其患侧耳后茎乳孔周围应予保护，预防诱发。外出时可戴口罩，系围巾或使用其他改善自身形象的恰当修饰。

（三）病情观察

（1）观察患者面部肌肉活动情况，并做好护理记录，以便评估患者的恢复程度；注意患者有无疼痛发作，遵医嘱给予相应处理。

（2）观察眼睑的闭合情况：眼睑不能闭合或闭合不全者予以眼罩、眼镜遮挡及点眼药等保护，防止角膜炎症、溃疡。

（3）应用激素治疗时，注意观察有无消化道出血倾向、水电解质紊乱等。

（四）预防并发症

指导患者饭后及时漱口，清除口腔患侧滞留食物，保持口腔清洁，预防口腔感染；保护角膜，防止角膜溃疡。

三、健康教育

（1）疾病知识指导：指导患者和家属掌握本病相关知识与自我护理方法，消除诱因和不利于康复的因素。

（2）日常生活指导：鼓励患者保持心情愉快，防止受凉、感冒而诱发；面瘫未完全恢复时注意用围巾或高领风衣适当遮挡、修饰。

（3）功能训练：指导患者掌握面肌功能训练的方法，坚持每天数次面部按摩和运动。指导患者尽早开始面肌的主动与被动运动。只要患侧面部能活动，就应进行面肌功能训练，可对着镜子做皱眉、举额、闭眼、露齿、鼓腮和吹口哨等动作，每天数次，每次 5~15min，并辅以面肌按摩，以促进早日康复。

第十五节　吉兰-巴雷综合征护理

吉兰-巴雷综合征（GBS）是以周围神经和神经根的脱髓鞘病变及小血管炎性细胞浸润

为病理特点的自身免疫性周围神经病，经典型的吉兰-巴雷综合征称为急性炎症性脱髓鞘性多发性神经病（AIDP）。临床表现为急性对称性弛缓性肢体瘫痪。

一、评估要点

（一）病史

发病前1~2周是否有感染史，有无手术或疫苗接种史。

（二）身体评估

（1）呼吸的变化，有无窒息先兆。

（2）进食时有无呛咳或吞咽困难。

（3）肢体活动情况。

（4）排泄情况。

（三）辅助检查

（1）脑脊液出现蛋白-细胞分离现象是GBS的特征之一，即蛋白水平升高而细胞数正常。

（2）神经传导速度（NCV）和肌电图检查有助于GBS诊断及确定原发性髓鞘损伤。

二、护理措施

（一）一般护理

（1）活动与休息：急性期嘱患者卧床休息。

（2）进食：指导进食高蛋白、高维生素、高热量、易消化的软食（如蛋、奶、鱼、豆类等），多食水果、蔬菜，补充足够水分。延髓麻痹不能吞咽进食和气管切开、呼吸机辅助呼吸患者应及时插胃管，给予鼻饲流质，以保证机体足够的营养供给，维持水、电解质平衡，预防营养失调。留置胃管者强调在进食时和进食后30min应抬高床头，防止食物反流引起窒息和坠积性肺炎。

（3）心理护理：护士应及时了解患者的心理状况，主动关心患者，尽可能陪伴在身边，耐心倾听患者的感受，使其情绪稳定、安静休息。

（二）病情观察

（1）严密观察脉搏、血压、呼吸变化，少数患者出现呼吸肌麻痹，常为本病致死的原因。

（2）密切观察呼吸困难程度、肺活量；备好气管切开包、吸引装置和人工呼吸机，熟练掌握呼吸机的操作流程。

（3）保持呼吸道通畅，定时翻身拍背，使呼吸道分泌物及时排除，并预防肺不张及呼吸道感染；如发现患者明显发绀、气促、通气不足时立即报告医生并吸氧、动脉血气分析检查。

（4）气管切开者，定期给予气管内滴药、气道灌洗，保持呼吸道通畅。

（三）药物护理

观察药物作用与副作用，如使用激素时注意有无上消化道出血。

（四）预防并发症

加强口腔、皮肤护理，预防压疮、口腔炎、深静脉血栓等并发症。

三、健康教育

（1）疾病知识宣教：外伤、感染、情绪激动和劳累可致病情加重，女性患者发病后1～2年避免妊娠，以免复发。

（2）运动指导：加强肢体功能锻炼和日常活动训练，减少并发症，促进康复。肢体被动和主动运动均应保持关节的最大活动度；运动锻炼过程中应有家人陪同，防止跌倒、受伤。病程恢复过程长，需要数周或数月，家属应理解和关心患者，督促坚持运动锻炼。

（3）交代患者按医嘱服药，定期复查。

（罗曦）

第三章　心内科护理常规

第一节　循环系统疾病

一、循环系统解剖生理概要

（一）心脏

心脏是一个中空的肌性器官、外观呈圆锥体、斜位下胸腔中纵隔内，是心血管系统的动力泵。心脏有四个腔室，即左心房、左心室、右心房和右心室。正常心左、右两半互不相通：左、右心房之间由房间隔分隔；左、右心室之间由同隔分隔；房室间有房室瓣相隔，左侧是二尖瓣、右侧是三尖瓣，房室瓣由腱索与心室乳头状相连。心房连接静脉，心室连接动脉，心室与大血管之间有动脉瘤相隔，左心室与主动脉之间有主动脉瓣、右心室与肺动脉之间有肺动脉瓣。这些隔膜的功能颇似泵的阀门，顺流开启，逆流关闭。保证血液定向流动、防止心房和心室在收缩和舒张时血液逆流。炎症、退行性改变等原因可导致瓣膜粘连、挛缩、僵硬、钙化，出现瓣口狭窄和（或）关闭不全。

心壁分三层：由内向外分别为心内膜、心肌及心外膜即脏层心包。在心壁三层中，心肌层最厚，心室肌较心房壁厚、左心室肌最厚，约相当于右室的三倍。心房肌与心室肌不相连。两者都附着在左、右房室口周围的纤维环。因此，心房肌与心室肌不是同时收缩；心外膜与心包壁形成心包腔，分泌少量浆液于腔内，起润滑作用，以减轻心包两层之间的摩擦。

（二）心脏传导系统

心肌细胞分为普通心肌和特殊心肌两类，前者主要功能是收缩，后者具有传导性和自律性，主要功能是产生和传导冲动、控制心脏的节律性活动，心脏传导系统由特殊心肌细胞组成。包括窦房结、结间束、房室结、希氏束、左右束支和普肯耶纤维网，心脏传导系统的细胞均具有自律性、能自动发放冲动，其中以窦房结的自律性最高、是心脏正常窦性心律的起搏点，位于上腔静脉入口与右心房后壁的交界处，离窦房结越远，自律性越低；正常人冲动在窦房结形成后，由结同通道和普通心房肌传递到房室结及左心房、冲动在房室结内传导速度极为缓慢、抵达希氏束后传导速度加快，束支及普肯耶纤维的传导速度均极为快捷、使全部心室肌同时被激动，完成一次心动周期。当心脏传导系统的自律性和传导性发生异常改变或存在异常传导组织，可发生各种心律失常。

（三）心脏的血液供应

心脏本身的血液循环称为冠状循环。心脏的血液供应来自左、右冠状动脉，分别起于主动脉的左、右冠状动脉窦。灌注主要在心脏舒张期。

左冠状动脉分为左前降支、左回旋支，其中，左前降支及其分支主要分布于左室前壁、前乳头肌、心尖、室间隔前 2/3、有空前壁一小部分；左回旋支分布于左心室高侧壁一小部分、左心室侧壁、左心室后壁。右冠状动脉分布于右心室、左心下室壁和后壁、室间隔后

1/3、窦房结和房室交界区。临床上冠心病心肌梗死的范围与冠状动脉的分布区域一致。

（四）血管

循环系统的血管分动脉、静脉和毛细血管。动脉是引导血液出心脏的管道，将血液运送到全身各组织器官，由左心室发出的主动脉及其分支运送动脉血，而由右心室发出的肺动脉及其分支运送的则是静脉血。动脉其管壁含平滑肌和弹力纤维，能在各种血管活性物质的作用下收缩和舒张、改变外周血管的阻力，又称"阻力血管"。静脉是运送血液回心脏的血管，起始于毛细血管、止于心房、其数量较多、口径较粗，管壁薄而柔软、故其容量较大，循环系统中 60%~70% 的血液存于静脉系统中、又称"容量血管"。毛细血管位于小动脉与小静脉之间，呈网状分布，管壁仅由单层内皮细胞和基膜组成，通透性高、是血液与组织液之间进行物质交换的场所，又称"功能血管"。

（五）调节循环系统的神经—体液

1. 调节循环系统的神经

主要包括交感神经和副交感神经。交感神经兴奋时、通过肾上腺素能受体、使心率加快，房室交界的传导速度加快，心脏的收缩能力加强，血管平滑肌收缩，血管阻力增加、血压升高；副交感神经兴奋时，通过乙酰胆碱能受体、使心率减慢、房室传导速度减慢、心脏收缩能力减弱，血管平滑肌松弛，血管阻力减小，血压下降。

2. 调节循环系统的体液因素

循环系统的体液调节是指血液和组织液中的一些化学物质对心肌和血管平滑肌的活动发生影响。主要有：①肾素－血管紧张素醛固酮系统：对调节血压、钠钾平衡和血容量起重要作用。②肾上腺素和去甲肾上腺素：调节血压和心率等。③血管升压素。对于保持细胞外液量、血浆渗透压和血压起重要作用。④血管内皮细胞生成的血管活性物质，内皮细胞生成的舒血管物质，如前列环素、内皮依赖舒张因子；内皮细胞生成的缩血管物质，如血管收缩因子、内皮素等。这两类物质对调节血管平滑肌舒缩起着重要作用。⑤缓激肽：可刺激血管内皮细胞产生内皮依赖舒张因子，具有舒血管活性，参与对血压和局部组织血流的调节。⑥心钠素：可使血管扩张，外周阻力减小、血压降低、心率减慢、心排血量减少，还参与水、钠平衡的调节。

二、循环系统疾病护理技术的特点

（一）护理评估

1. 健康史

（1）人口学资料：心血管病的发病与年龄、性别有一定的关系。如原发性高血压、冠心病多发于中、老年人、先天性心脏病发生于儿童，风心病主要累及 40 岁以下的人群冠心病以男性多见，风心病二尖瓣狭窄则多见于女性。

（2）既往史：风心病与既往反复扁桃体或口腔感染有关、冠心病与高血压、糖尿病、高脂血症等有关、病毒性心肌炎病前有呼吸道或肠道病毒感染史、梅毒性心脏病与病毒感染有关。

（3）家族史：原发性高血压有群集于某些家族的倾向，肥厚型心肌病、扩张型心肌病等有明显家族史。

（4）个人生活史：注意有无吸烟、酗酒史及性格特点等。冠心病的发病与长期吸烟有关，且 A 型性格人易发生，酒精性心肌病与长期大量酗酒有关，长期食盐过多与高血压的发生密切相关，克山病主要发生在缺硒地区。

（5）用药情况：主要了解针对循环系统疾病的药物使用情况，特别是洋地黄类药物，包括用药的原因、药物名称、药物剂量剂型、给药时间、给药途径、治疗效果和常见不良反应、药物的禁忌证。

（6）职业环境史：对于高血压患者要了解其职业特点。城市脑力劳动者高血压患病超过体力劳动者，从事精神紧张度高的职业者发生高血压的可能性较大；长期生活在噪音环境中，高血压患病率也较高。

2. 身体状况

循环系统常见症状有心源性呼吸困难、心源性水肿、胸痛心悸、晕厥等、不同的循环系统疾病引起的这些常见症状特点不同。

（1）心源性呼吸困难：是指由于各种心血管疾病引起的呼吸时感到空气不足，呼吸费力，并伴有呼吸频率、深度与节律的异常。最常见的原因是左心衰竭，也见于右心衰竭、心包积液、心包压塞等。主要是由于肺部淤血引起。对于心源性呼吸的患者要评估其类型和特点。心源性呼吸困难常表现为：①劳力性呼吸困难，即在体力活动时发生或加重，休息后缓解或消失，常为左心衰竭最早出现的症状。系因运动使回心血量增加，肺淤血加重。开始多发生在较重体力活动时，休息后缓解、随着病情进展、轻微体力活动时即可出现。②端坐呼吸，即病人常因平卧时呼吸困难时加重而被迫采取高枕卧位、半卧位或坐位。系因抬高上身能减少回心血量并使膈肌下降，有利于缓解呼吸困难。③夜间阵发性呼吸困难，即病人在夜间入睡后因突然胸闷、气急而憋醒、被迫坐起，呼吸加快。轻者数分钟至数十分钟后症状逐渐缓解，重者可作有咳嗽、咳白色泡沫痰、气喘、发绀、肺部哮鸣音，称为心源性哮喘。

（2）心源性水肿：：水肿是指体液在组织间隙过多积聚。心源性水肿最常见的疾病是右心衰竭，也见于心包积液、心包压塞等。其发生主要机制是体循环淤血、致体循环静脉压增高，毛细血管静水压增高，组织液网吸收减少所致。心源性水肿的特点是水肿首先在身体的最低垂的部位，如卧位病人水肿发生在背骶部、会阴或阴囊部、非卧床病人发生在足球部、胫前、常表现为压缩性水肿。水肿严重者尚可伴有胸腔积液、腹水。此外患者还可伴有尿量减少，体重增加等，

（3）胸痛：多种循环系统疾病可导致胸痛。常见原因有心绞痛、急性心肌梗死、梗阻性肥厚型心肌病、急性主动脉夹层、急性心包炎等、不同疾病引起的胸痛其特点不同。在评估时应重点评价其疼痛部位、性质、诱因、持续时间和缓解的方式。

（4）心悸：是一种自觉心脏跳动的不适感。最常见的病因是心律失常，如心动过速、心动过缓、期间收缩等；也可见于因心室肥厚，甲亢、贫血、发热等引起的心脏搏动增强和心血管神经症。此外，健康人在剧烈运动、精神紧张、过量吸烟饮酒、饮浓茶或咖啡，应用某些药物如阿托品、肾上腺素等也可引起心率加快、心收缩力增强而致心悸，心悸的严重程度并不一定与病情成正比。初发的心律失常、心悸多较明显。慢性心律失常因逐渐适应可无明显的心悸。心悸一般无危险性，但少数由严重心律失常引起者可发生猝死，故应重点评估其病因和潜在的危险。

（5）心源性晕厥：是指由于心排血骤减、中断或严重的低血压而引起脑供血骤然减少

而出现的短暂意识丧失。心脏供血暂停 5 秒以上可发生晕厥，超过 10 秒则可出现抽搐，称阿斯综合征。心源性晕厥的常见病因包括严重的心律失常和器质性心脏病如肥厚性梗阻心肌病、严重主动脉瓣狭窄、急性主动脉夹层等，其中以严重心律失常造成长时间心脏停搏或无有效的心排血量最为常见。评估应重点评估病史、发作前有无诱因，有无先兆表现，如头晕、眼花、恶心、呕吐、出汗等，还应该评估其历时时间及缓解方法。

3. 实验室及其他检查

（1）血液及其他实验室：感染性心脏病时血液微生物培养、抗体检查及其他相应检查阳性；动脉粥样硬化时有血脂升高，急性心肌梗死时有血清心肌酶升高等。

（2）心电图检查：常规心电图、食管导联心电图、心电图负荷试验、动态心电图检查等有助于心律失常、冠心病心绞痛、心肌梗死、心包炎的诊断。

（3）X 线检查：有助于心包炎、心肌疾病、肺淤血、风心病、先天性心脏病等的诊断。

（4）超声心动图及超声多普勒检查有助于心功能不全、先天性心血管病、风心病、心包炎、心肌疾病、感染性心内膜炎的诊断。

（5）其他非侵入性检查 CT、数字减影血管造影检查（DSA）、正电子发射计算机体层扫描（PEF）、磁共振显像（MRI）、放射性核素心肌和血池显像等检查、均有助于心血管病的诊断。

（6）侵入性检查主要有心导管检查和选择性心血管造影检查等。有助于冠心病的诊断。心内膜心肌活检有助于心肌炎、心肌病的诊断。

4. 心理社会资料

心血管病属心身疾病。如冠心病好发于性情急躁、竞争力强的 A 型性格人群；长期精神紧张，工作、生活压力大的人易患高血压情绪激动可引起血压增高、心肌需氧量增加、心脏负荷增加，可以诱发心力衰竭、心绞痛心肌梗死等。

器质性心血管病多较严重，常严重影响病人的劳动力，预后也较差、并有猝死可能。给病人和家庭带来巨大的经济负担和精神压力，易产生焦虑、紧张、恐惧、悲观情绪，甚至导致病人对治疗失去信心，不配合治疗等。

（二）护理诊断

循环系统疾病病人常见护理诊断包括：

1. 活动无耐力

与各种心血管疾病导致心推出量下降有关。

诊断依据：①主诉活动耐力下降。表现为虚弱、头晕、心慌、脉搏增快、呼吸困难、筋疲力尽，以至发生心绞痛等。②心电图示心律失常或心肌缺血改变。③超声心电图显示心肌运动幅度减弱。

护理目标：病人活动量逐渐增加，活动后无不适感。

2. 气体交换受损

与左心衰致肺淤血，右心衰致体循环淤血有关。

诊断依据：①呼吸困难。②取坐位、夜间不能平卧、肺部湿性啰音。③动脉血氧分压降低，二氧化碳分压增高，肺小动脉楔压（PCWP）、中心静脉压增高（C1P），④皮肤、黏膜发绀等。

护理目标：病人呼吸困难和缺氧症状改善或减轻。

3. 体液过多

与右心衰竭致体循环淤血、肾血流量不足、水钠潴留有关。（体液过多是指个体处于细胞间液或组织间液过多的状态。）

诊断依据：①皮肤水肿、有压痕。②体重增加，尿量减少，颈静脉怒张、肝-颈静脉回流征阳性。③血液稀释，电解质紊乱，CVP 增高。

护理目标：水肿逐渐减轻或消失。

4. 营养失调

高于机体需要量：与摄入热量过多、缺少运动有关。

诊断依据：①肥胖。②久坐少动的生活方式，③血胆固醇、甘油三酯、低密度脂蛋白、血糖增高；高密度脂蛋白降低。

护理目标：病人体重维持在正常水平、不超重。

5. 营养失调

低于机体需要量：与右心衰竭，体循环淤血致消化吸收不良，或感染性心内膜炎时，长期发热导致机体消耗过多有关。

诊断依据：①食欲不振、摄入量少。②贫血③消瘦。

护理目标：病人营养状况改善，体重逐步降至正常水平。

6. 体温过高

与心内膜炎、心肌炎的微生物感染及风湿活动有关。

诊断依据：①体温高于正常范围以上。②感觉皮肤发热。伴全身不适、乏力、肌肉关节酸痛、虚弱、食欲不振，

护理目标：体温下降至正常。

7. 睡眠形态紊乱

与循环系统疾病导致躯体不适，不适应住院环境有关。

诊断依据：①入睡困难。②易醒多梦。③白天感到疲劳、打盹、烦躁、情绪异常。

护理目标：病人能进入正常睡眠，次日精神状态好转。

8. 焦虑

与病情较重影响日常生活及治疗效果不佳，住院治疗影响工作学习，增加家庭负担，对预后不了解等有关。

诊断依据：①郁闷、心情沮丧。②烦躁、无安全感。③注意力不集中、易怒。

护理目标：焦虑感减轻或消失，能保持良好的心态，主动配合治疗和护理。

9. 恐惧

与病情严重增加病人的痛苦，监护室的抢救设施和抢救时紧张的气氛、病友病重或死亡对病人的影响有关。

诊断依据：①注意力专注于肉身症状和抢救环境及气氛。②烦躁不安、恐慌。

护理恐惧：感减轻或消失、情绪稳定。

10. 疼痛心前区疼痛与心肌缺血缺氧有关

诊断依据：①自诉胸骨后剧烈疼痛。②疼痛时伴烦躁不安、出汗、恐惧，有濒死感。

护理目标：能识别引起疼痛的因素、能有效地减轻或缓解疼痛。

11. 不舒适

心悸：与心肌收缩力变化、心脏节律改变及心肌供血不足有关。

诊断依据：①自觉心前区不适感。②心律失常。③心搏增强。④心电图提示心肌缺血。

护理目标：不适感减轻或消失。

12. 心排出素减少

与心肌收缩力降低及心室舒张充盈受限有关。（心排出素减少是指个体处于心脏输出的血液量减少，以致不能满足机体组织需要的状态。）

诊断依据：①血压下降、脉压变小。甚至出现休克现象。②颈静脉怒张、水肿、肝大。③呼吸困难、端坐呼吸、咯泡沫痰、两肺有水泡音。

护理目标：心排出最能满足机体需要。

13. 有受伤的危险

与晕厥发作、血压过高或降压过度、心搏骤停、心肌梗死致血流动力学发生改变有关。（有受伤的危险是指个体处于感知或生理缺陷、危险意识不够或发育阶段使个体处于受害的危险状态。）

诊断依据：有下列危险因素存在：①突然发生的脑组织出血、缺氧。②短暂的意识丧失或伴有抽搐。③血压突然升高、血压下降速度过快，直立性低血压。④意识改变，感觉及运动障碍。⑤心搏骤停。

护理目标：病人能了解受伤的原因、不发生外伤。

14. 有皮肤完整性受损的危险

与长期卧床使皮肤受压、皮下水肿及机体严重营养不良致皮肤组织营养障碍有关。（有皮肤完整性受损的危险是指个体处于或有危险处于表皮、真皮发生突变的状态。）

诊断依据：有下列危险因素存在：①长期卧床，躯体活动受限，局部皮肤受压时间过长。②皮肤组织水肿及感觉减退。③机体处于慢性消耗状态。

护理目标：皮肤保持完整状态。

15. 知识缺乏

缺少与疾病有关的治疗、护理和康复的知识。

护理目标：病人能获得关于治疗、护理及康复方面的知识。

16. 医护合作问题

潜在并发症：高血压危象、脑血管意外、心源性休克、心搏骤停、肺部感染、栓塞、心律失常、心绞痛、急性心肌梗死、心力衰竭、晕厥、视网膜病变、肾功能不全、脑栓塞、深静脉血栓形成、洋地黄中毒、猝死等。

（三）护理措施

1. 心源性呼吸困难的护理

①病人采取半卧位或坐位，尤其对有严重左心功能不全的病人、夜间睡眠成保持半卧位，以改善呼吸活动和减少回心血量。一旦发生急性左心衰竭。应迅速给予病人两腿下垂坐位及其他必要措施，以减少回心血量，减轻肺淤血。应注意病人的体位是否舒适和安全，可用软枕支托臂、肩、骶、膝部，以避免组织受压和防止体力不支而滑坡；还可使用床上小桌，让病人伏桌休息。②稳定病人情绪，以降低交感神经兴奋性，使心率减慢、心肌耗氧量减少而减轻呼吸困难。③对于劳力性呼吸困难的病人，应减轻体力劳动，使心肌需氧量减少，呼吸困难缓解。当呼吸困难加重时，需协助病人料理生活，照顾其饮食起居，注意口腔清洁，协助大、小便等，以减轻心脏负荷。并保证病人得到休息。④立即给氧，以增加血液氧浓度，改善组织缺氧，减轻呼吸困难。⑤密切观察呼吸困难的类型、程度、发生时间及是否伴有阵咳，泡沫痰，以及时发现心功能变化，尤其需要加强夜间巡视和床旁安全监护。

2. 心源性水肿的护理

①限制钠盐和养成饮食习惯，首先向病人和家属说明限制钠盐和养成淡食习惯的重要性；根据心功能不全程度和利尿药的治疗情况决定限制钠盐的程度；应向病人说明尽量不食用含钠高的食物，如各种咸货、海味品、用发酵粉制作的面点、含钠的饮料和味精等调味品。②准确记录出入液量、测体重，严重水肿且使用利尿药效果不佳时，每日进液量控制在前一日尿素加 500mL 为宜；必须输液时，应根据血压、心率、呼吸、随时调整和控制滴速，一般以 20~30 滴/分为宜；注意利尿剂使用后体重的变化，随时检测血钠、钾、氯指标并按医嘱做必要处理。③加强皮肤护理，因水肿局部血液循环不良，皮肤抵抗力低，感觉迟钝，破损后易引起感染，需保持床单清洁、平整、干燥；用热水袋保暖时，水温不宜太高，避免烫伤；肌内注射时应进行严格的皮肤消毒并作深部肌注，拔针后用无菌棉球按压、避免药液外渗；如有外渗局部用无菌巾包裹，防止继发感染；对水肿明显的部位，如骶、踝、足跟等处应经常给予按摩、会阴部应保持清洁、干燥，男病人阴囊水肿可用托带托起。

3. 心悸的护理

①向病人解释心悸的原因，说明紧张，焦虑可加重心悸，并阐明心悸的严重程度不一定与病情成正比，以减轻病人的紧张和焦虑不安的情绪。告知无器质性心血管病的良性心律失常者，应保持情绪稳定，建立良好的生活习惯，进食宜少食多餐、避免过饱及刺激性食物、戒烟，禁饮浓茶、酒和咖啡、以免诱发心悸。②严重心律失常病人应绝对卧床休息，可取半卧位，但应避免左侧卧位、防止心脏受压、加重心悸感；保持环境安静、舒适，协助做好生活护理，避免和减少不良刺激；睡眠障碍者按医嘱给予少量镇静剂。③密切观察心率和心律的变化，必要时遵医嘱实施心电监护，发现严重心律失常或晕厥、抽搐时，立即通知医生，并配合抢救。④按医嘱应用抗心律失常药物，观察疗效及不良反应、做好心脏起搏、电复律、射频导管消融术等治疗的术前准备和术后护理。

4. 心前区疼痛的护理

①向心血管冲经症病人解释其心前区疼痛并非器质性心血管病所致、不会影响人的生命、以解除思患顾虑。向器质性心血管病病人解释心前区疼痛的原因和诱因，指导病人避免

诱因、以减少发作；指导病人疼痛时立即停止活动，卧床休息，以减少心肌耗氧量、防止病情加重陪伴在病人身旁、以减轻其紧张、恐惧感。②密切观察病情变化，尤其是疼痛发作时的心率与心电图的变化。③按医嘱给器质性心血管病病人吸氧和使用硝酸酯类、吗啡、溶栓剂，复方丹参、β-受体阻滞剂、钙通道阻断药等药物解除疼痛；疼痛缓解后继续给药或采用非药物疗法，改善心肌供血、减少心前区疼痛的发作。对心血管神经症病人、遵医嘱给予镇静药、β-受体阻滞剂、抗抑郁药等药物对症治疗。

5. 心源性晕厥的护理

①晕厥发作时，安置病人平卧于空气流通处，头低位，松开衣领，以改善脑供血，促使病人苏醒。②按医嘱给予抗心律失常药物；配合医生做好心脏起搏、电复律、射频导管消融术及左房黏液瘤、主动脉瓣狭窄等治疗的术前准备和术后护理。③晕厥缓解后，向病人解释晕厥的原因、诱因、介绍预防发作、防止外伤的方法，嘱病人避免剧烈活动、情绪激动，以免诱发晕厥和发生意外；告知病人如有头昏、黑蒙等晕厥先兆时，应立即下蹲或平卧，以免摔伤。晕厥频繁发作的病人应卧床休息、加强生活护理。病室应靠近护理站、加强心理疏导、安定病人情绪、给病人以心理支持、减轻精神压力。

第二节 循环系统疾病发展史

医学从原始社会至今经过了漫长的发展道路。其发展受生产力水平和生产关系的制约，更与自然科学和技术的进步以及哲学思想的发展有密切关系。心脏病学是医学中的一个重要分支，也是人类文明发展到一定高度才出现并逐渐成熟起来的。心脏病学发展史，可细分为心脏病学基础发展史、心脏病诊断学发展史和心脏病治疗学发展史。

一、心脏病学基础发展史

希腊医学是西方医学发展的基础，现在所用的医学符号：手杖和蛇，即源出希腊医神阿斯克勒庇俄斯。许多古希腊的医学词汇沿用至今。古希腊时期，希波克拉底（Hippocrates，公元前 466—377）的弟子在其撰写的文集中称"心脏是一块肌肉，是血管系统的一部分"，从而提出了心脏的概念。希波克拉底还特别注重医学道德问题。亚里士多德（Aristotle，公元前 382—322）曾检验过不少动物尸体，对于哺乳动物的臀部表浅血管留下了非常准确的记载，并指出多数静脉与动脉相伴行。他认为血液是由心脏流向全身，血中含有营养物质。后来，埃拉西斯特图拉塔（Erasistratus，公元前 310—256），论述过房室瓣、动脉和静脉，包括房室瓣关闭方式和功能，甚至提出动脉和静脉之间可能有一种吻合，即微循环（Capil-larycirculation）。古罗马时期，医生加伦（公元 131—201）正确地描述心脏瓣膜的功能，证明血管有动脉、静脉之分，其间可能存在着终端吻合。他记录过脉搏及其变化，还认为心包是心脏的保护结构。加伦的观点里混有"目的论"观点，即认为自然界中的一切都是有目的的，人的构造也是由于造物者的目的而设。

文艺复兴时期（14—16 世纪），怀疑教条、反对权威之风兴起。医界也产生了一场以帕拉切尔苏斯（Paracelsus，1493—1541）为代表的医学革命。帕拉切尔苏斯指出人体的生命过程是化学过程。人体解剖学在此时建立。达·芬奇（1452—1519）曾往气管吹入空气，但无论如何用力，也不见心脏膨胀起来，于是得出结论：加伦所谓肺与心相通的学说是错误的。他还将蜡注入心脏，观察房室形状，证明静脉的根源在心脏。此外，他还发现了主动脉根部瓣膜的活动及其性质，证明瓣膜的作用在于阻止血液回流。他认为心脏是一个泵，心脏的跳动与脉搏是一致的，还曾详细描绘出心脏、冠状动脉及其主要分支。他所提到的心血管方面的问题，不久就引起了医学家们的注意。1543 年，维萨里（Vesalius A，1514—1564）不满足当时的解剖状况，曾夜间到野外去盗窃尸体来进行解剖。他将积累起来的材料整理成《人体的构造》一书，首次较正确地描述了人体静脉、冠状血管和心脏的解剖结构，还首次记录腹主动脉和升主动脉瘤，推翻了加伦的解剖学基础，成为真正的解剖学奠基人之一。人体解剖学的建立，标志着医学新征途的开始。

　　1553 年，西班牙学者 N. 塞尔维特（Servetus，1511—1553）确认血液自右心室流入左心室，不是经过中隔上的孔，而是经过肺脏作“漫长而奇妙的迂回”。17 世纪，哈维（Harvey W，1578—1657）发现血液循环。哈维最先在科学研究中，应用活体解剖的实验方法，直接观察动物机体的活动。同时，他还精密地算出自左心室流入总动脉，和自右心室流入肺动脉的血量。他分析，自左心室喷入动脉的血，必然是自静脉回归右心室的血。这样就发现了血液循环。哈维于 1628 年发表了著作《心脏运动论》。17 世纪初，显微镜的出现把人们带到一个新的认识水平。1661 年，马尔皮基（1628—1694），观察动物组织，证实动脉和静脉之间存在着毛细血管。莱文胡克（Leeuwenhoek，AV，1632—1723）在观察蝌蚪的尾巴时发现血细胞从毛细血管中流过的情形。他和马尔皮基的观察填补了哈维在血液循环学说中留下来的空白，说明血液怎样由动脉进入静脉的。1669 年，劳尔（Lower R，1631—1691）认为血液吸收了通过肺的某些气体使静脉血经过肺后变为动脉血。1724 年，普瑞斯里（1732—1804）完成了提取氧元素的试验，证实氧元素的渗入使静脉血变成动脉血。斯特芬（Stephen H，1677—1761）发现血管内压力测量方法，测定了动脉、静脉和毛细血管内血液的不同流速，并指出毛细血管具有收缩和舒张功能。17 世纪的显微镜观察很不深入，真正的人体组织学是 19 世纪才发展起来的。

　　18 世纪欧洲各国已进入了资本主义时期，医学家已经解剖了无数尸体，对人体的正常构造已有了清晰的认识，在这基础上，他们就有可能认识到若干异常的构造，病理解剖学这时出现。意大利病理解剖学家 C. B. 莫尔加尼（Morgagni，1682—1771）于 1761 年发表《论疾病的位置和原因》一书，描述了疾病影响下器官的变化，并且据此对疾病原因做了科学的推测。他把疾病看作是局部损伤，而且认为每一种疾病都有它在某个器官内的相应病变部位。在他以后医师才开始用“病灶”解释症状。书中描述了四个瓣膜的病变，发现了冠状动脉硬化和主动脉瘤。H. 布尔哈维（Hermann，Boerhaave，1668—1738）是当时有名的临床医学家，他充分利用病床教学，在进行病理解剖之前，尽量给学生提供临床的症候以及与病理变化有关的资料，他是以后临床病理讨论会（C. P. C.）的先驱。南西斯（1654—1720）对临床检查和死后尸检做过系统总结，认为猝死与心脏有关，特别与心脏扩大和冠状动脉钙化有关。亨德（Hunter W，1718—1783）于 1762 年报告动静脉瘘，并报告肺动脉狭窄合并心室间隔缺损（后人称为法洛四联症）。贞纳（Jenner E，1749—1823）于 1789 年提出急性风湿热后可能遗留下心脏病变，1799 年提出心绞痛与冠状动脉粥样硬化有关。毕卡特（Bictlat，MFX，1771—1802）确认疾病来自病变器官的组织，摒弃了古老的体液病理学（humoral pathology），使病理解剖学向局部病理学跨进了一大步。

　　19 世纪，各主要欧洲国家先后爆发资产阶级革命，促进了社会发展和生产关系的变革，使生产力大大提高。这对自然科学的发展也起了促进作用。法国的 P，马让迪（Magenide，Fran- cosis，1783—1855），德国人 J. P. 弥勒（Miller，1801–1858）和法国人 C. 贝尔纳（Bemai，1813—1878）先后用动物实验对神经和消化等系统进行了大量生理研究。他们的工作奠定了现代生理学研究的科学基础。哈勒（Haller A，1708—1777）重点研究神经系统。他发现，肌纤维（包括心肌纤维）受到刺激时即可发生收缩，刺激消失肌纤维又恢复正常，是肌纤维固有的特性，并接受神经中枢的支配。霍尔（Hall M，1770—1857）发现交感神经。1856 年，路易（LudwigK，1816—1895）发现心脏的抑制神经，后人称之为迷走神经。19 世纪末，巴甫洛夫（Pavlov，UN，1849—1936）发现支配心脏活动的传出神经有 4 种，即减慢神经、加速神经、减弱神经和加强神经。1920 年，洛伊维（Loewi，O，1873—1961）首次证实迷走神经末梢释放一种化学物质可以抑制心脏搏动，而交感神经末梢释放另一种化学物质可以加速心脏的搏动。后来证明心脏抑制物质即乙酰胆碱，而心脏兴奋物质就是去甲肾上腺素。19 世纪初，细胞学说提出。到 19 世纪，中叶德国病理学家凡菲尔肖（Virchow，Rudorf，LudwigKarl，1821—1902）倡导细胞病理学，将疾病研究深入到细胞层次。至 19 世纪中叶，以临床医学和生理学为基础，以动物实验为手段，产生了实验药理学。

近代医学经历了 16—17 世纪的奠基，18 世纪的系统分类，19 世纪的大发展，到 20 世纪与现代科学技术紧密结合，发展为现代医学。1981 年，迪·博德（deBold，AJ）发现心房肌细胞分泌心房利钠肽（atrial natriuretic peptide），证明心脏的内分泌功能。后又发现，心脏还分泌血管紧张素 II、缓激肽等多种生物活性物质。1988 年，杨那戈塞瓦（Yanagisawa）在体外成功地培养出血管内皮细胞。后来，人们发现内皮细胞的内分泌、旁分泌和自分泌功能，内皮调节作用失常，可导致某些心血管疾病（如原发性高血压、动脉硬化等）。20 世纪医学的特点是一方面向微观发展，如分子生物学；一方面又向宏观发展。在向宏观发展方面，又可分为两个层次：一是人们认识到人本身是一个整体；二是把人作为一个与自然环境和社会环境密切相互作用的整体来研究。1990 年，由美、英、法、德、日和中国合作进行的人类基因组计划，将人体细胞的 23 对染色体中的 30 亿个碱基对进行识别和测序，并在 2000 年 6 月 26 日公布了人类基因组框架结构草图，2001 年 2 月又公布了人类基因组图谱及初步分析结果，2003 年 4 月 30 日宣布人类基因组的精细测序工作全部完成。这为阐明基因如何在决定人类生长、发育、衰老和患病中起作用提供了结构基础，也为深入到基因和分子水平来认识遗传性疾病和与遗传有关的疾病提供条件。此时，发现与动脉粥样硬化有关的 ALOXS 基因、认识到生物膜（细胞膜、基底膜等）在疾病发生发展中的意义和细胞 Na^+-K^+-ATP 酶对 Ca^{2+} 通道的作用。

二、心脏病诊断学发展史

19 世纪以前，以解剖学、生理学及病理解剖学的进步较为突出；到了 19 世纪，出现了细胞学、细胞病理学和局部解剖学。19 世纪后半期，临床医学有了较大的发展。许多临床诊断辅助手段如血压测量、体温测量、体腔镜检查都是在 19 世纪开始应用的。

（一）物理诊断

基本物理检查包括望、触、叩、听四步物理诊断法。扁鹊，首先以测脉来判断生死，用心脏是否停止跳动作为判断死亡的标准，并沿用至今。直至 20 世纪 80 年代，有些国家才以脑死亡来判断生死。亚历山大时期，赫洛菲洛斯（Herophilus，公元前 300 年）曾用滴漏法计数脉搏的次数，并仔细观察脉搏搏动。后来，圣托里奥（SLLeonel，1561—1636）制作了体温计和脉搏计。1733 年，赫尔兹（HalesS，1677—1761）将一根长玻璃管插入马的动脉，测量动脉内压力和血流速度。1847 年，路得维希（LudwigK，1816—1895）采用计波器（kymograph）通过连接管与动脉内腔相连，持续记录动脉内压力。贝希（BaschSV，1837—1905）将充满水的囊袋压迫肢体动脉，该囊袋又与水银压力计相连，进行无创性血压测量。1896 年，里洛罗基（RivaRocci）开始使用袖带式间接测量血压的血压计。1905 年，克罗卡瓦（Korotkov）发现血压听诊的四个点，并以此来表达收缩压和舒张压，应用至今。1962 年，西曼（Hinman）研制成间接动态血压监测仪，可显示血压昼夜变化的规律。18 世纪后半期，奥地利医生 J. L. 奥恩布鲁格（Auenbrugger L，1722—1809）发明了叩诊。他的父亲是酒店老板，常用手指敲击大酒桶根据声音猜测桶里的酒量。后来，奥恩布鲁格把这个方法用在人的胸腔，以寻找"病灶"。经过大量经验观察，包括尸体解剖追踪，他创立应用至今的叩诊法，采用四指末端叩击体表以发现不同病变。叩诊法受到当时的守旧医生的轻视和嘲笑，未得到应用。直到 19 世纪初，法国医生 J. N. 科尔维萨（Corvisa，1755—1821）经过 20 年研究后对叩诊加以推广，才促进了叩诊法在临床上的应用。雷奈克（Laennec R，1781—1826）从希波克拉底的遗著中得到了心肺可以听诊的启示，发明听诊法（最初用直接听诊法，后来用"听诊器"听诊）。他于 1819 年发表论文"间接听诊法"，并用这种新方法诊断肺部和心脏疾病。

叩诊法和听诊法的发明和应用奠定了物理诊断的基础，与望诊、触诊等检查方法相结合，形成了四步物理诊断法。

（二）心电诊断

心电监测是 20 世纪建立起来并广泛应用于临床诊断和监测的重大技术成果之一。威勒（Waller AD，1856—1922）首次将弦线静电计通过电极导线与人体肢体相连，并记录到心脏电活动，首次证实除了鸽子、青蛙的心脏外，人类心脏也存在生物电。1897 年，爱因多芬（Einthoven W，1860—1927）利用工业用新型电流计，发明了心电图描记仪。他从改良沃勒的毛细管电流计入手，进行了改进和校正；并对记录曲线的 4 个峰点做了进一步分解和标定，采用 P、Q、R、S、T 标出心电图上的波峰和波谷。1904 年，在 T 波之后他又记录到另一波，命名为 U 波。他倡导的心电图波的命名法一直沿用至今。1912 年，爱因托芬又研究了呼吸时心脏位置变动对心电图的影响，同时说明了三个导联之间的关系，提出著名的"爱因托芬三角"的概念，进一步为心电图原理和心电测量的方法学奠定了基础，使心电图成为 20 世纪对心脏病患者进行临床诊断和监测的重要技术手段。1920 年，劳文斯（Lewis）经过研究认为，标准导联只能反映额面心电向量的变化，便开始了心前区导联的研究工作。1934，威尔逊（WilsonFN，1890—1952）在 Lewis 的研究基础上，根据 Kirchhoff 电流定律，引入中心电端的概念，创设单极导联（单极肢体导联及单极胸前导联）。至此，心脏横面的心电向量变化得到一定程度的反映，改进了心电向量变化的检测。1942 年，高登博格（Goldberger）修改了单极肢体导联负输入端，将 R、L、F3 端组成的中心电端改为两端组成的参比系 RL、LP 和 FR，消除探查电极（F、R、L）信号自身的共模抑制而得以放大。结果使记录图形波幅增大 50%，故称为加压肢体导联（avR、avL、avF），并取代了单极肢体导联。1954 年，由美国心脏学会推荐为国际通用，因而将十二导联（Ⅰ、Ⅱ、Ⅲ、avR、avL、avF、$V_1 \sim V_6$）称为常规导联，沿用至今。1959 年，计算机心电图应用于临床。这种心电图能自动处理体表心电信号，做出较正确的分析诊断。1959 年，美国物理学家 Hoher 首创动态心电图（Dynamic electrocardiogram），可被随身携带，连续 24 小时监测人体心电变化，为临床医生提供了更全面的心电诊断手段。1958 年，艾伦尼斯（Alanis）在动物身上记录到希氏束电位。同年，斯达基（Stucky）首先在人身上记录到希氏束电活动。1969 年，斯克莱格（Scherlag）和多明图（Damato）又经电极导管记录到希氏束电图。此后，这种导管技术与程序心脏电刺激技术、心外膜标测技术相结合，促进了临床心电诊断学的发展。1980 年，豪姆巴赫（Hommbach）首次报告以体表信号平均技术记录心室晚电位，自此心室晚电位的研究日渐深入。信号平均心电图所记录到的心室晚电位在预测心肌梗死患者发生室性心动过速或心脏性猝死方面具有重要价值。随着计算机技术的引入，心电监测、心电模拟、计算机心电仿生、自动诊断、体表和心表标测、心律失常介入治疗等分支相继出现，使心电学进入了现代化阶段。

（三）放射诊断

1895 年，伦琴（RontgenWC，1845—1923）发现 X 线，并拍摄了他妻子的左手骨骼的第一张 X 线照片，成为 20 世纪物理学发展的一个里程碑式的标志。威廉斯（WilliamsFH）于 1896 年证明 X 线可用于心脏和主动脉病变的诊断，1923 年首次报告静脉肾盂造影。20 世纪 30 年代，出现周围动脉造影。古巴医生冈察雷斯（Gonzales），美国人罗波（Robb）和斯坦伯格（Stein-berg）研究心血管造影。1938 年，三人同时在国际医学会议上宣读自己的成果。1939 年，冈察雷斯采用双向心血管造影术。20 世纪前半期，影像增强器、电视监控术及倾斜床均研制成功并应用。1963 年，美国物理学家科马克（Kemac）首先提出图像重建的数学方法，并用于 X 线投影数据模型。1967 年，英国的工程师汉斯菲尔德（C. Hounsfield）开始了模式识别的研究工作。1971 年第一张 CT 片诞生。1980 年，格奈梅（Gnammy）发明动脉和静脉造影的减影术，使造影剂的用量大为减少，所得影像却更为清晰。目前，多排螺旋 CT 更可进行影像的三维重建，提高了心血管病诊断的准确性，可发现心血管器官结构和活动的异常。

（四）磁共振成像诊断

1938 年，美国人拉比（Rabbi）利用原子束和不均匀磁场研究原子核磁矩时观察到核磁共振现象；1946 年，美国科学家柏塞耳（Purcell）和布路赫（Bloch）分别用不同方法在常规物质中观察到核磁共振现象，他们的发现和所用的方法成为现代核磁共振技术的基础。20 世纪 50 年代初，法国科学家卡斯特勒发明光磁双共振技术，使磁共振的探测灵敏度提高；20 世纪 60~70 年代，瑞士科学家恩斯特（Enst）用傅里叶变换方法获得高分辨核磁共振谱和二维核磁共振谱方面做出重要贡献；1973 年，美国科学家劳特布尔（Lauterbur）首先采用磁场和射频相结合的方法来获取磁共振图像，为磁共振成像术奠定了基础。1978 年，利用磁共振装备取得了第一幅人体头、胸和腹部图像。1980 年，商品 MRI 机出售，开始应用于临床。1990 年，西吉奥格瓦（Seiji Ogawa）使用血液氧气水平反转成像检测到人体组织氧含量的差异。磁共振成像术使用高强度的磁场，通常不需要对比物质（造影剂）来产生清晰的心脏，特别是大血管图像，但是，较之 CT、MRI 成像费时较长，且由于心脏处于运动当中，MRI 的心脏图像不甚清晰。

（五）超声诊断

1917 年，法国科学家保罗·朗之万（Polo. Longewon）首次使用了主要由石英晶体制成的超声换能器，发明了声呐（sound navigation and ranging，简称 SONAR），即声探测与定位技术，并成功地用于探测水下潜艇。20 世纪 30 年代，超声用于医学治疗和工业金属探伤，从而使超声治疗在医学超声中最先获得发展。1942 年，丽斯卡（D. Lssik）首次报告应用超声技术诊断疾病。1946 年，佛科斯通（Fircstone）等研究应用反射波方法进行医学超声诊断，提出了 A 型（Ampli- tude mode）超声诊断技术原理。1952 年，威尔德（Wild）首先提出二维回声仪（two-dimension- al echoscope）。1958 年，赫尔兹（Hertz）等首先用脉冲回声法诊断心脏疾病，开始出现"M 型（Motion type）超声心动图"，同时开始了 B 型（Bright- ness mode）二维成像原理的探索。1973 年，鲍姆（Bom）报告实时超声显像仪，是第一个真正用于心血管疾病诊断的实时切面超声仪。1976 年，佛朗恩（Von Raun）等研制成功相控阵超声系统（phased array ultrasound system）。该系统又与 M 型超声技术相结合，形成目前的心脏超声诊断仪。1842 年，多普勒（Doppler）发现多普勒效应。1961 年，富兰克林（Franklin）首先用超声血流计检测周围血管的血流状况。1969 年，连续波多普勒超声诊断仪（continuous-wave Doppler ultra Sonography）用于心脏的研究。1970 年，贝克（Backer）引入脉冲多普勒超声诊断仪（pulsed DoppleruhraSonography）。1967 年，革兰密克（Grami- ak）首先采用注射靛氰蓝绿进行超声声学造影。1975 年，王新房教授首先提出过氧化氢心脏声学造影法。超声诊断已从 A 型（一维）、B 型（二维）发展到三维成像，可得到脏器的立体图；多普勒彩色血流显像，用颜色表示血液的流动及失常的血流（彩色多普勒），能确定和显示心脏和血管内血液流动的方向和速度；食管内超声心动图能在更接近心脏的部位进行探测，可获得更为清晰的图像或分析心脏后方的结构。超声心动图能够检测心脏壁的活动情况、心脏每搏泵血量（每搏输出量）、心包膜的厚度及疾病、心包内的液体量等。20 世纪 90 年代，医学超声影像设备向综合化、自动化、定量化和多功能等方向发展，介入超声、全数字化电脑超声成像、三维成像及超声组织定性不断取得进展。超声诊断和药物试验相结合用于判断心肌缺血、心肌活力以及心脏功能；超声技术与导管技术相结合，可行心腔内和血管腔内超声检查，能显示血管壁结构的变化，有力地补充血管造影的不足。超声检查目前已成为心血管疾病基本的无创性检查，整个超声设备和诊断技术也呈现出持续发展的热潮。

（六）核素诊断

1896 年，贝可勒尔发现天然放射性，这一重大发现是核物理学的开端。1926 年，彼特姆盖迪（Bitlmgard）首次应用天然放射性核素测定动静脉血管床之间的"循环时间"。1949 年 7 闪烁功能仪和 1951 年第一台自动 γ 闪烁扫描仪制成，用扫描机进行心血池扫描，成功地诊断了心包积液，并用于与心脏扩大鉴别。20 世纪 60 年代，核医学进入了一个更高的发展阶段，这一阶段最主要的进展是利用加速器和发生器（特别是 Tc 发生器）生产出了更多和更符合临床要求的放射性核素，制备成功了多种的标记化合物。1962 年，卡尔（Carr）等人首先应用 131Cs 进行心肌灌注扫描，为心肌梗死的诊断提供了一种准确而又无创的方法。

20 世纪 70 年代后期出现的放射性核素断层显像装置，80 年代研制成功的心脑功能显像剂和单克隆技术的应用，使临床核医学进入了又一特色鲜明的新阶段，相继建立了心血管动态显像、心血池显像、心脏功能测定、心肌灌注显像、心肌阳性显像、心肌代谢显像和心肌活力等研究方法。1975 年，第一台利用发射正电子的放射性核素进行脏器断层显像的仪器 PET 研制成功，于 20 世纪 80 年代相继实现了利用它和正电子发射体 C、N、O 和 F 的许多标记化合物进行了脑和心的血流灌注。1979 年，研制成功了可以利用发射 γ 射线（即单光子）的常用放射性核素进行脏器断层显像的仪器——SPECT，价格是 PET 和加速器的 1/10，经过不断地改进和完善，现在已成为核医学常规设备。核医学显像与其他影像技术的结合，进入 20 世纪 90 年代以来又有了新的发展，ECT 和 CT、MRI 影像在同一仪器上拟合进行显像，既有良好的解剖定位效果，又发展了核医学显像反映脏器物质代谢功能的优势。

（七）导管诊断

导管诊断的发展经历了一个漫长的探索过程。17 世纪，赫尔斯（HalesS，1677—1761）用一根长玻璃管插入周围动脉，以测量动物血管腔内压力和血流速度。1844 年，波纳德（Bernard）在其生理学研究中将导管插入了动物心脏，1879 年，介绍了在动物身上经颈静脉、下腔静脉及股动脉插入导管的方法，称之为心脏导管术。1895 年，海斯科克（Haschek）和兰登塞尔（Lindenthal）首次在截肢手的动脉内作动脉内注入造影剂造影。1910 年，富兰克（Franck）和埃文斯（Alwens）在活狗及活兔的动脉内进行造影。1923 年，血管造影始用于人类，德国的波比瑞斯（Berbefich）经皮穿刺将溴化锶水溶液注入人体血管内造影成功。1924 年，美国的布鲁科斯（Brooks）用 50% 的碘化钠成功地做了第一例股动脉造影。1927 年，盖科特莱那斯（Caxtellanos）、罗波（Robb）和斯登波戈（Steinberg）等先后采用了经前臂注射造影剂作心脏和大血管造影。1929 年，医生福斯曼（Forssmann，W，1904—1979）在自身经左臂肘静脉将导尿管插入右心房，并拍下了医学史上第一张心导管胸片，证实人身插入心导管可行，从此拉开了人类心导管检查的序幕。之后，他相继 9 次在自己身上进行右心导管术。1930 年，捷克医生科伦（Klein）报告，根据 Fick 法则，采用右心导管技术为 18 例患者测得了心排血量。1941 年，医生科纳德（Coumand）和理查兹（Richards）利用这一技术进行心血管血流动力学和呼吸生理研究，测定右心及肺动脉压和心排血量，诊断先天性和风湿性心脏病。1941 年，佛瑞那斯（Farinas）采用股动脉切开插管作腹主动脉造影。1949 年，兹穆尔曼（Zimmerman）经动脉将导管逆血流插入左心，开创了左心导管检查术。1959 年，斯万（Swan）研制成气囊血流导向导管，利于危重症患者床边血流动力学监测。同年，罗斯（Ross）发明房间隔穿刺术，将导管插入静脉而后经房间隔穿刺孔送入左心，为二尖瓣球囊成形术奠定了基础。1951 年，Peizce 通过套管作经皮置管术。1953 年，塞尔丁戈（Seldinger）发明经皮穿刺将血管鞘置于周围动脉或静脉，使心导管的插送更为便捷。1958 年，宋斯（Sones）发明选择性冠状动脉造影术，奠定了冠心病的介入治疗基础。1967 年，Amp-latz 和 Judkins 分别对冠状动脉造影导管进行了改进。目前，在行冠状动脉造影时，多选用嘉德肯斯（Judkins）导管，其次是 Sones 导管，有时也用艾姆普莱兹（Amplatz）导管。1972 年，波恩（Bom）将超声探头置于 9 号导管头上，首次进行血管内超声检查；1980 年，斯皮尔兹（Spears）研制成功冠状动脉内镜，与血管内超声、定量冠状动脉造影术共同组成现代"冠状动脉影像学"。目前，心脏导管技术日臻完善，在世界医学界引起了广泛的关注，掀起了一股研究和应用的热潮。

三、心脏病治疗学发展史

(一) 药物治疗

药物治疗涉及各类心血管疾病。

德·西奈克 (de Senac JB, 1693—1770) 首先创用奎尼丁治疗"扰人的心悸" (rebellious palpitation)。这种"扰人的心悸"可能就是心房颤动。16 世纪，英国和德国的植物学家发现洋地黄。1785 年，怀泽林 (Withering W, 1741—1799) 首先用洋地黄治疗心力衰竭所引起的浮肿，并明确了洋地黄的药理。1859 年，水杨酸盐类解热镇痛药合成成功，到 19 世纪末精制成阿司匹林。1867 年，布朗通 (Bmnto TL, 1844—1916) 发表论文，建议用亚硝酸异戊酯来治疗心绞痛。1879 年，麦奈乐 (Mclrrel W, 1853—1912) 发现硝酸甘油也可以治疗心绞痛，并指出该药与亚硝酸异戊酯相比作用来得稍慢，但持续作用时间延长。1915 年，麦克·林 (Mclean, J, 1890—1957) 发现肝素。1941 年，林克 (Link) 发现口服抗凝药双香豆素。目前，新一代抗血小板药物如血小板 ADP 受体拮抗剂，GPⅡb-Ⅲa 拮抗剂，新一代抗凝剂低分子量肝素等正越来越广泛用于临床。降压药的应用始于 19 世纪中叶。此前，人们认为动脉压升高是一种有益的代偿机制，可以克服增厚动脉的阻力，降压治疗有害。1927 年，布朗 (Brown) 主张降低血压，否则肾功能就会衰竭。1949 年，斯默克 (Smirk) 首先用利舍平治疗高血压患者，并取得成功，并发现低钠饮食可强化降压疗效。20 世纪 80 年代初，合成第一种血管紧张素转换酶抑制剂 (卡托普利)，早期，只用以治疗肾素依赖性高血压。但近 20 年的研究和实践证明血管紧张转换酶抑制剂不仅可用于治疗各种类型的高血压，还可用于治疗心功能不全、心肌梗死等多种病症，因此它的发现被誉为心血管药治疗史上的里程碑。1948 年，阿库斯特 (Ahlquist) 研究了 6 种拟肾上腺素药对效应器的作用，提出了两种不同肾上腺素受体 (α 及 β 受体) 存在的假说。1958 年，发现 β 受体阻滞剂；1964 年，布莱克 (Black) 将第一个 β 受体阻滞剂 (普萘洛尔) 应用于临床。β 受体阻滞剂目前广泛用于治疗高血压、心律失常和冠心病等。1962 年，发现维拉帕米 (Verapamil)；次年，弗莱科恩斯坦 (Fleckenstein) 首次提出钙通道阻滞剂 (Calcium entry blocking agent) 一词，并证明维拉帕米属于钙通道阻滞剂类药。30 余年来，钙通道阻滞剂的药理和临床应用有了很大进展，并相继开发新一代钙通道阻滞剂，应用于心律失常及血管性疾病。1976 年，日本学者仁度 (Endo) 首先成功地分离出美伐他汀，随后又从红曲霉菌代谢物中分离出活性更强的同类物质，研究证明这类物质在动物与高胆固醇血症人群中，均具有降低血清总胆固醇水平的作用。与此同时，美国默克制药公司也从土曲霉代谢物中获得了与美伐他汀结构相同的化合物，并申请了专利保护，从而开创了历史之先河，现已发展成羟甲基戊二酰辅酶 A (HMG—COA) 还原酶抑制剂系列产品，简称"他汀类"药物。而 HMG—COA 还原酶抑制剂 (他汀类) 药物的问世，是 20 世纪后期心血管类药物发展史上的又一个里程碑。近年来，全球调血脂药物的开发有了长足迈进。

(二) 介入治疗

自从格朗特泽格 (Andreas Gruntzig) 应用介入心脏病学于临床 30 年以来，从治疗冠心病、瓣膜病介入、心律失常、先心病，均取得了长足进展。现代冠脉介入诊断技术是从一偶然事件开始的。1959 年，索尼斯 (Sonnies) 在给一患者进行主动脉造影时，无意中将大量的造影剂注入右冠状动脉，致使患者突然发生室颤。当他要求患者咳嗽几声后，室颤自行恢复正常。Sonnies 推测，注射少量造影剂会更安全。1964 年，多特（Dotter）行肾动脉造影时，导管不经心通过了肾动脉的狭窄段，使高血压降至正常水平，得以启示，他创造了称之为"经腔血管成形术"（Transluminal angioplasty）的治疗手段。泽特尔（Zeitle）应用附有乳胶球囊的导管对狭窄病变进行扩张，改进了该技术。介入心脏病学发展史上具有划时代意义的是 1977 年 9 月 15 日在瑞士苏黎世由 Gruentzig 开创的经皮冠脉球囊成形术（PTCA）。Gruntzig 以球囊导管扩张冠状动脉，由于该技术损伤小、疗效好，在全世界得以广泛地应用。至 1985 年 10 月 25 日，仅 Gruentzig 一人，累计完成 PTCA2623 例，成功率 90.1%，死亡 2 例。这位人类 PTCA 先驱的创新意识及顽强毅力与他的伟大贡献一起被载入医学发展史册。1987 年，西格瓦特（Sigwart）首次报告冠状动脉内支架（Stent）植入术，减少了 PTCA 术后并发症。

20 世纪 70 年代中期，密豪希尼（Mirhoseini）首先提出激光心肌血管重建术，用于那些多支病变、弥漫性病变和心功能较差的冠心病患者。初始阶段，这种术式多在开胸下进行。20 世纪 90 年代，随着激光技术的改进和经皮介入技术的发展，出现了经皮激光心肌血管重建术（percutaneous transmyocardial revascularization by laser）。目前，尚可引入电能、射频、激光、超声、冷冻等物理因子，以及带刀刃和可送入支架的心导管行心脏内消融术或血管内尤其是冠状动脉内消融、旋切或旋磨，或支架放置等介入性治疗；防止发生再狭窄作用的药物洗脱支架（如西罗莫司、紫杉醇洗脱支架）已在临床推广应用。1979 年，西姆波（Semb）等首次描述 1 例 PS 作球囊瓣膜交界分离术。当时是用一根带球囊的造影导管，球囊充以二氧化碳后从肺动脉向右心室回拉，结果使肺动脉压力阶差从 3.87kPa（29mmHg）降为 0.80kPa（6mmHg）。1982 年，凯恩（Kan）等在动物实验的基础上，成功地为 1 例 8 岁儿童采用球囊导管扩张肺动脉瓣狭窄（PBPV），直径 14mm 的球囊导管自右股静脉插入，跨瓣压力阶差自 6.4kPa 降至 1.9kPa。1983 年，莱巴比迪（Lababidi）报道了经皮球囊主动脉瓣成形术（FBAV）治疗先天性主动脉瓣狭窄（AS）获得成功。1984 年，日本心外科医生井上宽治等首先报道经皮球囊二尖瓣交界分离术（PBMC），他还发明了二尖瓣球囊成形导管，目前在世界各地广为应用。1985 年洛克（Lock）等首次报道经皮经房间隔径路的单球囊技术获得成功，房间隔穿刺孔需用 8mm 球囊扩张。1986 年，泽依拜格（Zaibag）等报道双球囊技术的成功应用，可以减少球囊扩张时二尖瓣血流的阻断及弥补单球囊直径太小的不足，但须做两次房间隔穿刺，进行 PBMC 获得成功。同年，巴比科（Babic）等报道经动脉逆行插管法，使用单球囊，房间隔穿刺孔不必扩张。而后，Babic 等人又报道经动脉逆行双球囊法扩张二尖瓣狭窄。1986 年，格瑞比尔（Gribier）等用 PBAV 治疗老年硬化性 AS。同年，米尔（Meier）等报道使用三叶球囊导管扩张 PS 的技术，均取得了良好的疗效。1997 年，艾伦·科瑞比尔（AlainCribier）等受外科闭式分离术金属扩张器及 10 余年临床应用球囊导管行 PBMC 的启示，报道了应用经皮金属扩张器二尖瓣交界分离术的可行性。1899 年，普瑞沃斯特（Prevost）在狗身上以微弱的交流电诱发心室颤动，而后又以较强的交流电电击心脏使心室颤动终止。1947 年，Prevost 以电极板置于胸壁，对心脏施以电击，救活了一例正在进行外科手术的濒死患者。1956 年，卓尔（Zoll）发明交流电除颤器；1962 年，劳恩（Lown）开始应用直流电除颤器。1871 年，杜科尼（Duchenne）采用电刺激法治疗缓慢型心律失常。1932 年，希曼（Hyman）自制机器，通过电刺激使一些动物产生规则的心跳，命名为人工心脏起搏器。1952 年，Zoll 首次用体外胸壁起搏法，救治了濒于死亡的房室传导阻滞患者，成为人工心脏起搏时代开始的标志。1959年，弗尔曼（Furman）经静脉插入电极导管，对心脏施行人工起搏。世界上首例埋藏式起搏器植入是在1958年10月5日瑞典斯德哥尔摩市的Karoliaska医院。当时，由胸外科医生艾科西宁（Ake-Senning）执刀，为完全性房室传导阻滞的患者阿米拉尔森（Ame Larson）植入了由艾姆奎斯特（Rune Elmqvist）博士设计的第一个起搏器。当时的起搏器每周充电一次。

尽管如此，该起搏器对挽救AmeLarson的生命起了非常重要的作用。Ake-Senning、Ame Larson、Rune Elmqvist被称为起搏器史上的"三剑客"。1986年，"三剑客"在巴黎召开的Cardiostim86年会上被授予起搏器荣誉奖。1980年，米诺斯基（Mirowski）进行的埋藏式心律转复除颤器研究，进行临床试验。1980年2月，Mimwski首次为一患者植入了心律转复除颤器（ICD）。多年来，埋藏式人工心脏起搏器向微型、长效能源、程序控制、多功能和多腔多位点起搏方面发展，现在应用于各种慢性心律失常、肥厚型心肌病及充血性心衰的同步化治疗（CRT），改善患者预后。快速型心律失常的介入治疗始于20世纪80年代。1982年，斯科因梅尔（Scheinmail）首先采用经电极导管导入直流电，对希氏束施以电击，造成完全性房室传导阻滞，以控制快速性室上性心律失常的心室率。由于并发症多，该技术的推广受到限制，未能得到真正推广。1985年，世界上首例经导管射频消融治疗一位80岁的女性患者心动过速取得了成功，华恩（Huang）等利用射频电能电击房室交接区，称之为射频消融术（radiofrequency ablation），主要用于室上性快速型心律失常以及部分室性心动过速患者。1992年，科恩（Chien）等用导管射频消融前后对比方法研究了一组非阵发性持续性心动过速，其左室射血分数（LVEF）明显降低，术后2个月LVEF明显改善，长期随访发现恢复正常。1991年10月3日，北京医科大学第一医院胡大一教授主持开展了国内第一台射频消融手术。从此，该技术在国内迅速开展。1996—1998年，注册登记24343例患者，成功率不低于97%。国内射频消融治疗技术的发展是赶超世界发达国家的一个成功范例。先天性心脏病的介入治疗近年来发展较快。1966年，罗斯坎德（Rashkind）和米勒（Miller）首先提出应用球囊导管行房间隔造口术姑息治疗大动脉错位。波斯特曼（Porstmann）于1971年开发了动脉导管未闭介入治疗；1974年，金（King）通过动物试验发明了经静脉关闭房间隔缺损技术的双伞闭合器。1977年，雷斯坎德（Rashkind）成功实现了经导管房间隔封堵术。1987年，Rashkind改进释放系统，并设计新的双伞闭合器，以关闭开放的动脉导管。1988年，洛克（Lock）又发明了关闭心室间隔缺损技术。1990年，斯德恩（Sideris）研制成可用8F导管推送的闭合器置入系统。1992年，凯姆比尔（Cambier）首先应用弹簧栓子封堵动脉导管未闭取得成功。

美国心脏病学会主席斯蒂文·尼森（Steven Nissen）在2000年10月北京召开的长城国际心血管会议上曾打过这样一个形象的比喻：心脏外科医生就像是"凶神恶煞"，开胸剖肚，直面人心，而心脏内科医生则像是"儒雅秀士"，穿针引管，曲径通幽。心脏介入技术以其安全有效的独特优势必然会得到迅速的推广，进而不断提高。

（三）外科治疗

19世纪中叶，解剖学的发展和麻醉法、防腐法和无菌法的应用，对外科学的发展起了决定性的作用。1897年，德国医生舍恩（Rehn）用丝线为一例心脏刺伤患者将创口缝合，从而挽救了其生命，这是心脏外科诞生的标志。1923年，卡特勒（Cutler）首次进行二尖瓣狭窄手术治疗，将一瓣膜刀插入左心室，切除狭窄瓣膜的瓣尖。1925年，塞特玛尔（Sotmar）将手指经左心耳插入狭窄的二尖瓣口，对粘连的瓣膜交界进行分离，手术十分成功。这种闭式二尖瓣分离术沿用了相当长的时间。1953 年，吉波恩（Gibbon）发明体外心肺机（Extracorporeal Heart Lung machina）。20 世纪 50 年代后期，拜恩松（Bahnson）和布朗沃尔德（Braunwald）等开始了人工瓣膜置换术的探索。1963 年，斯达尔（Starr）等首先报道了使用人造瓣膜置换主动脉瓣。这是瓣膜性心脏病外科治疗的重要里程碑。1965 年，莫尔瑞（Murray）等将同种异体主动脉瓣置于降主动脉位置治疗主动脉瓣关闭不全。罗斯（Ross）于 1967 年发明并成功地实施了世界首例自体肺动脉瓣移置于病变的主动脉位以治疗主动脉瓣病变获得成功，此手术被称为 Ross 手术。但由于该手术方法复杂，变单纯主动脉瓣置换手术为双瓣膜置换手术，加之体外循环技术的限制，造成当时手术死亡率较高，因此未能被广大医生接受。直到 1991 年唐纳德（Donald）报道了 Ross 手术的 20 年随访结果（存活率达 80% 以上），广大心外科医生认可了该手术，Ross 手术才在全世界范围内得到大力推广。1907 年，门罗（Munro）为一例患者开胸结扎开放的动脉导管，拉开了先天性心脏病外科治疗的序幕。1944 年，布莱洛克（Blalock）采用锁骨下动脉与同侧肺动脉吻合法，缓解肺动脉瓣狭窄或闭锁患者的发绀，此即后人广为应用的 Blalock-Talaing 手术。20 世纪 50 年代，采用心脏表面低温技术，使心脏暂停数分钟，完成房间隔缺损修补术、肺动脉瓣狭窄和主动脉瓣狭窄切开术。1953 年，奇勃（Gibb）第一个采用体外心肺机完成房间隔缺损修补术。从此，直视心脏手术矫治先天性心脏病迅速取得进展。至今，大多数先天性心脏病均可通过外科治疗获得根治或缓解。

19 世纪末是冠脉血运重建手术的萌芽阶段，医生们首先尝试通过降低心肌耗氧量的方法来缓解心绞痛。早期的手术包括切除颈胸交感神经结、切除甲状腺以及结扎冠状静脉窦来减少冠脉血流。20 世纪 30 年代，在解剖心包炎患者尸体时发现周围脏器包括膈肌、肺，甚至脾脏与心包、心外膜都有着丰富的、细小的侧支血管连接。根据这一发现，勃克（Beck）提出了 Beck 术式，即在术中切开心外膜与心包，反复给予摩擦，再移植带蒂的胸肌瓣或纵隔脂肪垫或者直接撒上滑石粉等一同来促进炎症性粘连。实际上这样形成的炎症性侧支血管非常细小，所能向缺血心肌提供的血流极其有限，而且很快为继发的纤维增生所堵塞。但由于 Beck 手术创伤小，直到 20 世纪 50 年代部分外科医生还将其作为一个补充手术而实施。1955 年，威那博格（Vineberg）首先提出将乳内动脉植入心肌内以增加心肌灌注，并期望与冠状动脉间形成吻合交通。后 Sones 通过冠状动脉造影证明，这些患者术后确有血流经乳内动脉进入心脏的侧支循环。但该术冠状动脉再血管化不是每例均很确切的，随着直接的冠状动脉外科的出现，人们对 Vineberg 手术的热情渐渐消退。初始的直接心肌再血管化是从1958 年朗格默尔（Longmire）的冠状动脉内膜剥脱术与 1959 年西思宁（Senning）的冠脉补片成形术开始的。1964 年，葛瑞特（Garrett）和迪拜科（De Bakey）首次成功地完成大隐静脉冠状动脉旁路移植术，手术获得成功，在 7 年后的冠脉造影中发现移植的血管桥还保持通畅。1964 年，考勒斯沃（Kolesov）在列宁格勒第一次成功地将乳内动脉（IMA）血管蒂与钝缘支做了吻合。次年，Kolesov 将 IMA 与左前降支做了端侧吻合，患者术后整整存活了 17 年也没再发心绞痛。到 1976 年一共有 132 位患者接受使用 IMA 的 CABG，奠定了用 IMA 移植治疗冠心病的基石。IMA 是左前降支搭桥所需旁路的第一选择。与此同时，对其他动脉移植材料的研究也在进行，如脾动脉（Mueller，1973 年）、桡动脉（Carpentier，1973年）、胃网膜右动脉（Edwards，1974 年）、肋间动脉（Hartman，1990 年）、腹壁下动脉

（Mills，1991 年）等，并且提出了全动脉化搭桥的概念。介入治疗技术的发展结束了只有心外科医生才能进行血运重建的历史，对 CABG 提出了巨大的挑战。面对这种挑战，20 世纪 90 年代初微创冠脉搭桥（minimally invasive CABG，Ml-CABG）应运而生。它的核心思想便是尽可能地减少手术创伤、减少医疗费用，通过缩短切口如借助特殊体外循环器械的洞穴（port—access）手术。南美的部分医生仍坚持非体外循环下搭桥（off-pump CABG，OP-CABG），由于避免了由体外循环可能带来的并发症，到 20 世纪 90 年代中后期 OPCABG 也为更多的医生所接受，它也属于 MICABG 的范畴。最近还有机器人辅助的胸腔镜下 CABG、局麻清醒下 CABG 等。

　　19 世纪的欧洲，人们为了实现用新的器官替换功能低下的器官的愿望，进行了器官移植的实验研究。1905 年，凯瑞尔（Carrel）发明了血管缝合术，并和格斯瑞（Guthrie）最早进行心脏异位移植的动物试验。1958 年，高尔勃格（Golberg）首次报告实验性常位心脏移植（orthotopic cardiac transplantation）。1964 年，哈迪（Hardy）施行了首例黑猩猩到人的异种心脏移植。1967 年，勃那德（Barnard）等首先在人体进行同种心脏移植，并获得成功，但大多数患者于术后短期内死亡。20 世纪 60 年代开始出现了早期的临床移植免疫抑制方法，最初是试用 X 线照射并用骨髓移植方法，但由于造成出血和感染导致患者死亡。1960 年，卡恩（Calne）在狗的肾移植中用了 6-硫基嘌呤。1962 年，硫唑嘌呤临床应用使肾移植的成功率大幅度提高。随后淋巴细胞免疫球蛋白制剂的普及，以及使用了脾切除术抑制排斥等方法为移植的成功奠定了基础。1960 年，诺贝尔奖获得者梅达沃（P. Medawar）发现了免疫防御系统在对移植物排斥中的作用。几乎同时，多塞（J. Dausset）发现了人类移植抗原而获得 1980 年诺贝尔奖。希钦斯（Hitchings）和伊莱昂（Elion）由于发现了第一批细胞毒性药物而获得了 1988 年诺贝尔奖。1980 年起，日厄兹（Rietz）和哈姆维（S. Humway）在动物试验方面取得很大成功，加之环孢素 A 问世，心脏移植术迅速发展。至今，心脏移植术正在从实验性手术逐渐发展为常规性手术。从 20 世纪 80 年代以来世界范围内掀起了器官移植热潮，并由单器官向多器官联合方向发展。

第三节　心内科疾病护理常规

一、循环系统疾病一般护理常规

（1）按内科疾病一般护理常规。

（2）给予低盐、低脂、清淡、易消化的饮食。宜少食多餐，忌暴饮暴食，忌吸烟、饮酒。

（3）遵医嘱根据心功能情况合理安排患者的活动与休息。

（4）密切观察病情变化。注意评估血压、脉搏、心率和心律、尿量的变化和特点，评估胸痛累及的部位、呼吸困难程度、皮肤有无水肿或发绀。

（5）准确执行医嘱，根据病情和药物性质严格控制输液速度，密切观察药物的疗效和不良反应。使用洋地黄类及降压药物时，注意观察有无恶心、呕吐、头昏等不良反应。

（6）及时做好专科各项检查或治疗、护理，做好患者健康指导。

（7）协助患者完成生活护理，保持大便通畅。

（8）注意患者的情绪和心理状态，加强心理护理和健康教育，消除不良情绪。

（9）保证抢救器械、药品及用物处于完好状态。

二、心脏瓣膜病护理常规

按内科及循环系统疾病一般护理常规。

（一）护理评估

（1）监测体温、脉搏、呼吸、血压及神志的变化，观察有无脑、肾、肺、脾栓塞等并发症。

（2）评估有无风湿活动的征象，如发热、关节疼痛。

（3）评估有无心力衰竭、心律失常的发生。如出现呼吸困难、乏力、尿少、水肿及肺部湿啰音等，提示心力衰竭发生。

（4）评估患者对疾病的认知程度和心理状态。

（二）护理措施

（1）根据患者心功能情况合理休息和活动，减轻心脏负荷。无症状患者均应避免剧烈活动；有风湿活动时应卧床休息；发生心力衰竭者，应绝对卧床休息。

（2）在心功能代偿期应给予以标准体重为标准的适宜热量、高蛋白、丰富维生素、易消化的饮食。少食多餐。心力衰竭者，应限制钠盐摄入。

（3）注意观察和评估病情变化，以尽早发现并发症。高热、心力衰竭等患者按相应的护理常规护理。

（4）对于长期卧床者，注意口腔和皮肤护理；定时翻身，预防压疮和肺部感染；进行下肢主动或被动活动，预防栓塞。

（5）给予患者心理疏导和安抚，消除紧张和恐惧等不良情绪，树立战胜疾病的信心。

（6）对于特殊治疗患者，做好相应的护理。

（7）遵医嘱用药并观察疗效及副作用。

（三）健康指导

（1）注意防寒保暖，预防呼吸道感染，以防诱发风湿热反复发作。

（2）嘱咐患者坚持遵医嘱服药，积极控制并发症。

（3）避免加重心脏负荷的因素。避免剧烈活动和劳累；指导育龄妇女妊娠，心功能Ⅲ级以上不宜妊娠，以免加重心脏负担，造成生命危险。

三、亚急性细菌性心内膜炎护理常规

（一）护理评估

（1）监测患者的生命体征，有无发热、呼吸困难等，警惕心衰并发症发生。

（2）评估患者的皮肤黏膜。有无瘀点、出血斑等。观察患者的面色，是否呈苍白、贫血貌。

（3）评估患者对疾病的认知程度和心理状态。

（二）护理措施

（1）患者宜注意休息，避免剧烈活动，以不疲劳为限，减轻心脏负荷。有并发症者，需卧床休息。

（2）给予高热量、高蛋白、丰富维生素、易消化的饮食。

（3）注意评估患者病情变化，尽早发现和处理心力衰竭、动脉栓塞等并发症。心力衰竭者按心力衰竭护理常规护理。高热者按高热护理常规护理。

（4）遵医嘱正确、及时采取血培养标本。

（5）严格按时按量使用抗生素，如施行拔牙、手术及其他侵入性操作前预防性地使用抗生素，观察药物的疗效及毒副反应。

（6）给予患者心理疏导和安抚，消除紧张和恐惧情绪，树立战胜疾病的信心。

（三）健康指导

（1）加强营养，预防各种感染。

（2）指导患者自我监测体温，定期门诊复查。

四、病毒性心肌炎护理常规

（一）护理评估

（1）询问患者1~3周内是否有病毒感染的病史。

（2）评估患者有无心脏受累的症状，如胸闷、心悸、呼吸困难、心前区隐痛等。评估有无心律失常、心力衰竭等并发症。

（3）评估患者活动耐受情况，日常生活自理能力是否受限。

（4）评估患者对疾病的认知程度和心理状态。

（二）护理措施

（1）急性期患者应卧床休息，限制探视。病情恢复后3~6个月逐渐恢复轻体力劳动。

（2）给予高热量、高蛋白、富含维生素的饮食，促进心肌细胞的恢复。

（3）严密监测心律、心率，急性期给予持续心电监护。尽早
发现心律失常、心力衰竭等并发症。一旦发生并发症，按其相应的护理常规护理。

（4）协助做好生活护理。

（三）健康指导

（1）嘱咐患者根据病情合理安排活动和休息，以免加重病情。

（2）指导患者自我监测脉搏、心率、心律等，发现异常及时就诊。

五、心肌梗死的护理

（一）概念

心肌梗死是心肌缺血性坏死。为在冠状动脉病变的基础上发生冠状动脉血供急剧减少或中断，使相应的心肌严重而持久的急性缺血导致心肌坏死。本病病人男性多于女性，男女之比为2：1~5：1。40岁以上占绝大多数。冬春两季发病较高，北方地区较南方地区为多。其发病的危险因素有原发性高血压、高脂血症、糖尿病、吸烟等。

（二）临床特点

1. 先兆

50%~81.2%的病人在起病前数日至数周有乏力、胸部不适、活动时心悸、气急、烦躁等前驱症状，其中以初发型心绞痛和恶化型心绞痛最为突出。心绞痛发作较以往频繁、性质较剧、持续较久、硝酸甘油疗效差、诱发因素不明显。

2. 症状

（1）疼痛：是最先出现的症状。其部位和性质与心绞痛相似，但多数无明显诱因，常发生于安静时，程度剧烈，呈难以忍受的压榨、窒息或烧灼样，伴有大汗、烦躁不安、恐惧及濒死感，持续时间可长达数小时或数天，服硝酸甘油无效。部分病人疼痛可向上腹部、下颌、颈部、背部放射而被误诊。少数心肌梗死病人可无疼痛，开始即表现为休克或急性心力衰竭。

（2）全身症状：有发热，体温可升高至 38℃ 左右，持续约 1 周，伴心动过速或过缓。

（3）胃肠道症状：疼痛剧烈时常伴频繁的恶心、呕吐和上腹胀痛，肠胀气亦不少见。

（4）心律失常：见于 75%～95% 的病人多发生在起病 1～2 周内，尤以 24h 内最多见。以室性心律时常多见，尤其是室性期前收缩。

（5）休克：主要为心源性休克，因心肌广泛坏死，心排血量急剧下降所致。休克多在起病后数小时至 1 周内发生，发生率 20% 左右。

（6）心力衰竭：主要为急性左心衰竭，可在起病最初几天内发生，或在梗死演变期出现，为梗死后心肌收缩力显著减弱或不协调所致。其发生率为 32%～48%。

3. 心脏浊音界可正常或轻至中度增大

心率可增快也可减慢，心律不齐；心尖部第一心音减弱，可闻及第四心音奔马律，部分病人在心前区可闻及收缩期杂音或咯喇音，为二尖瓣乳头肌功能失调或断裂所致；亦有部分病人在起病 2～3 天出现心包摩擦音。可有各种心律失常。除急性心肌梗死早期血压可增高外，几乎所有病人都有血压降低。当伴有心律失常、休克、心力衰竭时可出现相应体征。

（一）护理评估

1. 一般情况

评估有无冠心病的危险因素，如肥胖、高血压、糖尿病、高脂血症、吸烟等。主要观察生命体征、心律、心率变化。

2. 专科情况

（1）心前区疼痛的剧烈程度：此次胸痛发作的特征，并与以往心绞痛发作相比较，观察疼痛持续时间、性质、放射部位，是否有大汗，服用硝酸甘油后是否缓解。有无发热、恶心、呕吐、腹痛等伴随症状，是否有心律失常、休克、心力衰竭等表现。

（2）血清心肌酶：观察酶峰有无提前。

（3）心电图演变过程：观察抬高的 ST 段有无下移。

3. 实验室及其他检查

（1）心电图：有 Q 波心肌梗死心电图的特点为：宽而深的 Q 波，ST 段抬高呈弓背向上，T 波倒置。心内膜下心肌梗死时，无病理性 Q 波，有普遍性 ST 段压低 ≥0.1mv。急性心肌梗死时，有心电图的动态演变过程。

（2）超声心动图：心肌梗死时，可出现心室壁运动减弱，通过超声判断是否有室壁瘤形成。

（3）血清心肌酶增高：①肌酸磷酸激酶在起病 6h 内升高，24h 达高峰，3～4d 恢复正常。②谷-草转氨酶在起病 6～12h 后升高，24～48h 达高峰，3～6d 后降至正常。③乳酸脱氢酶在起病 8~10h 后升高，达到高峰时间在 2~3d，持续 1~2 周才恢复正常。

（二）护理措施

1. 病情观察

（1）密切观察病人神志、心率、心律、血压、呼吸的变化。及时记录报告病人对胸部不适的叙述、位置、时间、放射部位及诱发因素。

（2）心电监护：严密观察病人的心律、心率的变化，及时发现各种心律失常并通知医生及时处理。如下壁心肌梗死极易出现房室传导阻滞，前壁心肌梗死易出现室性期前收缩、房扑、室颤等。充分保证静脉通道以供急救时静脉给药，准备好所有急救药品及仪器。

2. 症状护理

持续疼痛：使病人保持安静，尽快解除疼痛，可选用哌替啶 50~100mg 肌肉注射或者吗啡 5~10mg 皮下注射，必要时 1~2h 后再注射一次，以后每 4~6h 可重复应用，注意呼吸功能的抑制。疼痛较轻者可选用硝酸甘油静脉泵入或舌下含服。

3. 用药护理

（1）抗凝护理：注意观察皮肤黏膜有无出血，是否有黑便、血尿、咯血等出血倾向，注意呕吐物和排泄物的颜色。

（2）溶栓护理：先检查血常规、血小板、出凝血时间和血型，配血备用。用药期间注意观察有无出血倾向和用药后反应及复查凝血时间等。静脉输液应选择容易压迫止血的部位穿刺，肌肉注射宜选用细针头。溶栓治疗前或治疗过程中应尽量避免动脉穿刺。

4. 一般护理

（1）休息：谢绝探视，必要时用镇静药物辅助。第 1~3d 绝对卧床休息，大小便应在床上，保持卧位，可协助病人翻身。第 4~6d，可在床上进行上下肢的被动和主动活动。第 2 周可床上活动，主动握拳，伸腿，逐渐抬高床头至坐起，根据病情可逐渐离床站立，室内行走，大小便自理。活动量要根据病人具体情况而定，如有并发症，老年体弱者可酌情延长卧床时间。在活动过程中，注意询问病人的感受，观察心率、血压的变化，如有不适，立即停止活动。

（2）吸氧：供给足够的氧气，1~3d 内应持续吸氧，以后根据病情可间断吸氧，2~4L/min，以提高动脉氧分压，限制梗死范围扩大，并间接起到止痛、镇静作用。

（3）补充水及电解质：迅速建立静脉通路，必要时同时建立多条静脉通路，以保证急救时静脉给药。

（4）止痛：遵医嘱给予止痛剂、血管扩张剂等，可选用哌替啶 50~100mg 肌肉注射或吗啡 5~10mg 皮下注射，及时缓解病人疼痛，注意呼吸功能的抑制，并随时询问患者疼痛的变化情况。

（5）饮食：因病人心功能下降，心搏血量减少，加上绝对卧床，胃肠蠕动减弱，消化功能降低，故宜进低脂、低胆固醇、清淡易消化的饮食。少量多餐，保证热量供应，避免饱食增加心脏负担。

（6）保持大便通畅：发病后 1 周内，常因病人不习惯卧床排便及活动量减少而发生便秘，可食香蕉、蜂蜜润肠，食用粗纤维食物，必要时酌情给予缓泻剂，并辅助于腹部按摩，排便时可使用开塞露，严禁用力。

（7）心理护理

疼痛、焦虑、恐惧可引起交感神经兴奋，心率加快、心律失常甚至引起猝死。也有的病人对本病的认识不足，过早活动，不能配合治疗，以致发生意外，所以要你耐心、细致进行心理护理，安慰病人，加强床旁巡视，让病人放心，使之正确对待疾病，积极配合治疗。

（8）并发症护理

急性心肌梗死早期死亡的主要原因是心律失常、心力衰竭和心源性休克，应进行心电图、心率、心律、血压、血氧饱和度及电解质和酸碱平衡监测，尽快解除疼痛。

1）严重心律失常：备好除颤器，发生心室颤动，尽快采用非同步电除颤，室性心动过速药物疗效不满意时也应及早同步直流电复律。

2）急性左心衰竭：协助病人取坐位，30%～50%的酒精湿化吸氧。遵医嘱及时应用吗啡（或哌替啶）、利尿剂、血管扩张剂等。

3）猝死：及时进行心肺复苏，挽救病人生命。

（三）健康教育

（1）调整和改变以往的生活方式：低糖、低脂、低胆固醇饮食，肥胖者限制热量摄入，控制体重；戒烟酒；克服急躁、焦虑情绪，保持乐观、平和的心情；避免饱餐，防止便秘；按时服药，定期复查等。

（2）告诉家属，病人生活方式的改变需要家属的积极配合与支持，家人应给病人创造一个良好的身心休养环境。

（3）建议病人出院后继续门诊随访，进行康复治疗。合理安排休息与活动，保证足够的睡眠，适当参加力所能及的体力活动。

（4）指导病人遵医嘱服用β受体阻滞剂、血管扩张剂、钙通道阻滞剂、降血脂药及抗血小板药物等。

六、心绞痛护理常规

按内科及循环系统疾病一般护理常规。

（一）护理评估

（1）评估诱发患者心绞痛的因素，了解疼痛的部位、性质及持续时间，观察抗心绞痛药物的疗效及不良反应，警惕心肌梗死的发生。

（2）监测患者的血压、脉搏、呼吸变化。

（3）监测心电图变化，注意有无形态、节律等变化，评估有无心肌缺血、心律失常。

（4）评估患者对疾病的认知程度和心理状态。

（二）护理措施

（1）根据患者病情合理安排休息和活动，充分保证足够的睡眠。心绞痛发作频繁时，应卧床休息，保持环境安静，严格控制探视；疼痛发作时，立即停止活动，就地休息。

（2）合理饮食，给予低脂肪、低胆固醇、低热量、适量纤维素的饮食。进食不宜过饱，避免暴饮暴食，控制食盐摄入量<5g/d。戒烟酒，不饮浓茶和咖啡。

（3）患者胸痛时给予中等流量的间断吸氧。

（4）心绞痛严重时，遵医嘱舌下含服或静脉滴注硝酸甘油等，用药时注意滴速和血压的变化。

（5）保持大便通畅，避免用力大便。必要时使用缓泻剂或开塞露塞肛。

（6）给予患者安抚和心理支持，指导患者放松，缓解和消除紧张情绪。

（三）健康指导

（1）指导患者避免诱发心绞痛的因素，纠正不良的生活方式，如避免高脂肪、高胆固醇、高盐饮食；避免重体力劳动和剧烈活动；避免情绪过度激动和精神高度紧张；戒烟酒，不饮浓茶和咖啡；避免寒冷刺激；避免长时间洗澡或淋浴等。

（2）告诉患者疼痛发作时的处理方法，随身携带"保健盒"，学会正确服药和疗效观察。

（3）指导患者识别心肌梗死的先兆症状，如心绞痛发作频繁或程度加重、含服硝酸甘油无效时应立即护送就医。

七、心律失常护理常规

按内科及循环系统疾病一般护理常规。

（一）护理评估

（1）询问患者既往有无器质性心脏病，有无类似发作病史。

（2）评估患者血压、心律、心率、神志等，评估心律失常发生的时间、频率和类型，了解抗心律失常药物的效果。

（3）评估心律失常发作时有无伴随症状，如脉搏加快或细弱、血压下降、头晕、黑矇、晕厥、气短、胸痛等。注意严重的心律失常可引发心搏骤停。

（4）评估患者对疾病的认知程度和心理状态，有无紧张、焦虑情绪。

（二）护理措施

（1）根据心律失常的程度和特点合理安排休息和活动。严重心律失常者，应卧床休息；心动过速者，应限制活动；心动过缓者，避免兴奋迷走神经的活动，如避免排便时屏气；室性心动过速者，指导患者尝试频繁用力咳嗽，促进心律复律。

（2）饮食宜清淡无刺激，避免进食刺激性食物和饮用兴奋性饮料。戒烟、酒。低钾时，给予含钾高的食物，如橙子、香蕉等。

（3）遵医嘱给予氧气吸入。

（4）监测血压、心率、呼吸、神志等变化。

（5）急性心律失常者给予持续心电监护。评估心律失常发生的时间、频率和类型。对于室颤等严重的心律失常，及时做好急救准备，立即给予复律和心肺复苏，并遵医嘱给予生命支持疗法。

（6）遵医嘱给予抗心律失常药物治疗，观察药物的作用及副作用。

（7）给予患者安抚和心理支持，稳定患者情绪，缓解紧张和焦虑。

（三）健康指导

（1）指导患者避免诱发心律失常的诱因。保持心情舒畅，注意劳逸结合；建立健康的生活方式，戒烟酒、控制体重；保持大便通畅；及时治疗腹泻、脱水等引起电解质紊乱的疾病；避免从事高空作业、驾驶等紧张工作。

（2）严格遵医嘱服药，定期复查。

（3）教会患者及其家属观察脉搏变化，如发现异常，及时就医。

八、原发性高血压护理常规

按内科及循环系统疾病一般护理常规。

（一）护理评估

（1）询问患者有无原发性高血压的危险因素。

（2）评估患者的血压、脉搏、心率、呼吸等，了解血压的波动范围。

（3）询问患者有无头痛、胸闷、恶心等症状。

（4）评估患者对疾病的认识、用药史及对治疗的依从性。

（二）护理措施

（1）根据患者的血压合理安排休息和活动，保证充足睡眠。血压控制不理想，波动大时，应避免剧烈活动；严重高血压或出现有头痛、胸闷、恶心等症状时卧床休息。服药后注意预防直立性低血压，如避免突然改变体位，动作宜缓慢等。

（2）饮食以低盐、低脂肪、低胆固醇、优质蛋白高、含钾高、清淡为宜。戒烟、忌酗酒。

（3）密切观察患者的生命体征，观察有无头痛、胸闷、恶心等症状，严防高血压危象的发生。

（4）遵医嘱给予降压等治疗，观察降压药的疗效和副作用。

（5）保持大便通畅，忌用力大便。

（6）并发心衰、肾功能不全、高血压脑病者按相关疾病护理常规护理。

（7）给予心理护理，引导患者严格遵医嘱服药，增强战胜疾病的信心。

（三）健康指导

（1）指导患者调整和纠正不良生活方式。如避免高脂肪、高胆固醇、高盐饮食；避免剧烈活动；避免便秘；控制情绪，避免过度激动和精神高度紧张；戒烟酒等。

（2）向患者强调遵医嘱服药的重要性，坚持服药，定期复查。

（3）教会患者及其家属测量血压。交代患者如出现血压急剧上升、头痛、胸闷、恶心等不适，须立即就地休息，尽快到医院就诊。

九、扩张性心肌病护理常规

按内科及循环系统疾病一般护理常规。

（一）护理评估

（1）询问患者既往有无其他疾病。

（2）评估患者是否有气急、呼吸困难、水肿、肝大等充血性心力衰竭症状。

（3）评估患者心腔扩大程度、有无心律失常等发生。

（4）评估患者对活动的耐受程度和对疾病的认知程度，评估有无焦虑情绪等。

（二）护理措施

（1）注意休息，限制体力活动，降低心肌耗氧量。并发心力衰竭和严重心律失常者，绝对卧床休息。

（2）给予低盐、富含优质蛋白、丰富维生素的清淡饮食。

（3）对于有气促、呼吸困难者，给予氧气吸入。

（4）密切观察患者有无气促、呼吸困难、水肿、肝大等充血性心力衰竭症状及严重心律失常并发症，严防猝死的发生。

（5）遵医嘱给药，注意药物的作用与不良反应。慎用洋地黄，以免中毒。

（6）注意保暖，预防呼吸道感染。

（7）做好心理护理，保持情绪稳定。

（三）健康指导

（1）注意劳逸结合，避免重体力劳动；避免剧烈活动；戒除烟、酒等。

（2）加强营养，增强机体抵抗力，预防呼吸道感染。

（3）遵医嘱，坚持服药，定期复查。

十、急性心力衰竭的护理

（一）概念

急性心力衰竭是指由于某种病因使心排血量短时间内急剧下降，甚至丧失排血功能，导致组织器官供血不足和急性淤血的综合征。主要病因有：急性弥漫性心肌损伤、严重心排血量不足、严重心律失常、重症高血压等。临床上最常见的是急性左心衰引起的急性肺水肿。

（二）临床特点

（1）突发严重呼吸困难，端坐呼吸，频繁咳嗽，咳大量粉红色泡沫样痰，有窒息感并且极度烦躁不安、恐、面色青灰、口唇发绀、大汗淋漓、皮肤湿冷。

（2）呼吸频率可达 30~40 次/分钟，吸气时锁骨上窝和肋间隙内陷，心率增快，动脉压早期可升高，随后下降，严重者可出现心源性休克。

（3）听诊两肺布满湿啰音和哮鸣音，心尖部可闻及舒张期奔马律。

（三）护理评估

1. 一般情况

观察病人生命体征及精神状况，询问其过敏史、家族史，了解对疾病的认识。

2. 专科评估

（1）咳嗽的严重程度，痰液的量、颜色及性质，是否有白色泡沫样痰或粉红色泡沫样痰。

（2）是否被动坐起，评估呼吸困难程度。

（3）有无出汗、皮肤湿冷、面色苍白或发绀。

3. 实验室及其他检查

（1）听诊：两肺布满湿啰音和哮鸣音。心脏听诊有心尖部舒张期奔马律。

（2）痰液检查：大量粉红色泡沫样痰。

（四）护理措施

1. 病情观察

（1）观察病人的咳嗽情况、痰液的性质和量，协助咳嗽、排痰，保持呼吸道通畅。

（2）严密观察病人的呼吸频率、深度，意识、精神状态，皮肤颜色及湿度，肺部啰音的变化，监测血气分析结果和血氧饱和度结果，以判断药物疗效和病情发展。

（3）严格掌握输液速度，滴速维持在 20～30 滴/分为宜，并向患者及家属说明重要性，避免随意调快滴速，诱发急性肺水肿。

（4）观察肾灌注减少的指征，测量并记录尿量。如果尿量少于 30mL/小时，通知医生。

2. 症状护理

（1）立即协助病人取坐位，双腿下垂，减少回心血量而减轻肺水肿。

（2）给予 20%～30% 的酒精湿化吸氧，流量 6～8 升/分钟，以降低肺泡内泡沫的表面张力，使之破裂，改善肺泡通气，使血氧饱和度在 90% 以上，血气分析值正常，患者放松、舒适、呼吸频率在 12～16 次/分。注意浓度勿过高和吸入时间不宜过长，以免引起乙醇中毒。

（3）迅速建立静脉通路，遵医嘱使用镇静、强心、扩血管、利尿剂等、

（4）留置导尿，准确记录 24 小时出入量。

（5）保持病室安静，对烦躁的患者做好约束，以防止坠床及出现其他安全问题。

3. 用药护理

（1）镇静剂：吗啡 5～10mg 皮下注射，或 3～5mg 静脉注射，5～15 分钟可重复使用。可用于任何原因引起的肺水肿。应用吗啡时应观察有无呼吸抑制、心动过缓。

（2）利尿剂：常应用呋塞米等强效利尿剂静脉推注，因使用剂量较大注意观察利尿剂效果及不良反应，有无电解质紊乱，记录尿量，排尿困难者应进行导尿。

（3）平喘解痉剂：多采用氨茶碱静脉滴注，以缓解支气管痉挛。

（4）血管扩张剂：硝普钠 25mg 加入 5%GS50mL 微量泵泵入，血压低者合用多巴胺，或选用硝酸甘油微量泵泵入。注意输液速度和血压的变化，防止低血压发生，硝普钠应避光现用现配。

（5）强心药：西地兰 0.2～0.4mg 稀释后缓慢静脉注射 15～20 分钟，注意心率的变化，低于 60 次/分应停药通知医师。

4. 一般护理

（1）绝对卧床休息，采取舒适体位，生活由他人照顾。

（2）饮食宜清淡，易消化、富营养，每餐不宜过饱，少量多餐。应低盐或无盐，多食蔬菜水果，保持大便通畅，切勿用力排便以免加重心脏负担，突然发生心搏骤停。劝戒烟、酒。

（3）保持室内空气新鲜、温暖、安静。注意保暖，防止受凉及呼吸道感染，以免加重心衰。病情危重者进行监护。

（4）严重呼吸困难者给予半卧位或端坐位。

（5）医护人员在抢救时，保持镇静、操作熟练、忙而不乱。避免在病人面前讨论病情，以减少误解。

（6）简要介绍病室环境、本病的病因、临床表现、救治措施及使用监测设备的必要性，解除病人的恐惧心理。

5. 心理护理

（1）急性左心衰患者因严重呼吸困难而烦躁不安、发生焦虑或恐惧，护士应多陪伴安慰患者，消除恐惧心理，使其积极配合治疗护理。可向其简要解释检查和治疗的目的，告诉患者医务人员正积极采取措施，不适症状会逐渐得到控制。

（2）指导病人进行自我心理调整，如深呼吸、放松疗法等，使病人保持情绪稳定。

6. 并发症的预防与护理

（1）服用洋地黄类药物时，注意心率变化，心率<60 次/分，应停止用药。注意观察洋地黄的毒性反应，出现中毒症状，如黄绿视、心律失常等，应立即停药并通知医生。

（2）应用利尿剂时注意观察血钾情况及有无乏力、腹胀、肠鸣音减弱等低钾血症的表现，以免出现低血钾。低血钾时应指导患者进食含高钾的食物，如橘子、橙汁、香蕉等。

（3）鼓励患者做下肢活动或被动活动，防止下肢静脉血栓形成导致肺栓塞。

（4）水肿患者应加强皮肤护理，保持床单位干燥无渣屑，经常变换体位，长期受压部位垫软垫或海绵垫，防止发生压疮。

（五）健康教育

（1）向病人及家属介绍急性心力衰竭的诱因，积极治疗原有的心脏疾病。

（2）嘱病人在静脉输液前主动告诉护士自己有心脏病史，便于护士在输液时控制输液量和速度。

（3）指导病人注意避免心力衰竭的诱发因素，如感染（尤其是呼吸道感染）、过度劳累、情绪激动、钠盐摄入过多、输液过多过快等。育龄妇女应避孕。

（4）饮食宜清淡、易消化、富含营养，每餐不宜过饱，多食蔬菜、水果，防止便秘。

（5）戒烟酒

（6）合理安排活动与休息，从事轻体力工作，避免重体力劳动以免诱发心力衰竭。建议病人可做散步、打太极拳等运动。适当活动有利于提高心脏储备力，提高活动耐力，改善心理状态和生活质量。

（7）告知严格遵医嘱服药，不随意增减或撤换药物的重要性。指导患者识别服用洋地黄中毒的反应：用血管扩张剂者，改变体位时不宜过快，防止发生直立性低血压。

（8）嘱病人定期门诊随访，防止病情发展。

十一、慢性心力衰竭的护理

（一）概念

各种不同病因的循环系统疾病逐渐发展到心脏功能受损时，均可导致慢性心力衰竭。病因以风湿性心脏瓣膜病居首位，其次是冠心病和高血压，扩张型心肌病近年有上升的趋势。诱因有感染，劳累，精神紧张，妊娠和分娩，心律失常，水、电解质紊乱等。

（二）临床特点

1. 左心衰竭

主要表现为肺循环淤血和心排血量降低的综合征。

（1）呼吸困难：劳力性呼吸困难是左心衰竭的典型表现。严重时病人可出现端坐呼吸，采取的坐位越高说明心力衰竭的程度越重。

（2）咳嗽、咳痰和咯血：常发生在夜间，痰常呈白色泡沫状，有时痰中带血丝，当肺淤血明显加重或有肺水肿时，可咳粉红色泡沫状痰。

（3）低心排血量症状：如乏力、头晕、嗜睡或失眠、尿少、心悸、发绀等，其主要是由于心、脑、肾及骨骼肌等脏器组织血液灌注不足所致。

（4）体征：可表现为呼吸加快，交替脉，血压一般正常，有时脉压减小。皮肤黏膜苍白或发绀。多数有左心室增大，心率加快，心尖部可闻及舒张期奔马律，肺动脉瓣区第二心音亢进。两肺底可闻及湿啰音。此外，还有原有心脏病的体征如瓣膜疾病的杂音等。

2. 右心衰竭

主要表现为体循环淤血的综合征。

（1）由于各脏器慢性持续性淤血，病人可有食欲不振、恶心、呕吐、腹胀、尿少、夜尿等症状。

（2）体征：可见颈静脉充盈或怒张、肝大、水肿、胸骨左缘第 3~4 肋间可听到舒张期奔马律等。

3. 心功能分级

正确评价患者心功能，对于判断病情轻重和指导患者活动量具有重要意义。

（三）护理评估

1. 一般情况

观察病人的生命体征有无异常，询问有无过敏史，评估其心理状态及家属的关心程度。

2. 专科情况

（1）询问病人有无冠心病、高血压、风湿性心脏瓣膜病等病史。

（2）询问病人有无呼吸道感染、心律失常、劳累过度等诱发因素。

（3）询问病人是否有夜间睡眠中憋醒，有无日常生活或体力劳动后心慌、气短，甚至休息状态下的呼吸困难。有无由于肺泡淤血，支气管黏膜淤血所引起的白色泡沫痰或粉红色泡沫痰的现象。

（4）了解右心衰竭的病人是否有恶心、呕吐、食欲不振、腹胀、腹痛、体重增加及身体低垂部位水肿。

（5）生命体征的监测：如呼吸状况、脉搏快慢、有无交替脉、心率有无增快、血压有无降低、心脏有无增大及颈静脉充盈情况。

3. 实验室及其他检查

（1）X 线检查：心脏的外形和各房室的大小有助于原发性心脏病的诊断。肺淤血的程度可判断左心衰竭的严重程度。当有肺泡性肺水肿时，肺门阴影呈蝴蝶状。

（2）心电图：可有左心室肥厚劳损，右心室增大，V_1 导联 P 波终末负电势增大等。

（3）超声心电图：左室射血分数降低，舒张功能减弱。

（四）护理措施

1. 病情观察

（1）密切监测心电监护、血压、脉搏、呼吸、意识、尿量及心、肾功能变化。

（2）密切观察病人口唇及末梢发绀情况。

（3）嘱病人穿柔软、宽松的衣物，保持床单位平整、洁净，保持皮肤清洁，经常按摩骨隆突处，预防压疮的发生。必要时可使用气垫床。

（4）观察水肿消长情况，每日测体重，准确记录出入量，并将其重要性告诉病人及家属，取得配合。适当控制液体入量。摄入量根据患者情况不同指导不同，一般在1500mL左右。负平衡1000左右。

（5）观察患者用药后的反应，症状有无减轻。

2. 症状护理

（1）急性左心衰肺水肿时，应立即协助病人取坐位，两腿下垂，减少静脉回流。高流量20%～30%酒精湿化吸氧，以降低肺泡内泡沫的表面张力。酒精吸氧时间不宜过长，应间歇采用。遵医嘱给予吗啡镇静、强心、利尿、扩血管药物治疗，尽快缓解缺氧和呼吸困难。

（2）洋地黄中毒及其处理：洋地黄中毒最重要的反应是各类心律失常。最常见的为室性期前收缩。快速房性心律失常又伴有传导阻滞是洋地黄中毒的特征性表现。发生洋地黄中毒时应立即停药。单发性室性期前收缩、Ⅰ度房室传导阻滞等停药后自行消失；对于快速心律失常，血钾不低者可用利多卡因；有传导阻滞及缓慢性心律失常者可用阿托品。

3. 用药护理

（1）观察药物不良反应：使用洋地黄时应注意病人用药前后心率，注意洋地黄的毒性反应；使用扩血管药物时应注意血压变化，酌情调节液体滴速；使用利尿剂时应准确记录病人的出入量，防止出现电解质紊乱。静脉给药时应控制输液总量及滴注速度，避免造成血容量增加过多而诱发心力衰竭加重。

（2）电解质紊乱的护理：长期使用利尿剂容易出现电解质紊乱，特别是高血钾或低血钾。血管紧张素转换酶抑制剂有较强的保钾作用，与不同类型的利尿剂合用时应特别注意：对于血钠过低者应谨慎，应区别是由于血液稀释还是体内钠不足；前者水钠均有潴留，病人尿少而比重低。体内钠不足多因利尿过度所致，病人血容量减少，尿少而比重高，此时应给予高渗盐水补充钠盐。

4. 一般护理

（1）Ⅰ级心力衰竭不限制一般的体力活动，积极参加体育锻炼，避免剧烈运动和重体力劳动；Ⅱ级心力衰竭适当限制体力活动，增加休息，可进行轻体力的工作和家务劳动；Ⅲ级心力衰竭严格限制一般的体力活动，但日常生活可以自理或在他人协助下自理；Ⅳ绝对卧床休息，取舒适体位，生活由他人照顾。

（2）给予易咀嚼、易消化、富含维生素的饮食，限制总热量的摄入，少量多餐，避免过饱。勿用力大便，必要时使用缓泻剂。限制钠盐摄入，每日少于5g，服利尿剂者可适当放宽限制含钠高的食品。如发酵面食、腌制品、罐头、啤酒、碳酸饮料等，可用糖、醋、蒜调味以增进食欲。

（3）合理给氧，根据缺氧程度调节氧流量。

（4）协助病人取半卧位或坐位安静休息，鼓励病人多翻身，尽量做缓慢的深呼吸。

5. 心理护理

病人常因病情反复而易烦躁不安，紧张多虑甚至悲观失望，故对病人多行安慰和鼓励，增强其治愈疾病的信心。必要时可给予适当的镇静药,并保持病室安静、空气新鲜,防止呼吸道感染。

6. 并发症的预防与护理

(1) 服用洋地黄类药物时,注意心率变化,心率<60 次/分,应停止用药。注意观察洋地黄的毒性反应,出现中毒症状,如黄绿视、心律失常等,应立即停药并通知医生。

(2) 应用利尿剂时注意观察血钾情况及有无乏力、腹胀、肠鸣音减弱等低钾血症的表现,以免出现低血钾。低血钾时应指导患者进食含高钾的食物,如橘子、橙汁、香蕉等。

(3) 鼓励患者做下肢活动或被动活动,防止下肢静脉血栓形成导致肺栓塞。

(4) 水肿患者应加强皮肤护理,保持床单位干燥无渣屑,经常变换体位,长期受压部位垫软垫或海绵垫,防止发生压疮。

(五) 健康教育

(1) 指导病人积极治疗原发病,注意避免心力衰竭的诱发因素,如感染 (尤其是呼吸道感染)、过度劳累、情绪激动、钠盐摄入过多、输液过多过快等。育龄妇女应避孕。

(2) 饮食宜清淡、易消化、富含营养,每餐不宜过饱,多食蔬菜、水果,防止便秘。

(3) 戒烟酒。

(4) 合理安排活动与休息,从事轻体力工作,避免重体力劳动以免诱发心力衰竭。建议病人可做散步、打太极拳等运动。适当活动有利于提高心脏储备力,提高活动耐力,改善心理状态和生活质量。

(5) 告知严格遵医嘱服药,不随意增减或撤换药物的重要性。指导患者识别服用洋地黄中毒的反应;用血管扩张剂者,改变体位时不宜过快,防止发生直立性低血压。

(6) 嘱病人定期门诊随访,防止病情发展。

十二、心搏骤停的急救护理常规

(一) 心肺复苏基础生命支持术护理常规

按急诊抢救患者护理常规。

1. 护理评估

(1) 迅速判断患者意识

呼叫患者姓名,轻拍患者肩部,观察其对刺激有无反应,判断意识是否丧失,判断时间不超过 10 秒。确认患者意识丧失,立即呼救,寻求他人帮助。

(2) 判断呼吸

看:患者胸部有无起伏;感觉:面部贴近患者的口鼻,感觉有无气体呼出;听:耳听患者呼吸道内有无气流逸出的声音,判断有无呼吸,判断时间不超过 10 秒。无反应表示呼吸停止,应立即给予人工呼吸。

3. 判断患者颈动脉搏动

术者用食指和中指指尖触及患者气管正中 (相当于喉结部位),旁开两指,至胸锁乳头肌前缘凹陷处,判断时间不超过 10 秒。如无颈动脉搏动,应立即行胸外心脏按压。

2. 护理措施

(1) 一旦确诊心搏骤停,立即向周围人员呼救并紧急呼叫值班医师,积极就地抢救,立即进行徒手心肺复苏术（CPR）。

（2）紧急实施徒手心肺复苏术，建立呼吸通道

1）将患者置于硬板床或背部坚实的平面（小板、地板、水泥等），取仰卧位，双腿伸直．解开上衣，放松裤带。

2）开放气道，清除呼吸道内异物：开放气道采用仰头抬颌法：患者仰卧，急救者一手放在患者前额，使头部后仰，另一手的食指与中指置于下颌骨外向上抬颌。若呼吸道内有分泌物，应当及时清理呼吸道，取下活动义齿，再开放气道。

3）人工呼吸：人工呼吸采用口对口呼吸法：抢救者深吸气后．用口唇把患者的口唇罩住呈密封状，缓慢吹气持续2秒，确保胸廓隆起。送气时，用一手拇指与食指捏住患者鼻子防漏气；呼气时，两手指松开。通气频率为10~12次/分钟，每次吹气量为700~1000mL。

应用简易呼吸器法：将简易呼吸器连接氧气，氧流量8~10L/min。一手以"EC"手法固定面罩，另一手挤压简易呼吸器，每次送气400~600mL，频率10~12次/分钟。

送气同时观察人工呼吸的有效指征，即见患者胸廓起伏。

4）胸外心脏按压：抢救者跪于患者的右侧．快速确定按压部位为胸骨中下1/3处。按压手法：以一手掌根部放于按压的准确部位，另一手平行重叠于此手背上，手指并拢，只以掌心部接触按压部位双臂位于患者胸骨正上方，双肘关节伸直．利用上身重量垂直下压。按压幅度：使患者胸骨下陷成人为4~5cm；5~13岁儿童为3cm；婴幼儿为2cm。按压频率：100次/分钟。胸外按压与人工呼吸比例为30：2。操作5个循环后再次判断颈动脉搏动及自主呼吸10秒，如已恢复，进行进一步生命支持；如自主呼吸未恢复，继续上述操作5个循环再次判断，直至高级生命支持人员及仪器设备的到达。

5）心肺复苏的过程中密切观察有效指征：①能摸到大动脉搏动，收缩压在8kPa（60mmHg）以上；②发绀减退，面色、口唇、甲床及皮肤等色泽由灰转红；③散大的瞳孔缩小；④呼吸改善或出现自主呼吸；⑤昏迷变浅或出现反射或挣扎；⑥可以排尿；⑦心电图波形改善。

以上只要出现前2项指标，说明有效，应继续行CPR。胸外心脏按压的同时，可用面罩呼吸囊加压给氧，必要时立即行气管内插管或人工呼吸机辅助呼吸。

（3）迅速建立有效的静脉给药通道，遵医嘱及时准确给予各种抢救药物，纠正水、电解质和酸碱平衡失调，并密切观察药物的效果。

（4）进行心电监护。如出现室颤，经药物治疗无效，应尽快进行电除颤术。

3．健康指导

（1）安抚患者，保持患者情绪稳定，使患者配合治疗。

（2）与家属沟通，获得理解和支持。

（二）心肺复苏高级和延续生命支持护理常规

按急诊抢救患者护理常规。

1．护理评估

（1）严密监测生命体征、意识状态等变化。

（2）评估患者的皮肤是否完好。

（3）准确评估尿量，尤其是每小时的尿量。

（4）评估患者的心理反应，有无恐惧、害怕等。

2. 护理措施

（1）进行连续心电监护，每15~30分钟监测1次生命体征，严密观察意识、瞳孔等变化，出现异常立即通知医师处理。

（2）持续吸氧，密切观察呼吸频率、节律的变化。行气管插管术和使用呼吸机者，严密监测呼吸频率、深度、皮肤色泽、血气分析、血氧饱和度等。

（3）保持呼吸道通畅。气管插管者定时湿化气道和气管，及时抽吸气道及口腔内分泌物，防止呼吸道阻塞。吸引过程中严格无菌操作，气管切开者按气管切开护理常规护理。

（4）高热者按高热护理常规。

（5）保护脑组织，及早使用冰帽。遵医嘱给予脱水剂、激素、促进脑细胞代谢等药物，从而减轻脑缺氧，降低颅内压，防止脑水肿。

（6）记录24小时出入水量．注意每小时尿量变化。

（7）做好各项基础护理，预防压疮、肺部感染等并发症，做好各项记录。

（8）备好各种抢救用品，做好心搏骤停复发的抢救。

3. 健康指导

（1）安抚和鼓励患者，使其树立战胜疾病的信心。

（2）与家属沟通．取得家属理解与配合。

十三、过敏性休克护理常规

按内科疾病及急诊抢救患者护理常规。

（一）护理评估

（1）仔细评估患者的生命体征、神志、尿量。

（2）评估患者精神状况，皮肤的色泽、温度和湿度，了解微循环灌注的情况。

（3）观察有无支气管痉挛、脑水肿、肺水肿等。

（二）护理措施

（1）一旦确认患者发生过敏性休克，立即停用或消除引起过敏反应的物质。

（2）就地抢救，将患者平卧。

（3）立即皮下或肌内注射0.1%肾上腺素0.5~1mg，小儿酌减。症状不缓解，遵医嘱隔20~30分钟再皮下或静脉注射0.5mg。

（4）建立静脉输液通道。保暖，防止寒冷加重循环衰竭。

（5）吸氧，改善缺氧状况。呼吸抑制时，遵医嘱注射尼可刹米、洛贝林；如呼吸停止，行人工呼吸；喉头水肿或明显呼吸困难者可行气管切开。

（6）遵医嘱予以地塞米松5~10mg静脉注射或氢化可的松100~200mg加入500mL葡萄糖溶液中静脉滴注；抗组胺类药物如异丙嗪、苯海拉明；血管活性药物，如多巴胺、间羟胺等。

（7）心搏骤停者，应立即给予心肺复苏术。

（8）评估患者生命体征、尿量，并记录。

（三）健康指导

（1）避免接触变应原。

（2）给予心理疏导，减轻紧张压力。

（吴翠焕）

第四章　心内科护理

第一节　原发性高血压的护理

原发性高血压是指原因不明的高血压，可引起严重的心脑肾并发症，是脑卒中和冠心病的主要危险因素之一。成人高血压：收缩压（SBP）≥140mmHg和（或）舒张压（dBP）≥90mmHg。其基本病理为小血管主要是小动脉平滑肌的痉挛和平滑肌细胞增殖。发病机制尚不太清楚。目前认为，交感神经-肾上腺髓质系统（SAS）激活、肾素-血管紧张素系统（RAS）激活，血管平滑肌细胞膜阳离子转运异常，三者引起血管收缩，血管平滑肌细胞增殖而使管腔变窄，血管壁对血管活性物质的敏感性和反应性增高。再加遗传易感性与坏境因素，如摄盐过多、肥胖、饮酒、情绪紧张、过劳等因素共同作用，造成血压调节失常，外周血管阻力增高、心排血量和血容量增加而导致高血压。

【护理评估】

一、病史

应询问有无高血压家族史，有无高盐、低钙、低钾的饮食习惯和烟酒嗜好，是否长期处在精神紧张和过度疲劳的状态，体重指数（BMI）是否偏高等。

二、主要临床表现

（一）心血管危险绝对水平的分层

（1）低危组：一级高血压患者，无心血管疾病的危险因素。

（2）中危组：一级高血压伴1~2个危险因素。

（3）高危组：包括3个危险因素，有糖尿病或靶器官损害的一级或二级高血压，以及不伴其他危险因素的三级高血压患者。

（4）极高危组：三级高血压，有一种或一种以上的危险因素，以及有临床心血管疾病或肾脏疾病的所有患者。

（二）靶器官损害

左室肥厚；蛋白尿和（或）血肌酐浓度↑（1.2~2.0μg/dl）；动脉粥样硬化斑块；视网膜动脉狭窄。

（三）相关临床情况

（1）脑血管疾病：缺血性中风，脑出血，TIA。

（2）心脏疾病：心肌梗死、心绞痛、冠脉重建术，心力衰竭。

（3）肾脏疾病（糖尿病肾病，肾功能衰竭，血浆肌酐>2.0μg/dl）。

（4）血管疾病（夹层动脉瘤，有症状性动脉疾病）。

（5）视网膜病变（出血或渗出，视盘水肿）。

（四）心理社会评估

高血压病人可出现情绪紧张不安，希望能尽快去除疾病，常不能坚持长期治疗，对饮食控制不理解，出现并发症后病人容易丧失信心，情绪低落。

（五）护理体检

护士应监测病人的血压，测量身高、体重，注意颈动脉、上下肢动脉的搏动情况，颈、腹部有无血管杂音以及病人的眼底等。尚需注意有无心、脑、肾并发症的体征。

（六）辅助检查

为一般性的检查，如全血细胞计数、尿液分析、血清钾、钠浓度、空腹血糖、血清胆固醇、血中尿素氮、血清肌酐、心电图和胸部 X 线检查等。近年来，已能用小型携带式血压记录仪测定 24 小时动态血压。

三、护理诊断

（1）活动无耐力与疲乏，头晕和心脏受损有关。

（2）知识缺乏缺乏对疾病、治疗、饮食控制的正确认识。

（3）心、脑、肾及外周组织灌注不足与血管外周阻力增加有关。

（4）执行医疗方案无效与治疗复杂，需长期坚持有关。

（5）营养失调高于机体需要量与饮食过多、活动减少有关。

（6）医护合作性问题潜在并发症：脑卒中、心力衰竭、尿毒症、高血压危象。

【护理目标】

（1）病人能够说出活动耐力差的原因，主诉活动时舒适感增加。

（2）病人能够说出常用药物的名称、剂量、作用和不良反应，并能参与讨论饮食控制的方法。

（3）病人能够保持足够的组织灌流量。

（4）病人能够描述和愿意配合治疗计划。

（5）病人能够保持理想体重。

四、护理措施

（一）控制体重

体重与血压呈正相关，减轻体重能使高血压的发生率减少 28%~48%。减轻体重的方法有两种：一是限制过量饮食，二是增加运动量。护士应与病人一起制定饮食计划和活动计划。

（二）限制钠盐

高钠可使交感神经兴奋，外周阻力增加、血压升高。对盐的摄入控制在 5~6g/d，限盐常不易被患者所接受，可采用下述方法：①将盐集中放在一个菜中；②用糖醋调味；③避免食用腌制品。

（三）限制烟酒和咖啡

酒精和咖啡也会影响血压，故建议高血压患者限制饮酒量，必要时完全戒烟酒，饮咖啡亦应限制。

（四）活动

如快步行走、慢跑、游泳、骑自行车等活动，不但能够降压，而且还能减轻体重，一般从小运动量开始，逐渐增加，且应观察有无呼吸困难或胸痛等症状，以防猝死。事先最好做运动试验，以选择合适的强度和时间。

（五）松弛疗法

如缓慢地深呼吸，全身肌肉放松等，适合于中老年人及有心血管并发症的高血压病人。

（六）药物治疗及护理

常用的抗高血压药包括利尿剂、肾上腺素能受体阻滞剂、血管扩张剂、血管紧张素转换酶抑制剂、钙通道阻滞剂等。

1. 利尿剂

由于排钠利尿使血容量降低而降压。噻嗪类应用普遍，因长期使用可致血糖、血脂及血尿酸升高、血钾降低，使冠心病发病率升高，故不再作为第一线降压药，但对肥胖病人和容量依赖性高血压病人疗效较好。氢氯噻嗪 12.5mg，每日 1~2 次。保钾利尿剂螺内酯与噻嗪类合用能防止钾丢失。非噻嗪类利尿剂吲达帕胺 2.5mg 每日一次，1 周后血压明显下降，4 周后血压趋稳定水平。不良反应少，被推荐为第一线降压药。

2. 肾上腺能受体阻滞剂

β-受体阻滞剂阿替洛尔 12.5~50mg，每日 1~2 次，美托洛尔 25~100mg，每日 2 次，支气管收缩和外周血管收缩较轻，适合长期服用。

3. 血管扩张剂

利尿剂和 β-受体阻滞剂联合仍不能控制血压时，可用血管扩张剂。

4. 血管紧张肽转换酶抑制剂

抑制转换酶（ACE），使血压下降。卡托普利宜从小剂量 12.5mg 开始，每日 2~3 次，可增至 25mg，每日 2~3 次，副作用有干咳、味觉异常、皮疹等。但肾功能不全者或肾血管性高血压时慎用。

5. 钙通道阻滞剂

阻滞 Ca 内流和细胞内 Ca 移动，使心肌和外周血管收缩性降低，阻力降低，血压下降。常用硝苯地平 15~60mg，分 3 次服用。维拉帕米 120~360mg，分 3 次服用。氨氯地平 5~10mg，每日 1 次。拉息地平 4~8mg，每日 1 次。

护士应劝告病人利尿剂勿与巴比妥类、麻醉剂同服，以防直立性低血压，注意监测血清电解质、尿素氮、尿酸的浓度等。

应用 β-受体阻滞剂，应教会病人测脉搏以防心动过缓等心律失常，并且不可突然停药，注意有无心力衰竭症状。

服用钙通道阻滞剂特别是硝苯地平，应注意有无低血压，服用维拉帕米应监测脉搏是否有心动过缓。

应用转换酶抑制剂需检查尿中蛋白和白细胞，以判定有无肾损害及其程度。该类药物可引起味觉丧失、食欲降低。

（七）高血压危象的护理

高血压危象包括恶性高血压等需立即降压的情况。

（1）病人进入加强监护病房：吸氧并接受严密监测，监测的项目包括尿量、血压、中心静脉压和微血管楔嵌压。继续监测心电图，以评估心肌的缺血情况和心律失常。

（2）卧床休息：翻身时宜慢。

（3）遵医嘱给予降压药、镇静剂和脱水剂，但应注意降压不宜太快，也不宜降得太低。

（4）硝普钠是治疗高血压危象的首选药，使用过程中用输液泵，每24小时更换溶液，用不透光材料包裹输液瓶和输液器，调节点滴速度使其稳定降压至预定水平。并应监测血中氰化物水平>10mg/mL，立即停药。

（5）防止病人受伤。

（八）密切观察病情

及早预测和发现心、脑、肾并发症并协助医师处理。

【健康教育】

（1）饮食指导：教会病人改变膳食结构：①限制钠盐；②增加钾摄入（绿叶菜、豆类、根茎类蔬菜和香蕉、杏、梅类水果含钾丰富）；③增加钙摄入（牛奶、豆类、新鲜蔬菜）；④增加优质蛋白（动物蛋白和豆类蛋白）；⑤保持脂肪酸的良好比例（以植物油为主）；⑥限制饮食中的热量。

（2）活动指导：督促病人执行活动计划，以控制及减轻体重。

（3）戒烟酒：讲明烟酒与心血管病的关系，使病人自觉禁烟酒。

（4）用药指导：教给病人抗高血压药物的基本知识，使其了解药物的作用、常用剂量及不良反应等。

（5）出院指导：1）指导病人坚持合理的饮食及适当的活动。2）教会病人测量并记录血压。3）教会病人使用松弛疗法，以减轻压力。4）出院带药，并予以指导。

【护理评价】

（1）病人活动后不感疲乏。

（2）病人能描述高血压的症状，了解所用药物的作用及不良反应，饮食结构合理。

（3）病人血压、脉搏正常，皮肤温暖。

（4）能遵医嘱服药、配合治疗。

（5）体重降至预定范围。

第二节　冠心病的护理

冠状动脉粥样硬化性心脏病是指冠状动脉粥样硬化使血管腔阻塞导致心肌缺血、缺氧而引起的心脏病，与冠状动脉功能性改变所致者一起，统称为冠状动脉性心脏病，简称冠心病，亦称缺血性心脏病。

根据冠状动脉病变的部位、范围和程度的不同，本病有不同的临床特点，一般可分为五型：①隐匿型，目前倾向于称为无症状性心肌缺血；②心绞痛型；③心肌梗死型；④心力衰竭和心律失常型；⑤猝死型。

临床上心绞痛型和心肌梗死型较常见，下面重点分别进行讨论。

一、心绞痛

心绞痛是冠状动脉供血不足，心肌急剧的、暂时的缺血和缺氧所引起的临床综合征。引起心绞痛的主要病因是冠状动脉粥样硬化，冠状动脉痉挛也可引起心绞痛。心绞痛病人至少有一支冠状动脉的主支管腔显著狭窄达横切面的 75% 以上。心绞痛发作时可出现左心室收缩力和收缩速度降低、射血速度减慢、左心室收缩压下降、心搏量和心排出量降低、左心室舒张末压和血容量增加等变化。心脏对机械性刺激并不敏感，但心肌缺血缺氧则引起疼痛，当冠状动脉的供血与心肌的需求之间发生矛盾，冠状动脉血流量不能满足心肌代谢的需要，引起急剧的、暂时的缺血缺氧时，即产生心绞痛。

【护理评估】

（一）病史

了解病人是否摄入过多热量、脂类，是否吸烟、情绪激动。是否有高血压、糖尿病、高脂血症及家族史等。

（二）主要临床表现

以发作性胸痛为主要临床表现。是护士对病人进行评估的重点，应详细了解病人疼痛的部位、性质、诱发因素、持续时间及缓解方式。其疼痛发作有以下特征：

（1）部位：疼痛多在胸骨后或心前区，常放射至左肩，沿左臂内侧至无名指及小指。

（2）性质：疼痛常呈沉重的压榨、紧缩、烧灼、炸裂、憋闷或窒息感。发作时，病人往往不自觉地停止原来的活动，直至症状缓解。

（3）诱因：体力活动或情绪激动是常见的诱发因素。饱食、冷空气等亦可诱发疼痛。

（4）持续时间及缓解方式：发作持续 2~3 分钟，一般不超过 15 分钟。去除诱因、休息或舌下含化硝酸甘油后，能在几分钟内缓解。

（5）心理社会评估：由于心绞痛发作时病人有濒死感，尤其是病情反复、频繁发作者，易产生焦虑，甚至恐惧的心理反应。

（6）护理体检：多数病人常无阳性体征。心绞痛发作时可见心率加快、血压升高、面色苍白、出冷汗。心脏听诊可有第三或第四心音奔马律。

（三）辅助检查

注意收集实验室检查资料，如血脂、血糖、心电图、冠状动脉造影等，以便于比较病情变化。

（1）心电图检查：静息心电图约半数病人在正常范围。心绞痛发作时可出现暂时性心肌缺血引起的 ST 段移位。目前采用运动负荷心电图及 24 小时动态心电图检查可明显提高心肌缺血的检出率。

（2）放射性核素检查：用放射性铊或锝显像所示灌注缺损提示心肌供血不足或消失区域，对心肌缺血诊断极有价值。

（3）冠状动脉造影：本检查具有确诊意义，并对治疗方案的选择和预后判断极为重要。

（四）护理诊断

（1）疼痛：与心肌缺血、缺氧有关。

（2）活动无耐力：与氧的供需失调有关。

（3）焦虑：与疾病反复发作有关。

（4）知识缺乏：对疾病的过程及预后不够了解有关。

（5）医护合作性问题：潜在并发症：有发展为急性心肌梗死的可能。

【护理目标】

（1）病人主诉疼痛次数减少，程度减轻。

（2）病人能够识别引起疼痛的原因及诱发因素，并能够运用有效的方法缓解疼痛。

（3）病人能够掌握活动规律并保持最佳活动水平，表现为活动后不出现心律失常和缺氧表现。心率、血压、呼吸维持在预定范围。

（4）病人能够运用有效的应对机制减轻或控制焦虑。

（5）病人能够了解疾病的过程，说出所服药物的名称、用法、作用和副作用。

（五）护理措施

（1）绞痛发作时，立即让病人卧床休息，协助病人满足生活需要，减少探视避免刺激。

（2）给予持续吸氧 2～4L/min。

（3）心绞痛发作时，遵医嘱给予①硝酸甘油 0.3～0.6mg 舌下含化，1～2 分钟见效，约半小时后作用消失或用硝酸甘油 10mg 加 5% 葡萄糖注射液 500mL 静脉点滴。②硝酸异山梨酯 5～10mg，舌下含化或口服，每日 3 次，2～5 分钟见效，作用维持 2～3 小时。③心绞痛缓解期给予戊四硝酯制剂 2～2.5mg 口服，每 4～8 小时 1 次，联合应用 Ca 拮抗剂，可适合于预防夜间心绞痛发作。④肾上腺素 β 受体阻滞剂：其主要作用是减慢心率，降低血压，减低心肌收缩力和氧耗量，从而避免或缓解心绞痛。不良作用有心室射血时间延长和心脏容积增加。对心功能不全、心动过缓、变异型心绞痛和支气管哮喘者不宜应用。常用制剂：普萘洛尔 10mg，每日 3～4 次；美托洛尔 50～100mg，每日 3 次；阿替洛尔 25mg，每日 2 次。⑤钙通道阻滞剂：其主要作用是抑制心肌收缩，减少心肌氧耗；扩张冠状动脉，解除冠状动脉痉挛；扩张周围血管，降低动脉压；改善心肌微循环。对变异型心绞痛疗效最好。常用制剂：维拉帕米，每次 40～80mg，每日 3 次；硝苯地平 10～20mg，每日 3 次。

（4）持续心电及生命体征的监测，观察病人有无心律失常，面色、心率、呼吸及血压变化，并记录。

（5）向病人解释引起疼痛的原因，指导病人避免心绞痛的诱发因素。按心绞痛发作的规律，在必要的活动前给予硝酸甘油预防发作心绞痛，并教会病人采用放松技术，如：深呼吸，全身肌肉放松。

（6）根据病人的心功能分级决定病人的活动量，鼓励病人及家属参与制定活动计划，活动量并根据病情逐渐增加，以不引起不适症状为度，避免过度疲劳。

（7）配合医师做好经皮腔内冠状动脉成形术和外科手术治疗。

【健康教育】

（1）心理指导：保持良好的心态，说明精神紧张、情绪激动、焦虑等不良情绪可诱发和加重病情。

（2）饮食指导：饮食宜清淡、易消化、低盐、低脂、低胆固醇，避免暴饮暴食，戒烟、酒。禁咖啡、浓茶等刺激性食物。肥胖者应限制饮食，减轻体重。

（3）活动、休息指导：1）保持充足的睡眠。2）逐渐增加活动量，以不感到疲劳为宜。3）心绞痛发作时应立即停止活动。

（4）用药指导：1）指导病人正确的用药方法，讲解药物的作用、副作用及用法等，如硝酸甘油是缓解心绞痛的首选药，发作时可用1~2片舌下含化，而不是吞服。2）向病人讲解可能出现的不良反应，如头昏、头胀痛、心悸等，防止直立性低血压时所引起的晕厥。

（5）出院指导：1）根据病情调整饮食结构，坚持医生、护士建议的合理化饮食。2）掌握活动的方法及原则，进行适当的体育锻炼。3）教会家属正确测量血压、脉搏、体温的方法。4）教会病人及家属识别与自身有关的诱发因素，如吸烟，情绪激动等。5）出院带药，给病人提供有关的书面材料，指导病人正确用药。6）教给病人门诊随访知识。

【护理评价】

（1）病人自述心绞痛发作次数减少，并能说出诱发疼痛的因素和缓解疼痛的措施。

（2）病人能进行间歇活动并掌握活动规律，活动量逐渐增加，没有出现心律失常，血压升高，心绞痛发作等。

（3）病人能识别引起疲劳的因素。

（4）病人能够合理安排生活，克制不良情绪。

（5）病人掌握了有关预防心绞痛发作的知识，了解药物的作用和不良反应。

二、心肌梗死

心肌梗死是心肌的缺血性坏死。当冠状动脉粥样硬化造成管腔严重狭窄，甚至完全闭塞，相应心肌的血液供应急剧减少或中断，发生严重缺血、缺氧，出现不可逆性的坏死时即形成心肌梗死。50%心肌梗死发生于左冠状动脉前降支供血区即左室前壁、心尖部及室间隔前三分之二，25%心肌梗死发生在右冠状动脉供血区即左心室下后壁、室间隔后三分之一及右室大部分。此外，还可见左冠状动脉左旋支供血区即左心室侧壁或下壁。单独右心室梗死罕见。心肌梗死时主要出现左心室收缩和舒张功能障碍，因而可发生心律失常、心力衰竭、心源性休克等的血流动力学变化。

【护理评估】

（一）病史

询问病人是否有重体力劳动、外科手术、情绪激动、饱餐、用力排便、肺部感染史，多数病人发病前有乏力、胸部不适，活动时心悸、气急、烦躁、心绞痛等先兆。

（二）主要临床表现

（1）疼痛：多于早晨发生，是最早出现的症状，其性质和部位与心绞痛相同，但诱因不明显、疼痛程度重、持续时间长，且不能因休息和含用硝酸甘油而缓解。少数病人无疼痛，一开始即出现休克和心力衰竭，也有疼痛在上腹部，放射部位不明显者。

（2）其他症状：病人可出现恶心、呕吐、上腹胀、腹泻，少数病人出现难治性呃逆。疼痛发生后24~48小时还可出现发热、心动过速、白细胞增高和血沉增快等。体温很少超过39℃。

（3）病人可因休克而出现面色灰白、嗜睡、出冷汗、发绀、尿少，也可因急性左心衰竭而出现呼吸困难、咳嗽、烦躁，随后因右心衰竭而出现颈静脉怒张、肝大、水肿等表现，心律失常则以室性心律失常为主，严重者出现心室颤动。

（4）心理社会评估：病人由于感到死亡逼近而恐惧，想知道如何配合才能有利于治疗，也可能由于反复发作、发生合并症，需要延长恢复期而产生焦虑。

（三）护理体检

（1）心脏体征：症状出现后48小时内心脏触诊常见心尖或心尖与胸骨左缘之间的收缩期向外隆起，持久的收缩期向外隆起提示可能发生了左室壁瘤。叩诊心浊音界扩大，听诊心尖区第一心音减弱，可出现心房奔马律，少数病人出现第三心音奔马律（意味着明显的心室功能不良和左室充盈压升高）；若心尖区出现粗糙的收缩期杂音或伴收缩中晚期喀喇音，说明有二尖瓣乳头肌功能失调或断裂；胸骨左缘第3~4肋间闻及新的全收缩期杂音，并伴有震颤，提示为室间隔穿孔。在梗死后2~3天可闻及心包摩擦音，可持续数天或数周；若摩擦音延迟出现或持久存在，应怀疑为心肌梗死后综合征。

（2）早期，心肌梗死患者常出现心动过缓和低血压，左心衰竭时肺底部闻及湿啰音。外周动脉搏动的评估对诊断并发血栓或栓塞有重要的意义。

（四）辅助检查

1. 心电图检查

（1）心电图的特征性改变为：①宽而深的Q波（病理性Q波），在面向坏死区的导联上出现；②S-T段抬高呈弓背向上型，在面向坏死区周围心肌损伤区的导联上出现；③T波倒置，在面向损伤区周围心肌缺血区的导联上出现。

在背向心肌梗死区导联上则出现相反的改变，即R波增高，S-T段压低和T波直立并增高。

（2）心电图的动态改变为：①起病数小时内，可尚无异常或出现异常高大、两肢不对称的T波；②数小时后ST段明显抬高、弓背向上与直立T波相连接，形成单相曲线，1~2日内出现病理性Q波，同时R波振幅减低，4日内稳定不变，以后70%~80%永久存在；③ST段抬高持续数日至两周左右，逐渐回到基线水平，T波变为平坦或倒置；④数周至数月后，T波呈V形倒置，两肢对称、波谷尖锐，T波倒置可永久存在，也可在数月至数年内逐渐恢复。

2. 心向量图

心肌梗死的心电向量图特点为起始向量指向梗死区的相反方向及QRS环继续背离梗死区。QRS环不闭合，有ST段向量。

3. 实验室检查

（1）血白细胞增高，中性粒细胞增多，嗜酸性粒细胞减少或消失。红细胞沉降率增快。

（2）血清酶水平：①门冬氨酸氨基转移酶（AST）：起病6~12小时开始升高，18~36小时达峰值，3~6日恢复正常；②肌酸磷酸激酶（CPK）：起病4~6小时开始升高，24小时达峰值，3~4日恢复正常；③乳酸脱氢酶（LDH）：起病8~10小时开始升高，2~3日达峰值，1~2周恢复正常水平，其中CPK最有价值。

（3）血清肌红蛋白较血清酶出现早，恢复快。血清肌凝蛋白轻链增高也是心肌梗死的诊断指标。

（4）放射性核素：静脉注射99MTC-焦磷酸盐（也可用99MTC-甲氧基异丁异腈），用γ照相机进行"热点"扫描或照相，适用于急性心肌梗死。静脉注射201Tl后，进行"冷点"扫描或照相，适用于陈旧性心肌梗死。二者均可估计心肌梗死的部位和范围。放射性核素心腔造影可观察心室壁的动作和左心室的射血分数，有助于判断心室功能，诊断梗死后造成的室壁运动失调和室壁瘤。

（5）超声心动图：有助于了解左室功能和室壁的运动情况，诊断室壁瘤和乳头肌功能失调等。

（五）护理诊断

1. 疼痛

与心肌缺血缺氧有关。

2. 知识缺乏

与缺乏对疾病、治疗、危险因素的正确认识有关。

3. 活动无耐力

与疼痛、氧的供需失调、焦虑有关。

4. 心排血量减少

与心肌梗死有关。

5. 焦虑

与病情反复，发生心律失常、心力衰竭、休克等并发症有关。

6. 医护合作性问题潜在并发症

心力衰竭、心律失常和心源性休克。

【护理目标】

（1）病人主诉疼痛次数减少，程度减轻。

（2）病人能够说出药物的名称、作用和不良反应，描述心肌梗死的危险因素。

（3）病人的活动耐力增加。

（4）病人的生命体征正常。

（5）病人能够说出焦虑的感觉和控制焦虑的方法。

（三）护理措施

1. 休息

发病第一周卧床休息，协助病人满足生活需要。保持环境安静，减少探视，防止不良刺激。

2. 氧气吸入

流量为2~4L/min，视病情持续或间断吸氧3~7日。

3. 严密监护

急性心肌梗死病人，应进冠心病监护病房（CCU），严密观察和监测病人的心电图、血压、呼吸等，注意心功能和尿量，必要时进行血流动力学监测，发现异常及时采取防治措施。经 5~7 日监护，病情稳定、无并发症者可转入普通病房继续治疗和护理。

4. 镇静止痛

解除疼痛可防止梗死面积扩大和并发症的发生。可选用以下药物：①硫酸吗啡 5~10mg，皮下注射，必要时可重复，最好与阿托品合用，并注意有无呼吸抑制。②哌替啶 50~100mg，肌内注射，4~6 小时重复。③疼痛轻者还可用可待因或罂粟碱 30~60mg，肌内注射或口服。④舌下含化硝酸甘油 0.3mg 或硝酸异山梨酯 5~10mg，并注意脉搏和血压。保证病人有充足的睡眠。

5. 饮食和静脉输液

饮食宜清淡、易消化、低盐、低脂。发病 4 小时内要禁食，以后可进流质或半流质饮食，避免过冷、过热和过饱，少量多餐，禁烟酒。适当增加纤维素类食物，以防止便秘，便秘者可用缓泻剂或开塞露。一般起病 3 天开始持续静脉补液，以维持静脉管道通畅，起到补充营养、用药和急救的作用。每日输液量以 1000~2000mL 为宜，滴速 20~30 滴/分。但血容量不足者可酌情增加输液量。而老人、心功能不全病人必须严格控制入水量。常用液体有极化液（GIK 溶液）、能量合剂或用 5%~10% 葡萄糖液，低钠者酌情补葡萄糖氯化钠溶液，也可加入适量的复方丹参液、川芎嗪等。

6. 对休克者采取抗休克措施

如补充血容量，应用升压药、血管扩张剂以及纠正酸中毒，避免脑缺氧，保护肾功能。无效者可用主动脉内气囊反搏术辅助循环，作选择性动脉造影后行坏死心肌切除和主动脉冠状动脉旁路移植手术。护士应做好术前准备、手术配合和术后护理。

7. 控制心律失常

出现室性心律失常应及时处理，可用利多卡因 50~100mg 静脉注射，必要时隔 5~10 分钟重复一次，至期前收缩消失或总量达到 300mg 时，改用静脉滴注，速度 1~3mg/min。病情稳定后再改用美西律口服。出现心室颤动者，立即采用非同步直流电除颤。缓慢心律失常者可用阿托品 0.5~1mg 肌内或静脉注射。

8. 心力衰竭的处理

主要处理急性左心衰竭，按急性心力衰竭的护理常规进行护理。

9. 溶栓疗法、激光疗法

经皮腔内冠状动脉成形术可重建冠状动脉血流，使心肌再灌注。溶栓疗法常用尿激酶、链激酶、组织型纤溶酶原激活剂等。治疗过程中应注意观察有无出血倾向，尤应注意有无危及生命的出血，如颅内、脊髓、纵隔或心包出血。同时应注意监测胸痛减轻的程度、心电图变化，实验室检查如血常规、血小板、纤维蛋白、凝血酶原时间、激活的全血凝固过程等，并应在溶栓前做好抢救准备，发现室性心律失常及时处理。

10. 其他还可应用促进心肌代谢药物

极化液疗法、低分子右旋糖酐或羟乙基淀粉代血浆、β-受体阻滞剂、钙通道阻滞剂和转换酶抑制剂，也可应用抗凝疗法。

11. 活动计划

与病人一起制定活动计划。

【健康教育】

1. 心理指导

针对病人的思想顾虑给予解释，消除病人的紧张心理。

2. 饮食指导

发病后前 48 小时给予清淡流质饮食，严格控制饱和脂肪和单糖类，如有可能用不饱和脂肪代替。嘱病人进食勿过饱，戒除烟酒不良嗜好。

3. 防止便秘

排便时勿用力，对便秘者可用开塞露或缓泻剂。

4. 休息和活动指导

绝对卧床休息期间，训练病人养成床上排便的习惯。当病情稳定后，允许病人在床上翻身，作被动运动等，以后逐渐增加活动量，鼓励病人下床活动。但应密切观察病人的生命体征，教会病人识别运动过量的征兆，如呼吸困难、胸痛、心率加快以及疲乏的感觉等。

5. 用药指导

向病人讲解药物的作用及不良反应，发现异常及时与医护人员联系。

6. 出院指导

(1) 出院前进行运动试验，告诉病人活动时逐渐增加运动量，并随时监测心率的变化。

(2) 注意保暖、预防感染：寒冷和感染可引起胸痛发作，故应劝告病人严寒的冬天避免户外活动。

(3) 教会病人控制疼痛的方法；并随身携带急救药物，如硝酸甘油。

(4) 教育病人按时服药，定期到医院复诊。

【护理评价】

(1) 病人疼痛减轻。

(2) 病人能遵医嘱服药，说出治疗的重要性。

(3) 病人的活动量增加、心率正常。

(4) 生命体征维持在正常范围。

(5) 病人看起来放松。

第三节　心律失常的护理

【主要护理诊断/问题】

(1) 活动无耐力：与心律失常导致心排血量减少有关。

(2) 焦虑/恐惧：与疾病带来的不适感、意识到自己的病情较重及不适应监护室气氛等有关。

(3) 潜在的并发症：猝死。

（4）有受伤的危险：与心律失常引起的头晕及晕厥有关。

一、护理措施

（一）病情观察

1. 生命体征

密切监测病人的血压、脉搏及呼吸的变化。

2. 组织灌注不足的征象

倾听病人的主诉，观察病人的神志、面色、四肢末梢循环的变化，同时监测尿量。对行房颤电复律的病人，应注意有无栓塞征象的出现。

3. 心电监护

应注意有无引起猝死的严重心律失常征兆，如频发性、多源性或成对室早、室速，密切监测二度房室传导阻滞、病窦综合征等病人的心室率。一旦发现上述征兆，应立即向医师汇报，同时做好抢救准备。

（二）休息与活动

（1）功能性或轻度器质性心律失常且血流动力学指标改变不大的病人，应注意劳逸结合，可维持正常工作和生活，积极参加体育锻炼，以改善自主神经功能。

（2）有血流动力学不稳定的心律失常病人应绝对卧床休息，以减少心肌耗氧量，降低交感神经活性。协助做好生活护理，保持大便通畅，避免和减少不良刺激。

（3）饮食护理：食物宜清淡、低脂、富纤维素及含钾丰富，少食多餐，避免饱食。合并心衰者应限制钠盐的摄入。鼓励进食含钾丰富的食物如豆类、鲜蘑菇、芋头、菠菜、腐竹、香蕉、荸荠、椰子、鲜枣等，避免低血钾诱发心律失常。鼓励多食纤维素丰富的食物如韭菜、芹菜、竹笋、红薯等，保持大便通畅。避免食用咖啡、可乐、浓茶、辣椒等刺激性强的食物。

（三）对症护理

1. 心悸

①症状明显时尽量避免左侧卧位，因该卧位时病人感觉到心脏搏动而使不适感加重。②给氧：伴呼吸困难、发绀症状时，给予 2～4L/min 氧气吸入。③必要时遵医嘱服用 β 受体阻滞剂等药物。

2. 眩晕、晕厥

①评估眩晕、晕厥发生的原因，了解晕厥发生的体位、持续时间及伴随症状、诱因及先兆症状等。②避免剧烈活动和单独活动，一旦出现症状，应立即平卧，以免跌倒。③晕厥或近乎晕厥的病人改变体位时应动作缓慢。

3. 阿-斯综合征和猝死

①情绪创伤、劳累、寒冷、失眠、排便用力等是诱发猝死的因素，护士应正确指导病人的休息和活动，注意心理疏导，保持安静、舒适的生活环境，减少干扰，以降低猝死的发生率。②准备好抗心律失常的药物、抢救药品、除颤仪、临时起搏器等。对于突然发生室扑或室颤的病人。立即进行非同步直流电除颤。

4. 心绞痛

详见心绞痛章节。

（四）用药、安置起搏器及心脏电复律的护理

1. 用药护理

（1）正确、准确使用抗心律失常药：口服药应按时按量服用，静脉注射及滴注药物应严格按医嘱执行，用药过程中及用药后要注意观察病人心律、心率、血压、呼吸及意识状况，以判断疗效。（2）观察药物不良反应。（3）安置起搏器及心脏电复律的护理。

2. 心理护理

经常与病人交流，倾听心理感受，给予必要的解释与安慰，加强巡视。鼓励家属安慰病人，酌情增减家属探视时间。

【健康教育】

（1）知识宣教：向病人讲解心律失常的病因、诱因及防治知识。

（2）休息与活动：注意休息，劳逸结合，防止增加心脏负担。无器质性心脏病的病人应积极参与体育锻炼，改善自主神经功能；有器质性心脏病的病人可根据心功能情况酌情活动。有晕厥史的病人应避免从事驾驶、高空作业等危险工作，出现头晕等脑缺血症状时，应立即平卧。

（3）饮食：选择低脂，富含钾、维生素和纤维素的易消化饮食，少食多餐，避免饱餐。

（4）病情监测：教会病人及家属自测脉搏和心律，每天 1 次，每次 1min。教会反复发作的严重心律失常病人的家属心肺复苏术。

（5）其他：积极治疗原发病，遵医嘱服用抗心律失常药，不可自行增减或停药，同时注意药物的副作用。定期随访，经常复查 ECG。

第四节　先天性心脏病的护理

【护理评估】

一、病史

了解母亲妊娠史，在孕期最初 3 个月有无病毒感染、放射线接触和服用过影响胎儿发育的药物，孕妇是否有代谢性疾病。患儿出生时有无缺氧、心脏杂音，出生后各阶段的生长发育状况以及是否有下列常见表现：喂养困难、哭声嘶哑、易气促、咳嗽、潜伏性青紫或持续性青紫，青紫的程度及与活动的关系，有无蹲踞现象和突发性昏厥，是否常有呼吸道感染或出现心功能不全等。

二、身心状况

患儿的一般情况与心脏畸形的部位和严重程度有关。检查患儿是否有体格发育落后、皮肤发绀、眼结合膜充血、杵状指、趾，呼吸急促，鼻翼扇动和三凹征等。大多数先天性心脏病患儿均需要接受心导管检查及心脏手术，以确立诊断及治疗。这对患儿除造成组织的损伤外，对其生命、生长发育及情绪亦带来威胁。患儿住院处于陌生环境、检查治疗过程中的危

险状况、难以预测的预后以及高额医疗费用对家庭经济造成的压力，都可使患儿及其家长感到恐慌、紧张和手足无措。

三、辅助检查

了解并分析 X 线、心电图、超声心动图、心导管、血液等检查结果的临床意义。

【常见护理诊断】

（1）活动无耐力。与氧的供需失调有关。

（2）有感染的危险。与机体免疫力低下有关。

（3）营养失调，低于机体需要量。与心脏结构缺损导致体循环血流量减少，组织氧及营养缺乏有关。

（4）潜在并发症。

（5）脑血栓：与红细胞增多，血液黏稠度增高有关。

（6）心力衰竭：与心脏结构缺损，肺充血有关。

（7）感染性心内膜炎：与心内膜损伤及感染有关。

（8）恐惧。与疾病的威胁及陌生环境有关。

【护理目标】

（1）患儿能掌握限制活动量的方法，使活动耐力增加。

（2）能描述引起感染的危险因素，不发生感染。表现为体温、血白细胞数保持正常。

（3）患儿营养状况改善。

（4）住院期间患儿不发生并发症。

（5）患儿及家长能获得本病的有关知识及心理支持。

【护理措施】

（一）制定适合患儿活动量的生活制度

根据患儿的病情不同区别对待。轻型无症状者应与正常儿童一样生活；有症状患儿应限制活动，避免情绪激动和哭闹，以免加重心脏负担；重型患儿应卧床休息，给予妥善的生活照顾。

（二）预防感染

向患儿及家长介绍自我保护，防止感染的知识，应避免与感染性疾病患者接触。病室要空气新鲜，穿着衣服冷热要适中，防止受凉。一旦发生感染应积极治疗。

（三）供给营养需要

给予高蛋白、高热量、高维生素饮食，以增强体质。适当限制食盐摄入，还要给予适量的蔬菜类粗纤维食品，以保证大便通畅，重型患儿喂养困难，应特别细心、耐心、少食多餐，以免导致呛咳、气促、呼吸困难等，必要时从静脉补充营养。

（四）观察病情变化，防止并发症发生

（1）注意心率、心律、脉搏、呼吸、血压及心杂音变化，必要时使用监护仪监测。

（2）防止法洛四联症患儿因哭闹、进食、活动排便等引起缺氧发作，一旦发生可立即置于膝胸卧位，吸氧，通知医师，并做好普萘洛尔、吗啡应用和纠正酸中毒等准备。

（3）青紫型先天性心脏病患儿，由于血液黏稠度高，暑天、发热、多汗、吐泻时体液量减少，加重血液浓缩，易形成血栓，造成重要器官栓塞的危险，因此应注意多饮水、必要时静脉输液。

（4）合并贫血者，可加重缺氧，导致心力衰竭，须及时纠正，饮食中宜补充含铁丰富的食物。

（五）做好心理护理

关心患儿，建立良好护患关系，充分理解家长及患儿对检查、治疗、预后的期望心情，介绍疾病的有关知识、诊疗计划、检查过程、病室环境，消除恐惧心理，说服家长和患儿主动配合各项检查和治疗，使诊疗工作顺利进行。

（六）健康教育

指导患儿及家长根据病情建立合理的生活制度和活动量，维持营养，增强抵抗力，防止各种感染，掌握观察病情变化的知识。行扁桃体摘除术与拔牙时，给足量的抗生素。防止发生感染性心内膜炎。心功能较好者可按时预防接种。定期到医院就诊检查，使患儿能安全达到适合手术的年龄。

【护理评价】

通过实施护理措施后患儿活动耐力是否得到改善；能否掌握引起感染的危险因素及预防感染的知识；患儿营养状况逐渐好转，体重增加；患儿是否发生并发症；家长和患儿能否掌握本病的相关知识。恐惧情绪是否消除。

第五节　心力衰竭的护理

心力衰竭是指在适当静脉回流的情况下，由于原发性心脏损害（包括原发性心肌损害和心室负荷过重）引起心排血量减少，不能维持机体代谢需要的一种临床综合征。其主要特点是肺循环和（或）体循环淤血及组织血液灌注不足，又称充血性心力衰竭，常是各种心脏病的终末阶段。按其发展的速度分为急性和慢性两种，以慢性居多。

慢性心力衰竭是常见的临床综合征，其发病率高，病死率亦高，是心血管病死亡的主要原因。在我国，充血性心力衰竭的病因仍以瓣膜病居首位，其次是高血压和冠状动脉粥样硬化性心脏病。任何原因引起的心力衰竭，都可引起血流动力学异常。

【护理评估】

一、病史

询问病人原有心脏病史，如有无心肌梗死、心肌缺血、心肌炎、扩张型心肌病、肥厚型和限制型心肌病以及结缔组织病等引起心肌损害的情况；有无维生素 B_1 缺乏、糖尿病性心肌病、心肌淀粉样变性等引起的心肌代谢障碍的情况；有无高血压、主动脉瓣狭窄、肺动脉瓣狭窄等引起心脏后负荷过重的情况；有无引起容量负荷过重的情况，如二尖瓣、三尖瓣、主动脉瓣关闭不全等瓣膜返流性疾病，有无房间隔缺损、室间隔缺损、动脉导管未闭等心内外分流性疾病及甲状腺功能亢进、慢性贫血、动静脉瘘等引起的全身血容量增多等。询问有无心悸、呼吸困难和水肿等，这些症状的出现或加重是否由下列因素所诱发：如感染、心律失常、水电解质紊乱、体力过劳、精神压力、环境的急剧变化、妊娠、分娩、洋地黄或利尿剂使用不当等。

二、主要临床表现

可分为左心、右心和全心衰竭。临床上以左心衰竭最常见和最重要；右心衰竭单独出现可见于肺动脉瓣狭窄、房间隔缺损等，但多继发于左心衰竭；全心衰竭临床上也常见，此时左右心均已衰竭。

（一）左心衰竭

以肺循环淤血和心排血量降低为主要表现。

1. 呼吸困难

最初在体力劳动时出现的劳力性呼吸困难，随后病人为减轻呼吸困难被迫采取半坐位或端坐位呼吸。根据坐位的高低可估计左心衰竭的程度，因坐位越高，左心衰竭越严重。夜间入睡 1~2 小时后病人常突感胸闷、气急而被迫坐起即阵发性夜间呼吸困难。有的病人伴支气管痉挛，两肺有明显的哮鸣音，类似支气管哮喘，故又称心源性哮喘。一般坐起后 30 分钟以上才缓解。

2. 咳嗽、咳痰和咯血

咳嗽常发生在夜间，是较早发生的症状，痰呈白色泡沫状，有时痰内带血丝或呈粉红色泡沫样痰，是由肺毛细血管压增高或肺水肿、血浆外渗至肺泡所致。

3. 心排血量降低的症状

如疲乏、无力、尿少、头昏、失眠、心率增快、皮肤苍白、血压下降，甚至出现休克即心源性休克，主要由于心排血量减少导致组织器官血液灌注不足引起。

（二）右心衰竭

以体循环淤血为主要表现。由于脏器慢性持续性淤血、水肿，病人可有食欲不振、恶心、呕吐、腹胀、腹痛、体重增加、尿少、夜尿增多等。

（三）全心衰竭

左、右心衰竭的表现同时存在。因有右心衰竭，右心排血量减少，肺淤血的表现减轻。根据临床表现可将心功能分为四级：

一级：体力活动不受限制，日常活动不引起乏力、心悸、气急、心绞痛等症状。

二级：体力活动轻度受限，休息时无症状，日常活动可引起乏力、心悸、气急或心绞痛。

三级：体力活动明显受限，休息无症状，轻于日常活动即可引起上述症状。

四级：不能从事任何体力活动，休息时也有症状，活动后加重。

（四）心理社会评估

病人可因呼吸困难、心慌的痛苦而紧张不安，也可因病程长、反复发作而焦虑，还可因药物的不良反应、活动受限而出现恐惧，特别是当心力衰竭严重、病人有生命危险时，更易出现恐惧心理。

（五）护理体检

1. 左心衰竭

一般病人可有心脏增大并发现原有心脏病的体征，常有心率增快，心尖区可闻及舒张期奔马律，肺动脉瓣区第二心音亢进。两肺底可闻及啰音，若单纯左侧闻及啰音，提示有肺栓塞可能。若伴有支气管痉挛，可出现哮鸣音，严重者有发绀，也有出现交替脉、脉压减小者。

2. 右心衰竭

病人可出现①颈静脉充盈或怒张：取半卧位或坐位时可见到充盈的颈外静脉，当压迫病人的肝或上腹部时，颈外静脉充盈加剧或怒张即肝颈返流征阳性。②肝大和压痛：急性肝淤血时，压痛明显；但当发展为肝硬化时，压痛和肝颈返流征均不明显。肝大常出现在皮下水肿之前。③水肿：首先出现于身体下垂部位，能下床活动者以足、踝内侧明显。长期卧床者以腰骶部最明显。常于晚上出现，夜间休息后消失。水肿为对称、凹陷性，也可出现全身性水肿，甚至出现胸腔积液、腹水。胸腔积液多由右心或全心衰竭引起，腹水多与心源性肝硬化有关。

（六）辅助检查

（1）胸部 X 线检查对诊断左心衰竭最有帮助。衰竭早期，由于肺淤血可见肺上叶静脉扩张，随后病情加重出现肺间质水肿和肺泡水肿，两肺野下部肋膈角处可见密集而短的水平线（KerleyB 线），肺门阴影呈蝴蝶状。

（2）超声心动图可测定左室的收缩和舒张功能。放射性核素心血管造影可测定左右心室收缩末期、舒张末期容积和射血分数。磁共振显像（MRI）能更精确地计算收缩末期、舒张末期容积、心搏出量和射血分数。

（3）运动耐量和运动峰耗氧量测定，可反映心脏储备功能。运动峰耗氧量测定可将心脏储备功能定量分级，标准如下：A 级 20mL/（kg·min）；B 级 15~20mL/（kg·min）；C 级 10~15mL/（kg·min）；d 级<10mL/（kg·min）。

（4）创伤性血流动力学检查：应用漂浮导管和温度稀释法测定肺毛细血管楔嵌压（PC-WP）、心排出量（CO）和心排血指数（CI）。肺淤血时，肺毛细血管楔嵌压升高，心排出量降低，心排血指数降低。

三、护理诊断

（1）心排血量减少与心肌损害、心室负荷过重有关。

（2）体液过多与排尿量减少、水钠潴留有关。

（3）活动无耐力：与心排血量减少有关。

（4）睡眠型态紊乱与焦虑、恐惧、气短和夜尿过多有关。

（5）知识缺乏有关心力衰竭的知识。

（6）医护合作性问题潜在并发症：电解质紊乱。

【护理目标】

（1）病人心排血量良好，表现为血压、心率正常，脉搏有力，尿量>30mL/h，无呼吸困难，两肺呼吸音清。

（2）病人体液平衡，尿量正常，水肿减轻。

（3）病人主诉活动耐力增加，能掌握活动量和进行日常活动。

（4）病人主诉睡眠效果好。

（5）病人及家属了解并能讲述慢性心力衰竭的病因、治疗及护理原则。

四、护理措施

（一）减轻心脏负荷

1. 休息

限制体力活动，但不应长期绝对卧床休息，以防发生静脉血栓、肺栓塞、压疮等问题。注意心理护理，使病人身体、心理都得到放松。

2. 限制钠盐摄入

并做好出入液量的记录。

3. 遵医嘱给予利尿剂

利尿剂可分为排钾和保钾两大类，排钾利尿剂常用氢氯噻嗪、呋塞米；保钾利尿剂常用螺内酯、氨苯蝶啶。但应注意：①排钾和保钾利尿剂合用时，不必补充钾盐；保钾利尿剂不宜和钾盐长期合用以防引起高血钾，肾功能不全病人禁用保钾利尿剂。②严密观察水、电解质，以防出现低钾、低镁、低钠血症。肺心病应用大量利尿剂时应注意补充氯化钾。③经常测量血压，防止过度利尿降低血容量，出现直立性低血压，甚至休克。用药可行"阶梯治疗"：a. 开始限制食盐，用噻嗪类利尿剂；b. 需要时增加剂量合用卡托普利，利尿效果明显者（24 小时尿量超过 2000mL）考虑补钾；利尿效果不明显者，改用或加用呋塞米；c. 顽固性水肿可静脉给予呋塞米 80~120mg。

4. 血管扩张剂

通过扩张小静脉和（或）小动脉降低心脏的前后负荷，起到改善肺淤血和（或）增加心排出量的作用。其主要副作用是降低血压，故应在用药期间严密监测动脉血压。常用制剂：①硝普钠：同时扩张小动脉和小静脉，开始剂量 10mg/min，每 5 分钟增加 5~10mg/min，最大量 300mg/min。②硝酸酯类：硝酸甘油 0.3~0.6mg 含服，硝酸异山梨酯 20~40mg 口服，每 4 小时一次。③血管紧张素转换酶抑制剂（ACE-I），同时抑制 RAS 和 SNS 兼有扩张小动脉和静脉作用。但不宜用于肾脏疾病伴肾衰竭、双侧肾动脉狭窄和低血压的病人。一般不与钾盐和保钾利尿剂合用，以防发生高血钾。卡托普利始量 6.25mg，以后逐步增量至 25mg，每日 3 次。依那普利 2.5mg，逐步增量至 10~15mg，每日 1 次。

（四）增加心排出量

1. 遵医嘱给予洋地黄类药物

洋地黄通过抑制心肌细胞膜上的 Na^+-K^+-ATP 酶的活性和改变细胞内 Ca^{2+} 浓度而发挥其正性肌力作用。在心力衰竭时主要作用是改善循环和降低心房颤动和心房扑动的心室率。常用制剂有①快速作用类：毛花苷 C 每次 0.2~0.4mg，静注，24 小时总量 1~1.6mg。毒毛花苷 K 每次 0.25~0.5mg，静注。②中速和缓慢作用类：包括洋地黄毒苷和地高辛。常用地高辛先给负荷量 0.25mg，每日 3 次，共 2~3 日，以后改维持量。病情较急者，应先用速效制剂静注，以后口服维持，维持量每日 0.25~0.5mg，约 5~7 日后达稳定治疗血浓度。

应用洋地黄时，要注意以下几点：①主动脉瓣及瓣下狭窄等，左室流出道梗阻性病变、预激综合征并发房颤、甲状腺功能亢进伴发快速房颤禁用洋地黄。②肺心病、心肌梗死并发心力衰竭、心肌炎慎用洋地黄。③缺氧、酸中毒、儿茶酚胺增高、低血钾、低血镁、高血钙及其他应激状态病人对洋地黄的敏感性增高。④肾功能低下，与奎尼丁、胺碘酮、维拉帕米、硝苯地平合用，血液洋地黄浓度相对增高。⑤识别洋地黄中毒的临床表现：胃肠道反应为出现食欲不振，继而恶心、呕吐；神经系统表现为头痛、嗜睡、视力模糊、黄视、绿视；心脏毒性表现为各种类型的心律失常，但心电图出现 ST-T 鱼钩样改变并不代表洋地黄中毒。

一旦出现洋地黄毒性反应，应立即进行处理：①无生命威胁者可停药观察。②应用苯妥英钠或利多卡因，苯妥英钠 100mg 溶于 20mL 注射用水中，每 5~10 分钟缓慢静脉推注一次，总量不超过 250~300mg，以后改为口服维持 400~600mg/d；利多卡因 50~100mg 溶于葡萄糖液 20mL 中，每 5~10 分钟缓慢静脉推注一次，总量不超过 300mg 以后以 1~4mg/min 的速度静脉滴注维持（室性心律失常）。③补充钾盐：可静脉点滴给药，房室传导阻滞者禁用。④补充镁盐：25% 硫酸镁 5mL 加入 10% 葡萄糖 40mL 试探静脉注射，若呼吸、血压、脉搏无明显改变，1 小时后重复注射硫酸镁 10mL，第 2~4 天每日 1~2 次。

2. 环磷酸腺苷正性肌力药

有 β-受体激动剂和磷酸二酯酶抑制剂，能用于慢性顽固性心力衰竭。

（1）β-受体激动剂：常用有多巴胺和多巴酚丁胺。多巴胺宜用小剂量 2~5μg/（kg·min），大于 10μg/（kg·min）反而抑制左室功能。多巴酚丁胺常用剂量为 2.5~7.5/μg/（kg·min），因增加心率和收缩血管的作用均较弱，因而优于多巴胺。

（2）磷酸二酯酶抑制剂：有氨力农、米力农等。通过抑制磷酸二酯酶活性，使心肌细胞钙内流加速，从而发挥其正性肌力作用。其对正常心肌的强心作用大于受损心肌。可静脉给药。短期应用，长期疗效尚不肯定。

（3）β-受体阻滞剂：主要用于治疗扩张型心肌病，尚不能列于治疗心力衰竭常规。试用时宜从小剂量开始，并严密观察不良反应，如低血压、心功能恶化、缓慢心律失常等。

【健康教育】

（1）心理指导

鼓励病人表达恐惧，告诉病人出现夜间阵发性呼吸困难、心悸时可以采用的缓解方法，避免情绪激动。

（2）饮食指导

宜进高蛋白、高维生素、易消化的饮食，适量增加纤维素，限制钠盐摄入，且应少量多餐，避免过饱。

（3）休息和活动指导

卧床病人应每小时有节律的肢体锻炼，以防静脉血栓形成。活动时避免过度劳累。

（4）用药指导

教会病人识别药物的不良反应，如洋地黄中毒反应，利尿剂引起的水、电解质紊乱等。

（5）出院指导。1）合理调整饮食，坚持执行饮食计划。2）注意休息和适当活动。3）

教会病人正确的用药方法，出院带药。4）发现病情变化及时就诊。

【护理评价】

（1）病人血压、脉搏正常，尿量正常，水肿减轻。

（2）病人活动耐力增加。

（3）病人睡眠后能解除疲劳。

（4）病人学会自我护理，坚持治疗。

急性心力衰竭病人的护理

急性心力衰竭是指由于急性心脏病变或心脏负荷突然加重引起的心排血量骤然、显著降低，导致组织、器官灌注不足和急性淤血的综合征。临床以急性左心衰竭常见，表现为急性肺水肿，重者伴心源性休克。

【护理评估】

（一）病史

常见原因为急性广泛性心肌梗死，急性瓣膜返流，高血压危象，严重心律失常，输液过多、过快等。

（二）主要临床表现

病人呼吸困难，呈端坐呼吸，咳嗽、吐粉红色泡沫状痰，烦躁不安，面色苍白、发绀，大汗淋漓、湿冷。

（三）心理社会评估

因病情急剧变化，有濒死感而焦虑和恐惧。

（四）护理体检

血压先升高后降低，心率、脉搏增快，呼吸急促。听诊双肺布满湿啰音和哮鸣音，心尖区奔马律。

（五）辅助检查

胸部 X 线检查可见大片蝴蝶状阴影。

（六）护理诊断

（1）气体交换受损与急性肺淤血有关。

（2）焦虑与恐惧：与呼吸困难、对生命的安全与否有关。

【护理目标】

（1）病人呼吸困难、缺氧的症状体征改善。

（2）病人主诉恐惧减轻，表现舒适放松。

【护理措施】

（1）立即取坐位，双腿下垂。

（2）高流量吸氧，湿化瓶内加 20%~30% 的酒精，以改善肺泡通气。

（3）收住加强监护病房：遵医嘱使用①吗啡 5~10mg 皮下注射，注意有无呼吸抑制，伴颅内出血、神志障碍、慢性肺部疾患时禁用吗啡。②呋塞米 20~40mg 静注，注意记录尿量。③硝普钠 20~40mg，每 5min 增加 5μg/min，维持量 300μg/min，注意监测血压以调整药量。④洋地黄适用于有心房颤动伴快速心室率者或心脏增大伴心室收缩功能不全者。⑤氨茶碱 0.25g 加入葡萄糖溶液稀释后缓慢静脉推注。

（4）给予心理支持：呼吸困难时陪伴病人，态度镇定、热情，各项操作前作必要的解释，以减轻其焦虑和恐惧。

【护理评价】

病人呼吸困难减轻，情绪稳定、放松。

第六节　心脏瓣膜病的护理

心脏瓣膜病包括瓣膜解剖学上的异常或功能上的异常，或二者兼有。是由于炎症、黏液样变性、退行性变、缺血性坏死、创伤等原因引起单个或多个瓣膜的狭窄和（或）关闭不全。瓣膜狭窄多为解剖学上的异常，关闭不全多为局限性病变或主要是功能改变，最常受累的瓣膜是二尖瓣，其次是主动脉瓣。也可同时有两个或两个以上瓣膜受累，称为联合瓣膜病变。常见二尖瓣狭窄合并主动脉瓣关闭不全。

【护理评估】

（一）病史

主要询问有无风湿性心脏病或风湿性心内膜炎；有无急性风湿热史或链球菌性扁桃体炎或咽峡炎史，初次感染的时间以及有无其他可引起瓣膜病的疾病。

（二）主要临床表现

1. 二尖瓣狭窄

①呼吸困难是最常见的症状，可为劳力性呼吸困难、端坐呼吸或急性肺水肿。后者常因劳累、情绪激动、呼吸道感染、妊娠、阵发性房颤而诱发。②咳嗽、咯血：可为大量咯血、痰中带血、咯血痰或粉红色泡沫样痰。③胸痛：15% 的病人出现胸痛，不易与冠心病心绞痛相区别。④血栓栓塞：为二尖瓣狭窄的严重并发症，发生栓塞者 80% 有心房颤动。2/3 的栓塞发生在脑血管，也可为冠状动脉栓塞和肾动脉栓塞。

2. 二尖瓣关闭不全

轻者无症状，严重者出现乏力、呼吸困难等左心衰竭症状，随后可有肝大、水肿等右心衰竭症状。

3. 主动脉瓣狭窄

典型症状为①呼吸困难：可为劳力性呼吸困难，也可为阵发性夜间呼吸困难，甚至出现急性肺水肿。②晕厥：在劳累后发作，出现晕厥提示主动脉瓣狭窄严重，预后不良。③心绞痛：运动时诱发，休息时缓解。

4. 主动脉瓣关闭不全

轻者耐受 20 年以上无症状，重者可出现胸痛、心悸和头颈部动脉搏动感，常有体位性头晕，但晕厥罕见。左心衰竭时出现呼吸困难，最初为劳力性，随后端坐呼吸和阵发性夜间呼吸困难。

（三）心理社会评估

病人和家属对疾病及其治疗的理解不够，常因活动时无力感紧张不安。

（四）护理体检

1. 二尖瓣狭窄

①二尖瓣面容：双颧呈绀红色，嘴唇发绀；②心尖区第一心音亢进，呈拍击样，可闻及局限的、低音调的隆隆样的舒张中晚期杂音，呈递增型伴有舒张期震颤；③胸骨左缘第3~4肋间或心尖区听到开瓣音；④肺动脉瓣区第二心音亢进，严重肺动脉高压时听到递减型高调哈气性舒张早期杂音。

2. 二尖瓣关闭不全

①心界向左下扩大，心尖区出现收缩期抬举性搏动；②心尖区闻及全收缩期粗糙的吹风样杂音，可传导至左肩胛下区；③第一心音减弱，第二心音分裂，常可闻及第三心音；④肺动脉瓣区第二心音亢进。

3. 主动脉瓣狭窄

①胸骨右缘第2肋间闻及喷射性粗糙的收缩期杂音，向胸骨上切迹及颈动脉传导；②主动脉瓣区第二心音减弱；③心尖区抬举样搏动；④重度狭窄时收缩压降低，脉压减小。

4. 主动脉瓣关闭不全

①主要体征为主动脉瓣区闻及高调递减型、哈气样舒张期杂音；②第一心音减弱；③返流明显者，心尖区出现低调、柔和的舒张期杂音，称为Austin-Flint杂音；④脉压增大，周围血管征阳性，包括水冲脉、枪击音、毛细血管搏动、股动脉收缩期与舒张期双重杂音，有的出现点头征。

（五）辅助检查

1. X线检查

①二尖瓣狭窄见左心房和右心室增大及肺淤血改变，心影呈梨形；②二尖瓣关闭不全：左心房和左心室增大；③主动脉瓣狭窄：主动脉瓣钙化，左心房增大；④主动脉瓣关闭不全：左心室增大，升主动脉扩张，呈靴型心脏。

2. 心电图

①二尖瓣狭窄时P波增宽呈双峰型，右室增大，心房颤动；②二尖瓣关闭不全：重者左心房增大，心房颤动，部分出现左室肥大；③主动脉瓣狭窄重者出现左心室增大，房室或室内传导阻滞，心房颤动；④主动脉瓣关闭不全：左心室肥大。

3. 超声心动图

（1）二尖瓣狭窄：M型图可见EF斜率降低（房颤时A峰消失），前后叶同向运动呈城墙样改变。二维超声心动图可见瓣叶增厚，回声增强，舒张期开放幅度减小。左心房扩张，可继发右室及肺动脉扩张，有时发现左房血栓。多普勒-频谱可见通过二尖瓣口的前向血流速度增快，产生跨瓣压差，据其可估测二尖瓣口面积。

（2）二尖瓣关闭不全：重症二尖瓣关闭不全时，诊断准确率高。M型图可见左房、左室增大及容量负荷过重的现象（二尖瓣脱垂时），有时可见瓣膜钙化。二维超声可见瓣叶增厚，反射增强，瓣口在收缩期闭合不拢，前、后叶收缩期脱入左心房。多普勒检查：见收缩期由左室返流回左心房的高速射流。

（3）主动脉瓣狭窄：M 型图不敏感且缺乏特异性。二维超声出现主动脉瓣增厚，活动受限，左室向心性肥厚。多普勒测见主动脉瓣口前向血流加速，据此计算跨瓣压差和瓣口面积，与心导管测值相关良好。

（4）主动脉瓣关闭不全：M 型图可见左室腔及其流出道与升主动脉根部内径增大。二维超声可见舒张期主动脉瓣闭合不拢，有时可见赘生物。多普勒超声可见左室流出道内舒张期返流频谱，可据其范围判断返流程度。

4. 心导管术

用于测定房室压力、跨瓣压差及返流速率，个别诊断困难者需此项检查。

（六）护理诊断

（1）活动无耐力与疼痛、缺氧有关。

（2）疼痛与心肌缺血有关。

（3）知识缺乏与缺乏疾病、治疗及自我护理的知识有关。

（4）医护合作性问题潜在并发症：充血性心力衰竭、栓塞、心房颤动、感染性心内膜炎。

【护理目标】

（1）病人主诉活动时无不适，耐力增加。

（2）病人自述疼痛减轻。

（3）病人能描述心脏瓣膜病的症状、治疗及保健措施。

（七）护理措施

（1）适当限制体力活动防止感染性心内膜炎，保护心功能。

（2）给予高蛋白、高维生素、低盐、易消化饮食。

（3）遵医嘱给予药物治疗如用抗生素预防风湿活动，用利尿剂、血管扩张剂等减轻心脏负荷，心房颤动时用电击或药物复律，用抗凝剂预防栓塞，洋地黄预防心力衰竭，β-受体阻滞剂控制心室率等。

（4）配合做好经皮球囊瓣膜成形术、人工瓣膜置换术等。

【健康教育】

（1）心理指导：使病人保持心情舒畅，避免情绪激动。

（2）饮食指导：饮食中适当增加纤维素类食物，且应少量多餐，不宜过饱。

（3）休息和活动指导：保证病人充足的睡眠。活动量根据心功能分级决定，以不出现不适症状为度。

（4）用药指导告知病人定时服药的重要性和正确服药的方法。

（5）注意防寒保暖，坚持适当体育锻炼，冬春季要预防链球菌感染，有呼吸道感染和反复发作的扁桃体炎时，应及时治疗。

【护理评价】

（1）病人活动无不适。

（2）病人疼痛次数减少，程度减轻。

（3）病人能说出疾病的症状、治疗和保健措施。

第七节 心搏骤停的护理

心搏骤停是指心脏的射血功能突然终止，大动脉搏动与心音消失，重要器官（如脑部）严重缺血、缺氧，最终导致生命终止。心搏骤停最常见为快速型室性心律失常（室颤和室速）。

【病因】

（1）冠心病：75%有心肌梗死病史。主要与心肌梗死后左室射血分数降低，频发与复杂性室性心律失常有关。

（2）心肌病：如肥厚梗阻型心肌病、心律失常型右室心肌病。

（3）离子通道病：如长 QT 综合征、Brugada 综合征。

【临床表现】

（1）先兆症状：部分患者发病前有心绞痛、胸闷和极度疲乏感等非特异性症状。也可无任何先兆症状，瞬即发生心搏骤停。

（2）意识丧失。

（3）颈动脉、股动脉等大动脉搏动消失、心音消失。

（4）呼吸断续，呈叹息样，随后呼吸停止。

（5）瞳孔散大，对光反射减弱以至消失。

（6）心电图表现：心室纤颤或扑动约占91%；心电-机械分离，有宽而畸形、低振幅的QRS，频率20~30次/min，不产生心肌机械性收缩。心室静止，呈无电波的一条直线，或仅见心房波，心室纤颤超过4min仍未复律，几乎均转为心室静止。

【治疗】

1. 恢复有效血循环

（1）胸外心脏按压：将患者仰卧在地面或垫硬板上，术者将双掌重叠，双肘撑直，保持肩部、手肘、手掌与一直线，按压患者胸骨中、下1/3交界处，使胸骨下段下陷4cm左右为宜，频率100次/min。

（2）电除颤：心电监护若为心室纤颤，即行非同步电除颤。

（3）药物治疗：肾上腺素可作为首选药物，予静脉注射。常规方法是静脉注射1mg，每3~5分钟重复1次，可增加剂量到5mg。严重低血压可予多巴胺、多巴酚丁胺、去甲肾上腺素等药物。

（4）如短时间内难以电除颤，或电除颤一次未能复律，可选用利多卡因75~100mg，或普鲁卡因胺100~200mg，或溴苄胺250mg静注，药物除颤与电除颤交替使用，能提高复苏成功率。

（5）如心室静止用药无效，应尽快行胸外心脏起搏，或行经静脉心内临时起搏。

2. 维持呼吸

（1）将患者头后仰，抬高下颏，清除口腔异物。

（2）人工呼吸：如简易球囊辅助呼吸、口对口人工呼吸等，口对口人工呼吸吹气时捏住患者鼻孔，如患者牙关紧闭，可行口对鼻人工呼吸，使患者胸部隆起为有效，吹气 12～16次/min，人工呼吸要与胸外心脏按压以 2：30 频率交替进行。

（3）吸氧。

（4）若自主呼吸不能恢复，应尽快行气管插管使用机械通气。

3. 纠正酸中毒

如果 10min 仍不能复苏，血气 pH<7.20，可用 5%碳酸氢钠 100mL 缓慢静脉注射，可重复应用。

4. 亚低温治疗

【主要护理问题】

（1）循环障碍与心脏收缩障碍有关。

（2）清理呼吸道无效与微循环障碍、缺氧和呼吸型态改变有关。

（3）潜在并发症脑水肿、感染、胸骨骨折等。

【护理目标】

（1）抢救患者生命。

（2）减少并发症的发生。

【护理措施】

复苏后的护理措施。

（1）基础护理①保持床单位清洁、干燥、平坦、无渣屑。②加强晨晚间护理，每天进行温水擦浴。必要时可热敷受压部位，改善血液循环。③根据病情，每 30min～2h 翻身一次，避免拖、拉、推患者，以免皮肤磨损。

（2）气道管理①保持气道通畅，及时拍背、排痰。②如为气管吸痰，需严格无菌操作，预防感染。③吸痰前后给予高浓度氧通气 2～3min。每次吸痰不应超过 15s。痰液过多的患者应给氧、吸痰交替进行，避免低氧血症。④定时予气管接管气囊放气，一般 4～6h，放气10～30min，避免气管黏膜受压过久坏死。⑤呼吸机管道每周更换或消毒。

（3）鼻饲护理

①给予高蛋白、低脂、高维生素、高热量流质。

②鼻饲要定量、定时，4～5 次/天。200～300mL/次。根据患者心功能情况，鼻饲温水200～300mL 次，4～5 次/天。

③每次鼻饲前后应用温水冲洗胃管，鼻饲后胃管末端应反折用无菌纱布包裹。

④鼻饲液应现配现用，冰箱保存不得超过 24 小时。

⑤长期鼻饲的患者胃管每周更换一次，双侧鼻孔交替进行。

（4）尿管护理

①安置保留尿管时应严格无菌操作。

②准确记录尿量、性状、颜色。

③消毒尿道口 2 次/天。

④尿袋每周更换 2 次，尿管每月更换一次。

⑤必要时可用生理盐水或者生理盐水 500mL+庆大霉素 8 万 U 冲洗膀胱。

（5）口腔护理

①口腔护理 2 次/天。

②发现口腔黏膜溃疡时可局部涂抹碘甘油。

③发现口唇干裂可涂抹液状石蜡或唇膏。

（6）眼部护理

由于昏迷患者多眼睑关闭不全，容易发生角膜炎、结膜炎等。应每天用盐水冲洗 1 次，遵医嘱使用滴眼液。必要时可使用油纱布遮盖眼部。

（7）亚低温疗法的护理

①定时检查冰帽温度，保持有效的降温效果。②用干毛巾保护双耳，避免冻伤耳部。③严密观察患者使用后的反应，有无寒战，如发生可遵医嘱使用镇静剂和解痉剂或短效肌肉松弛剂。

（8）心理护理

①昏迷患者对外界仍有感知能力，可以给患者听音乐，鼓励家属多与患者聊天，促进早日苏醒。

②患者清醒后，耐心解释给予相关各项健康教育。消除患者顾虑，促进康复。

（李利丽）

第五章 肾内科护理

第一节 肾性高血压护理

肾性高血压是指肾脏疾病引起的高压，是由肾实质疾患或肾动脉狭窄引起，起病机制有"容量依赖性高血压"及"肾素依赖性高血压"之分。

【常见原因及临床表现】

高血压是肾脏病的常见症状。肾性高压较顽固，不易控制，更是导致肾功能恶化重要原因之一。临床表现为继发于肾脏慢性疾病的高血压，血压常在 $160\sim220/90\sim60$ mmHg。

【护理】

1. 评估

（1）病史：患者有无慢性肾脏病史，有糖尿病、高血脂、冠心病、脑卒中病史及家史；详细了解所用降压药物的种类、剂量法、疗程、用药后的效果等。评估其是否遵医嘱用药、治疗效果如何；有无精神紧张、焦虑、抑郁的表现，其程度如何。

（2）身体状况：患者的精神状况、生命征，主要是血压的改变。全身检查包括眼动脉、全身水肿表现；有无眩晕、恶心、呕吐高血压危象的表现等。

（3）辅助检查：血常规、尿常规、肾功能动态血压检测、心电图、超声心动图、动态压及眼底检查，其他检查血脂情况。部分患者血浆肾素活性、血管张素Ⅱ水平增高。

2. 护理要点及措施

（1）病情观察

①观察高血压早期表现：头痛、头晕、疲劳。

②观察意识变化：头痛、烦躁、眩晕、耳鸣、恶心呕吐、心悸、气急及视物模糊等表现提示高血压危象及高血压脑病的发生。

③观察并发症：心绞痛，高血压脑病，血管病（包括脑出血、脑血栓形成、腔隙性，梗死、短暂性脑缺血发作）。

④观察降压药的反应，使用降压药物前后，以及早、中、晚睡前监测血压，对于血压动较大、调整降压药物以及使用强效降压药物患者应给予持续血压监测，每 $15\sim30$ 分 1 次。防止直立性低血压发生。

⑤观察肾功能：定时检测血清肌酐、尿氮、内生肌酐清除率，了解肾功能情况，防肾衰竭导致药物蓄积中毒致血压骤降，危及生命。

⑥严格记录出入量，肾性高血压伴重水肿患者应每天记录出入量和体重，评估盐平衡、中心静脉压以及有无肺水肿等容负荷过重的表现。

（2）一般护理：①根据高血压的程度，限制活动，血压在 180/110mmHg 以上的肾性高血压患者需绝对卧床休息；血压在 140~160/90~100mmg 可适当活动，以调节主神经功能紊乱；必要时使用一些镇静药缓解紧张和烦躁，提高睡眠质量，促进血压降。②防止发生意外伤害的护理：评估患有无发生坠床的危险，嘱患者起床或体位变化时避免用力过猛、突然变换体位，床上尿，协助如厕，加用床档，避免坠床。

（3）用药护理

①采用较小的有效剂量，能够获得疗效且使不良反应最小。

②为有效防止靶器官的损害，24 小时血压稳定于目标范围内。按时服用降压药物不要随意换药和减少药物的用量。

③服用降压药物期间，定时测量血压、搏，当血压突然升高或降低时要及时就医。

④口服降压药有血管紧张素转化酶抑药 ACE Ⅰ、血管紧张肽受体拮抗药（ARBS）、体拮抗药（CCBS）、β-受体阻滞药、利尿药、α-受体阻滞药。每一类药物作用机制各不相同但同一类药物作用机制基本相似，所以不主张同一类药物合用。

⑤服用利尿药的患者要定时复查血钾、血钠。

⑥警惕急性低血压反应。使用降压药如有晕厥、恶心、乏力，立即平卧，采取头低脚高位，增加脑部血流量。如有头晕、眼花、耳鸣等症状时应卧床休息。

⑦静脉持续输入降压药的患者，静脉：药速度不可过快，避免血压骤降，引起心、脑肾灌注不足。

⑧在应用降压药物治疗过程中，应嘱卧床休息，满足生活需要。在变化体位时应尽量缓慢，防止发生直立性低血压。

（4）饮食护理

①少盐饮食：饮食应以清淡为宜，少吃后食。吃盐过多，会使血管硬化和血压升高世界卫生组织规定；每人每日摄盐量在 6g 以下。对于高血压患者，单纯限盐即可使血压恢复正常；对中、重度高血压患者，限盐不仅可提高降压药物的疗效，还可使降压药的剂量减少，从而大大减少降压药物的反应和药品费用。

②少吃甜食：甜食含糖量高，可在体内化成脂肪，容易促进动脉硬化。

③少吃动物脂肪：动物含胆固醇量高，加速动脉硬化，如肝、肾、脑、心等应少吃。

④肾功能正常者宜多食含钾食物：钾在体内能缓冲钠的作用。食物有黄豆、小豆、茄、西葫芦、芹菜、鲜蘑菇及各种绿叶蔬菜，水果有橘子、苹果、香蕉、梨、猕猴桃、柿子、核桃、西瓜等。

⑤宜多吃含优质蛋白和维生素的食物如鱼、牛奶、瘦肉、鸡蛋、豆类及豆制品。

⑥宜多食含钙丰富的食物：高血压患者每天坚持吃高钙食物，其中 2/3 左右的患者可收到明显的降压效果。含钙的食物如奶制品、豆制品、芝麻酱、虾皮、海带、骨、汤、黑木耳、核桃、沙丁鱼、鸡蛋等均含钙丰富。

（5）心理护理：肾性高血压患者易出现消沉等不良情绪，精神负担重，应给予同情，安慰并鼓励，要善于观察了解其心理变化，通过向患者讲述疾病常识解除患者顾虑更好地协助各种检查，配合治疗、护理。引领患者正确面对患病事实，树立长期同疾病斗争的信心。

3. 健康教育

（1）使患者了解相关高血压的知识、危险因素、非药物治疗与长期随访的重要性，坚持其终身治疗的必要性，有针对性地纠正不良生活方式，如紧张、吸烟、酗酒，正确认识高血药物的疗效和不良反应。

（2）向患者说明高血压病需坚持长期规律治疗和保健护理的重要性，将血压控制理想水平的目的是防止靶器官进一步危害，使心、脑、肾得以保护。

（3）养成良好的生活习惯，情绪稳定，劳逸结合，避免熬夜，掌握放松紧张的心理的调控方式。

（4）积极控制心血管病的危险因素，戒烟、戒酒，控制体重、血糖、血脂和血压。

（5）合理饮食，减少食盐、动物脂肪的摄入量，多食水果、蔬菜，减少食物中饱和脂肪酸的含量和脂肪总量，保持排便通畅。必要时服用缓泻药。

（6）适当参加体育锻炼，并注意血压变压转升高成出现头晕、头痛、恶心、呕吐等症状时及时就医。

4. 告知患者服用降压药注意事项

（1）采用较小的有效剂量，已获可能有疗效而使不良反应最小。

（2）为有效防止靶器官的损害，24小时血压稳定于目标范围内。按时服用降压物，不要随意换药和减少药物的用量。

（3）服用降压药物期间，定时测量血压脉搏，当血压突然升高或降低时要及时就医。

（4）服用利尿药的患者要定时复查血钾。

第二节　尿量异常护理

少尿或无尿：由于各种原因引起的尿量每日<400mL，称为少尿，每日<100mL，称为无尿。

多尿：尿量每日>2500mL，称为多尿，每日>4000mL，称为尿崩。

【常见原因及临床表现】

1. 少尿的原因

根据病变部位的不同，少尿可分为三大组病因：肾前性、肾性及肾后性

（1）肾前性少尿：是由各种原因引起的肾脏血流灌注不良导致，肾实质本身无器质性病变。

临床特点：①患者有引起肾脏灌注不良的疾病或诱因；②尿常规大致正常．尿比重及渗透压升高；③表现为体重下降、皮肤干燥、精神萎靡，甚至血压下降。

（2）肾性少尿：为肾实质病变导致的肾小球滤过率下降，或肾小管重吸收加强导致的尿量减少。

临床特点为：①大部分患者具有肾脏病的病史和体征；②尿常规异常：蛋白尿、血尿、管型尿；③肾小管功能异常，尿比重、尿渗透压下降；④表现为体重增加，水肿。

（3）肾后性少尿：主要原因为尿路梗阻性疾病，如尿路结石及肿瘤，产生的尿液不能排出，导致尿量减少。

临床特点是：①多表现为突然的少尿或无尿；

②尿常规大致正常，尿比重及渗透压无明显改变；

③有尿路梗阻的态学改变。

2. 多尿的原因

肾血流量增加肾小管重吸收功能下降等原因导致的尿液增加。主要见于大量饮水或补液后，以及肾衰竭恢复期。临床表现为尿量增加，每>2500mL，患者可出现尿渗透压下降，以电解质紊乱的表现。

此外，尿崩症、原发性醛固酮增多症以及神经性多饮等症均能导致尿量增加，需要以鉴别。

【护理】

1. 少尿的护理

（1）病情观察：评估患者少尿的程度，准确记录尿量。

（2）存在水肿的患者应严格控制水的入量；补液速度要慢，防止发生脑水肿和肺水肿。

（3）限制水、钠、钾盐的摄入，注意有无血钾征象，如烦躁、无力、呼吸困难、心律失常。

（4）留置尿管的少尿患者，应用生理盐或1：5000呋喃西林进行膀胱冲洗1次/日或隔日1次；会阴冲洗，1次/日，预防尿感染。

（5）少尿伴皮肤水肿的患者，按水肿护理常规，进行皮肤护理。

（6）肾前性少尿患者，应及时补充血容量，注意先晶体、后胶体的补液顺序，加快补液速度。

（7）肾后性少尿患者，在及时解除尿路梗阻原因后，应注意观察尿液颜色，出现血尿患者，应按血尿护理常规。

2. 多尿的护理

（1）病情观察：评估患者多尿的程度，严格准确记录尿量，测量并记录生命体征，及时判断低血压的发生。

（2）根据尿量及时补充入量。

（3）监测电解质的变化，防止发生低血钾等并发症，注意有无低血钾征象，如乏力、律失常、肠麻痹或肠梗阻等。

（4）尿路梗阻解除后引起的突然尿量增加，应控制尿液排出的速度，防止大量尿液迅速排出引起的腹腔压力骤减，导致周围灌注不足。

第三节　水肿护理

水肿是指过多的液体积聚在人体的组织间隙使组织肿胀，是肾小球疾病最常见的临床表现。

【常见原因及临床表现】

肾炎性水肿，其发生机制主要是由于肾小球滤过率下降，而肾小管的重吸收功能正常，引起水、钠潴留；毛细血管静水压增高而出现水肿。表现特点：水肿常为全身性，而以眼睑、头皮等组织疏松处为主。

肾病性水肿，主要是由于大量蛋白尿造成血浆蛋白过低，血浆胶体渗透压降低，导致液体从血管内进入组织间隙而产生水肿。此外，部分患者因有效血容量减少，激活了肾素。血管紧张素-醛固酮系统，抗利尿激素分泌增多，从而进一步加重水肿。表现特点：水肿一般较严重，多从下肢开始，由于增加的细胞外液量主要潴留在组织间隙，血容量常是减少的，故可无高血压及循环淤血的表现。

【护理】

1. 评估

（1）病史：水肿发生的诱因及原因、时间、部位；水肿的特点、程度以及随时间的进展情况，有无出现全身性水肿；有何伴随症状，即有无出现尿量减少、头晕、乏力、呼吸困难、心搏加快、腹胀等；水肿的治疗经过尤其是患者的用药情况；详细了解所用药物的种类、剂量、用法、疗程、用药后的效果等。对于曾用激素和（或）免疫抑制药的患者，应评估其是否遵从医嘱用药、治疗效果如何；有无精神紧张；焦虑抑郁的表现，其程度如何。

（2）身体评估：患者的精神状况、生命体征、尿量、体重的改变。全身皮肤的检查包括皮肤水肿的范围、程度、特点，如有无眼睑和面部水肿、下肢水肿、外阴水肿等；心肺检查有无啰音、胸空积液征、心包摩擦音；腹部有无膨隆、叩诊有无移动性浊音、测量腹围的改变等。

（3）实验室及其他检查：尿常规检查、尿蛋白定性和定量；血清电解质有无异常；肾功能的指标，如 Cer、血 BUN、血肌酐、浓缩与稀释试验的结果有无异常。此外，患者有无做过静脉肾盂造影、B 超、尿道 X 线片等检查，其结果如何。

2. 护理要点及措施

（1）皮肤护理：水肿较严重的患者应避免着紧身的衣服，卧床休息时宜抬高下肢，增加静脉回流，以减轻水肿。嘱患者经常变换体位，对年老体弱者可协助翻身，用软垫支撑受压部位，并适当予以按摩。对阴囊水肿者，可用吊带托起，每日会阴冲洗，呋喃西林湿敷外阴。协助患者做好全身皮肤黏膜的清洁，嘱患者注意保护好水肿的皮肤，如清洗时勿过分用力，避免损伤皮肤，避免撞伤、跌伤等。

皮肤水肿，感觉减退，应避免使用热水袋，防止烫伤皮肤，必须使用时要测量温度，低于 40℃，毛巾包裹热水袋避免直接接触皮肤，每小时观察使用区域皮肤情况，更换部位。严重水肿者应避免肌内注射，可采用静脉途径保证药物准确及时输入。静脉穿刺拔针后，用无菌干棉球按压穿刺部位，防止液体从针口渗漏出来，注意无菌操作。观察皮肤有无红肿．破损、化脓等情况发生。体温有无异常。

（2）饮食护理：有明显水肿、高血压或少尿的患者，应严格限制水、钠的摄入。如水肿主要因低蛋白血症引起，在无氮质潴留时，可给予正常量的优质蛋白饮食，每日 1.0g/kg；对于有氮质血症的水肿患者，应同时限制食物中蛋白质的摄入。对于慢性肾衰竭的患者，可根据肾小球滤过率（GFR）来调节蛋白质的摄入量。低蛋白饮食的患者需注意提供足够的热量，以免引起负氮平衡。同时注意补充各种维生素。

（3）定期测量患者的体重，观察变化情况。观察水肿消长情况，有无胸腔、腹腔、心包积液的表现；有无急性左侧心力衰竭的表现；有无剧烈头痛、恶心．呕吐、视物模糊，甚至神志不清、抽搐等高血压脑病的表现。记录 24 小时液体出入量。监测尿量的变化。如经治疗尿量没有恢复正常，反而进一步减少．甚至出现无尿．提示严重的肾实质损害。同时密切监测尿常规、肾小球滤过率、血尿素氮、血肌酐、血浆蛋白、血清电解质等变化。

（4）用药护理：遵医嘱使用利尿药、肾上腺糖皮质激素或其他免疫抑制药，观察药物的疗效及可能出现的不良反应。使用激素和免疫抑制药时，应特别注意交代患者及家属不可擅自加量、减量，甚至停药。

长期使用利尿药可出现电解质紊乱，如低钾、低氯血症。呋塞米等强效利尿药有耳毒性，表现为耳鸣、眩晕、听力丧失，一般是暂时性的，也可发生永久性耳聋，应避免与链霉素等氨基糖苷类抗生素同时使用。使用糖皮质激素的患者可出现水钠潴留、血压升高、动脉粥样硬化、血糖升高、精神兴奋性增高、消化道出血、骨质疏松、继发感染、伤口不易愈合，以及类肾上腺皮质功能亢进症的表现，如满月脸、水牛背、多毛、向心性肥胖等，应密切观察患者的情况。

使用环磷酰胺等免疫抑制药时，容易引起出血性膀胱炎、骨髓抑制、消化道症状、肝功能损害、脱发等。这类药物对血管和局部组织的刺激性较大，服用糖皮质激素和细胞毒性药物时应注意以下几点：①口服激素应饭后服用，以减少对胃黏膜的刺激；②长期用药者应补充钙剂和维生素 d，以防骨质疏松；③使用 CTX 时注意多饮水，以促进药物从尿中排泄。

3. 健康指导

告知患者及家属出现水肿的原因，如何观察水肿的变化，以及如何保护水肿部位的皮肤等，解释限制水钠对水肿消退的重要性，与患者一起讨论制订符合患者治疗要求，而又能为患者接受的饮食计划。

第四节　血尿护理

正常人尿液中无红细胞，经肾单位或尿路进入尿液内的红细胞异常增多称为血尿。可表现为镜下血尿（尿沉，红细胞>10/高倍镜）或肉眼血尿。

【临床表现】

1. 症状体征

尿路刺激症状，腰痛，肾绞痛及排尿困难等。尿液中含有血凝块。

2. 辅助检查

10mL 尿液离心，取沉渣，显微镜下观察，如尿中红细胞数 $3.0 \times 8.0 \times 10/L$，变形红细胞>80%以上，常提示为肾小球性血尿。如尿中红细胞数>$8.0 \times 10^6 L$，变形红细胞 20% 以下，常提示为非肾小球性血尿。如尿中变形红细胞和正常形态红细胞数目基本相等，常提示肾小球损害的同时合并肾小球部位以下的泌尿系损害。

【护理】

1. 护理评估

血尿发生的诱因、尿液留取方法、发生血尿期间的饮食和服药情况以及血尿颜色的变化情况，以排除假性血尿，如月经、痔出血混入尿液，以及药物或食物引起的红色尿液，如食用甜菜根等。

2. 护理要点及措施

（1）卧床休息，给予高热量、流质饮食，避免食用或饮用影响尿液颜色的食物及饮料，如甜菜以及颜色较深的饮料。

（2）一旦发现血尿，在尿量及肾功能正常的情况下，应嘱患者尽量多饮开水，保持泌尿道畅通，以防凝血块填塞尿道，必要时留置三腔止血导尿管行间断或连续膀胱冲洗，防止血凝块堵塞尿路。

（3）停用影响尿液颜色的药物，如利福平、苯妥英钠等，停用或慎用血管活性药物防止加重出血

（4）观察血尿变化情况，观察每次尿的量、颜色，有否浑浊及膜状物，遵医嘱留尿标本做常规检查，病情恢复后，每周复查尿常规，连续复测3次结果正常为止。

（5）密切观察生命体征变化，以及面色、神志等变化，注意有无发热、皮疹、眩晕、耳鸣、尿少尿闭等并发症状，发现异常及时报告，配合医师做相应处理。

3. 健康教育

平时养成多饮水习惯。少吸烟或不吸烟，少吃刺激性食物，少食甜菜根等可能影响尿液颜色的食物。积极治疗泌尿系统的炎症、结石等疾病。做好染料、橡胶、塑料等工具生产中的防护保健工作。在平时生活工作中，养成良好生活习惯，不能经常使膀胱高度充盈，有尿意感即要去排尿，以减少尿液在膀胱存留时间。注意劳逸结合避免剧烈运动。

第五节　糖尿病肾病护理

糖尿病肾病是糖尿病患者最主要的微血管病变之一。糖尿病肾病（DN）是一种严重的糖尿病慢性并发症。糖尿病肾病是我国继发性肾小球疾病中一个非常多见的疾病，也是导致终末期肾衰竭的一个重要原因。通常所说的糖尿病肾病是指糖尿病性肾小球硬化症，是一种以血管损害为主的肾小球病变。已证明胰岛素依赖型或非胰岛素依赖型糖尿病患者中20%~30%的患者会发生肾病，终末期糖尿病肾病已占肾透析治疗的50%以上。

【常见病因】

糖尿病肾病发病原因十分复杂，包括众多参与因素。总的来说它是起始于糖代谢障碍所致的血糖过高，在一定的遗传背景以及一些相关的获得危险性因子参与下，通过启动了许多细胞因子的网络，最终造成全身一些重要器官的损害，其中肾脏损害即为糖尿病肾病。糖尿病肾病病因包括以下几种。

1. 遗传因素

遗传因素与糖尿病肾病发生有十分密切的关系，在男女两性中，不论胰岛素依赖型或非胰岛素依赖型糖尿病，男性发生糖尿病肾病的比例一般较女性为高。

2. 肾脏血流动力学异常

在1型糖尿病肾病中约1/2病例GFR上升25%~50%。在2型糖尿病肾病中，GRF过高不仅表现为基础值较常人增高，还表现为增加蛋白质摄入后，上升的程度更为显著，除GFR过高以外，肾血流量在本病中也显著升高。

3. 血糖过高引致代谢改变

为影响糖尿病肾病发生的关键不少临床实验证明，糖尿病肾病的发生与血糖控制情况有关。血糖导致主要通过肾脏血流动力学改变以及代谢异常引致肾脏损害，其中代谢异常导致损害的机制主要有肾组织糖代谢紊乱。

4. 高血压

几乎任何糖尿病肾病均伴有高血压，在 1 型糖尿病肾病中高血压与蛋白尿平行发生，而在 2 型糖尿病肾病中则常在糖尿病肾病发生前即出现。

5. 血管活性物质代谢异常

①血管紧张素系统激活；②内皮系统代谢异常；③前列腺素族代谢异常；④生长因子代谢异常。

【临床表现】

1. 水肿

早期糖尿病肾病患者一般没有水肿，少数患者在血紫蛋白降低前，可有轻度水肿，当 24 小时尿蛋白超过 3g 时，水肿就会出现。明显的全身水肿，仅见于糖尿病性肾病迅速发展者。

2. 贫血

有明显氮质血症的糖尿病患者，可有轻度至中度的贫血，用铁剂治疗无效。贫血为红细胞生成障碍所致，可能与长期限制蛋白质饮食，氮质血症有关。

3. 蛋白尿

开始由于肾小球滤过压增高和滤过膜上电荷改变，尿中仅有微量白蛋白出现，为选择性蛋白尿，没有球蛋白增加，这种状态可持续多年。随着肾小球基底膜滤孔的增大，大分子物质可以通过而出现非选择性临床蛋白尿，随病变的进一步发展，尿蛋白逐渐变为持续性重度蛋白尿，如果尿蛋白每日超过 3g，是预后不良的征象。糖尿病性肾病患者蛋白尿的严重程度多呈进行性发展，直至出现肾病综合征。

4. 高血压

高血压在糖尿病性肾病患者中常见。严重的肾病多合并高血压，而高血压能加速糖尿病肾病的进展和恶化。故有效地控制高血压是十分重要的。

5. 其他症状

（1）网膜病变，如眼底出血、血管硬化等。

（2）神经病变，如累及自主神经时，膀胱反射功能减退导致排尿困难、尿潴留等。

（3）血管病变，如心力衰竭或心肌梗死。

【辅助检查】

1. 尿微量清蛋白测定

正常人尿清蛋白（UAE）每分钟<20μg 而微量白蛋白（每分钟 20~200g）为早期糖尿病肾病的特征，若 6 个月内连续两次尿 UAE 每分钟>20μg 但<200μg 并能排除其他可能引起

UAE 增加的原因，如糖尿病酮症酸中毒、泌尿系感染、运动、原发性高血压、心力衰竭等，即可诊断为糖尿病肾病。

2. 尿 NAG 酶、THP（Tamm-Horsefall 蛋白）、β-截球蛋白（β-mg）测定

在正常白蛋白尿时其尿 NAG 酶已明显增高，微量白蛋白尿时尿 β-mg 升高，尿 THP 明显下降，均可视为糖尿病肾病的早期诊断标准。

3. 肾功能检测

用 ^{99M}Tc-DTPA 测定肾小球滤过率及肾血流量，以反映糖尿病肾病早期肾小球高滤过状态。

4. 肾脏 B 超和腹部 X 线片

肾脏体积增大，为早期糖尿病肾损害的标志。

5. 肾活检

可提供特异性的诊断依据

对糖尿病微量白蛋白尿者，进行肾活检有助确诊早期糖尿病肾病。

【治疗原则】

1. 内科治疗

（1）糖尿病的治疗。①饮食治疗：目前主张在糖尿病肾病的早期即应限制蛋白质的摄入（每日 0.8g/kg），对已有水肿和肾功能不全的患者，在伙食上除限制钠的摄入外，对蛋白质摄入宜采取少而精的原则（每日 0.6g/kg），必要时可适量输氨基酸和血浆，在胰岛素保证下可适当增加糖类的摄入以保证足够的热量，脂肪宜选用植物油。②药物治疗：口服降糖药。对于单纯饮食和口服降糖药控制不好并已有肾功能不全的患者应尽早使用胰岛素。应用胰岛素时需监测血糖及时调整剂量。

（2）抗高血压治疗。高血压可加速糖尿病肾病的进展和恶化，要求控制糖尿病患者的血压水平比非糖尿病高血压患者低。舒张压<75mmHg，还应限制钠的摄入，戒烟、限制饮酒，减轻体重和适当运动。降压药多主张首先选用血管紧张素转化酶抑制药，常与钙离子拮抗药合用，也可选用 a 受体拮抗药如喉唑嗪。根据病情可适当加用利尿药。

2. 血液净化治疗

终末期糖尿病肾病患者只能接受透析治疗，主要有两种方式：长期血透和不卧床持续腹膜透析。近来绝大多数终末期糖尿病肾病患者采取腹膜透析，因为它不增加心脏负荷及应激，能较好控制细胞外液容量和高血压。还可腹腔注射胰岛素，操作方便费用节省，但某些患者因长期腹透吸收大量葡萄糖而致肥胖和高血脂，关于透析时机的选择宜稍早于非糖尿病患者 3，肾或肾、胰联合移植只有极少的患者能得到这种治疗。因此对糖尿病肾病最根本的措施还是尽可能地控制糖尿病以防止糖尿病肾病的发生和发展。

4. 活血化瘀

应对糖尿病肾病最主要的病理改变是肾小球硬化和基底膜的损伤。活血化瘀是药物活性物质选择性地靶向定位于各级动脉血管与其紧密融合，促使肾动脉扩张，增加肾脏的有效血液灌注，增加对受损肾小球的供氧，从而改善微循环，促进新陈代谢，从而有效缓解和恢复

肾小球的硬化状态。

5. 针灸治疗

针灸治疗糖尿病，早在两千多年前的《史记·扁鹊仓公列传》就有病案记载，针刺治疗糖尿病，强调辨证取穴和对症配穴相结合，治疗一般采用多种治疗方法相配合的综合治疗，其疗效比较可靠。但是，针刺的操作技术不是一般患者都能够正确掌握的，因此，针刺治疗不宜作为患者自我保健技术，应在医院由医师操作进行。

【护理】

1. 护理评估

（1）高血压：90%以上的患者有高血压。

（2）蛋白尿：常为本病早期最主要的临床表现。由早期的微量蛋白尿、间歇性蛋白尿发展到后期持续性蛋白尿，直至出现肾脏器质性改变。

（3）肾功能改变：糖尿病后期 50%～70% 的患者有肾功能损害。持续性大量蛋白尿患者，其肾功能呈进行性恶化，约 25% 糖尿病后期患者发生终末期尿毒症。

（4）网膜病变，如眼底出血、血管硬化等。

（5）神经病变，如累及自主神经时，膀胱反射功能减退导致排尿困难、尿潴留等。

（6）血管病变，如心力衰竭或心肌梗死。

（7）水肿：早期糖尿病肾病患者一般没有水肿，少数患者在血浆蛋白降低前，可有轻度水肿，当 24 小时尿蛋白超过 3g 时，水肿就会出现。明显的全身水肿，仅见于糖尿病性肾病迅速发展者。

（8）贫血：有明显氮质血症的糖尿病患者，可有轻度至中度的贫血，用铁剂治疗无效，贫血为红细胞生成障碍所致，可能与长期限制蛋白饮食、氮质血症有关。

2. 护理要点及措施

（1）一般护理

①提供安静并且没有感染的休养环境。

②向患者及其家属讲解糖尿病的危害，通过控制血糖减轻糖尿病肾病的病理改变。

③病情轻的患者注意劳逸结合，无高血压，水肿不明显，无肾功能损害，蛋白不多的患者可适当参加体育锻炼以增强体质，预防感染；对水肿明显，血压较高患者或肾功能不全的患者，强调卧床休息，按病情给予相应的护理级别。

④监测体重，每日 2 次，每次在固定时间穿着相同衣服测量。

⑤记录 24 小时出入量，限制水的摄入，水的摄入量应控制在前 1 日尿量加 500mL 为宜。

⑥观察尿量、颜色、性状变化：有明显异常及时报告医师，每周至少化验尿常规和尿比重 1 次。

⑦注意观察患者的血压、水肿、尿量、尿检结果及肾功能变化，如有少尿、水肿、高血压，应及时报告主管医师给予相应的处理。

⑧注意观察患者神志、呼吸、血压心率的变化：注意高血压脑病、心功能不全的先兆症状。

⑨密切观察患者的生化指标：观察有无贫血、电解质紊乱、酸碱失衡、尿素氮升高、血

糖变化等情况，如发现异常及时报告医师处理。

⑩指导使用胰岛素的患者，根据血糖、尿糖计算胰岛素的剂量。

⑪密切观察患者的病情变化，监测患者尿糖、蛋白尿、肾功能尿酮体、血钾的变化，观察患者呼吸的频率和深度，有无库斯曼呼吸，有无烂苹果气味，有无恶心呕吐，"三多一少"症状是否加重等异常情况，应立即通知医生遵医嘱给予处理。

（2）皮肤护理

①糖尿病肾病患者皮肤内含糖量增加，适宜细菌繁殖，血糖增高，血液中嗜中性粒细胞移动缓慢，杀菌能力降低，加上机体形成抗体的能力下降，故常并发皮肤化脓性感染、真菌感染，应加强皮肤护理，保持皮肤清洁，勤换衣服，皮肤干燥者涂油保护，并及时治疗毛囊炎。

②糖尿病肾病患者常伴有血管病变，可引起肢体缺血或血管栓塞，在感染和外伤的基础上极易发生组织坏死，容易合并有足部坏死。

③创面处理，切除坏死组织，彻底清创，每日换药 1 次，换药时用生理盐水和 3% 过氧化氢溶液冲洗

④每晚用温水（40℃）泡脚 20 分钟，泡后用软毛巾轻轻擦干，防止任何微小的损伤，忌用热水袋，以免烫伤。

⑤趾甲不宜过短，以免损伤甲沟引起感染。

⑥经常观察足背动脉搏动、皮肤色泽及弹性，及时发现缺血现象。

⑦避免各种外伤，如摔伤、挤压伤，的松紧要适宜，鞋口不要太紧。

⑧做好皮肤清洁护理，特别是会阴部水肿的患者，尽量用软垫支撑起受摩擦部位，减少活动防止摩擦。

（3）水肿护理

①糖尿病肾病患者因长期低蛋白，常发生水肿，加上小血管病变引起组织营养不良，易导致皮肤破损甚至压疮。

②卧床休息时应避免局部长时间压，每 2 小时协助翻身 1 次，协助翻身时应避免拖、拉、拽等动作，特别是需要便盆的患者，动作要轻柔，以免擦伤皮肤。

③由于体内蛋白的丢失、长期水肿和循环障碍，皮肤抵抗力和愈合力降低、弹性渐丧失，容易受损伤，应经常擦洗和翻身，并保持被褥干燥平整，每日用 50℃ 的温水擦背及骨突处，以免发生压疮。

④定时观察并按摩容易发生压疮的部位。

⑤适当抬高肢体，加快静脉回流以减轻水肿。

⑥对水肿轻者限制活动，重者卧床休息，并抬高下肢。

⑦对已发生压疮者，按常规治疗。

（4）饮食护理

①教会患者及其家属根据标准体重、热量标准来计算饮食中的蛋白质、脂肪和糖类的含量，并教会患者如何分配三餐食物，及合理安排膳食结构。对肾功能不全的患者可控制植物蛋白的摄入，以减轻肾脏负担。

②根据患者的具体情况，与营养师一起根据患者的体重、病情计算出每日所需要热量及糖类、蛋白质、脂肪的比例，并按照要求提供食物，鼓励患者按时按定量进餐。

③提供优质高蛋白饮食，如牛奶、鸡蛋、肉类，肾功能不全时要控制植物蛋白的摄入。

④在平时膳食时要保证膳食中糖原的摄入，又要控制糖类的摄入，控制血糖，通过提供足够的热量以减少自体蛋白质的分解。⑤限制钠的摄入，每日饮食中钠应低于3g，少尿时应控制钾的摄入，保证全面营养。

（5）心理护理

①安慰患者，鼓励患者讲出心中的感受，以消除紧张情绪，保持思想乐观，情绪稳定。

②主动向患者介绍环境及同病室的病友，消除患者的陌生和紧张。

③耐心向患者解释病情，使患者认识到糖尿病目前不能根本治愈，如果控制不佳可以导致糖尿病肾病，糖尿病肾病应严格按糖尿病饮食进行治疗，还要注意肾功能的变化，大多数糖尿病肾病可以通过治疗得到控制。

④向患者解释使用胰岛素的好处，通过使用胰岛素可以降低血糖有利于肾病的恢复。

⑤增加患者的探视次数，必要时留家人陪伴，通过良好的思想沟通，减轻患者的思想压力，有利于病愈。

3. 健康教育

（1）患者出院后随身带有卡片，姓名、年龄、住址、诊断证明，目前所用药物和剂量，携带急救盒，以便在低血糖抢救时参考。

（2）避免过劳、外伤、精神创伤，保持情绪稳定，按时服药，避免受凉感冒及各种感染。在呼吸道感染疾病流行期，尽量少到公共场所。

（3）督促、检查、协助患者及家属完成糖尿病的自我监测，按要求完成尿糖、血糖测定，以便为调整用药提供依据。

（4）督促患者按医嘱服药，并注意观察治疗效果，要严格控制血糖和尿糖，一般来说，空腹血糖应控制在5.6~7.8mmol/L，合并高血压者应把血压控制在125-131/79~86mmHg（16.7~17.5/10.5~11.SkPa）。

（5）指导饮食。低蛋白饮食可减少肾小球的滤过率，还可使尿蛋白排出量减少，故目前多主张低蛋白饮食。一期患者蛋白摄入量控制在每日每千克体重1g，二期患者以每日每千克体重0.6~0.8g为宜，并以动物蛋白为主。

（6）利尿药的应用，对有水肿的患者可按医嘱使用利尿药，同时适当限制水和钠的摄入，以减轻肾脏负担。

（7）防止泌尿道感染。泌尿道感染会使糖尿病加重，最后导致肾衰竭，所以，积极预防和治疗泌尿道感染非常重要。要搞好个人卫生，尤其是女性要注意会阴部清洁卫生．对有感染者应查明感染细菌或做药敏试验，选择适当抗生素治疗。

（8）定期做尿微量白蛋白监测，尿常规、肾功能检查，以便及时掌握病情变化。

（9）注意保护肾脏，避免使用对肾脏有损害的药物及造影剂。

（10）尽量避免泌尿道各种器械检查及导尿，以免诱发感染。

（李利丽）

第六章　老年护理

第一节　老年解剖生理特点

人体的生命过程都要经过生长、发育、成熟及衰老的各个阶段，机体的生理功能和器官、组织、形态等方面，也呈进行性的退行性变化，致使老年人不同程度地表现为机体活动力减弱，生物效应力降低，对外界环境适应力减退以及各系统生理功能和代谢的低下。

一、身高与体重的变化

老年人身高体重的下降是增龄过程中的一种普遍现象。随年龄增长身高缩短，这是由于椎间盘的萎缩性变化，脊柱弯曲度增加；另外，老年人骨代谢异常，常致骨质疏松而发生脊柱后突，在站立时，因髋及膝部屈曲，身材更加变矮；同时细胞和脏器组织脱水，皮下脂肪减少、萎缩等导致体重下降。

二、头面部及皮肤改变

头发逐渐变白脱落，大多从顶部开始，男性多于女性。眉毛变化不大，有部分老年人出现白色化，鼻毛白色化出现则是衰老的评价之一。面容皮肤皱纹最先见于前额，其次眼角、鼻根部和鼻唇沟。眼睑、耳及颏部皮肤下垂。眼球也因局部脂肪减少而内陷。皮肤老化表现为弹性降低，厚度变薄、松弛、皱纹加深，表面失去光泽，老年人皮肤上可见老年性色素斑。

三、口腔改变

口腔黏膜菲薄、萎缩，对刺激抵抗力差。牙体硬组织中的有机物质和水分逐渐减少，质地变脆，颜色变暗，失去光泽，磨耗严重而且易碎易裂。牙周膜变薄，可有纤维性增生，血管硬化等。牙龈点状消失，伴有水肿，角化层变薄或消失，组织变脆易受损伤，牙齿的支持组织向根部萎缩。舌表面光滑，乳头味蕾数目明显减少，且约有半数发生萎缩，功能单位约有80%损失，各种味觉减退，唾液腺萎缩，分泌量减少，使口腔黏膜干燥，弹性减低，唾液中淀粉酶含量明显降低。

四、眼睛改变

老年人的视力随增龄降低是由于视细胞感光物质的感光性减退，视觉灵敏度降低。同时视野宽度缩小，瞳孔适应能力降低，与老年人瞳孔缩小，屈光间质透明度差，视网膜视紫质的再生能力减低有关。老年人晶状体弹性减退且硬化，致使晶状体悬韧带完全松弛，晶状体也不能完全膨胀，因此造成调视机能减退，辨色能力减退。

五、耳鼻喉的改变

耳：从形态上老年人的鼓膜和听小骨活动迟钝，感受声音的内耳退化。听神经的神经纤维数减少，听中枢的细胞数也减少。老年人高音的听力比对低音的听力损失早且呈进行性变化，增龄首先是高调音频的感受器发生萎缩及变化。60 岁以上老年人约 1/3 有不同程度的听力障碍。

鼻：老年人的鼻腔组织变化表现在鼻黏膜和腺体的萎缩导致纤毛活动减弱，分泌活动减少，鼻腔湿度下降，防御机制降低。

喉：老年人喉部结构退行性变化表现为喉软骨的骨化，真声带弹性下降，假声带鳞状化生，黏液分泌减少，喉黏膜萎缩，影响对其下组织的保护功能。

第二节　老年病的临床特点

一、多病性及多脏器病变

一个老年人可同时患两个或两个以上多系统疾病，它们之间相互影响，既增加了病情的复杂性，又造成了治疗上的困难。此外，老年人同一脏器可有多种疾病，尤多见于循环系统使脏器功能严重受损，常见的有高血压性心脏病合并冠心病，冠心病合并老年退行性心瓣膜病等。老年人随着增龄各重要脏器如大脑、心脏、肺脏、肝脏和肾脏会出现生理及病理性改变，表现出各脏器的功能减退，一般在正常情况下，各脏器的功能维持得较好，但遇到某一脏器患病，就会引起其他脏器功能改变甚至衰竭。

二、症状和体征不典型

老年人的多病性是临床表现不典型的原因之一，加之老年人神经系统和全身应激反应迟钝，敏感性降低，对疼痛的阈值增高，所以起病隐袭，患病后常常缺乏典型的症状和体征。即使病情很重，往往表现不出来，甚至没有明显的症状，如有感染时无发热、白细胞升高表现；急性心肌梗死、胆石症时缺乏疼痛表现。因此在老年人的医疗诊治中除应注意观察症状外，更应重视物理查体和实验室检查。

三、发病急、进展快

老年人各脏器功能减退，应激能力及代偿贮备能力均减弱，一旦发病后病情可迅速恶化，甚至死亡。

四、病程长、病情重、恢复慢、并发症多

由于老年人起病隐袭，因此病程较长，当症状明显时，病情已发展到晚期严重的程度；同时老年人多脏器功能减低，病程长也反映了老年病恢复较慢，且很难恢复到患病前的健康状况；老年人机体功能和抵抗力均降低，常在某一疾病的基础上并发其他疾病，如长期卧床易并发压疮、坠积性肺炎、骨质疏松等，各种并发症常成为引起老年人死亡的主要原因。

五、易发生水、电解质紊乱及意识障碍

老年人口渴中枢敏感性降低，饮水少，患病后易引起脱水，脑细胞脱水则易引起中枢神经系统障碍，所以意识障碍常为水、电解质紊乱的首发症状；且老年人脑血管硬化，大脑对身体病理生理改变更敏感，给诊断和治疗带来困难。老年人肾脏功能减低，保 K^+ 排 Na^+ 功能减低，若有腹泻、呕吐易出现低血钾，引起电解质紊乱。

六、对治疗反应差

随着增龄，老年人机体内环境变化使药物在机体内吸收、分布、代谢、排泄及药物反应等方面都发生变化，同样的药物，老年人较青壮年耐受性差，容易出现副作用，治疗效果就不好。另外老年人用药较多，它们之间常相互作用，影响了治疗效果。

第三节　老年病的护理要点

一、心理护理

（一）给予老年患者心理上的支持

（1）了解老年患者的思想变化和情绪波动，建立良好的护患关系。

（2）经常与患者交流，态度和蔼，语言亲切温柔，处处尊重老人，以获得患者的信任。

（3）介绍同类疾病的老人们互相认识，使他们彼此沟通，帮助其建立病友关系。

（4）帮助老人们熟悉医院环境，保持心理上的安全感。

（二）鼓励老年患者积极主动配合治疗，树立战胜疾病的信心

（1）向老年患者讲解疾病知识，介绍老年病的特点，使其对所患疾病有一定的认识。

（2）让老人们参加一些力所能及的运动和室外活动，保持一定体力，维持自理生活的能力。

（3）组织老年患者适当参加文娱活动，使其精神愉快，减轻疾病的负担。

（4）帮助老人们学会自我排遣寂寞、调剂生活的办法，使患者克服困难，保持良好心态。

二、生活护理

（一）创造良好的医疗环境

（1）病房应宽敞明亮、安静，布局设施应方便老年人活动，确保安全合理。如地面应防滑，走廊内应有扶手，光照应充足等。

（2）患者床位应清洁整齐，以增加患者的舒适感，并应适应于老年人的习惯。

（3）病室的设备要符合患者的要求，不应强求一致。老年病房应常规配备轮椅、拐杖、扶手。

（二）做好日常生活护理

（1）协助晨起活动不便的老年患者洗脸、刷牙，帮助患者做好个人清洁卫生。

（2）对行动不便的老年患者，大小便要帮助解决好，便器应放在易取的地方，需要时及时协助。

（3）帮助老年患者沐浴，避免用水过热或过凉，在浴室时间应适当；保持皮肤清洁的同时应注意预防受凉诱发呼吸道感染。

（4）帮助患者及家属共同制定合理食谱，保持良好的进餐环境，协助老年患者进餐。

三、治疗护理

（一）健康教育

（1）经常向老年患者讲解有关疾病的健康知识，使患者了解自己所患的疾病，包括相关检查的目的方法与注意事项，所采取相应治疗的预期目标，治疗中的注意事项，如药物可能会出现的副作用等，更好地与医护人员配合。

（2）帮助老年患者及家属找出疾病发作的可能原因与诱因，采取有效预防措施，巩固治疗。

（3）教育老年患者树立正确地对待疾病的态度，与疾病做斗争。

（二）疾病的治疗护理

（1）在进行治疗前，简单明了地向患者介绍治疗目的，服药后注意事项与可能出现的不良反应，减轻患者的紧张情绪。

（2）在进行药物治疗时，护理人员应明确老年人用药特点及用药原则，熟知具体药物的药理作用、观察项目与可能发生的不良反应，以达到合理用药、增加疗效、减少不良反应的目的。

（3）治疗过程中，严密观察病情变化，准确及时地发现异常情况。积极处理。用药后仔细阅读新药说明书，了解用药注意事项，如有特殊注意点应向主管医师提示，必要时修改医嘱，以避免不必要的副作用发生。

（4）对于记忆力差，听力及视力下降的老年患者要反复提醒其服药时间、方法、剂量等，必要时可在服药前进行协助，做到送药入口，以确保患者安全用药。

（李利丽）

第二篇　危重症护理

第一章　危重症护理概述

危重症护理学是以挽救患者生命、提高抢救成功率、促进患者康复、减少伤残率、提高生命质量为目的，以现代医学科学、护理学专业理论为基础，研究危重症患者抢救、护理和科学管理的一门综合性应用学科。

危重症疾病的发病率在逐年提高，病情呈现严重化的趋势，使得危重症医学得到了广泛的关注与重视，与之相关的危重症护理学也得到了快速的发展。我国危重症护理学的发展尚处于初始阶段，其涉及的内容多、范围广。

危重症护理学的发展策略

一、促进危重症护理学的平衡发展

由于我国各地危重症护理学的发展并不平衡，针对发展比较落后的地方，需要借鉴发展快速地区的危重症护理学经验，同时根据当地的实际情况，制订出适合当地发展的管理模式。可以通过以点带面的方式促进全国各地危重症护理学的发展，以确保发展的平衡性。

二、建立健全危重症护理质量管理体系

在建立完善的危重症护理质量管理体系时，需要制订规范化的管理方案，其中制度与管理是促进危重症护理质量提高的重要保障，同时，关系到患者的生命安全。首先，需要制订完善的设备管理制度，对于危重症科室的诊断、监护以及治疗设备需要加强规范化的管理，以便为提高危重症护理水平提供依据。其次，需要建立完善的监护制度，护理人员需要对患者的病情进行连续以及动态的观察，根据患者的病情，制订出有效的护理措施，以便为患者提供更加优质、全面和规范的护理服务，提高治愈率。相关危重症学科建设方案的提出需要以循证护理为基础，对危重症护理质量进行提高与改进，从而有效地规范我国危重症护理实践的标准。再次，还需要针对护理人员的岗位职责以及绩效考核标准进行明确规定，以确保护理人员根据相关标准进行操作，提高护理质量。在建立危重症护理管理体系的时候，还需要以患者为中心，对护理流程以及各个环节进行优化，强调针对患者的基础护理工作与职责，从而有效地满足患者的生理与心理需求。同时，还需要将医院感染与预防工作放在首位，减少患者医院内感染的发生。另外，需要对护理管理模式进行创新，加强与各个医疗部门的沟通与协调，从而建立医疗、护理以及后勤等一体化的全面质量管理体系。在护理过程中，对于出现的异常现象以及各种问题需要及时上报，采取有效的措施来解决。

三、加强危重症护理人员的培养

（一）优化危重症护理人员的资源配置

护理质量与护理人员的优化配置之间具有密切的联系，在重症医学科，护理人员的资源配置与人才培养是今后工作的中心。要想有效地提高护理质量，就必须加强对护理人员的专业技能培训，合理配置人力资源。医院需要根据护理岗位的职责与设置情况、护理人员的工作量与工作强度以及对护理专业技能的要求等合理配置护理人员。

（二）加强对护理人员的专业培训

针对目前护理工作中存在的不足进行分析，通过开展学术交流、讲座、自学、专科护士进修等活动，全面提高护理人员的专业技能，针对自身护理中薄弱的环节不断提升与改进，以便提高自身的综合素质，从而更好地完成危重症护理工作，为患者提供更加优质的护理服务。

（三）完善护理人员的培训制度与资格认证制度

首先，在护理人员的培训制度方面，需要结合实际需求来完善。在现代化医学发展中，危重症科室对护理人员的技术水平要求在不断地提高，需要符合专业化的标准。同时，需要具备相关的监护技能与应急能力，需要对临床检测系统及常用参考值进行全面的掌握。国家相关政府部门根据护理培训工作的相关内容开展了专科护理培训工作，目的在于提高护理人员的专业技能与护理能力。其次，需要不断地完善护理人员的资格认证制度。由于我国目前急缺符合先进监护要求的危重症护理专业人员，因此需要对护理人员加强培训，对于符合要求的护理人员均给予危重症护士证书。在护士的资格认证方面，还需要加强与完善规范的认证标准，明确好护理人员的岗位职责。需要制订出综合的评价制度，对护理人员是否符合危重症护理要求进行全面的评价，确保护理人员的能力与资格认证相符。

（赵　霞）

第二章 ICU的设置与质量管理

第一节 ICU基本设置与要求

ICU是对医院各个科室的危重症患者进行集中救治与护理的场所，使危重症患者在ICU度过最危险的时期。由于ICU有其特殊性，根据管理学和护理学的综合特点，对ICU进行科学合理的设置与管理就显得尤为重要。ICU应设置方便患者转运、检查和治疗的区域并考虑以下因素：接近主要服务对象病区、手术室、影像学科、化验室和血库等，在横向无法实现"接近"时，应该考虑上下楼层的纵向"接近"。

一、病室的设置

（一）床位

在国内，三级综合医院ICU服务病床数占医院病床总数的2%~8%为宜，可根据实际需要适当增加。从医疗运作的角度考虑，每个ICU管理单元以8~12张床位为宜。ICU床位使用率以75%为宜，当全年床位平均使用率超过85%时，应适度扩大规模。ICU每天至少应保留1张空床以备应急使用，每个床单元的使用面积不小于15m²，床间距大于1m。每个ICU应最少配备一个单间病房，单间病房的使用面积不小于18m²，用于收治隔离患者。

（二）手卫生设施

安装足够的洗手设备，单间每床1套，开放式病房至少每2床1套，每套设施至少包括非手接触式洗手池、洗手液和擦手纸。每张床旁放置快速手部消毒装置1套。

（三）通风与采光设施

具备良好的通风、采光条件，病室空气调节系统能独立控制，室温控制在（24±1.5）℃，湿度控制在55%~65%。有条件的ICU最好装配气流方向从上到下的空气净化系统，每个单间的空气调节系统应该独立控制。

（四）病房设计

应该提供使医护人员能够便利观察的条件和在必要时尽快接触患者的通道。建筑装饰必须遵循不产尘、不积尘、耐腐蚀、防潮防霉、防静电、容易清洁和符合防火要求的总原则。

（五）噪声控制设施

在不影响正常工作的情况下，应尽可能将患者的呼叫信号、监护仪器的报警、电话铃声、打印机等仪器发出的声音减少到最低的水平。根据国际噪音协会的建议，ICU白天的噪音最好不要超过45dB，傍晚不要超过40dB，夜晚不要超过20dB。地面覆盖物、墙壁和天花板应该尽量采用高级吸音的建筑材料。

二、仪器设备设置

（一）必备设备

1. 病床

配备适合的病床，最好是电动床，每床配备防压力性损伤床垫。

2. 设备带

每床配备完善的功能设备带或功能架，提供电、氧气、压缩空气和负压吸引等功能支持。每床装配 12 个以上电源插座，2 个以上氧气接口，2 个压缩空气接口和 2 个以上负压吸引接口。医疗用电和生活照明用电线路分开，每床的电源应该是由独立的反馈电路供应。ICU 应有备用的不间断电力系统（uninterruptible power system，UPS）和漏电保护装置，每个电路插座都应在主面板上有独立的电路断路器。

3. 监护系统

床旁监护是每床必备的设施，能够持续动态监测并记录患者生命体征，具备监测有创动脉血压（arterial blood pressure，ABP）、脉搏指示连续心排血量（pulse-indicator continuous cardiac output，PICCO）、中心静脉压（central venous pressure，CVP）等功能，为了便于患者的安全转运，每个 ICU 应至少配备 1 台便携式心电监护仪。

4. 呼吸机

三级综合医院的 ICU 原则上每床应配备 1 台呼吸机，二级综合医院的 ICU 可根据实际需要配备适当数量的呼吸机，每床配备简易人工气囊。为便于安全转运患者，每个 ICU 至少应有 1 台便携式呼吸机。

5. 每床均应配备一定数量的泵

包括输液泵、微量注射泵及肠内营养输注泵，其中微量注射泵原则上每床应配备 4 台以上。

6. 其他必配设备

血气分析仪、除颤仪、心电图机、心肺复苏抢救车（抢救车上备有喉镜、气管插管、急救药品以及其他抢救用具等）、纤维支气管镜、升降温设备等。三级医院必须配置血液净化装置、血流动力学与氧代谢监测设备。

7. 信息管理系统

ICU 应配备完善的通信系统、网络与临床信息管理系统、广播系统。

8. 辅助检查设备

医院或 ICU 必须有足够的设备，随时能在 ICU 为患者提供床旁超声、X 线、生化和细菌学等检查。

（二）选配设备

除上述必配设备以外，有条件的医院根据需要可选配以下设备，包括简易生化仪和乳酸分析仪、闭路电视探视系统、输液输血加温设备、脑电双频指数（bispectral index，BIS）监护仪、呼气末二氧化碳与代谢等监测设备、体外膜氧合、床边脑电图和颅内压（ICP）监测设备、主动脉内球囊反搏和左心辅助循环装置、抗血栓泵、胸部震荡排痰装置等。

三、辅助用房设置

ICU 的基本辅助用房包括医师办公室、主任办公室、工作人员休息室、中央工作站、治疗室、配药室、仪器室、更衣室、清洁室、污废物处理室、值班室、盥洗室等。有条件的 ICU 可配置其他辅助用房，包括示教室、家属接待室、实验室、营养准备室等（辅助用房面积与病房面积之比应达到 1.5∶1 以上）。ICU 的整体布局应该使放置病床的医疗区域、医疗辅助用房区域、污物处理区域和医务人员生活辅助用房区域等有相对的独立性，以减少彼此之间的互相干扰并有利于感染的控制。

第二节 ICU 患者收治范围

一、收治原则

ICU 患者的收治既要保证让有救治价值的患者得到救治，同时又要避免浪费 ICU 资源，一般遵循以下原则：①急性、可逆、已经危及生命的器官或者系统功能衰竭，经过严密监护和加强治疗，短期内可能得到恢复的患者。②存在各种高危因素或有潜在生命危险，经过严密的监护和有效治疗，可能减少死亡风险的患者。③在慢性器官或者系统功能不全的基础上，出现急性加重甚至危及生命，经过严密监护和治疗，可能恢复到原来或接近原来状态的患者。④其他适合在 ICU 进行监护和治疗的患者。慢性消耗性疾病及肿瘤的终末状态、不可逆性疾病和不能从加强监测治疗中获得益处的患者，一般不是 ICU 的收治范围。

二、收治对象

ICU 收治范围包括临床各科的危重症患者，主要包括：①创伤、休克、感染等引起的多器官功能障碍综合征（MODS）。②心肺脑复苏术后需要对其功能进行较长时间支持者。③严重的多发伤、复合伤。④物理、化学因素导致危重病症，如中毒、溺水、触电、蛇虫咬伤和中暑患者。⑤有严重并发症的心肌梗死、严重的心律失常、急性心力衰竭、不稳定型心绞痛患者。⑥各种术后的危重症患者或者年龄较大，术后有可能发生意外的高危患者。⑦严重水、电解质、渗透压和酸碱失衡患者。⑧严重的代谢障碍性疾病，如甲状腺、肾上腺和垂体等内分泌危象患者。⑨各种原因大出血、昏迷、抽搐、呼吸衰竭等各系统器官功能不全需要支持者。⑩脏器移植术后及其他需要加强护理者。

三、转出指征

ICU 患者经过严密监测、治疗和护理，达到以下条件时可以转出 ICU：①急性器官或系统功能衰竭已基本纠正，需要其他专科进一步诊断治疗。②病情转入慢性状态。③患者不能从继续加强监护治疗中获益。

第三节 ICU 工作人员配置

危重症患者的病情危重且复杂多变，故 ICU 必须配备足够数量、受过专门训练、掌握重症医学的基本概念、基础知识以及基础操作技术和具备独立工作能力的医护人员。医师人数与床位数之比应为 0.8∶1 以上，护士人数与床位数之比应为（2.5~3）∶1 以上。可以根据需要配备适当数量的医疗辅助人员，如呼吸治疗师、营养治疗师及外勤人员等，有条件的医院还可配备相关的设备技术与维修人员。

一、ICU 医师的基本要求

ICU 中应该配备一定数量的骨干医师，其中危重症医学的专科医师应该占 60% 以上，其他医师可以是轮科医师或是进修医师。轮科医师应该是高年资的住院医师和主治医师，轮科或进修医师的轮转周期不宜少于半年，至少 3 个月。ICU 医师必须具备独立处理危重症患者的能力。重症医学科至少应配备一名具有副高以上专业技术职务任职资格的医师担任主任，全面负责医疗护理工作和质量建设。

（1）经过严格的专业理论和技术培训并考核合格。

（2）掌握危重症患者重要器官、系统功能监测和支持的理论与技能，要对以下脏器功能及生命的异常信息具有足够的快速反应能力，如休克、呼吸功能衰竭、心功能不全、严重心律失常、急性肾功能不全、中枢神经系统功能障碍、严重肝功能障碍、胃肠功能障碍与消化道大出血、急性凝血功能障碍、严重内分泌与代谢紊乱、水、电解质与酸碱平衡紊乱、肠内与肠外营养支持、镇静与镇痛、严重感染、MODS、免疫功能紊乱。掌握复苏和疾病危重程度的评估方法。

（3）除掌握临床科室常用诊疗技术外，应具备独立完成以下监测与支持技术的能力，如心肺复苏术、ICP 监测技术、人工气道建立与管理、机械通气技术、深静脉及动脉置管技术、血流动力学监测技术、持续血液净化、纤维支气管镜等技术。

二、ICU 护士的基本要求

在 ICU 的工作中，护理工作在 ICU 日常医疗工作中占很大的比重，因此，ICU 必须有足够数量的护理人员，护士与床位之比应为（2.5~3）：1 以上，根据收治床位数量和收治病种的不同，调整 ICU 护理人员值班的人数。ICU 护理人员必须经过危重症医学相关知识技术的培训，掌握危重症医学的基础知识和基本操作技术，具备独立工作能力。ICU 护士长应当具有中级以上专业技术职务任职资格，在危重症监护领域工作 3 年以上，具备一定的管理能力。

（1）经过严格的专业理论和技术培训并考核合格。

（2）掌握重症监护的专业技术：输液泵的临床应用和护理，外科各类导管的护理，给氧治疗、气道管理和人工呼吸机监护技术，循环系统血流动力学监测，心电监测及除颤技术，血液净化技术，水、电解质及酸碱平衡监测技术，胸部物理治疗技术，危重症患者营养支持技术，危重症患者抢救配合技术等。

（3）除掌握危重症监护的专业技术外，应具备以下能力：各系统疾病危重症患者的护理、危重症医学科的医院感染预防与控制、危重症患者的疼痛管理、危重症监护患者的心理护理等。

第四节　ICU 护理风险管理

一、组织领导

ICU 实行院长领导下的科主任负责制，科主任负责科内的全面工作，定期查房、组织会诊和主持抢救任务。ICU 实行独立与开放相结合的原则，所谓独立，就是 ICU 应有自己的队伍,应设有一整套强化治疗手段,没有独立就体现不出 ICU 的特色。所谓开放,就是更多地听取专科医师的意见,把更多的原发病处理如外伤换药留给专科医师解决。医师的配备采取固定与轮转相结合的形式。护士长负责 ICU 护理管理工作,包括安排护理人员工作、检查护理质量、监督医嘱执行情况及护理文书书写等情况。护士是 ICU 的主体,承担着监测、治疗、护理和抢救等任务,能进行 24 小时观察和最直接得到患者第一手临床资料的只有护士,因此 ICU 护士应训练有素,熟练掌握各种抢救技术,与医师密切配合,做到医护"一体化",提高医疗护理质量。

二、管理制度

制度化管理是 ICU 医疗护理质量得以保证的关键,为了保证工作质量和提高工作效率,除执行政府和各级卫生管理部门制定的各种法律法规、医疗核心制度外,还需建立健全以下各项规章制度,包括医疗、护理质量控制制度,各种危重疾病监护常规,临床诊疗及医疗、护理操作常规,患者转入、转出 ICU 制度,抗生素使用制度,血液与血液制品使用制度,抢救设备操作、管理制度,基数药品、毒麻药品和贵重、特殊药品等管理制度,院内感染预防和控制制度,医疗、护理不良事件防范与报告制度,医患沟通制度,突发事件的应急预案和人员紧急召集制度,医护人员教学、培训和考核制度,探视制度,临床医疗、护理科研开展与管理制度等。

三、护理质量管理制度

护士有明确的岗位职责和工作标准。管床护士应详细记录各项治疗以及护理操作情况,包括疗效观察、药物用量与用法、患者病情变化等。由护理组长根据质量和安全指标对本组护理质量进行检查并详细记录。各组组长要重点观察高危患者,观察护士护理操作,避免发生疏忽,合理安排本组的护理工作,护理中存在的问题与护理效果需要详细记录。医院应加强 ICU 医疗质量的管理与评价,医疗、护理、医院感染等管理部门应履行日常监管职能。严格落实三级质量控制措施,及时反馈工作中存在的问题,促进持续质量改进。

四、风险管理制度

强化护理人员风险意识教育,提高护理人员识别以及评估护理风险的能力。通过失效模式对护理流程各环节中潜在的风险因素予以分析,如高危药品注射、输液、给药环节以及特殊管道护理等各类高危操作技术。针对其中容易出现护理风险的环节予以全面分析,制订针对性防范策略。

五、建立护理不良事件报告制度以及激励制度

实行非惩罚性护理不良事件报告制度,针对护理管理工作过程中出现的各类不良事件予以分析,查明原因,查漏补缺,及时纠正工作流程以及工作中凸显的缺点及风险,强化护理团队整体风险意识。此外,还应建立激励机制,营造严谨、和谐的工作氛围。每年评选优秀带教和优秀护士,给予一定的精神和物质嘉奖。培养护理工作人员的团结协作能力,相互监督,互相弥补,有效弥补工作漏洞,提高护理工作质量。

六、培训考核制度

坚持"严格要求、严密组织、严谨态度",强化"基础理论、基本知识、基本技能"的培训与考核。以 ICU 核心能力培训计划为参照,积极开展个体化培训。定期组织查房、技

能考核以及操作示范活动，拓宽护理人员视野，以提高其专业素养和实操技能。对于轮科护士以及新入职人员，由于其缺乏病情观察能力、对 ICU 环境较为陌生、护理经验不足、尚无法熟练操作仪器，因而易出现护理缺陷，所以应进行有针对性的重点培训。

七、物品使用制度

重症医学科的药品和一次性医用耗材的管理和使用应当有规范、有记录。仪器和设备必须保持随时启用状态，定期进行质量控制，由专人负责维护和消毒，抢救物品有固定的存放地点。

（赵　霞）

第三章　重症患者器官功能障碍护理

第一节　感染与全身炎症反应综合征护理

随着人们对炎症认识的扩展，近年来对一些疾病的认识也发生了根本的变化，认识到创伤性休克的多器官功能障碍、皮肤移植的排异现象、心肌梗死后缺血再灌注损伤等的基本病理均属于炎症。随着研究方法的增加，技术手段的进步，人们加深了对炎症的认识，从而对相关疾病的本质、病理生理变化有了更多的了解，进而对疾病的发生、发展、发病机制的阐明也具有理论意义，为疾病的防治开拓新的思路。研究表明，组织损伤—应激反应—SIRS—多器官功能障碍综合征（MODS）是一个动态变化、逐渐发展的过程，因此早期评估、确诊 SIRS 并进行干预能够有效防治 MODS。

一、SIRS 的概述

SIRS 是机体对感染、创伤、烧伤、手术以及缺血再灌注等感染性或非感染性因素引起的严重损伤所产生的全身性的非特异性炎症反应，最终导致机体对炎症反应失控而表现的一组临床症状。在机体受到损伤的过程中，产生了大量的炎性细胞因子，同时机体又失去了对于细胞因子的正常控制，形成自身放大的连锁反应，可导致 MODS。引起 SIRS 的原因包括感染和非感染因素两个方面，感染性因素包括细菌、病毒、真菌等引起的全身感染，临床多见的有胆道感染、腹腔感染、创伤感染等；非感染因素包括创伤、休克、胰腺炎、出血性休克、缺血再灌注损伤、免疫性器官损伤等。

（一）临床表现

1. 持续高代谢

耗氧量、通气量增加、高血糖症、蛋白质分解增多、负氮平衡以及高乳酸血症等。

2. 高动力循环状态

高心排血量（cardiac output，CO）、低外周血管阻力。

3. 过度的炎症反应

除全身炎症的典型症状外，还包括多种炎症介质和细胞因子的失控性释放。

4. 脏器低灌注

出现低氧血症、急性神志改变如兴奋、烦躁不安或嗜睡、少尿、高乳酸血症。

（二）临床分期

（1 第一次打击后，机体出现病理生理变化，可引发早期急性呼吸窘迫综合征（acute respiratory distress syndrome，ARDS）和早期阶段的 MODS。

（2）第二次打击后，则引发明显的 SIRS 和 MODS，致死率升高。

（3）第三次打击后，导致组织灌注不足，高代谢反应，胃肠屏障功能障碍和重症感染等，表现为严重的 SIRS 和 MODS，死亡率明显升高。

（三）诊断标准

具有下列临床表现中两项以上者即可诊断。

（1）体温>38℃或<36℃。

（2）心率>90 次/min。

（3）呼吸频率>20 次/min 或过度通气，$PACO_2$<32mmHg。

（4）白细胞>12×10^9或<4×10^9或幼粒细胞>10%。

二、SLRS 的病理生理

机体炎症反应可以分为以下几期。

第一期：局部反应期。局部环境生成细胞因子，后者激起炎症反应，促进伤口修复和网状内皮系统细胞聚集，此时细胞因子起保护作用。

第二期：增强局部反应期。少量细胞因子释放入血循环，巨噬细胞和血小板集中，刺激生长因子的生成，同时内源性抗炎系统释放抗炎介质，此期炎症介质与抗炎介质维持平衡，建立稳定的内环境，炎症反应为加强局部防御功能。

第三期：SIRS、代偿性抗炎症反应综合征（compensatory anti-inflammatory response syndrome，CARS）失衡期。SIRS 占主导作用，出现炎症介质级联反应，持续激活网状内皮系统，全身性血管扩张引起全身血管阻力下降和低血压，血管通透性增加，第三间隙水分积聚，导致组织低灌注、水肿、缺氧和终末器官功能障碍，患者多迅速死于严重休克。若体内抗炎介质极度强烈释放则 CARS 占主导作用，机体对病原菌的易感性增加，患者可死于严重感染及其并发症。CARS 通常有自限性，可能是持续免疫抑制激活代偿性促炎反应。SIRS、CARS 失衡使体内炎症反应失控，最终导致 MODS。

三、SLRS 的治疗进展

治疗原则是去除诱因、治疗原发病、拮抗炎症介质及对症支持治疗。

（一）抗炎症反应的治疗

炎症介质过度释放是 SIRS 的重要病理生理学基础，控制、阻断或干扰机体过度的炎症反应，从而减轻其对机体的损伤作用，对阻断 SIRS 恶化及改善患者预后有重要意义。临床主要的治疗包括使用抗生素及血液净化治疗。

（二）改善微循环障碍的措施

SIRS 可导致低血压、休克、微循环障碍、内皮细胞损害、血液高凝和微血栓形成。微循环障碍可能是 SIRS 的始动因子和持续损伤因子，早期输液或药物治疗可避免进入恶性循环，主要包括：①限制性液体复苏可以有效抑制失血性休克患者外周血中大量促炎因子以及抑炎因子的过度释放，在适当地恢复组织器官的血流灌注的同时，又不至于过多地扰乱机体的代偿机制和内环境，对控制 SIRS 的发展有一定作用。②在液体复苏治疗的基础上使用血管活性药物如多巴胺、去甲肾上腺素等血管收缩剂治疗，必要时也可搭配正性肌力药物如多巴酚丁胺应用。③处理弥散性血管内凝血（disseminated inravascular coagulation，DIC）：研究发现 SIRS 可导致凝血功能障碍，且二者互为因果，凝血-抗凝血系统失调加重了微循环障碍，对 DIC 的处理，国内多数主张在早期或高凝期给予肝素治疗。

（三）抗感染治疗

SIRS 一旦演变为 MODS 则治疗困难，预后恶劣。因此，临床上确诊 SIRS 后应尽早查找感染源，去除感染灶，合理使用抗生素进行干预，从而控制病情的进一步恶化。

（四）营养支持疗法

由于 SIRS 时机体处于高分解、高代谢状态，能量消耗增加，蛋白、脂肪分解增加，机体易出现营养不良及免疫力低下，从而导致抵抗力减弱。营养支持在降低病死率、减少并发症和促进患者恢复方面起重要作用。在 SIRS 早期给予胃肠道内营养，营养配方中添加精氨酸、ω-3 脂肪酸和核苷等物质，可调整并维持正常的肠道菌群，选择性净化肠道，加强内脏的屏障作用，预防感染，降低危重症患者感染的病死率，较肠外营养更具优势。

四、SLRS 的监测与护理重点

（一）生命体征的监护

连续监测体温、脉搏、呼吸、血压、微循环充盈时间（甲床毛细血管充盈法）、脉搏血氧饱和度（pulse oxygen saturation，Sp O2）或血氧分压和血气分析，上述指标在正常时可每隔 2~6 小时测定 1 次，在临界值时应不低于 1~2 小时测 1 次，正常值以下应不低于 30 分钟测定 1 次。有条件时监测中心静脉压（CVP），尤其在血压下降且对扩容治疗反应不佳时。重要脏器功能的监测：监测凝血功能和 DIC 指标、血尿素氮和肌酐；记录每次尿量；必要时监测脑电图（床边），每日检查眼底以早期发现脑水肿，如出现呼吸窘迫，应连续摄片以确定急性肺损伤（acute lung injury，ALI）/ARDS；监测项目中以血压及尿量最为重要，可反映是否达到休克期及可能出现了 MODS。

（二）改善微循环障碍的护理措施

1. 限制性液体复苏

关注患者出入量平衡，保证量出为入，使用输液泵将患者的液体维持 24 小时持续泵入。

2. 血管活性药物使用

使用推注泵维持血管活性药物的持续使用。对于在更换血管活性药的时候出现血压波动的患者，建议采用双泵交替更换药液的方法，具体流程如下：更换药液——新注射器抽取药液完毕后连接泵前管，排尽空气，贴好标识备用——另取一微量注射泵，准确安装注射器，连接患者端的三通——新泵开始运转，运转正常后，打开刚连接的三通——原来的微量泵暂停运转，关闭原泵连接的三通——观察至运转正常，患者血流动力学无变化时，关闭原微量注射泵，处理用物。

（三）肠内营养的护理流程

对血流动力学稳定的 SIRS 患者，实施早期肠内营养。通过患者主诉、症状、胃残余量、腹腔压力等进行耐受性评估，确保肠内营养安全有效地实施。

第二节　脓毒症护理

脓毒症和脓毒性休克是危重症医学面临的重要临床问题，全球每年脓毒症患病人数超过1900万，其中有600万患者死亡，病死率超过1/4，存活的患者中约有300万人存在认知功能障碍。早期识别与恰当处理可改善脓毒症患者的预后。拯救脓毒症运动（surviving sepsis campaign，SSC）指南一直关注重症患者脓毒症的早期识别、早期治疗和目标化管理。作为重症监护治疗病房（ICU）护理人员，需要全面了解SSC指南要求，在疾病发展的过程中才可以实现早期识别、动态监测、个体化护理，与重症医师在SSC治疗方面达成一致，提高SSC患者的救治成功率。

一、脓毒症定义及诊断标准

美国SCCM和欧洲危重病医学会（European Society of Intensive Care Medicine，ESICM）组织来自危重症医学、感染性疾病、外科和呼吸系统疾病的19名专家，对脓毒症和感染性休克进行基于循证医学证据的探究和讨论，将脓毒症定义为"感染引起的宿主反应失调所导致的致命性器官功能障碍"，同时该定义强调了感染导致宿主出现内稳态失衡、存在潜在致命性风险、需要紧急识别和干预。其诊断标准为脓毒症患者经积极液体复苏后仍需要升压药物才能维持平均动脉压（mean arterial pressure，MAP）≥65mmHg，血乳酸>2mmol/L

二、脓毒症治疗策略

（一）测定血乳酸水平

血清乳酸水平虽然不是直接反映组织灌注的指标，但可以作为替代指标。乳酸升高可能代表组织缺氧，也可能代表过量的β-肾上腺素能受体刺激导致的糖酵解加速或可能会导致更糟糕预后的其他病因。有随机对照试验显示，以乳酸水平为导向的复苏策略可以显著降低病死率。如果患者的初始乳酸水平升高（>2mmol/L），应在2~4小时内再次测量，将乳酸降至正常水平作为指导复苏的目标，将升高的乳酸水平作为组织灌注不足的标志。

（二）使用抗生素前抽取血培养

若抗生素使用得当，培养标本中的细菌会在第一剂抗生素应用后数分钟内被杀灭，因此必须在应用抗生素之前获得血培养标本，以更好地识别病原菌、改善预后。至少要获取两套（需氧与厌氧）血培养标本，不应为了获取血培养标本而延迟抗生素的给药治疗。

（三）给予广谱抗生素治疗

对出现脓毒症或脓毒性休克的患者应立即开始经验性广谱抗生素治疗，即静脉注射一种或一种以上抗菌药物，以期覆盖所有可能的病原菌。一旦获得病原菌培养及药敏试验结果或者确认患者并未发生感染，经验性抗感染治疗应当立即被限制或停止。对疑似感染的早期抗感染治疗与抗生素管理之间的联系仍然是高质量脓毒症治疗的本质问题。若后来证明不存在感染，那么就不应继续进行抗感染治疗。

（四）静脉补液

早期有效的复苏对于改善脓毒症引起的组织低灌注或脓毒性休克至关重要。由于情况紧急，在确认患者存在脓毒症和/或伴有低血压和血乳酸升高后，应立即开始复苏，要在3小时内完成。指南建议，复苏早期至少静脉输注 30mL/kg（体重）的晶体液。尽管 30mL/kg 的液体容量缺乏数据支持，但最近的研究已经把这当作复苏早期的常规做法，而且有观察性研究的相关证据支持这种做法。在脓毒症的亚组中，胶体与晶体溶液相比，没有任何明显的优势，考虑到白蛋白的费用较高，强烈支持在脓毒症和脓毒性休克患者的最初复苏阶段中使用晶体溶液。一些证据表明，在 ICU 治疗期间给予患者持续的液体正平衡是有害的，除了最初的复苏，在静脉液体管理中需要仔细评估患者是否存在容量反应性。

（五）升压药的应用

使重要器官尽快恢复足够的灌注压是复苏治疗的关键部分，刻不容缓。若初始液体复苏后血压仍未恢复，则应在第 1 小时内使用升压药使 MAP≥65mmHg。目前强烈推荐使用去甲肾上腺素，但感染性休克患者去甲肾上腺素的最佳启用时间仍然不能确定。

（六）营养支持治疗

对于血流动力学基本稳定、无肠内营养禁忌证的危重症患者，应尽早启动肠内营养。其中血流动力学基本稳定的概念是指 MAP≥65mmHg、血乳酸<4mmol/L、血管活性药在减量或撤出过程中。但是对于存在营养风险的严重脓毒症患者的早期营养支持应避免过度喂养，以 83.68~104.60kJ/（kg·d）［20~25kcal/（kg·d）］为目标；对感染性休克患者不推荐使用谷氨酰胺。

三、ICU 监测和护理重点

（一）密切监测容量变化

容量不足的表现：①意识：观察患者意识变化，有无嗜睡、昏迷等。②皮肤：观察患者的皮肤、末梢循环和有无花斑等现象。③尿量：观察患者每小时尿量，如果每小时尿量<0.5mL/（kg·h）应警惕出现病情变化。④监测血压、心率：对于收缩压<90mmHg、MAP<60mmHg、心率>100 次/min 都需密切观察。

（二）立即建立有效静脉通路

在医师未建立深静脉前，护理人员需迅速建立 2 条以上大静脉通路，并保持通畅。

（三）脓毒症 3 小时集束化治疗任务清单

①测量血乳酸水平。②在使用抗生素前进行血培养（需氧和厌氧）标本留取。③遵医嘱使用抗生素。④低血压或血乳酸>4mmol/L 给予静脉输注晶体液 30mL/kg。⑤评估容积状态及组织灌注：反复重点检查生命体征、心肺查体、毛细血管再灌注时间和皮肤表现，测量 CVP、中心静脉血氧饱和度（central venous oxygen saturation，SCVO₂），进行床旁心动超声检查，用被动抬腿试验或快速补液试验进行液体反应性的动态评估。

（四）脓毒症 6 小时集束化治疗任务清单

对于初始液体复苏无效的低血压患者应用升压药维持 MAP>65mmHg。在初始给药后持续低血压的情况下（MAP<65mmHg）或初始乳酸>4mmol/L 时，应重新评估容积状态和组织灌注。

（赵　霞）

第四章　呼吸系统重症护理

第一节　呼吸功能监测

呼吸是维持机体新陈代谢和生命活动所必需的基本生理过程之一。呼吸的全过程由外呼吸、气体运输、内呼吸三个相互关联的环节组成。通过对患者的呼吸运动、呼吸容量状态、呼吸力学、呼出气体分析及动脉血气分析等方面进行监测、评估，能够早期发现重症患者呼吸功能的动态变化，为患者的救治提供依据。

一、呼吸运动监测

（一）呼吸频率（respiratory rate，RR）

RR 是呼吸功能监测中最简单、最基本的监测项目，反映患者通气功能及呼吸中枢的兴奋性。正常成人安静状态下的 RR 为 16~20 次/min，如成人 RR<6 次/min 或>35 次/min 提示患者出现了呼吸功能障碍。

（二）呼吸形态

一般成年女性以胸式呼吸为主，成年男性及儿童以腹式呼吸为主。正常胸式呼吸时两侧胸廓同时起伏，幅度一致。出现胸式呼吸不对称时提示患者可能存在一侧胸腔积液、气胸、血胸或肺不张等；出现胸式呼吸增强提示患者可能存在腹部病变或者由于剧烈的疼痛而限制了膈肌的运动；出现胸式呼吸减弱或消失提示患者可能两侧胸部均有损伤或病变，或者使用了肌松剂；出现胸式呼吸与腹式呼吸不同步提示患者可能有肋间肌麻痹。

（三）呼吸节律

正常人静息状态下，呼吸节律自然、均匀。观察呼吸节律的变化可及时发现异常呼吸类型，提示病变部位，如患者出现伴有喘鸣和呼气延长的呼吸状态多由慢性阻塞性肺疾病所致；如患者出现 RR 快、潮气量小，排除气道狭窄和阻塞，提示可能存在限制性通气障碍、急性呼吸窘迫综合征（ARDS）、心脏疾病和其他心肺以外的疾病。

（四）吸气与呼气的比率

简称吸呼比，吸呼比的变化反映肺的通气与换气功能，正常吸呼比为 1：（1.5~2）。

二、呼吸容量监测

（一）潮气量（tidal volume，V_T）

是平静呼吸时一次吸入或呼出的气体量。反映人体静息状态下的通气功能。V_T 正常值为 8~12mL/kg，男性略大于女性。V_T 可用肺功能监测仪直接测定。

（二）分钟通气量（minute ventilation，MV 或 V_E）

是静息状态下每分钟呼出或吸入的气体量，是肺通气功能最常用的测定指标之一。$MV = V_T \times RR$。正常值为 6～8L/min，成人 MV>10～12L/min 提示通气过度；MV<3～4L/min，则提示通气不足。

（三）生理无效腔容积（volume of physiological dead space，V_D）

是解剖无效腔与肺泡无效腔的容积之和。健康人平卧时解剖无效腔与生理无效腔容积基本相等，疾病时生理无效腔容积可增大。V_D/V_T 的比值反映通气的效率，正常值为 0.2～0.35，主要用于评价无效腔对患者通气功能的影响。

（四）肺泡通气量（alveolar ventilation，V_A）

是静息状态下每分钟吸入气量中能到达肺泡进行气体交换的有效通气量。$V_A = (V_T - V_D) \times RR$。正常值为 4.2L/min，用于反映真正的气体交换量。

三、呼气末二氧化碳监测

呼气末二氧化碳监测（end-tidal carbon dioxide，$ETCO_2$）包括呼气末二氧化碳分压（pressure of end-tidal carbon dioxide，$P_{ET}CO_2$）、呼气末二氧化碳浓度（（concentration of endtidal carbon dioxide，$C_{ET}CO_2$）、呼出气体二氧化碳波形及其趋势图监测，属于无创监测，可动态反映肺通气功能状态。$P_{ET}CO_2$ 监测在手术室、重症监护治疗病房（ICU）、急诊室得到了广泛的应用，可用于监测气管插管的位置是否正确、自主呼吸是否恢复、心肺复苏是否有效、机械通气参数是否合理。

（一）$P_{ET}CO_2$ 监测的原理

根据红外线光谱原理，质谱原理或分光原理来测定呼气末部分气体中的二氧化碳分压，其中红外线光谱法应用最为广泛，主要利用 CO_2 能吸收波长为 $4.3\mu m$ 的红外线，使红外线光束量衰减，其衰减程度与 CO_2 浓度成正比。

（二）$P_{ET}CO_2$ 的波形

正常的 CO_2 波形由 4 部分组成，分别为吸气基线、呼气上升支、呼气平台、吸气下降支。其中吸气基线是呼气的开始，呼气上升支较陡直，表示肺泡和解剖无效腔的混合气。呼气平台曲线是水平或稍向上，平台的终点是呼气末气流，即呼气末二氧化碳分压值。吸气下降支曲线陡直下降至基线水平，此部分表示新鲜气体进入气道。

（三）$P_{ET}CO_2$ 监测的临床意义

（1）判断通气功能：$P_{ET}CO_2$ 正常值为 35～45mmHg，无明显心肺疾病的患者，$P_{ET}CO_2$ 的数值与动脉血二氧化碳分压（partial pressure of carbon dioxide in artery blood，$PACO_2$）的数值相近，临床上可以根据 $P_{ET}CO_2$ 的检测结果来判断患者的通气功能，调整呼吸机参数，避免患者出现通气过度或通气不足。

（2）反映循环功能：低血压、低血容量、休克及心力衰竭时，随着肺血流的减少 $P_{ET}CO_2$ 也会降低，呼吸、心博骤停时 $P_{ET}CO_2$ 迅速降为零，复苏成功后逐步回升。

（3）判断人工气道的位置与通畅情况：通过监测 $P_{ET}CO_2$ 可快速、准确地判断气管导管是否插入气管内，气管导管移位误入食管时 $P_{ET}CO_2$ 会突然降低接近于零。另外，通过监测

$P_{ET}CO_2$ 可了解气管或气管内导管的通畅情况，当发生堵塞时，$P_{ET}CO_2$ 与气道压力都会有不同程度的升高。

四、脉搏血氧饱和度监测

脉搏血氧饱和度（SpO_2）监测是通过动脉脉搏搏动分析来测定在一定氧分压下血液中氧合血红蛋白占全部血红蛋白的百分比，属于无创监测。

（一）SpO_2 监测的原理

血红蛋白具有光吸收的特性，但氧和血红蛋白与游离血红蛋吸收不同波长的光线，利用分光光度计比色的原理，可以测得随着动脉搏动血液中氧和血红蛋白对不同波长管线的吸收光量，从而间接了解患者氧分压（pressure of oxygen，PO_2）的情况，判断供氧情况。

（二）SpO_2 监测的临床意义

SpO_2 与 PO_2 有显著的相关性，SpO_2 的正常参考值为 96% ~ 100%。SpO_2 低于 90% 时常提示患者存在低氧血症，临床上常用于监测呼吸暂停和缺氧的严重程度。需要特别注意的是，一氧化碳中毒时，由于碳氧血红蛋白与氧和血红蛋白的吸收光谱非常接近，可能会出现 SpO_2 正常，而实际上患者存在严重的低氧血症。因此，一氧化碳中毒时不能以 SpO_2 的检测结果来判断患者是否存在低氧血症。

五、动脉血气分析测定

动脉血气分析是测定动脉血中的氧分压、二氧化碳分压和氢离子浓度的检测方法。其中氧分压、二氧化碳分压分别是反映患者换气功能和通气功能的指标，而二氧化碳分压和氢离子浓度是判断酸碱平衡紊乱的重要参数，维持酸碱平衡是重症患者救治的重要环节。

（一）pH 值

血液中 H^+ 浓度的负对数，正常动脉血 pH 为 7.35~7.45，血 pH 低于 7.35 称为酸血症，高于 7.45 称为碱血症。酸血症与碱血症不能同时存在，但酸中毒与碱中毒可以同时存在，因此，不能单纯靠 pH 来区分酸碱平衡紊乱的性质。

（二）动脉血二氧化碳分压

动脉血二氧化碳分压是指溶解在血浆中的二氧化碳所产生的压力。二氧化碳弥散速度很快，$PACO_2$ 与肺泡气二氧化碳分压相似，$PACO_2$ 正常值为 35 ~ 45mmHg，平均 40mmHg。$PACO_2$ 是反映呼吸性酸碱平衡紊乱的重要指标。

（三）动脉血氧分压

动脉血氧分压 partial pressure of oxygen in arterial blood，PaO_2）是指溶解在血浆中的氧产生的压力。正常人 PaO_2 80~100mmHg，随着年龄的增加而下降。临床上主要用 PaO_2 衡量有无缺氧及缺氧的程度。PaO_2 60 ~ 80mmHg 提示轻度缺氧，PaO_2 40 ~ 60mmHg 提示中度缺氧，PaO_2 20~40mmHg 提示重度缺氧。PaO_2 是诊断呼吸衰竭的重要指标。

（四）标准碳酸氢盐与实际碳酸氢盐

标准碳酸氢盐（standard bicarbonate，SB）正常值为 22~26mmol/L，是反映代谢性酸碱平衡紊乱指标，代谢性酸中毒时降低，代谢性碱中毒时升高。实际碳酸氢盐（actual biacarbonate，AB）受呼吸和代谢两方面的影响。AB>SB 表明有二氧化碳潴留；AB<SB 表明过度

通气。

（五）缓冲碱与碱剩余

缓冲碱（BuFFERBASE，BB）是指血液中一切具有缓冲作用的所有负离子的总和。通常在标准条件下测定，正常值为45~55mmol/L。BB是反映代谢因素的指标。代谢性酸中毒时BB值减少，代谢性碱中毒时BB值增加。碱剩余（base excess，BE）的正常值为0±3mmol/L。代谢性酸中毒时，BE用负值表示；代谢性碱中毒时，则相反。

（六）阴离子间隙

阴离子间隙（anion gap，AG）正常值为10~14mmol/L，是反映血浆中固定酸含量的指标，能够帮助区别代谢性酸中毒的类型和诊断混合性酸碱平衡紊乱。

第二节　急性呼吸窘迫综合征护理

ARDS是ICU最常见的临床综合征之一，也是导致重症患者呼吸衰竭最重要的原因。近年来，尽管机械通气及体外生命支持技术不断进步，但ARDS的发病率及病死率却无明显降低。10年来欧洲ARDS的发病率基本维持在（5.0~7.2）/10万人，美国ARDS的发病率高达33.8/10万人，ARDS病死率近10年仍维持在40%~50%。随着对ARDS认识的不断深入，2012年提出了ARDS柏林定义，根据氧合指标将ARDS的严重程度进行明确的分级，为ARDS的分级治疗及预后的判断划分了可操作的临床标准。

作为ICU护理人员，需要了解ARDS定义及诊断标准、ARDS治疗策略、ICU监测和护理重点等知识。这样在临床工作中才能早期发现患者病情变化，正确实施各项治疗策略，提高ARDS患者的救治成功率。

一、ARDS定义及诊断标准

ARDS是各种肺内或肺外原因如严重感染、创伤、休克及烧伤等导致肺毛细血管内皮细胞和肺泡上皮细胞炎症损伤引起弥漫性肺间质及肺泡水肿，从而导致急性低氧性呼吸功能不全或衰竭。以肺容积减少、肺顺应性下降和严重的通气/血流比例失调为病理生理特征。临床表现为进行性低氧血症，呼吸窘迫，肺影像学表现为非均一性渗出性病变。2012年柏林标准，按严重程度将ARDS分为轻度、中度、重度三个亚型，并去除了急性肺损伤（ALI）的概念。

二、ARDS分层治疗策略

积极的病因治疗，在保证器官灌注的基础上进行限制性液体管理，肺外器官功能支持是ARDS的基础治疗措施，根据患者ARDS严重程度进行分层治疗。

（一）原发病治疗

原发病的治疗及转归往往决定患者最终的预后，因此需要控制原发病，积极控制感染（包括感染灶的充分引流、合理选用抗生素），早期纠正休克，改善微循环。遏制其诱导的全身失控性炎症反应是预防和治疗ARDS的首要措施。

（二）评估ARDS的严重程度

ARDS严重程度的评估是分层治疗的基础，不同严重程度需要的治疗不尽相同。根据柏林标准分为轻、中、重度 ARDS，在治疗 24 小时后依据呼气末正压（PEEP）及氧合情况进行再次评估，有利于选择合适的治疗措施。

（三）轻度 ARDS 可尝试采用高流量氧疗和无创正压通气（NIPPV）

当患者神志清楚、血流动力学基本稳定，在严密监测下可以尝试 NPPV 治疗。预计病情能够短期缓解的早期 ARDS 的患者和合并有免疫功能低下的 ARDS 患者早期可首先使用 NIPPV 治疗。

（四）小潮气量通气并限制气道平台压

小潮气量通气是 ARDS 肺保护性通气策略的重要措施，也是预防 ARDS 发生的手段。2000 年的 ARDSNET 研究显示，小潮气量通气降低了 ARDS 患者的病死率，明显改变了临床医师的临床行为。实施小潮气量通气的同时，需要限制平台压在 $28cmH_2O$ 以下，减少肺损伤。最近的研究显示，限制驱动压在 $15cmH_2O$ 以下可明显改善患者预后。

（五）肺复张

可复张性高的 ARDS 患者可积极采用肺复张手法，以复张塌陷的肺泡和改善肺内分流及低氧血症。临床常用的方法包括控制性肺膨胀、PEEP 递增法和压力控制法。肺复张的不良反应包括人机不同步、低血压、低 SpO_2 和气胸，在临床实施过程中需要密切监测。

（六）滴定最佳 PEEP

ARDS 广泛肺泡塌陷且肺部病变存在不均一性。因此 PEEP 的设定需要临床医师在维持肺泡开放及避免过度膨胀间进行权衡，采用能防止肺泡塌陷的最低 PEEP。临床常用的设置 PEEP 的方法包括 ARDSNET 的 PEEP/吹入氧浓度 fraction of inspiration oxygen，FiO_2）表法、最大肺顺应性法、最大氧合法、肺牵张指数法、食道压法、跨肺压法、EXPRESS 法和超声监测法等，各有利弊。

（七）俯卧位通气

俯卧位通气是重度 ARDS 肺保护及肺复张的重要手段，是经典肺复张手法的延伸与补充。俯卧位通气通过降低胸腔内压力梯度、减少背侧肺泡塌陷、改善肺通气均一性、降低应力和应变，从而有利于改善氧合、减轻呼吸机相关性肺损伤，通过促进分泌物引流，进一步促进炎症控制。研究证实，对于常规机械通气治疗无效的重度 ARDS 患者，早期长时间俯卧位通气治疗能显著降低病死率。需要注意的是，严重的低血压、室性心律失常、未处理的不稳定性骨折为俯卧位通气的相对禁忌证。在俯卧位通气过程中，应防止气管导管移位、脱管、压力性损伤等并发症的发生。

（八）ECMO

在保护性通气基础上，采用了充分肺复张、俯卧位通气等措施仍然无效的重度 ARDS 患者，如病因可逆应尽早实施体外膜氧合（ECMO）治疗。临床研究证实，对于病因可逆的早期重症 ARDS 患者通过 ECMO 治疗可改善预后。目前，ECMO 已经成为 ARDS 规范化治疗中重要的治疗手段。

三、ARDS 的监测和护理重点

（一）氧疗的护理

确定给氧浓度的原则是保证 PaO_2 迅速提高到 60mmHg 或 SpO_2 达 90%以上的前提下，尽量降低给氧浓度。轻/中度 ARDS 患者可选择无创通气或高流量氧疗，重度 ARDS 患者必须给予气管插管行有创机械通气。

保护性机械通气是治疗 ARDS 的主要方法，其中最重要的是小潮气量和 PEEP 的滴定。采用小潮气量的目的是控制吸气平台压，所以护士应注意观察吸气平台的变化。应用 PEEP 时应注意：①对血容量不足的患者，适当补充血容量，防止低血压的发生。②PEEP 一般从低水平开始应用，逐渐增加至合适水平，使 $PaO_2>60mmHg$ 而 $FiO_2<0.6$。③机械通气过程中避免 PEEP 的中断，有条件者采用密闭式吸痰。

（二）积极配合治疗原发病

如控制感染（感染灶的引流、敏感抗生素的应用）、纠正休克、固定骨折等。

（三）密切观察生命体征变化

尤其是呼吸（频率、节律）、SpO_2 等反映呼吸情况的参数。

（四）控制液体输入的速度和量

在保证器官灌注的情况下，尽量维持液体出入负平衡。

（五）俯卧位通气治疗

预防脱管、压力性损伤等不良事件的发生。

（六）ECMO 的护理

妥善固定各导管，每小时核查一次。监测凝血功能，预防出血、血栓等并发症，每小时观察流量及转速并记录。患者出现生命体征波动迅速查找原因，及时寻求帮助。

第三节　肺栓塞护理

肺栓塞（pulmonary embolism，PE）是我国常见的心血管系统疾病，在美国等西方国家也是常见的三大致死性心血管疾病之一。目前我国 PE 发病率呈逐年上升趋势，已成为住院患者主要死亡原因之一。由于 PE 临床症状缺乏特异性，误诊率和漏诊率也非常高，是严重危害人类生命健康的疾病之一，故而重在预防。

一、肺栓塞定义及诊断标准

PE 是内源性或外源性栓子阻塞肺动脉引起肺循环障碍的临床和病理生理综合征，包括肺血栓栓塞症、脂肪栓塞综合征、羊水栓塞（amniotic fluid embolism，AFE）、空气栓塞、肿瘤栓塞等。其中肺血栓栓塞症（pulmonary thromboembolism，PTE）是最常见的 PE 类型，指来自静脉系统或右心的血栓阻塞肺动脉或其分支所致疾病，以肺循环和呼吸功能障碍为主要临床表现和病理生理特征，占 PE 的绝大多数，通常所称的 PE 即指 PTE。深静脉血栓形成（deep venous thrombosis，DVT）是引起 PTE 的主要血栓来源，DVT 多发于下肢或者骨盆深静脉，脱落后随血流循环进入肺动脉及其分支，PTE 常为 DVT 的合并症。由于 PTE 与 DVT

在发病机制上存在相互关联，是同一种疾病病程中两个不同阶段的临床表现，因此统称为静脉血栓栓塞症（venous thrombo embolism，VTE）。肺动脉造影是目前诊断PE的"金标准"，然而，对于急性PE，患者处于紧急状态下此项检查几乎不可能实现。因此，心电图、血浆D-二聚体（d-d）测定、动脉血气分析、下肢静脉血管超声、增强螺旋CT等仍为目前常见的诊断方法，结合临床表现可使多数PE得以确诊。结合我国实际情况，参照欧洲心脏病学会（ESC）2019年急性PE诊疗指南，推荐对怀疑急性PE的患者采取"三步走"策略，首先进行临床可能性评估，再进行初始危险分层，然后逐级选择检查手段以明确诊断。

二、肺栓塞治疗策略

（一）血流动力学和呼吸支持

急性右心衰及其导致的心排血量（CO）不足是PE患者死亡的首要原因。因此，PE合并右心衰患者的支持治疗极其重要。对于出现右心功能不全且血压下降者，可使用多巴酚丁胺、多巴胺、去甲肾上腺素等。对高度疑诊或确诊PTE的患者，应进行严密监护，监测呼吸、心率、血压、静脉压、心电图及动脉血气的变化。有低氧血症者可经鼻导管或面罩给氧。

（二）抗凝

急性PE患者推荐抗凝治疗，目的在于预防早期死亡和VTE复发。

肝素：包括普通肝素（UFH）和低分子量肝素。UFH：首先给予负荷剂量2000~5000IU或按80IU/kg静脉注射，继之以18IU/（kg·h）持续静脉滴注；低分子量肝素：所有低分子量肝素均应按照体重给药。

（二）磺达肝癸钠

5mg皮下注射，每天1次，无须监测，但由于其消除随体重减轻而降低，因而对体重<50kg的患者慎用。严重肾功能不全的患者（肌酐清除率<30mL/min）禁用磺达肝癸钠；中度肾功能不全的患者（肌酐清除率30~50mL/min）应减量50%使用。

（三）华法林

是一种维生素K拮抗剂，通过抑制依赖维生素K的凝血因子（Ⅱ、Ⅶ、Ⅸ、Ⅹ）的合成而发挥抗凝作用。初始通常与UFH、低分子量肝素或磺达肝癸钠联用。妊娠期禁用华法林，改用肝素治疗。产后和哺乳期妇女可以服用华法林。

（四）新型抗凝药物

包括达比加群、利伐沙班、阿哌沙班和依度沙班。

（三）溶栓治疗

1. 常用溶栓药物及用法

（1）尿激酶（urokinase，UK）：20000IU/（kg·2h）静脉滴注。

（2）重组组织型纤溶酶原激活剂阿替普酶（recombinant tissue-type plasminogen activator，rt-PA）：50~100mg持续静脉滴注2h，体重<65kg的患者给药总剂量不应超过1.5mg/kg。

2. 禁忌证

（1）绝对禁忌证：①出血性脑卒中。②6个月内缺血性脑卒中。③中枢神经系统损伤或肿瘤。④近3周内重大外伤、手术或者头部损伤。⑤1个月内消化道出血。⑥已知的出血高风险患者。

（2）相对禁忌证：①6个月内短暂性脑缺血发作（transient ischemic attack，TIA）发作。②口服抗凝药应用。③妊娠或分娩后1周。④不能压迫止血部位的血管穿刺。⑤近期曾行心肺复苏。⑥难于控制的高血压（收缩压>180mmHg）。⑦严重肝功能不全。⑧感染性心内膜炎。⑨活动性溃疡。

值得注意的是，对于危及生命的高危PE患者，大多数禁忌证应视为相对禁忌证。

（四）肺动脉导管碎解和抽吸血栓

适用于肺动脉主干或主要分支的高危（大面积）PTE并存在以下情况者：溶栓治疗禁忌；经溶栓或积极的内科治疗无效；在溶栓起效前很可能发生致命性休克。

（五）肺动脉血栓摘除术

手术风险大，死亡率高，需较高的技术条件，仅适用于经积极内科治疗无效的紧急情况（如大面积PTE）或有溶栓禁忌证者。

（六）放置腔静脉滤器

为预防再次发生栓塞，可根据DVT的部位放置下腔静脉或上腔静脉滤器，置入滤器后如无禁忌证，宜长期服用华法林抗凝，定期复查有无滤器上血栓形成。

（七）慢性血栓栓塞性肺动脉高压的治疗

若阻塞部位处于手术可及的肺动脉近端，可考虑行肺动脉血栓内膜剥脱术；每天口服华法林3.0~5.0mg，根据国际标准化比值（INR）调整剂量，保持INR为2.0~3.0。反复下肢深静脉血栓脱落者，可放置下腔静脉滤器。

三、ICU监测和护理重点

急性PE起病急骤，进展快，临床表现轻重不一，确诊较难，若患者得不到及时诊治，死亡率较高。作为ICU护士，要加强对急性PE的认识和学习，了解其好发基础疾病和诱因。除掌握一般护理，针对性预防护理外，ICU护理人员还应注意以下护理要点：

（一）监测病情及血流动力学变化

1. 密切观察病情变化

注意患者意识状态、瞳孔、皮肤温度及颜色；RR、节律、深度及呼吸音的变化，指导患者进行有氧呼吸运动。持续心电监护24小时，注意心率、心律的变化，预防感染，并协助医师给予处理。

2. 血流动力学的监测

密切监测血压变化，每15~30分钟测量及记录血压1次，直至血压平稳减至每小时1次。有条件可放置深静脉导管监测中心静脉压（CVP），了解心功能和血容量情况，必要时可放置漂浮导管监测肺动脉压（PAP）和肺动脉楔压。

（二）下肢的检测与护理

加强巡视和沟通，及时了解患者的异常情况，天气寒冷时注意患者的保暖，尤其是下肢，定期对患者的腿部进行检测并做好记录。检测内容：测量下肢周径、有无疼痛、苍白、麻痹、皮温、感觉异常、动脉搏动情况。尽量避免下肢静脉的穿刺，特别是股静脉的穿刺，穿刺或拔管后棉球按压时间不宜过长，以免局部血栓形成。需要长期输液或者经静脉途径给药者，应避免在同一部位同一静脉反复穿刺，使用对静脉有刺激性的药物时更应该注意，以预防静脉炎。

（三）溶栓及抗凝治疗的护理

1. 溶栓期间

备好心电图、除颤器、利多卡因、阿托品等各种抢救物品，防止溶栓后血管再通，部分未完全溶解的栓子随血流进入冠状动脉，发生再灌注心律失常。

2. 出血倾向的观察和护理

（1）溶栓及抗凝治疗的最大不良反应是出血，发生率为 5%~7%，致死性出血的发生率为 1%，颅内出血发生率为 1.2%，约半数死亡。注意观察出血的征兆，以便于及时救治，观察患者的神志变化，尤其是老年高血压患者，及时观察有无颅内出血。

（2）穿刺部位出血：保持静脉穿刺留置针的通畅及无菌。在使用留置针穿刺时要选择易于固定的最佳位置，尽量减少在留置针以外的部位穿刺取血。如确因治疗或抢救需要进行穿刺或注射，要增加压迫止血时间 3~5 分钟。

（3）其他出血倾向的观察：约 30% 的 PE 患者伴有咯血的症状，多在梗死后 24 小时内发生，鲜红色，量不多。应密切观察出血的颜色、量的变化，同时注意观察皮肤黏膜有无出血点、鼻出血及牙龈出血情况。教会患者预防出血、勿挖鼻，选用质软的牙刷，防止碰伤抓伤，勿用力咳嗽，以免引起咯血。

（4）防止再栓塞：有报道急性 PE 治疗后 1 周内再发 PE。患者应绝对卧床休息，肢体制动，以防止栓子再脱落，发生更危险的栓塞。

（周玉清）

第五章　肾脏系统重症护理

第一节　重症患者的肾功能改变

重症患者的肾功能改变多表现为肾功能代谢异常，表现为肾功能衰竭及肾功能亢进。

一、肾功能衰竭

急性肾功能衰竭（acute renal failure，ARF）是由各种原因引起的肾功能在短时间内（几小时至几周）急剧恶化，使肾小球滤过率（glomerular filtration rate，GFR）下降低于正常值的，导致氮质废物滞留和尿量减少综合征，可引起水、电解质以及酸碱平衡紊乱。重症急性肾功能衰竭（severe acute renal failure，sARF）是指伴心血管功能不稳定，或伴脑水肿、高分解代谢、多器官功能障碍综合征（MODS），往往存在高分解代谢、大量水钠潴留、血流动力学不稳定。发病急、病情较重、死亡率高。机械通气、脓毒症休克以及心源性休克和肝肾综合征等疾病是重症急性肾功能衰竭患者死亡的重要危险因素。

（一）病因和分类

按病因可分为三大类：肾前性急性肾功能衰竭、肾实质性急性肾功能衰竭、肾后性急性肾功能衰竭。

1. 肾前性

又称作肾前性氮质血症。因各种原因使有效循环血容量下降所导致的功能性肾小球灌注压下降：①各种原因导致的血容量不足：各种原因的失血以及体液丢失，外伤或者是外科手术后、烧伤、呕吐及腹泻等。②有效循环血容量减少：常见于肾病综合征或者肝功能衰竭。③各种心血管疾病导致的循环功能不全：常见于心血管疾病患者。④某种原因使肾血流灌注不足导致肾血流动力学的自身调节紊乱。

2. 肾实质性

可发生于以下情况：①肾小管疾病：其中肾小管坏死最常见。一般由于使用肾毒性药物或肾缺血而致。②各种原因所致的急性肾小球疾病。③严重感染、药物过敏或败血症等原因导致的急性间质性疾病。④肾血管和微血管疾病：如妊娠高血压综合征、产后特发性急性肾功能衰竭等。⑤肾急性肾大血管疾病：见于肾动脉或肾静脉血栓形成或夹层动脉瘤出血压迫肾动脉也可导致。⑥某些慢性肾脏疾病：原有的慢性肾脏疾病在某些诱因作用下使肾功能急剧减退而导致。

3. 肾后性

多见于以下情况，如结石、前列腺肥大、尿路梗阻、肿瘤等。

（二）临床表现

1. 起始期

由于尿浓缩障碍、水钠重吸收减少，导致尿量和尿成分的变化：①尿量减少，少尿或无尿。②尿比重低且较固定，尿渗透压低。③尿钠含量高（>40mmol/L）。④尿中出现尿蛋白、红细胞、白细胞各种管型。

2. 维持期

（1）水中毒：排出减少，内生水增加，摄入水或输入液体过多。

（2）高钾血症：尿少、排钾减少，组织损伤和分解代谢增强，酸中毒，钾外溢，远曲管排钾少，高血钾可使心肌中毒，引起心律失常，甚至心脏停搏而死亡。

（3）低钠血症：水潴留引起的稀释性低钠血症，钠丢失过多可导致脑水肿。

（4）代谢性酸中毒：GFR 排固定酸少，机体分解代谢增强，产酸增多，回收 NAHCO$_3$ 能力下降，抑制心血管系统和中枢神经系统功能，促进高钾血症的发生。

（5）全身并发症：①消化系统：最早出现，食欲减退，恶心、呕吐，腹泻，严重可致消化道出血等。②呼吸系统：容量过多所致的急性肺水肿和肺部感染。③神经系统：可有尿毒症脑病症状。④循环系统：高血压，心力衰竭和急性肺水肿，心律失常等。⑤血液系统：有出血倾向，轻度贫血。⑥其他：感染（主要死因之一），可合并多器官功能衰竭（死亡率70%以上）。

3. 恢复期

肾小管细胞再生、修复，肾小管完整性恢复，肾小球滤过率逐渐恢复正常或接近正常，尿量增多，当尿量>400mL/24h，则标志患者开始进入多尿期（肾功能开始恢复的标志）。尿量可达 3~5L/d（持续 1~3 周）。早期仍可存在氮质血症、代酸异常、高钾血症后期，因尿量明显增多，可伴脱水、低钾、低钠。

（三）诊断指标

1. 血液检查

轻中度贫血、血尿素氮（blood urea nitrogen，BUN）和血清肌酐（serum creatinine，Scr）可进行性上升，血钾浓度可升高（>5.5 mmol/L），血 pH 常低于 7.35。

2. 尿液检查（输液、使用利尿剂、高渗药物前）

混浊、尿色深、尿蛋白+~++，以中小分子蛋白质为主，可见肾小管上皮细胞、上皮细胞管型、颗粒管型，少量红细胞和白细胞；尿比重低且固定，多在 1.015 以下；滤过钠排泄分数（fractional excretion of sodium，FE$_{NA}$）反映肾脏排出钠的能力，常>1。

3. 影像学检查

B 型超声检查可排除尿路梗阻；CT 可确定压力所致的扩张肾盂造影的逆行性或下行性，确定有无梗阻；CT、血管造影、MRI 及放射性核素了解血管有无阻塞；肾血管造影确认血管阻塞。

4. 肾活检

用于未明病因的肾性急性肾损伤（acute kidney injury，AKI）的检查。

（四）治疗

常采用的临床治疗方法包括保守药物治疗和肾脏替代治疗（renal replacement therapy，RRT）。SARF 患者往往需要多种治疗方式联合使用，治疗过程注意：①坚持多休息，保证营养成分和热量的供应。②保证水、电解质、酸碱浓度的平衡。增加血液循环量，避免多个器官受到损害而出现并发症。③避免那些不良反应明显的抗生素。④各种形式的 RRT：血液透析、腹膜透析和肾脏移植方法。

二、肾功能亢进

肾功能亢进（augmented renal clearance，ARC）也被称作肾小球超滤或肾清除增加，指因肾脏清除功能增加而导致药物清除和治疗失败的可能性增加，用肌酐清除率（reatinine，clearance rate，CrCl）作为判定标准，目前大部分研究都是将 CRCL > 130mL/（min · 1.73m²）作为 ARC 的临界值，结合其临床意义，建议当成人患者 CRCL>130mL/（min · 1.73m²）即为发生了 ARC。

（一）病因和高危因素

目前对于 ARC 病理生理学的认识仍非常有限。可能的原因有以下几个方面：

（1）与肾小球滤过率、肾小管分泌离子以及肾小管重吸收的增加有关。

（2）机体对严重打击的应激性反应。

（3）体温变化。

（4）与全身炎症反应综合征和严重疾病所致的炎症介质增加有关，这些介质使得血管外周阻力减少、心排出量增加，这两种反应联合使得体内产生了高动力状态，导致肾血流量增加，随后出现肾小球超滤并表现为 ARC。

ARC 高危因素主要有以下几点：①年纪轻（<50 岁）。②男性。③近期外伤史。④疾病严重程度评分，如序贯器官衰竭评分（SOFA）、简明急性生理功能评分（SAPS）、急性生理学与慢性健康状况评分系统 Ⅱ（APAChE Ⅱ）低。年纪轻是各种流行病学研究一致认为的能可靠预测 ARC 的唯一危险因素。

（二）ARC 预测工具

有学者基于一些危险因素（年龄<50 岁，外伤，SOFA 评分≤4 分）开发出 ARC 评分系统。在此基础上，Barletta 等开发出外伤 ICU 肾功能亢进（augmented renal clearance in trauama intensive care，ARCTIC）评分系统，以早识别 ARC 高风险患者并采取适当的干预措施。

第二节　肾脏替代治疗护理

一、概述

肾脏替代治疗，主要通过净化装置通过体外循环方式清除体内代谢产物、异常血浆成分以及蓄积在体内的药物或毒物，以纠正体内环境紊乱的一组治疗技术，基于最初的治疗急慢性肾衰竭的人工透析而发展而来，包括血液滤过、血液透析滤过、连续性肾脏替代治疗（CRRT）、血液灌流、血浆置换、免疫吸附等。治疗目的从最初的提高危重症急性肾衰竭的疗效，扩展至各种临床上常见危重症的救治。

　　RRT 的主要目的是清除血液中的有害物质，起到类似于肾脏的作用，但又与肾脏生理功能截然不同。RRT 主要是利用半透膜两侧溶质某种运动方式的转运，而肾脏则具有滤过、再吸收、分泌等生理功能。RRT 基本模式有三类，即血液透析（hemodialysis，HD）、血液滤过（hemofiltration，HF）和血液透析滤过（hemodiafiltration，HDF）。不同的血液净化技术利用不同的溶质清除方式来清除致病因子，常见的清除溶质方式主要有 3 种：弥散、对流、吸附，也有的血液净化治疗技术同时利用几种原理来清除溶质

（一）弥散

　　弥散主要的驱动力是半透膜两侧的溶质浓度差。可以透过半透膜的溶质从浓度高的一侧向低浓度一侧移动，最终两侧浓度逐渐达到相等。清除效率与溶质分子大小、膜孔通透性、膜两侧物质浓度差以及膜的面积有关。

（二）对流

　　对流主要的驱动力是跨膜压（transmembrane pressure，TMP）。在跨膜压作用下，液体从压力高的一侧通过半透膜向压力低的一侧移动，即超滤，液体中所含的溶质也随之通过半透膜，即为对流。清除效率与滤过膜的面积、跨膜压、筛选系数和血流量等有关。一般认为弥散对小分子溶质的清除效果比对流的效果较好，而对流则比弥散清除中分子溶质的效果好。

（三）吸附

　　吸附是溶质分子通过正、负电荷的相互作用或范德华力与半透膜发生吸附作用，是 RRT 治疗的主要清除方式。吸附只对某些溶质有作用，与溶质浓度关系不大，而与溶质的化学特性即半透膜吸附面积有关。

二、肾脏替代治疗的设备和抗凝

（一）肾脏替代治疗的设备

　　RRT 的实施通常需要连接患者的血管通路、促使透析液/置换液以及血液流动的驱动泵，半透膜结构的透析器/滤器以及一套自动维持正常血液净化治疗条件的监护装置。

　　1. 血管通路

　　目前常用的血管通路是通过中心静脉置管建立体外循环，慢性肾衰竭患者也可利用因维持性血液透析需要而建立的动静脉内瘘置管。

　　2. 透析器/滤器/灌流器/血浆分离器

　　目前通常用的透析器/滤器的基本结构主要是平板型、空心纤维型，主要分为纤维素膜、合成膜。纤维膜价格低廉，但通量低、生物相容性较差，目前已基本不用，经过修饰的纤维素膜的生物相容性略有改善，适用于慢性肾功能衰竭患者的长期血液透析；合成膜具备生物相容性良好、高通量、高通透性的优点，能最大化清除中分子物质，是目前重症患者血液净化中应用最多的膜。

　　灌流器内含有很多由活性炭或树脂等吸附材料做成的吸附珠，通过吸附孔吸附各种分子量的溶质。血浆分离器的膜孔比一般的滤器大，可以将血浆与血细胞分离开来，达到血浆分离的作用。

3. 透析液

透析液应具备以下基本条件。

（1）要使半透膜发生透析作用：在半透膜两侧的溶液必须具有两种不同的浓度，若希望从血液中透出物质，透析液中该物质的浓度应低于血液中该物质的浓度。

（2）透析液的酸碱度：应调节在 pH6~8。

（3）透析液的渗透压：必须略高于血渗透压。

（4）透析液必须用净化水来配置：应不含细菌、致热源及其他杂质。

4. 置换液

以对流方式清除溶质时，需要同时等量补充所丢失的超滤液体来维持机体水电解质酸碱平衡，该补充所用液体即为置换液。原则上，置换液的成分应当尽可能接近人体细胞外液，根据需要调节钠和碱基成分，目前碳酸氢盐是重症医学领域应用最广泛的碱基。

（二）肾脏替代治疗的抗凝

血液引出患者体外接触管路和滤器后可激活凝血因子，引起血小板活化和黏附，在滤过膜表面及管路内形成血栓，影响管路中血液流动的阻力和溶质清除效率，甚至导致严重的栓塞并发症。目前所采用的抗凝方式有全身抗凝、局部抗凝、无抗凝。

（1）对于无出血风险的重症患者可采用全身抗凝法，全身抗凝一般采用普通肝素（UFH）或低分子量肝素持续给药。

（2）对于有出血风险的重症患者，可采用局部抗凝，局部抗凝可采用肝素/鱼精蛋白法或枸橼酸盐/钙剂法。

（3）对于高危出血风险患者，血液净化时可不用抗凝剂。

三、连续性肾脏替代治疗

CRRT 是采用每天连续 24 小时或接近 24 小时的一种长时间、连续的体外血液净化疗法以替代受损的肾功能，以缓慢而持续的治疗方式达到移除水分及毒素的目的，可同时兼顾血流动力学稳定、体液平衡及营养的补充，已经逐渐成为重症透析治疗的主流方式，甚至成为多器官衰竭时的辅助支持治疗。

目前重症患者常使用的 CRRT 治疗技术包括连续性静脉-静脉血液滤过（continuous-venous-venoushemofiltration，CVVh）、连续性静脉-静脉血液透析（continuousvenousvenoushemodialysis，CVVhd）、连续性静脉-静脉血液透析滤过（continuousvenous-venoushemodiafiltration，CVVhdF）、缓慢持续超滤（slowcontinuoususultra-filtration，SCuF）、高容量血液滤过（highvolumehemofiltration，hVhF）、血液灌流、血浆置换等。对于病情复杂的重症患者，可能联合使用两种或两种以上的 RRT 技术。

（一）CRRT 的适应证

根据临床照护指南，符合传统透析适应证且合并有血流动力学不稳或颅内压（ICP）升高者应列为典型适应证。此外，AKI 的重症患者是 CRRT 治疗的典型适应证。

（二）CRRT 的禁忌证

（1）患者或其代理人拒绝接受 CRRT。

（2）无法建立适当血管通路。

（3）缺乏施行 CRRT 的设备，或不具备经适当培训的人员。

另外，专家们认为临床判断上不适合施行 CRRT，或施行 CRRT 可能无益甚至有害时（如病况经分析为末期），可视为相对禁忌。

（三）CRRT 的起始时机

根据目前的临床照护指南及专家共识，对于开始施行 CRRT 的时机，并无明确建议。但临床医师需要判断重症患者的代谢或体液平衡需求，一旦出现危及生命的容量、电解质和酸碱平衡等异常，即应紧急行 CRRT 治疗，危重症患者伴有 AKI 应早期进行 CRRT 治疗，液体超负荷（fluidoverload，FO）是开始 CRRT 治疗的重要指标之一，当累积的体液超过机体质量 10% 时定义为 FO。

（四）CRRT 的透析液和置换液选择

配置透析液和置换液时应严格无菌操作，建议在超净台中冲配。临床常用配方包括碳酸氢盐配方、乳酸盐配方、枸橼酸盐配方。

1. 碳酸氢盐配方

碳酸氢盐配方直接提供 hCO_3^-，但 HCO_3^- 易分解，须现配现用。由于钙离子和碳酸氢根易发生结晶，故钙溶液不可加入碳酸氢盐缓冲液中。重症患者常伴肝功能不全或组织缺氧而存在高乳酸血症（乳酸 $>5mmol/L$），宜选用碳酸氢盐配方。研究证明，碳酸氢盐配方具有心血管事件发生率较低的优点。

2. 乳酸盐配方

乳酸盐配方经肝脏代谢产生 HCO_3^-，间接补充 RRT 过程中丢失的 HCO_3^-。仅适用于肝功能正常患者。正常肝脏代谢乳酸能力为 $100mmol/L$，故在高流量血液滤过时，乳酸盐配方仍可能导致高乳酸血症，干扰乳酸监测对患者组织灌注评估的准确性。

3. 枸橼酸盐配方

枸橼酸盐配方经肝脏代谢产生 HCO_3^-，间接补充 RRT 过程中丢失的 HCO_3^-。用于高出血风险患者的 RRT 治疗。

（五）CRRT 回路管预充

CRRT 的整套回路管必须先用加有肝素的生理盐水预充，才可以开始治疗，常采用 $5000\sim10000u/L$ 肝素生理盐水对血液管路、滤器、置换液管路和超滤液管路进行充分预冲，降低凝血风险及气体栓塞形成。

（六）CRRT 的处方

考虑患者的状况及临床需求，完整的 CRRT 处方内容应包括：治疗模式、血流速率、置换液类型与速率、透析液类型与速率、抗凝剂类型与剂量、脱水目标。

（1）使用 CVVh 或 CVVhdF，在血液通过血液过滤器之前，给予置换液可使血液稀释而减少凝血；在血液通过血液过滤器之后，给予置换液，则会使血液浓缩而促进凝血。因此，将置换液设定为前稀释，或是增加前、后稀释的比例，都有助于降低血液过滤器凝固的可能性。

（2）废液流速可用来计算 CRRT 对于小分子溶质的清除率，经常被视为肾脏替代疗法的治疗剂量，单位为 mL／（kg·h）。目前临床照护指南建议 CRRT 应至少达到 20mL／（kg·h）的废液流速。然而，随着治疗时间推移，凝固血块与蛋白沉积在血液过滤器滤膜上，过滤器的效能会逐渐下降，降低实际溶质清除率。此外，更换透析液、置换液及废液时以及处理机器警讯的期间，都没有进行实际治疗，所以应用处方较高的治疗剂量来弥补，经常评估实际达成的剂量，以适时调整处方。

（3）不使用抗凝剂施行 CRRT，会增加血液过滤器凝固的概率。因此，除了有高度出血风险的患者，一般建议 CRRT 时应使用适量的抗凝剂。传统肝素为最常用的抗凝剂，便宜又容易操作，枸橼酸抗凝是另一种抗凝选择，尤其适用于有出血倾向而不宜使用肝素的患者。

（七）CRRT 的监测

CRRT 持续进行水分与毒素的清除，同时会移除大量的电解质、葡萄糖、氨基酸及药物。因此，负责营养及药物的医疗团队成员如营养师及临床药师，亦应接受 CRRT 相关训练，才能根据透析剂量调整营养补充（尤其是蛋白质）及药物（尤其是抗生素）。

（1）根据患者每日的体质量及体液输入/输出量调整脱水目标。

（2）凝血时间、酸碱平衡、血糖与电解质（钠、钾、镁、钙、磷）应至少每日检查 1 次，以适时校正，调整置换液种类及抗凝剂剂量，必要时可增加监测频率。

（3）应至少每日检查 1 次红细胞比容及血小板。

（八）CRRT 的并发症

CRRT 常见的并发症主要分成三大类，包括导管相关问题、回路相关问题及治疗所造成的其他相关问题。

（1）导管最常见的并发症是出血或感染，需密切监控伤口，必要时尽速拔管。

（2）回路主要的问题是凝血，只能更换管路，但是过滤器反复凝血时，要考虑其他影响因素，包括导管与静脉血流的通畅度、抗凝剂的剂量以及发生过滤分数（filtrationfraction，FF）是否过高。

（3）低体温是 CRRT 十分常见的并发症，可能掩盖患者正在发热的事实，要小心评估。脱水速度太快容易造成低血压，使用不含葡萄糖、钾离子及磷离子的置换液容易发生电解质紊乱与低血糖，需密切监测并补充，营养与药物的流失程度与治疗剂量成正比，需适当额外补充。

（九）血管通路

为了提升透析导管放置的成功率，同时避免造成血胸、气胸或动脉穿刺，应该使用超声引导进行导管放置。优先选择大口径的导管，放置于中央静脉中，以维持血流通畅。为了使导管的尖端能处于大静脉管腔中，右侧颈内静脉导管的最佳长度应介于 12～15cm，左侧颈内静脉导管长度应介于 15～20cm，股静脉导管长度则应介于 19～24cm。血管选择的优先级为：第 1 顺位：右侧颈内静脉；第 2 顺位：股静脉；第 3 顺位：左侧颈内静脉；第 4 顺位：锁骨下静脉，优先选择优势手那一侧。

（十）预防滤过器和（或）外循环回路凝血

CRRT 最大的挑战是维持治疗持续进行，以达到理想治疗剂量。适当抗凝，维持循环回路通畅，及时处理警讯，排除障碍，缩短血流停止与治疗停滞的时间，以保障血液过滤器与外循环回路的通畅。血液净化急诊临床应用专家共识组在 2017 年发布的《血液净化急诊临床应用专家共识》中建议。

（1）对于低出血风险患者，建议使用小剂量普通肝素抗凝。最初在体外循环动脉端单次快速给予肝素 2000~5000u（30u/kg），接着持续输注 5~10u/（kg·h），维持静脉端活化部分凝血活酶时间（APTT）45~60S 或正常值的 1.5~2.0 倍。在伴有弥散性血管内凝血（DIC）或血小板减少症的患者中，肝素剂量需大幅减少。

（2）对于无肝衰竭的高出血风险患者，CRRT 时建议使用局部枸橼酸盐抗凝，而不是无抗凝或使用其他抗凝剂，建议不使用局部肝素化的抗凝方式。

起始速度 1000~1500mL/h 动脉端通路输入，维持体外血流速为 130~120mL/min。通过检测滤器前后血清离子钙浓度间接指导枸橼酸的用量。逐步调整 0.5% 枸橼酸盐剂量使滤器后钙离子浓度小于 0.35mmol/L。枸橼酸在血液中的正常浓度为 0.07~0.14mmol/L，抗凝的理想浓度通常为 3~4mmol/L。枸橼酸蓄积可导致低钙血症、代谢性酸中毒，大量代谢后亦可继发碱中毒。外周血钙离子浓度反映抗凝的安全性，建议维持在生理性浓度 1.0~1.2mmol/L。

使用枸橼酸盐抗凝的患者至少每 6 小时检测 1 次血电解质，监测的项目包括钠、钾、氯、离子钙、镁和血气分析并计算阴离子间隙。至少每日监测 1 次血总钙浓度以计算钙比值或钙间隙。

（3）伴肝素诱导的血小板减少症（heparin-inducedtHRombocytopenia，HIT）的患者，不能使用任何形式的肝素抗凝。对于有 HIT、没有严重肝衰竭且已在使用全身阿加曲班治疗的患者，建议 CRRT 中使用阿加曲班抗凝，而不是枸橼酸盐。建议首剂剂量 250μg/kg，维持剂量 2μg/（kg·min），肝衰竭患者减量至 0.5μg/（kg·min）的负荷量，然后输注使 APTT 达到目标值 1.5~3.0。

（4）对于不能使用肝素或枸橼酸盐且没有全身使用阿加曲班治疗 HIT 的患者，可在无抗凝条件下进行 CRRT。

（5）不推荐使用其他抗凝方法：包括使用鱼精蛋白进行局部肝素化、低分子肝素、肝素类似物、活化蛋白 C 和前列环素。目前无证据显示其较前述药物有更好的疗效和安全性。

（十一）终止 CRRT

（1）当患者的血流动力学状况稳定，可以考虑停用 CRRT，转换到持续低效每日透析（sustainedlow-efficiencydailydialysis，SLEDD）或间歇性血液透析治疗。

（2）如果肾功能已经恢复到适当水平，例如未使用利尿剂时尿量>400mL/d 或使用利尿剂时尿量>2300mL/d，可考虑中止 CRRT。

（3）患者的病情恶化，继续施行 CRRT 对患者可能无益，甚至有害时，也可以考虑中止 CRRT。

（张奎）

第三篇　外科护理

第一章　外科护理常规

第一节　水电解质、酸碱平衡失调的护理

一、概述

（一）体液组成及分布

成年男性体液约占体重的60%；女性约占50%；婴幼儿可高达70%~80%。体液由细胞内液和细胞外液两部分组成。男、女性细胞外液均约占体重的20%。

（二）体液平衡及调节

（1）水平衡：人体内环境的稳定有赖于体内水分的恒定，人体每日摄入一定量的水，同时也排出相应量的水，达到每天出入水量的动态平衡。正常成人每日摄入量（mL）：饮水1600mL，食物700mL，代谢氧化生水200mL，合计2500mL；正常成人每日排出量（mL）：尿1500mL，粪200mL，呼吸300mL，皮肤蒸发500mL，合计2500mL。

（2）电解质平衡：维持体液电解质平衡的主要电解质为 Na^+ 和 K^+。

（3）体液平衡的调节：体液容量及渗透压的稳定由神经-内分泌系统调节。

（三）酸碱平衡及调节

人体主要依靠体液中存在的缓冲，对肺和肾调节酸碱平衡。缓冲系统以 HCO_3/H_2CO_3 最为重要，其比值保持于20∶1。

二、水和钠代谢紊乱

（一）病因分类及临床表现

1. 等渗性缺水

是指水和钠成比例丧失。为最常见的缺水类型。

常见病因有：

（1）消化液急性丧失，如大量呕吐和肠瘘、肠梗阻等。

（2）体液急性丧失，如急性腹膜炎、大面积烧伤早期等。

2. 低渗性缺水

系水和钠同时丢失，但失钠多于失水，血清钠低于135mmol/L。

常见原因有：

（1）胃肠道消化液持续性丢失致钠盐丢失过多，如反复呕吐、腹泻或大创面慢性渗液。

（2）等渗性体液丢失患者只喝白开水，或静脉输入大量葡萄糖液，造成细胞外液稀释。

（3）长期使用排钠利尿剂。

3. 高渗性缺水

指水和钠同时缺失，但失水多于失钠，血清钠高于 150mmol/L。

常见原因有：

（1）水分摄入不足，如长期禁食、吞咽困难、昏迷而未补充液体，或鼻饲高浓度肠内营养溶液。

（2）水分丧失过多，如大面积烧伤经创面蒸发大量水分、高热大量出汗、糖尿病患者因血糖未控制致高渗性利尿等。

4. 水中毒

总入水量超过排出量，水中毒较少见。

常见原因如下

（1）肾衰竭排尿能力下降。

（2）机体摄水过多或静脉输液过多。

（3）各种原因引起 ADH 分泌过多。

（二）临床表现

1. 等渗性缺水

患者出现恶心、呕吐、厌食、口唇干燥、眼窝凹陷、皮肤弹性降低和少尿等症状，但不口渴。当短期内体液丧失达体重的 5% 时，可表现为心率加快、脉搏减弱、血压不稳定或降低、肢端湿冷等休克症状，常伴代谢性酸中毒。

2. 低渗性缺水

患者口渴不明显，因缺钠出现疲乏、头晕、软弱无力，恶心呕吐、表情淡漠、腓肠肌痉挛性疼痛较明显；较早出现站立性昏倒、血压下降甚至休克。早期尿量正常或略增多，但尿比重低，尿钠、氯含量下降；后期尿少，但尿比重仍低。

3. 高渗性缺水

（1）轻度：缺水量占体重的 2%~4%。除口渴外，无其他临床症状。

（2）中度：缺水量占体重的 4%~6%。除极度口渴外，常伴烦躁、乏力、皮肤弹性差、眼窝凹陷、尿少和尿比重增高。

（3）重度：缺水量大于体重的 6%。除上述症状外，可出现躁狂、幻觉、谵妄甚至昏迷等脑功能障碍的表现。

4. 水中毒

（1）急性水中毒起病急，以脑水肿最为突出，表现为头痛、呕吐、视力模糊、谵妄、惊厥甚至昏迷，严重者可发生脑疝。

（2）慢性水中毒多被原发病的症状所掩盖，可出现软弱无力、恶心、呕吐、嗜睡、体重增加、皮肤苍白等症状。

（三）辅助检查

1. 实验室检查

红细胞计数、血红蛋白和血细胞比容，三种缺水均有不同程度增高；水中毒时均降低。

2. 血清电解质检查

低渗性缺水血清钠<135mmol/L，高渗性缺水血清钠>150mmol/L。水中毒血钠可降至120mmol/L 以下。

3. 动脉血气分析

可判别是否同时伴有酸（碱）中毒。

（四）处理原则

尽早去除病因，再做相应处理。

1. 等渗性缺水

一般可用等渗盐水或平衡盐溶液补充血容量。

2. 低渗性缺水

轻、中度缺钠患者，一般补充 5% 葡萄糖盐溶液；重度缺钠患者静脉滴注适量高渗盐水。

3. 高渗性缺水

应鼓励患者饮水及经静脉补充 5% 葡萄糖溶液，必要时适量补钠。

4. 水中毒

轻者需限制水摄入，严重者除严禁水摄入外，静脉输注高渗盐水，以缓解细胞肿胀和低渗状态，酌情使用渗透性利尿剂。

（五）护理问题

1. 体液不足

与高热、呕吐、腹泻、胃肠减压等导致的大量体液丢失有关。

2. 体液过多

与摄入量超过排出量相关。

3. 有皮肤完整性受损的危险

与水肿和微循环灌注不足有关。

（六）护理措施

1. 维持充足的体液量

（1）去除病因。

（2）实施液体疗法：补液时须严格遵循定量、定性和定时的原则。

1）定量：包括生理需要量、已丧失量和继续丧失量。

2）定性：根据体液平衡失调的类型，选择补充液体的种类，如电解质、非电解质、胶体和碱性溶液。

3）定时：单位时间内的补液量，取决于体液丧失的量、速度及各器官功能状态，应按先快后慢的原则进行分配，即第一个 8 小时补充总量的1/2，剩余 1/2 总量在后 16 个小时内均匀输入。

（3）准确记录 24 小时出入水量，及时调整补液方案。

（4）疗效观察：患者补液过程中，护士必须严密观察治疗效果和注意副作用。

2. 纠正体液量过多

水中毒患者应严格控制水的摄入量，对重症水中毒者遵医嘱给予高渗溶液（如 3% 氯化钠溶液）和利尿剂，如呋塞米等；同时注意观察病情的动态变化和尿量。遵医嘱做好透析护理。

3. 维持皮肤和黏膜的完整性

加强病情观察，做好预防压疮的护理，指导患者养成良好的卫生习惯，经常用漱口液清洁口腔；对有严重口腔黏膜炎症者，每 2 小时进行一次口腔护理，并遵医嘱给予药物治疗。

（七）健康教育

（1）建立适当且安全的活动模式，护士应与患者及家属共同制订活动的时间、活动量及活动方式，以免长期卧床致失用性肌萎缩。

（2）高温环境作业者和进行高强度体育活动者出汗较多时，应及时补充水分且宜饮用含盐饮料。

（3）有进食困难、呕吐、腹泻和出血等易导致体液失衡者应及早就诊和治疗。

三、钾代谢异常

（一）病因

1. 低钾血症

血清钾<3.5mmol/L。常见原因有：

（1）摄入不足，如长期禁食、少食或静脉补充钾盐不足。

（2）体液丧失增加，应用促使排钾的利尿剂等。

（3）K^+ 向细胞内转移，如大量输入高渗葡萄糖和胰岛素、代谢性碱中毒等。

2. 高钾血症血清钾>5.5mmol/L。

常见原因有：

（1）排钾障碍：多见于肾衰竭，是引起高血钾的常见原因。

（2）体内分布异常：缺氧、酸中毒，大量钾由细胞内释出，导致血清钾过高。

（3）摄入过多：静脉补钾过量、过快、过浓，以及大量输入保存期较久的库血等。

（二）临床表现

1. 低钾血症

（1）肌无力：为最早的临床表现，一般先出现四肢肌软弱无力。

（2）消化道功能障碍：有恶心、呕吐、腹胀和肠麻痹等症状。

（3）心脏功能异常：表现为心动过速、血压下降、心室颤动和心脏停搏。

（4）代谢性酸中毒和反常性酸性尿。

2. 高钾血症

表现为神志淡漠、乏力、四肢软瘫、腹胀和腹泻等；严重者有微循环障碍的表现，如皮肤苍白、湿冷、低血压等；亦可有心动过缓、心律不齐，甚至心搏骤停于舒张期。

（三）辅助检查

1. 低钾血症

（1）实验室检查：血清钾<3.5mmol/L。

（2）心电图：T波降低、QT延长和U波。

2. 高钾血症

（1）实验室检查：血清钾>5.5mmol/L。

（2）心电图：T波高而尖和QT间期延长、QRS波增宽和P-R间期延长。

（四）治疗原则

1. 低钾血症

寻找和去除原因，制订补钾计划。

2. 高钾血症

积极治疗原发疾病，改善肾功能同时，还应采取如下措施。

（1）立即停止输注或口服含钾药物，避免进食含钾量高的食物。

（2）发生心律不齐时，可用10%葡萄糖酸钙加入在等量25%葡萄糖溶液内静脉推注。

（3）促使K^+转移入细胞内。

（4）促使K^+排泄。

（五）护理措施

（1）加强对血清钾水平动态变化趋势的监测。

（2）控制病因或诱因的护理。

（3）低钾血症者补钾应遵循的原则

1）尽量口服补钾：常选用10%氯化钾溶液或枸橼酸钾口服，对不能口服者可经静脉滴注。

2）禁止静脉推注钾。

3）见尿补钾：一般以尿量超过40mL/h方可补钾。

4）总量限制：补钾量为氯化钾3~6g/d。

5）控制补钾浓度：补液中钾浓度不宜超过40mmol/L。

6）滴速勿快：补钾速度不宜超过20mmol/h。

（4）对高钾血症患者，输注5%碳酸氢钠或葡萄糖液加胰岛素，或给予患者口服钠离子交换树脂或保留灌肠，或予以腹膜透析或血液透析。

（六）健康教育

（1）长时间禁食者，或近期有呕吐、腹泻者，应注意及时补钾，以防发生低钾血症。

（2）肾功能减退者和长期使用抑制排钾利尿剂的患者，应限制含钾食物和药物的摄入，并监测血钾浓度，以防发生高钾血症。

四、酸碱平衡失调

正常体液的 pH 值为 7.40±0.05。

（一）病因

1. 代谢性酸中毒

临床最为常见。主要病因有：

（1）体内酸性物质生成过多：严重损伤、腹膜炎、缺氧、高热、休克时，酸性代谢产物不断生成；又如长期不能进食而能量供应不足，体内脂肪分解过多形成酮体。

（2）氢离子排出减少：急性肾衰竭时肾小管排 H^+ 和重吸收 HCO_3^- 受阻。

（3）碱性物质丢失过多：腹泻、胆瘘、肠瘘或胰瘘等致大量碱性消化液丧失。

2. 代谢性碱中毒主要病因

（1）H^+ 丢失过多：幽门梗阻、长期胃肠减压丢失大量 H^+、Cl^-。

（2）碱物质摄入过多：长期服用碱性药物或大量输注库血。

（3）低钾血症：钾缺乏时，细胞内钾向细胞外转移，K^+–Na^+ 交换增加。

（4）利尿剂的作用。

3. 呼吸性酸中毒

常见原因有：凡能引起肺泡通气不足的疾病均可导致呼吸性酸中毒，如全身麻醉过深、镇静剂过量、呼吸机管理不当、喉或支气管痉挛、急性肺水肿、严重气胸、胸腔积液、慢性阻塞性肺疾病和心搏骤停等。

4. 呼吸性碱中毒

常见原因有：凡引起过度通气的因素均可导致呼吸性碱中毒，常见于癔症、高热、中枢神经系统疾病、疼痛、呼吸机辅助通气过度等。

（二）临床表现

1. 代谢性酸中毒

轻者症状常被原发病掩盖，重者可有疲乏、眩晕、嗜睡、感觉迟钝或烦躁不安。

2. 代谢性碱中毒

轻者常无明显表现。较重的患者呼吸变浅变慢或有精神方面的异常。

3. 呼吸性酸中毒

胸闷、气促、呼吸困难、发绀和头痛，严重者可伴血压下降、谵妄、昏迷等。严重脑缺氧可致脑水肿、脑疝，甚至呼吸骤停。

4. 呼吸性碱中毒

多数患者有呼吸急促的表现。可有眩晕、手足和口周麻木及针刺感、肌震颤、手足抽搐，常伴有心率加快。

（三）辅助检查

动脉血气分析：

1. 代谢性酸中毒

血浆 pH 值<7.35，HCO_3^- 降低，$PaCO_3$ 一定程度降低或正常。

2. 代谢性碱中毒

血浆 pH 值和 HCO_3^- 增高，$PaCO_3$ 正常。

3. 呼吸性酸中毒

血浆 pH 值和 $PaCO_3$ 增高，HCO_3^- 可正常。

4. 呼吸性碱中毒

血浆 pH 值增高，$PaCO_3$ 和 HCO_3^- 下降。

（四）治疗原则

1. 代谢性酸中毒

积极处理原发病，轻度代谢性酸中毒经补液后多自行纠正。

2. 代谢性碱中毒

关键在于解除病因，可应用稀释的盐酸溶液或盐酸精氨酸溶液。

3. 呼吸性酸中毒

积极治疗原发疾病和改善通气功能，必要时行气管插管或气管切开术。

4. 呼吸性碱中毒

在治疗原发疾病的同时对症治疗。

（五）护理措施

（1）消除或控制导致酸碱代谢紊乱的危险因素，遵医嘱积极治疗原发疾病。

（2）遵医嘱用药并加强病情观察。在纠正酸碱失衡时，应加强对患者生命体征、血电解质和血气分析指标动态变化趋势的监测；及时发现和处理相应的并发症。

（3）协助患者取适当的体位。

（4）保持呼吸道通畅，训练患者深呼吸及有效咳嗽的方法及技巧。对于气管分泌物多者，给予雾化吸入，以湿化痰液和利于排痰。必要时行呼吸机辅助呼吸，并做好气管护理。

（5）改善和促进患者神志的恢复，定期评估患者的认知力和定向力，若出现异常及时通知医师，并遵医嘱落实各项治疗。

（6）减少受伤害的危险，加强安全防护，与患者家属共同制订活动的形式、活动时间和活动量。

（六）健康教育

有呕吐、腹泻、高热等易导致酸碱平衡失调者，应及时就诊和治疗。

第二节　血糖异常的护理

正常人血糖的产生和利用处于动态平衡的状态，维持在一个相对稳定的水平，这是由于血糖的来源和去路大致相同。

一、低血糖

（一）目的

预防及处置血糖低于正常值的状况。

（二）护理评估

（1）监测血糖、血气分析、血电解质。

（2）了解低血糖的原因，如胰岛细胞瘤、胃肠道手术、饥饿、运动后等。

（3）有无低血糖表现。如脸色苍白、盗汗、心悸、饥饿感、注意力无法集中、说话含糊不清、视觉模糊、嗜睡、无法从睡眠中唤醒等。

（三）护理措施

（1）协助进食糖水、糖果、巧克力等或遵医嘱静脉注射葡萄糖液。

（2）卧床休息，保持呼吸道通畅。

（3）告知患者随时预备单糖类碳水化合物，以备不时之需。

（4）避免患者单独活动。

（5）告知患者及家属有关低血糖症的预防、自我监测、判断及处置方法。

（6）评价低血糖处置效果。

二、高血糖

（一）目的

预防及处置血糖高于正常值的状况。

（二）护理评估

（1）监测血糖、尿糖、血酮体、尿酮体、血气分析、血电解质。

（2）了解高血糖的原因，如胰腺炎、应激状态等。

（3）有无高血糖表现，如多饮、多尿、体重下降、口渴、虚弱、倦怠、视力模糊、头痛等。

（三）护理措施

（1）遵医嘱补液及使用降糖药，鼓励患者经口摄取水分。

（2）协助患者制订饮食及运动计划，鼓励患者低热量、低糖饮食，禁烟忌酒，严格控制体重。血糖值大于 250mg/dL 时，严格限制运动，尤其在尿酮出现时。

（3）维持体液平衡，遵医嘱记录 24 小时出入量。

（4）保持口腔清洁。

（5）告知患者及家属有关高血糖症的预防、自我监测、判断、处置以及低血糖的紧急应对方法。

第三节　出血的护理

创伤是外科主要疾病之一，手术是外科治疗的重要手段。无论创伤还是手术均能引起出血，因此止血就成为外科手术时必须重视的问题之一。早在古罗马时期，Celsus 的著作中已有结扎血管止血的记载。但由于影响外科发展的四大障碍，疼痛、出血、休克、感染未被克服，使外科学发展缓慢，长期处于愚昧状态，只能施行截肢及一些表浅小手术，而且多由理发师兼职。当时的止血方法主要靠加压包扎，以及用沸油、烙铁烧灼创面等。直到 1872 年，英国 Weils 发明止血钳、1873 年德国 Esmarch 发明止血带后才初步解决了手术时的出血问题。1901 年，美国 Landsteiner 发现了血型，逐步解决了输血的配型问题，从而基本解决了出血这一难题，促使外科学走上迅速发展的道路。某些手术较易并发大量出血，而一些凝血功能异常的有出血倾向的患者有时也不得不行急诊或择期手术，因此外科医师有必要掌握手术时出血与止血的有关知识，才能有所准备并正确处理。

一、出血的预防

（一）目的

减少易导致高危险性出血患者出血的刺激因素。

（二）护理评估

（1）监测血常规、凝血功能常规等。

（2）了解患者有无出血倾向、出血可能的诱因以及相关疾病。

（3）密切监测患者的出血情况，有无持续性出血的征象。

（三）护理措施

（1）监测生命体征，避免测量肛温。

（2）适当限制活动，避免遭受外伤，必要时卧床休息。

（3）遵医嘱用药，如制酸剂、维生素 K 等，避免服用阿司匹林制剂或其他抗凝剂。

（4）遵医嘱输血，如血小板、新鲜冷冻血浆等。

（5）尽量避免侵入性操作，若必须执行，则需密切观察有无出血情形，合理调配侵入性治疗与输血小板或新鲜冰冻血浆的时间。

（6）保持情绪稳定，避免剧烈咳嗽、用力解大便、提取重物等增加腹压的动作。

（7）鼓励进食富含维生素 K 的食物，门静脉高压患者避免粗糙刺激性食物，禁烟忌酒。

（8）定时翻身、变换体位，使用气垫床，避免皮肤受损。

（9）告知患者使用软毛牙刷和电动剃须刀。

（10）指导患者或家属观察出血的征象及出血时应采取的适当措施，并及时告知医护人员。

二、止血

（一）适应证

凡是出血的伤口均需止血（Hemostasis）。伤口的出血大致可分为动脉出血、静脉出血和毛细血管出血。毛细血管和静脉出血一般采用加压包扎止血法。如为较大血管或动脉性出血急救时，可先采用指压，必要时应用止血带止血，并尽早改用钳夹、结扎、血管修补或移植等手术方法处理。

（二）用物

使用消毒敷料、绷带甚至干净的毛巾、布料进行加压包扎止血。可使用充气止血带、橡皮止血带，但不可用绳索、电线或铁丝等代替。止血钳等专用的止血器械是最可靠的止血工具，但避免盲目钳夹。

（三）止血方法

常用的止血方法有指压止血、包扎止血、加压包扎止血、填塞止血、加压屈肢止血、止血带止血等。

1. 指压止血法

指抢救者用手指、手掌或拳头把出血部位近端的动脉血管压在骨骼上，使血管闭塞，血流中断而达到止血目的。这是一种快速、有效的首选止血方法。这种方法仅是一种临时的，用于动脉出血的止血方法，不宜持久采用。

（1）操作要点

1）准确掌握动脉的压迫点。

2）压迫力度要适中、以伤口不出血为准。

3）压迫 10~15 分钟，仅是短暂急救止血。

4）保持伤处肢体抬高。

（2）指压点：实施指压法止血时，应正确掌握按压的部位，即指压点，常见的指压点如下。

1）颞浅动脉压迫点：站在患者伤侧身后，一手固定患者头部，另一手拇指垂直压迫伤侧耳屏前上方约 1.5cm 凹陷处，可感到动脉搏动，其余四指托住下颌。此法用于头顶部出血。

2）面动脉压迫点：站在患者伤侧身后，一手固定患者头部，另一手拇指在下颌角前上方约 1.5cm 处，向下颌骨方向垂直压迫，其余四指托住下颌。此法用于颌部及颜面部的动脉破裂出血。

3）颈总动脉压迫点：面对患者，一手固定患者头部，另一手拇指在伤侧的胸锁乳突肌内侧缘动脉搏动处，向颈椎方向压迫，其余四指固定在颈后部。此法用于头、颈、面部动脉破裂的大出血，且压迫其他部位无效时。非紧急情况勿用此法。此外，不得同时压迫两侧颈动脉。

4）枕动脉：头皮后部出血则压迫耳后突起下方稍外侧的耳后动脉。

5）锁骨下动脉：面对患者，一手拇指在锁骨上窝中点动脉搏动处，向下垂直压迫，其余四指固定肩部。此法用于肩部、腋窝及上肢的动脉破裂出血。

6）肱动脉压迫点：站在患者伤侧，面对患者，一手握住伤肢腕部，将上肢外展外旋，并屈肘抬高上肢，另一手拇指在上臂肱二头肌内侧缘动脉搏动处，向肱骨方向垂直压迫。此法用于手、前臂及上臂的动脉破裂出血。

7）尺、桡动脉压迫点：面对患者，双手拇指分别在腕横纹上方两侧动脉搏动处垂直压迫。此法用于手部的动脉破裂出血，也可嘱患者用健侧大拇指、四指按压。

8）指动脉压迫点：伤侧手掌上举，一手握住患者手腕，另一手拇指、示指分别捏住伤指根部左右两侧。此法用于手指动脉破裂出血。

9）股动脉压迫点：面对患者，两手拇指重叠放在腹股沟韧带中点稍下方动脉搏动处，用力垂直向下压迫，两手其余四指固定大腿。亦可直接用手掌或拳头垂直压迫股动脉。此法用于大腿、小腿及足部的动脉破裂的大出血。

10）足背动脉和胫后动脉压迫点：两手拇指分别压迫足背中间近脚腕处（足背动脉）及足跟内侧与内踝之间处（胫后动脉），两手其余四指分别固定足部与踝部。此法用于足部的动脉破裂出血。

2. 包扎止血

用于处理表浅伤口出血。小血管和毛细血管受损伤，出血量少。

3. 加压包扎止血

用于全身各部位的小动脉、静脉、毛细血管出血。用敷料或洁净的毛巾、手绢、三角巾等覆盖伤口，用手或其他物体在包扎伤口的敷料上施以压力，加压包扎达到止血目的。注意包扎的敷料要超过伤口周边至少3cm。

4. 填塞止血

用于四肢较深、较大的伤口或非贯通伤、穿通伤，出血量多，组织损伤严重的应紧急现场救治。用消毒纱布、敷料（如无，用干净布料代替）填塞在伤口内，再用加压包扎法包扎。

5. 加垫屈肢止血

适用于四肢非骨折性创伤的动脉出血的临时止血措施。当前臂或小腿出血时，可于肘窝或腘窝内放纱布、棉花、毛巾作为垫，屈曲关节，用绷带将肢体紧紧地缚于屈曲的位置。

6. 止血带止血

四肢有大血管损伤，或伤口大、出血量多时，采用以上止血方法仍不能止血，方可选用止血带止血的方法。常用的止血带止血法有。

（1）橡皮止血带止血法：先用绷带或布块垫平，一般取3尺左右长的橡皮管，掌心向上，止血带一端由虎口拿住，一手拉紧，绕肢体2圈，中、示两指将止血带的末端夹住，顺着肢体用力拉下，压住"余头"，以免滑脱。借助橡皮管的弹性压迫血管而达到止血的目的。

（2）卡式止血带止血：将松紧带绕肢体一周，然后把插入式自动锁卡插进活动锁紧开关内，一只手按住活动锁紧开关，另一只手拉紧松紧带，直到不出血为止。放松时用手向后扳放松板，解开时按压开关即可。

（3）充气止血带止血：根据血压计原理设计，有压力表指示压力大小，压力均匀，止血效果好。将袖带绑在伤口的近心端，充气后起到止血作用。

（4）布料止血带止血：仅限于在没有上述止血带的紧急临时使用，因布料止血带没有弹性，很难真正达到止血目的，如果过紧会造成肢体损伤或缺血坏死，因此，仅可谨慎短时间使用。

步骤：加垫，将布条先缠绕在上止血带的部位2~3圈，保护皮肤，防止损伤；上布带，将布带在垫上围绕一圈后打活结。穿棒绞紧，把细棍棒从止血带的外圈下穿过，提起后绞紧。固定，布带绞紧后，将棍棒一头穿入活结，活结拧紧后固定。标记明显，在患者上止血带部位边挂上显眼的标志，表明是大出血的患者，同时在标志上注明上止血带的时间。

（四）注意事项

1. 部位准确

止血带应放在伤口的近心端。一般认为上肢大动脉出血应结扎在上臂的上 1/3 处，避免结扎在中 1/3 处以下的部位，以免损伤桡神经；下肢大动脉出血应结扎在大腿中上部。

2. 加衬垫

上止血带前，先要用毛巾或其他布片、棉絮作为垫，止血带不要直接扎在皮肤上；紧急时，可将裤脚或袖口卷起，止血带扎在其上。衬垫要平整，禁忌用铁丝、绳索、电线当作止血带使用。

3. 压力适当

松紧合适，过紧易损伤神经，过松则不能达到止血的目的。一般以不能摸到远端动脉搏动或出血停止为度。有压力表时，标准压力上肢为 250～300mmHg（1mmHg＝0.133kPa），下肢为 300～500mmHg。

4. 定时放松

结扎时间过久，可引起肢体缺血坏死，因此要每隔 0.5～1 小时（上肢或下肢）放松 2～3 分钟；放松期间，应用指压法暂时止血。寒冷季节时应每隔 30 分钟放松一次。结扎部位超过 2 小时者，应更换比原来较高位置结扎。为防止远端肢体缺血坏死，原则上应尽量缩短使用止血带的时间，一般止血带的总使用时间不宜超过 5 小时。

5. 标志明显

在患者上止血带部位边挂上显眼的标志，表明是大出血的患者，同时在标志上注明上止血带的时间，具体到分钟。

6. 做好松解准备

松解前要先补充血容量，做好纠正休克和止血用器材的准备。

三、包扎

包扎是外伤现场应急处理的重要措施之一。及时正确地包扎，可以达到压迫止血、减少感染、保护伤口、减少疼痛，以及固定敷料和夹板等目的。包扎时注意尽可能戴上医用手套，若无，可用敷料、干净布片、塑料袋、餐巾纸作为隔离层；加盖敷料，封闭伤口，防止污染；动作要轻巧而迅速，部位要准确；伤口包扎要牢固，松紧度适宜；不要用水冲洗伤口（烧烫伤、化学伤除外）；不要在嵌有异物或骨折断端外露的伤口上直接包扎；不要在伤口上用消毒剂或药物。

（一）适应证

体表各部位的伤口除采用暴露疗法者，一般均需包扎。

（二）禁忌证

厌氧菌感染、犬咬伤需暴露的伤口。

（三）用物准备

无菌敷料、绷带、三角巾、四头带。紧急条件下，干净的毛巾、头巾、手帕、衣服等可作为临时的包扎材料。

（四）包扎方法

常用的包扎有：绷带包扎一般用于支持受伤的肢体和关节，固定敷料或夹板和加压止血等。三角巾包扎主要用于：包扎、悬吊受伤的肢体，固定敷料，固定骨折等。包扎前伤口处必须覆盖敷料。

1. 绷带包扎

绷带包扎是包扎技术的基础，目的是固定盖在伤口上的纱布，固定骨折或挫伤，并有压迫止血的作用，还可以保护患处。常用的绷带有棉布、纱布、弹力及石膏绷带等类型，包扎时伤口上敷无菌敷料，环形两圈开始，环形两圈结束。绷带包扎的基本方法及适用范围如下。

（1）环形法：此法是绷带包扎中最常用的，适用于包扎的开始与结束时以及包扎肢体粗细较均匀部位，多用于手腕、肢体、胸、腹等部位的包扎。加敷料，敷料盖住伤口，每圈盖住前一圈，起始和终末都是环形包扎。

（2）螺旋包扎法：使用包扎直径基本相同的部位如上臂、手指、躯干、大腿等，敷料盖住伤口，先环形缠绕两周，从第三周开始，后一周缠绕压住前周的1/3~1/2。

（3）螺旋反折法：用于肢体上下粗细不等部位的包扎，如小腿、前臂等。敷料盖住伤口，先做螺旋状缠绕，待到渐粗的地方就每周把绷带反折一下，盖住前周的1/3~2/3，由下而上缠绕，最好反折处位于相同部位，使之成一条直线，反折处不要在伤口上或骨隆突处。

（4）"8"字包扎法：适用于直径不一或屈曲的关节部位，如手掌、踝部和其他关节处。选用弹力绷带最佳。在伤处上下，将绷带自下而上，再自上而下。重复做"8"字环形缠绕，每周遮盖上一周的1/3~1/2。

（5）回返式包扎法：用于头部、肢体末端或断肢部位的包扎，敷料盖住伤口。

2. 三角巾包扎

用边长为1米的正方形白布或纱布，将其对角剪开即分成两块三角巾，90°角称为顶角，其他两个角称为底角，外加的一根带子称为顶角系带，斜边称为底边。为了方便不同部位的包扎，可将三角巾折叠成带状，称为带状三角巾，或将三角巾在顶角附近与底边中点折叠成燕尾式，称为燕尾式三角巾。

（1）头面部包扎

1）头顶帽式包扎：适用于头顶部外伤，先在伤口上覆盖无菌纱布，把三角巾底边向上翻折两指宽（3厘米），三角巾底边的正中放在患者眉间上部，顶角经头顶拉到枕部，将底边经耳上向后拉紧压住顶角，然后抓住两个底角在枕部交叉返回齐眉到前额打结，避开太阳穴，最后将顶角向上反折嵌入底边内。

2）风帽式包扎：将三角巾顶角和底边各打一结，即成风帽状。在包扎头面部时，将顶角结放于前额，底边结放在后脑勺下方，包住头部，两角往面部拉紧，向外反折包绕下颌，然后拉到枕后打结即成。

3）面具式包扎：适用于颜面部外伤，把三角巾一折为二，顶角打结放在头正中，两手拉住底角罩住面部，然后双手持两底角拉向枕后交叉，最后在额前打结固定。可以在眼、鼻处提起三角巾，用剪刀剪洞开窗。

4）单眼包扎：包扎单眼时，将三角巾折成约 4 指宽的带状，以上 1/3 处盖住受伤的眼睛，下 2/3 从耳下端反折，向脑后至健康的眼睛侧，在健康的眼睛一侧前额反折后再转向受伤一侧的耳朵上打结固定。

5）双眼包扎：适用于双眼外伤，将三角巾折叠成 3 指宽带状，中段放在头后枕骨上，两旁分别从耳上拉向眼前，在双眼之间交叉，再持两端分别从耳下拉向头后枕下部打结固定，避免包住耳朵。

6）下颌部包扎：将三角巾折成约 4 指宽的带状，左右手分别拿住中间 1/3，托住下颌双手将三角巾上提至头部一侧（耳上），交叉沿眉上水平至头部另侧打结（耳上），打结位置避开太阳穴。

（2）肩部包扎

1）单肩燕尾巾包扎：三角巾折叠成燕尾式，燕尾夹角 90°，大片在后压住小片，放于肩上，燕尾夹角对准伤侧颈部，燕尾底边两角包绕上臂上部并打结；拉紧两燕尾角，分别经胸背部至对侧腋前或腋后线处打结。

2）双肩燕尾巾包扎：三角巾折叠成燕尾式，燕尾夹角约 100°左右；披在肩上，燕尾夹角对准颈后正中部；燕尾角过肩，由前向后包肩于腋前或腋后，与燕尾底边打结。

（3）胸（背）部伤的包扎

1）胸部三角巾包扎（单胸包扎）：将三角巾顶角越过伤侧肩部，垂在背部，使三角巾底边中央正位于伤部下侧，将底边两端围绕躯干在背后打结，再用顶角上的带子将顶角与底边连接在一起。

2）胸部燕尾巾包扎（双胸包扎）：三角巾折成燕尾式，两燕尾角相等，夹角 100°左右，将燕尾夹角对准两腿正中间，固定胸部下方，再将燕尾角反折向上对准胸骨上凹，至背部"V"字形打结。

包扎背部时与胸部相同，只是位置相反，结打在胸前。

（4）腹部（臀部）的包扎

1）腹部三角巾包扎（侧腹包扎）：三角巾折叠成燕尾式，燕尾夹角 60°左右，对准外侧裤线，放在腹部，顶角与底边中央绕腹腰部至对侧打结，两底角绕伤侧大腿根部，在大腿后面打结。侧臀部包扎同侧腹包扎。

2）全腹包扎：三角巾底边向上，两底角环绕腰部打结，顶角由两腿之间拉向后面，与底角连接处打结。

（5）四肢伤的包扎

1）上肢三角巾包扎：将三角巾一底角打结后套在伤手上，另一底角过伤肩背后拉到对侧肩的后上方，顶角朝上，由外向里依次包绕伤肢，然后，再将前臂屈到胸前，两底角相遇打结。

2）手（足）三角巾包扎：三角巾顶角朝前部展开，伤侧手指尖对准顶角放于三角巾中央，将顶角折回盖住手背，两底边分别折叠一次后经手背左右交叉至腕下，环绕腕部，至腕部背部打结。

3）足与小腿三角巾包扎：将足放在三角巾的一侧，足趾朝向底边，提起顶角和较长的一底角包绕小腿后于膝下打结，再用短的底角包绕足部，于足踝处打结。

4）上肢悬吊包扎：三角巾顶角对着伤肢肘关节，一底角置于健侧胸部过肩与背后；伤臂屈肘（功能位，上抬10°），放于三角巾中部；另一底角包绕伤臂反折至伤侧肩部；两底角在颈侧方打结，顶角向肘关节反折，将前臂悬吊于胸前，此为大悬臂带。也可将三角巾折叠成适当宽带；中央放在前臂的下1/3处；一底角放于健侧肩上，另一底角放于伤侧肩上并绕颈与健侧底角与颈侧方打结此为小悬臂带。

5）肘（膝）部三角巾包扎：三角巾折成适当宽度，中段斜放于肘（膝）关节处，两端环绕肢体缠绕，包绕肢体一周，返回时分别压于中段上下两边，肘（膝）关节后或外侧打结，避开伤口。

（五）注意事项

（1）包扎伤口前，先简单清创并盖上消毒纱布再包扎，然后再用绷带等。操作小心、谨慎，不要触及伤口，以免加重疼痛或导致伤口出血及污染。

（2）包扎伤口动作要快、准、轻、牢。包扎时部位要准确、严密，不遗漏伤口；包扎动作要轻，不要碰触伤口，以免增加患者的疼痛和出血；包扎要牢固，要松紧适度，以免妨碍血液流通和压迫神经。

（3）包扎的肢体须处于功能位置。

（4）应从远心端向近心端包扎，以帮助静脉回流。四肢包扎时应将指（趾）端外露，以便观察血液循环。

（5）严禁在伤口、骨隆突处或易于受压部位打结。

（6）防止滑脱，绷带包扎要求在活动肢体时不应滑脱。防治方法是在开始缠绕时将绷带头压好，然后再缠绕。如需续加绷带，就将两端重叠6cm。

（7）不要用潮湿的绷带，因干后收缩可能造成过紧。

（8）解开绷带时，先解开固定结或取下胶布，然后以两手互相传递松解。紧急时或绷带已被伤侧出血浸湿时，可用剪刀剪开。

（王晓梅）

第二章　甲状腺乳腺外科护理

第一节　常见症状及问题的护理

身体外形改变：甲状腺、乳房疾病最常见的问题是身体外形改变。

身体外形改变包括颈部或乳房部位出现肿块，颈部增粗，面容改变如突眼征，乳房外形及外表改变，以及化疗导致的脱发、色素沉着等。

一、护理评估

（一）病史

评估引起身体外形改变的原因、发生的时间，有无伴随症状、治疗及用药的情况。身体外形的改变是否导致患者心理障碍，有无焦虑、自卑、抑郁、自我形象紊乱等。

（二）身体

评估肿块的部位、大小、形状、质地、活动度、表面是否光滑、是否对称，甲亢患者有无突眼征。乳房疾病患者乳房外形是否对称，局部有无隆起，表面皮肤有无凹陷，有无橘皮样改变，乳头是否扁平、回缩或内陷，有无溢液、溢血、溃烂。颈部或腋窝淋巴结是否肿大等。患者的全身症状，如生命体征、营养状况有无异常等。

（三）辅助检查

X线、B超、细针穿刺细胞学检查、放射性核素扫描等。

（四）心理和社会支持状况

患者常在无意中发现肿块，病史短且突然，因担忧肿块的性质和预后，表现为惶恐、焦虑和不安。颈部增粗及手术后颈部切口瘢痕可使患者感到自我形象紊乱。女性乳房疾病患者，更可能因手术后乳房缺失致外形受损、各种复杂而痛苦的治疗、婚姻生活等问题产生心理反应，评估患者本人及家属，尤其是配偶对疾病的认识、治疗及预后的心理承受能力。

二、护理措施

（一）心理护理

鼓励患者表达自己的感受，尤其是与他（她）感觉、思考和看待自我的方式有关的感受。提供可靠的信息，使患者及家属对疾病导致的生理和情绪的变化有所准备。鼓励患者与家属相互交流各自的感觉，取得家属特别是女性患者配偶的理解和支持。介绍有相同经历的患者，帮助其度过心理调适期。

（二）提供修饰的技巧

突眼患者外出可佩戴有色眼镜，保护眼睛免受刺激。颈部手术瘢痕可通过佩戴围巾、项链、穿高领衣服遮挡；手术切除乳房后，可佩戴义乳或行假体植入；化疗引起的脱发可戴假发、头巾或帽子。

（三）促进患者与社会交往

鼓励患者加入社区中的支持团体，教育家属及周围人群勿歧视患者，避免伤害其自尊。注意患者的行为举止，预防自杀行为的发生。

第二节　常见疾病护理

一、甲状腺功能亢进症手术患者的护理

甲状腺功能亢进症简称甲亢，是由于各种原因致甲状腺激素分泌过多而引起的以全身代谢亢进为特征的内分泌疾病，可分为三类：原发性甲亢，患者年龄多在 20~40 岁，腺体肿大为弥散性，两侧对称，常伴有眼球凸出，故又称"突眼性甲状腺肿"；继发性甲亢，指在结节性甲状腺肿的基础上出现甲亢，发病年龄多在 40 岁以上，肿大腺体呈结节状，两侧多不对称，无眼球凸出，容易发生心肌损害；高功能腺瘤，是继发性甲亢的一种特殊类型，腺体内有单个的自主性高功能结节，常无眼球凸出。

（一）临床表现

1. 甲状腺肿大

多无局部压迫症状。由于腺体内血管扩张、血流加速，听诊可闻及杂音。

2. 交感神经功能亢进

患者常多语，性情急躁，容易激动、失眠，双手常有细速颤动，怕热，多汗，皮肤常较温暖。

3. 突眼征

典型者双侧眼球凸出、眼裂增宽。严重时上下眼睑闭合困难，甚至不能盖住角膜。

4. 心血管功能改变

多诉心悸，脉快有力，脉率常在 100 次/分以上，休息和睡眠时仍快；收缩压升高、舒张压降低，脉压增大。

5. 基础代谢率增高

食欲亢进但消瘦，体重减轻，易疲乏。

（二）护理评估

1. 一般情况

患者及家属对疾病的认识态度；对手术的接受程度；对术后康复知识的掌握程度。

2. 专科情况

（1）评估患者术前药物准备情况，了解甲亢控制的程度。

（2）饮食有无特殊嗜好，食欲有无亢进。

（3）评估术后生命体征和切口、引流情况，特别注意有无急性呼吸困难、窒息、呛咳、误咽、手足抽搐、高热、腹泻、出血、喉返神经损伤、喉上神经损伤、甲状旁腺损伤、甲状

腺危象引起的术后并发症。

（三）辅助检查

外科临床护理手册

（1）基础代谢率测定：基础代谢率大于 20% 为甲亢。测定必须在清晨空腹静卧时反复进行。

（2）甲状腺摄^{131}I率测定：如果 2 小时内甲状腺摄^{131}I 量超过人体总量 25%，24 小时内超过 50%，且吸^{131}I 高峰提前出现，都表示有甲亢。

（3）放射免疫法测定血清中 T_3、T_4 含量：甲亢时 T_3 的上升较早且快，可高于正常的 4 倍左右，而 T_4 则较缓慢，仅为正常的 2.5 倍。

（三）护理诊断

1. 疼痛

与手术创伤有关。

2. 代谢亢进

与甲亢的基础代谢率显著增高有关。

3. 清理呼吸道无效

与咽喉部及气管受刺激、分泌物增多以及切口疼痛有关。

4. 营养失调

与基础代谢率显著增高有关。

5. 焦虑

与担心手术及预后有关。

（四）术前护理措施

1. 一般护理

（1）休养环境：提供安静、适宜的环境，避免患者精神刺激或过度兴奋。

（2）活动指导：充分休息，避免劳累；重病患者应绝对卧床休息。

（3）饮食护理：提供高热量、高蛋白、高维生素饮食，以补充消耗。嘱患者多饮水，避免食用含碘丰富的食物（如海带、紫菜等），忌饮兴奋性饮料（如浓茶、咖啡等）及刺激性食物（如辣椒、姜、蒜等）。

2. 药物治疗护理

降低基础代谢率是术前准备的重要环节。常用方法如下。

（1）开始即用碘剂，常用复方碘化钾溶液，用法是每日 3 次，第 1 天每次 3 滴，第 2 天每次 4 滴，以后逐日每次增加 1 滴，至每次 16 滴为止，选择最佳手术时机，维持到手术日。口服时药液滴在饼干或面包上，以减轻对胃黏膜的刺激。2~3 周后甲亢症状得到基本控制，患者情绪稳定、睡眠良好、体重增加、脉率<90/min 以下，基础代谢率<+20%，便可进行手术。

（2）先用硫氧嘧啶等抗甲状腺药物治疗，待甲亢症状得到基本控制后，停服抗甲状腺药物，改服 1~2 周碘剂，再进行手术。

（3）对常规服用碘剂或合用抗甲状腺药物效果不佳或无效者，可改用吲哚美辛，或与碘剂合用。此法一般在 4~7 天即可达到手术要求。碘剂不能服用过久或突然停药，否则可引起大量甲状腺素进入血液循环，使甲亢症状加重。

3. 眼部护理

突眼患者注意保护眼睛。对有突眼症状者，平时可用抗生素滴眼液滴眼，保持眼球湿润，避免干燥和感染；外出时戴墨镜，避免强光照射；睡前应用抗生素眼膏，防止结膜炎、角膜溃疡的发生，睡时适当抬高头部减轻眼部肿胀；眼睑不能闭合者，最好戴眼罩。

4. 心理护理

关心体贴患者，帮助患者适应医院的生活环境。向患者介绍手术的必要性和方法，以及手术前后的注意事项，消除患者的顾虑和紧张心理。对精神过度紧张或失眠者，可给予镇静药或安眠药。鼓励家属给予患者心理支持，保证愉快的生活环境。

（五）术前健康指导

术前教会患者练习颈过伸体位，即软枕垫于肩部，保持头低颈部伸直；指导其深呼吸，有助于术后保持呼吸道通畅。

（六）术后护理措施

1. 体位与活动指导

患者回病房后取平卧位，颈两侧置沙袋。连接各种引流管。术后 6 小时患者清醒和血压平稳后取半卧位，以利呼吸和引流。在床上变换体位、咳嗽及活动时注意保持头颈部的固定，以免伤口出血。

2. 严密观察病情变化

定时测量体温、脉搏、呼吸、血压，直至平稳。鼓励患者说话、深呼吸和有效咳嗽，保持呼吸道通畅。观察伤口渗血情况、颜色；观察有无呼吸困难、声调降低或声音嘶哑、呛咳或误咽。

3. 引流管护理

保持颈部引流管引流通畅，准确记录并观察引流物的量和性状，术后伤口内放置有引流条者，注意保持引流条固定好无滑脱，及时更换浸湿的敷料，保持引流通畅。引流物一般在术后 24~48 小时拔除。

4. 饮食指导

术后 6 小时可给予少温开水，若无呛咳、误咽可过渡为流食、半流食和软食；饮食以高热量、高蛋白、高维生素、清淡、易消化的食物；宜少食多餐，均衡进食；鼓励患者坐起进食。

5. 给药护理

甲亢患者术后需继续服用复方碘化钾，从每日 3 次，每次 16 滴开始，逐日每次减少 1 滴，至每次 3 滴为止，不再服用。术前用吲哚美辛准备者，术后继续服用 4~7 天。

6. 基础护理

口腔护理，每日 3 次。

7. 其他有关护理

准备气管切开包、小沙袋、无菌手套、氧气、呼吸机、吸痰设备、急救药品等，以备急需。

8. 术后并发症的护理

（1）呼吸困难和窒息：是术后最危险的并发症，多发生在术后 48 小时内。①常见原因有切口内出血压迫气管、喉头水肿、气管塌陷；②表现为进行性呼吸困难、烦躁、发绀，甚至发生窒息；③处理方法：窒息如因出血所致，可见颈部肿胀、切口渗血，需立即在床边抢救，迅速拆除缝线，清除积血；气管塌陷者立即做气管切开及插管，然后送手术室进一步处理，喉头水肿者立即应用地塞米松静脉滴注，无好转者行气管切开或环甲膜穿刺。

（2）声音嘶哑、失声：因喉返神经损伤主要是手术操作中直接切断、缝扎、钳夹、牵拉等所引起。切断、缝扎为永久性损伤，立即出现症状。钳夹、牵拉在术后数天才出现症状，为暂时性的，经过 3~6 个月的理疗可逐渐恢复。一侧喉返神经损伤声音嘶哑，以后由健侧过渡向内侧内收而好转，双侧喉返神经损伤则需手术修补。

（3）误咽、呛咳、音调降低：因喉上神经损伤所致。处理：喉上神经损伤一般经理疗后症状明显改善；进食呛咳者，应取坐位或半坐位进食，试给半流质或流质饮食，吞咽不可匆忙，特别要注意避免饮水时误咽。

（4）甲状腺危象：多发生在术后 12~36 小时，表现为高热（39℃ 以上）、脉快（120/min 以上）而弱，烦躁不安，甚至昏迷，常伴呕吐、腹泻，如不及时抢救可危及生命。预防甲状腺危象的关键是术前稳定患者情绪，做好药物准备的护理，务必达到术前准备要求；术后继续服用碘剂。一旦出现以上症状，应及时给予吸氧、物理降温（控制在 37℃ 左右）、静脉输注葡萄糖溶液，并根据医嘱给镇静药（巴比妥），静脉注射碘剂、氢化可的松、普萘洛尔等药物。有心力衰竭者，加用洋地黄制剂。病情一般在 36~37 小时逐渐好转。

（5）手足抽搐：由于术中误切或挫伤甲状旁腺致低钙抽搐，多在术后 1~4 天出现。抽搐发作时应立即静脉缓慢注射 10% 葡萄糖酸钙或氯化钙 10~20mL，以解除痉挛，饮食应注意限磷（如含磷较高的肉类、乳品或蛋类饮食）补钙，可口服葡萄糖酸钙 2g，每日 3 次。

（七）术后健康指导

（1）保持心情愉快，维持充足睡眠，避免劳累。术后 3 个月可恢复正常工作。

（2）加强颈部功能锻炼，做抬头、左右转颈活动，防止功能异常。

（3）定期复查血常规，术后 3、6、12 个月及以后每年随访 1 次，共 3 年。

（八）应急措施

1. 术后呼吸困难和窒息

多发生于术后 48 小时内。表现为进行性呼吸困难、烦躁、发绀甚至窒息；若患者有颈部紧压感、呼吸费力、气急烦躁、心率加快、发绀等应立即检查切口，排除出血压迫。如血肿清除后，患者呼吸仍无改善，立即配合医师行气管切开，同时吸氧。

2. 甲状腺危象

发生在术后 12~36 小时，临床表现为高热、脉快而弱（120/min 以上）、烦躁、谵妄甚至昏迷，常伴有呕吐、腹泻。如出现以上情况立即通知医生采取抢救措施。

（九）健康教育

（1）指导患者自我控制情绪，保持精神愉快、心境平和。

（2）注意保暖，防止上呼吸道感染；吸烟患者术前2周禁烟，预防术后肺部并发症。

（3）指导患者练习手术时的头、颈过伸体位；讲解甲状腺术后并发症的表现和预防方法。

（4）指导术后患者早期下床活动，保护头颈部；术后早期进流食，不可过热，以防止颈部血管扩张，加重创口渗血；术后48小时内，患者应避免过频活动或谈话，以减少切口内出血；拆线后指导患者练习颈部活动，防止切口粘连和瘢痕收缩。

（5）讲解甲亢术后继续服药的重要性并督促执行。教会患者正确服用碘剂的方法，复方碘化钾溶液对口腔黏膜有刺激作用，因此，服用碘剂时须将复方碘化钾溶液滴在馒头、饼干等固体食物上一并服用，减少口腔黏膜刺激并保证剂量准确。

（6）指导出院患者定期到门诊复查，以了解甲状腺的功能，若出现心悸、手足震颤、抽搐等情况，及时就诊。

（7）限制含磷高的食物，如牛奶、瘦肉、蛋黄、鱼类等，以免影响钙的吸收。

二、结节性甲状腺肿手术患者的护理

结节性甲状腺肿多由弥散性甲状腺肿演变而成，是在弥散性甲状腺肿的基础上，由于不均匀的复原反应形成的普遍甲状腺结节性肿大；结节可表现为多种形态，这与病变的性质、时间的长短以及继发性改变有关。结节性甲状腺肿，大体标本可分为4型：单结节型、多结节型、腺瘤型和囊肿。

（一）临床表现

（1）颈部肿块：肿块随吞咽动作活动，柔软，表面光滑，皮肤色泽正常，局部无血管杂音及震颤。

（2）甲状腺结节增大时，可压迫邻近组织、器官，若压迫气管可引起呼吸困难和刺激性咳嗽；压迫食管引起吞咽困难；压迫上腔静脉，可出现头面部和上肢瘀血水肿；压迫喉返神经，可引起声音嘶哑。

（3）结节囊性变之后，还可发生广泛的纤维化和钙化，这时甲状腺结节大小不等，质地不一，有的表面坚硬，但活动良好，结节长期的压迫可使气管软骨环变性、萎缩，形成气管软化症。

（二）护理评估

1. 一般情况

了解患者的诊疗经过，患者是否存在心悸、疼痛、呼吸困难、口干、恶心、大汗等表现，患者言谈是否表现出恐惧，有无恐惧行为和躯体方面客观的表现。

2. 专科情况

（1）术后评估血氧浓度及有无缺氧症状、体征，切口渗血量及有无皮下血肿。

（2）患者呼吸的频率、节律及呼吸深浅，声音的变化，进食、水时有无呛咳，手术部位有无憋胀感。

3. 辅助检查

术前 B 超、CT 检查可了解肿瘤性质及与血管的关系；术前行血尿常规、肝肾功能、心电图等检查，了解患者情况，必要时行心、肺功能检查。

（三）护理诊断

（1）窒息

与肿块巨大压迫气管有关。

（2）有出血的危险。

（3）焦虑

与疾病诊断及环境的改变有关。

（四）护理措施

（1）每 30 分钟测量 1 次患者的血压、呼吸、脉搏。了解患者的发音和吞咽情况，判断有无声音嘶哑或音调降低、误咽呛咳。及时发现创面敷料潮湿情况，估计渗血量，有无血肿发生。

（2）患者出现焦虑时，做好心理护理，帮助患者总结成功的应对经验，增强其克服焦虑的信心。

（五）健康教育

（1）术后卧床期间鼓励患者在床上活动，促进血液循环和切口愈合。

（2）指导术后患者早期下床活动，保护头颈部；术后早期进流食，不可过热，以防止颈部血管扩张，加重创口渗血；术后 48 小时内，患者应避免过频活动或谈话，以减少切口内出血；拆线后指导患者练习颈部活动，防止切口粘连和瘢痕收缩。

（3）定期复诊

嘱患者自行检查颈部，出院后定期复诊，在正规医疗单位检查颈部、肺部等，若发现结节、肿块，及时治疗。

三、甲状腺癌

甲状腺癌是最常见的甲状腺恶性肿瘤，约占全身恶性肿瘤的 1%。病理类型有乳头状癌、滤泡状癌、未分化癌、髓样癌等四种。其中，乳头状癌最常见，低度恶性，生长慢，较早出现颈部淋巴结转移，预后较好。

（一）病理

1. 乳头状癌

约占成人甲状腺癌 70% 和儿童甲状腺癌的全部。多见于 21~40 岁女性，低度恶性，生长较缓慢，较早出现颈部淋巴结转移，预后较好。

2. 滤泡状癌

约占甲状腺癌的 15%。常见于 50 岁左右的女性，中度恶性，发展较快，有侵犯血管倾向，33% 可经血运转移至肺、肝、骨及中枢神经系统，预后不如乳头状癌。

3. 未分化癌

占 5%~10%。多见于 70 岁左右的老年人，高度恶性，发展迅速，约 50% 早期便有颈淋巴结转移，或侵犯喉返神经、气管或食管，常经血运转移至肺、骨等处，预后很差。

4. 髓样癌

仅占 7%，常有家族史。来源于滤泡旁细胞（C 细胞），分泌大量降钙素。恶性程度中等，较早出现淋巴结转移和血运转移，预后不如乳头状癌及滤泡状癌，但较未分化癌好。

（二）临床表现

乳头状癌和滤泡状癌初期多无明显症状。随着病程进展，肿块逐渐增大、质硬、表面高低不平、吞咽时肿块移动度减小。未分化癌上述症状发展迅速，并侵犯周围组织。晚期癌肿常因压迫喉返神经、气管或食管而出现声音嘶哑、呼吸困难或吞咽困难等；若压迫颈交感神经节，可产生霍纳（Horner）综合征；若颈丛浅支受侵，可有耳、枕、肩等部位的疼痛。可有颈淋巴结转移及远处脏器转移。颈部淋巴结转移在未分化癌发生较早，有的患者甲状腺肿块不明显，先发现转移灶，就医时应想到甲状腺癌的可能；远处转移多见于扁骨（颅骨、椎骨、胸骨、盆骨等）和肺。

因髓样癌组织可产生激素样活性物质（5-羟色胺和降钙素等），患者可出现腹泻、心悸、颜面潮红和血钙降低等症状，并伴有其他内分泌腺体的增生。

（三）辅助检查

放射性 131I 扫描显示为冷结节，边缘较模糊。细针穿刺细胞学检查可取肿瘤组织做病理检查，诊断的正确率较高。B 超及 X 线检查可了解有无甲状腺肿块、肿块压迫和转移情况。血清降钙素测定有助于诊断髓样癌。

（四）处理原则

争取早期手术切除患侧腺体和峡部、对侧腺体的大部，或全腺体切除。如有淋巴结转移，同时进行颈淋巴结清扫术。未分化癌通常采用外放射治疗。

（五）常见护理诊断/问题

1. 恐惧

与颈部肿块性质不明、担心手术及预后有关

2. 清理呼吸道无效

与咽喉部及气管受刺激、分泌物增多及切口疼痛有关。

3. 潜在并发症

呼吸困难和窒息、吞咽困难、喉返神经损伤、喉上神经损伤或手足抽搐等。

（六）护理措施

1. 术前护理

做好心理护理，减轻患者的焦虑和恐惧。过分紧张者，遵医嘱给予镇静剂；指导进行手术体位练习；做好皮肤准备；备气管切开包和无菌手套；甲状腺癌根治术前遵医嘱备血。

2. 术后护理

（1）体位：患者回病室后取平卧位。麻醉作用消失、生命体征平稳后，改半卧位，以利于呼吸和引流。

（2）病情观察：监测生命体征，观察有无颈部肿胀、呼吸困难、声音改变（如嘶哑、音调降低或失音）、呛咳、手足抽搐等；对合并甲亢者，还应注意有无甲状腺危象表现，发现异常情况及时协助处理。

（3）饮食和营养：患者若无特殊反应，术后 6 小时可进温热食物。但甲状腺癌颈部淋巴结清扫术后，因手术创伤较大，患者全身和局部反应较重，多在术后 2~3 日才开始进食。禁饮食和进食不足期间应遵医嘱补充水电解质和必要的营养素。

（4）切口和引流管护理：观察敷料有无渗血，必要时予以更换；甲状腺癌术后引流管接负压吸引，应保持引流通畅，观察引流液的量和性质，一般于术后 48~72 小时拔除。

（5）特殊用药：甲状腺全切除术后，应遵医嘱用甲状腺制剂做替代疗法。

（6）并发症的观察和护理：参见甲状腺功能亢进患者的护理。

（七）健康教育

1. 功能锻炼

卧床期间鼓励患者床上活动，促进血液循环和切口愈合。头颈部在制动一段时间后，可开始逐步练习活动，促进颈部功能恢复。颈淋巴结清扫术者，斜方肌不同程度受损，故切口愈合后应开始肩关节和颈部的功能锻炼，随时注意保持患肢高于健侧，以防肩下垂。功能锻炼应至少持续至出院后 3 个月。

2. 心理调适

不同病理类型的甲状腺癌预后有明显差异，指导患者调整心态，积极配合后续治疗。

3. 后续治疗

指导甲状腺全切除者遵医嘱坚持服用甲状腺素制剂，预防肿瘤复发。术后遵医嘱按时行放疗等。

4. 定期复诊

教会患者自行检查颈部。出院后定期复诊，检查颈部、肺部及甲状腺功能等。若发现结节、肿块及时就诊。

四、单纯性甲状腺肿

单纯性甲状腺肿（Simplegoiter），俗称"大脖子"，是由于缺碘、致甲状腺肿物质以及甲状腺激素合成障碍等因素引起的甲状腺持续性肿大。依其形态可分为弥散性甲状腺肿和结节性甲状腺肿。依发病流行情况又可分为地方性甲状腺肿和散发性甲状腺肿。发病率女性较男性略高。一般多发生于青春期，在流行地区亦常见于入学年龄的儿童。

（一）病因

（1）碘的缺乏是引起单纯性甲状腺肿的主要原因，多发生于山区和高原，又称"地方性甲状腺肿"。

（2）甲状腺素的需要量增加：处于青春期、妊娠期、哺乳期，机体代谢旺盛，甲状腺素的需要量暂时增加，能使甲状腺肿大，属生理性甲状腺肿，常能在成年或分娩、哺乳期后自行恢复。

（3）甲状腺素合成和分泌障碍：磺胺、硫脲类药物可阻碍甲状腺素的合成。

（二）临床表现

双侧甲状腺弥散性肿大，随吞咽上下移动，能扪及结节；囊肿样变可并发囊内出血，结节可在短期内迅速增大。结节性甲状腺肿大严重者可出现压迫症状。少部分结节性甲状腺肿可继发甲亢，也可恶变。

（三）辅助检查

B超检查可发现甲状腺肿大，其他与甲状腺有关的检查均无异常。

（四）处理原则

1. 非手术治疗

以口服碘化物、甲状腺素和高碘食品为主。

2. 手术治疗

常采用甲状腺大部切除术，适用于以下情况：①出现压迫症状；②胸骨后甲状腺肿或巨大甲状腺肿影响工作和生活；③已经形成结节性甲状腺肿，特别是继发甲亢，疑有恶变者。

（五）护理评估

1. 目前身体状况评估

甲状腺肿大程度，有无压迫症状及合并甲亢。

2. 与疾病相关的健康史

了解患者居住地、家族史、生长发育情况、所用药物、饮食习惯等。

3. 心理-社会状况

了解患者及家属对疾病与健康的认识程度和心理适应情况等。甲状腺肿较大、有压迫症状或疑有恶变者，心理压力较大。了解家庭经济状况及社会支持等情况。

（六）主要护理诊断/合作性问题

1. 知识缺乏

缺少预防甲状腺肿的基本知识。

2. 潜在并发症

甲亢、恶性变、术后并发症（同甲亢）。

（七）护理措施

1. 预防

在甲状腺肿流行地区推广加碘食盐（每10~20kg食盐中加入碘化钾或碘化钠1g即可）。告知女性在特殊生理时期应多食海带、紫菜等含碘丰富的食品。

2. 用药护理

遵医嘱给予甲状腺素片等药物治疗，告知患者服药的重要性，没有医嘱不可随意增减剂量或停药。

3. 警惕并发症

告知结节性甲状腺肿有继发甲亢及恶变的可能，应定期到医院随访，以便及早发现和处理异常情况。

4. 手术前后护理

参见甲亢手术患者的护理。

五、急性乳腺炎

是指乳房的急性化脓性感染，患者多是产后哺乳的妇女，尤以初产妇多见，经常在产后3~4周发病。

急性乳腺炎是乳腺的急性化脓性感染，患者多是产后哺乳的妇女，尤以初产妇多见，往往发生在产后3~4周。主要因为乳头皮肤破损而利于细菌入侵，乳汁淤积有利于细菌生长造成。

（一）临床表现

（1）患者感觉乳房胀痛，局部红肿、发热，不敢给婴儿哺乳。

（2）随病情发展致全身不适，疲乏无力，食欲缺乏，患乳压痛明显。

（3）患侧腋窝淋巴结肿大并有压痛。

（4）如有脓肿形成，触摸可有波动感。如表浅部脓肿可向外破溃，深部可形成乳房后脓肿。

（5）严重时患乳肿大，充血肿胀，皮温增高，触痛明显。伴有全身症状如寒战、高热、脉搏加快、表浅静脉扩张。感染严重时可并发脓毒血症。

（二）护理评估

1. 一般情况

患者体温是否正常、有无乳头发育不良、乳汁淤积等情况。

2. 专科情况

（1）乳房胀痛程度、时间，是否有波动性疼痛。

（2）乳房出现局部皮肤红肿、硬块的时间，是否形成脓肿。

（3）有无寒战、发热、脉率加快等全身中毒症状。

3. 辅助检查

白细胞偏高、脓肿穿刺有脓性液体抽出。

（三）护理诊断

1. 体温过高

与脓肿形成、重度感染有关。

2. 疼痛

与乳汁淤积、炎症、肿胀有关。

3. 皮肤完整性受损

与乳头皲裂、手术切开引流或脓肿破溃有关。

4. 知识缺乏

缺乏哺乳期卫生和预防乳腺炎的知识。

（四）护理措施

1. 病情观察

定时测量体温、脉搏、呼吸。观察局部红肿范围及有无波动感，必要时查血常规，了解白细胞计数并进行细菌培养。

2. 合理休息与饮食

患者在炎症急性期应卧床休息，给予高热量、高维生素、清淡、易消化的饮食，并注意水分的补充。

3. 对症护理

（1）消除淤积乳汁及断乳：患乳腺炎应暂停哺乳，定时以吸乳器吸尽积乳，炎症早期，也可以用手法按摩排空积乳。若感染严重或并发乳瘘时应断乳。断乳可口服己烯雌酚每次1~2mg，每日3次，连服3天。或用中药炒麦芽每日60g，分2次服，连服2~3天。

（2）疼痛处理：帮助患者料理生活，避免触碰乳房引起疼痛。用宽布带或宽松的乳罩将乳房托起，可以减少乳房下垂、活动引起的疼痛。疼痛较严重的，可给予镇痛药。

（3）高热时及时物理降温：如温水浴、冰袋或冷毛巾湿敷头部及全身大血管处；但当患者体温持续不降或上升至39℃以上时必须用药物降温，如口服或注射对哺乳无影响的退热药。对发热的患者要定时测体温，严密观察体温的变化。

（4）未形成脓肿者：乳房局部理疗，炎症早期（发病24小时内）可以用冰袋冷敷，有抑制炎症，减轻疼痛作用。病后24小时炎症未能控制者应改用热敷，常用25%的硫酸镁湿热敷。冷敷或热敷时注意不要冻伤或烫伤皮肤。用其他物理疗法，如金黄散、鱼石脂软膏或中药蒲公英局部外敷，红外线、超短波局部照射也有较好的效果。

（5）脓肿形成者

1）及时做好术前准备，以便进行脓肿切开引流术。

2）脓肿切开引流的护理：一般脓肿切开2天后第一次换药，注意观察脓液量、颜色和气味变化；引流物取出时要仔细检查，避免遗留影响伤口愈合；伤口敷料浸湿应及时更换，保护周围皮肤不受浸渍。

4. 心理护理

患者一般存在紧张、焦虑、急躁的情绪变化，与高热、剧烈的疼痛及不能给婴儿哺乳有很大关系，作为护理人员应及时加以疏导，让患者及家属知道，及时恰当的治疗后，乳房外形和功能不会受到明显影响。生活上多理解、宽容、帮助患者，让她们以良好的心态配合治疗。

（五）健康指导

（1）注意个人卫生，保持乳房及乳头清洁，每次哺乳前后及时用温水毛巾清洁乳头周围。

（2）矫正乳头内陷，有先天乳头内陷者，应于分娩前3个月常挤捏、提拉乳头得以矫正。

（3）防止乳汁淤积，养成定时哺乳的习惯，每次哺乳后用吸奶器吸净残留的乳汁，或用手按摩乳底使乳汁排出，以减少乳汁的淤积。

（4）注意婴儿的口腔卫生并及时治疗其口腔炎症。不要让婴儿养成含乳头睡觉的习惯。

（5）乳头有破损或破裂，要及时治疗。

六、乳腺良性肿瘤手术患者的护理

女性乳房肿块的发病率甚高，良性肿瘤中以纤维腺瘤最多，约占良性肿瘤的 3/4，其次为乳管内乳头状瘤，约占良性肿瘤的 1/5，还有乳腺脂肪瘤、错构瘤等，因肿瘤均有恶变可能，其治疗均应手术切除，并做病理检查。乳腺囊性病可能已有癌变但临床尚未观察到，应以外科手术治疗为主。

（一）临床表现

1. 乳房纤维腺瘤

多见于 18~25 岁青年女性。偶然发现乳房肿块，常无明显症状，呈圆形或椭圆形，以单发为多，生长缓慢，质似硬橡皮球的弹性感，表面光滑，易推动。

2. 乳腺囊性增生

好发于 40 岁左右的女性，少数人在早期乳管扩张时有乳腺疼痛和触痛，囊肿形成后疼痛消失。可触及不规则团块，或多发囊性结节，重者累及全乳，以外上象限为重，局部增厚的组织与周围组织分界不清，月经期后局部的肿块仍然存在。

（二）护理评估

1. 一般情况

观察生命体征有无异常，询问患者有无过敏史、家族史。详细询问月经史，以便安排手术时间避开月经期。

2. 专科情况

（1）肿瘤的发现时间、大小、生长速度、生长部位。

（2）有无疼痛及乳头溢液的情况、溢液的量及颜色等。

（3）老年患者有无基础病、手术的耐受性等。

3. 辅助检查

（1）钼靶 X 线检查：良性病变块影密度均匀，周围常有透亮度较高的脂肪圈。

（2）活体组织切取检查：可直接切除肿块行病理切片或术中冰冻切片检查。

（3）细胞学检查：对溢液涂片行细胞学检查。

（三）护理诊断

1. 疼痛

与手术后伤口有关。

2. 出血

与手术后创伤有关。

3. 恐惧

与担心恶变有关。

4. 知识缺乏

缺乏疾病相关知识及手术前后注意事项。

（四）护理措施

1. 术前护理

术前耐心向患者讲解手术的必要性，详细讲解手术方法，使患者放心手术，解除焦虑。讲解术后注意事项，并告知患者术后护理计划，使之放心。

2. 术后护理

（1）切口护理：保持切口敷料整洁、包扎固定好，必要时，用胸带加压包扎，防止出血。

（2）引流护理：保持引流通畅，准确记录引流的量、颜色、性质。每天更换负压吸引器，更换时无菌操作防止引流液倒流。

（3）疼痛护理：观察疼痛性质，如为单纯刀口疼痛可适当给予止痛剂，如胀痛且有压迫感，则应考虑是否有血肿形成，要及时处理。

（五）健康教育

（1）嘱患者早期下床活动，手术后 3 天内患侧肢体避免上举及剧烈运动，防止出血。

（2）告知恢复期注意适当锻炼，活动适度。

（3）复查：告知患者一般 1 个月后复查，并教会患者自查乳房的手法，如有硬结，到医院检查。

七、乳腺癌患者的护理

乳腺癌是女性最常见的恶性肿瘤之一。在我国占全身各种恶性肿瘤的 7% ~ 10%，仅次于子宫颈癌，但近年来乳腺癌的发病率呈上升趋势，有超过子宫颈癌的倾向。部分大城市报道乳腺癌占女性恶性肿瘤之首位。

（一）临床表现

1. 早期乳腺癌

患者偶然发现患侧乳房出现无痛、单发的小肿块，随肿瘤增大可引起乳房局部隆起。

2. 炎性乳腺癌

局部皮肤可呈炎症样表现，皮肤发红、水肿、增厚、粗糙、表面温度升高。

3. 乳头湿疹样癌

乳头有瘙痒、烧灼感，进而乳头、乳晕皮肤变粗糙和糜烂如湿疹样。

4. 查体

肿块质硬、表面不光滑，与周围组织分界不清楚，不易被推动。若累及 COOPER 韧带可使其缩短致表面皮肤凹陷，邻近乳头或乳晕可使乳头扁平回缩、凹陷。如引起淋巴回流障碍时，还可使皮肤呈橘皮样改变。

5. 皮肤可破溃形成溃疡

乳腺癌最初多见腋窝淋巴结转移，可触及肿大淋巴结，质硬、无痛、可被推动，随疾病发展可融合成团，与皮肤或深部组织粘连。

（二）护理评估

1. 一般情况

观察生命体征有无异常，详细询问家族史、月经史、过敏史，有无发热、消瘦、虚弱等。老年人有无高血压、糖尿病等病史。

2. 专科情况

（1）肿块发现的时间、大小、生长速度、部位、质地、与周围是否粘连、表面光滑度。

（2）乳房外形有无改变，双侧是否对称，乳头是否抬高、内陷，表面皮肤有无橘皮样改变、有无破溃、血性分泌物是否恶臭。

（3）是否有乳头溢液，分泌物性质、量、气味等。

（4）是否有腋窝淋巴结肿大，淋巴结肿大早期为散在、质硬、无痛、易推动的结节，晚期则相互粘连融合，甚至与皮肤或深部组织粘连。

3. 心理状态

患者对疾病认识情况，是否接受手术等。

4. 辅助检查

（1）乳房 X 线摄影检查：钼靶 X 线摄影显示恶性肿块影多不规则或呈分叶状，乳腺癌呈现密度增高影，边缘呈针状、蟹爪状改变，肿块内或肿块旁出现微小钙化灶，局部皮肤增厚。

（2）超声检查：B 超可显示肿瘤边缘不光滑，凹凸不平，无明显包膜组织或皮肤呈蟹足样浸润，内部多呈现低回声区改变，腋下可探及淋巴结肿大。

（3）细胞学穿刺检查：穿刺吸取物涂片观察，诊断迅速，阳性率较高。

（4）活体组织切取检查：是目前临床上最常用的检查方法，即在手术室，局麻下切取肿瘤及周围部分组织，送病理做冰冻切片，根据病理结果决定手术方式。

（5）近红外线乳腺扫描：凡乳腺触及肿块者，可显示中央深、边缘浅的灰影，灰影周围血管丰富。血管中断、迂曲。

（三）术前护理要点

1. 心理护理

乳房是女性性征之一，因术前患者对癌症有恐惧感、对手术害怕、对预后恐惧及对根治术后胸部形态改变存在担忧，故应多了解和关心患者，倾听患者的想法和要求，加强心理疏导，向患者和家属解释手术的必要性和重要性，解除其思想顾虑。介绍患者与曾接受过类似手术且已痊愈的妇女联系，通过成功者的现身说法使其相信一侧乳房切除将不影响正常的家庭生活、工作和社交；告知患者今后行乳房重建的可能，鼓励其树立战胜疾病的信心、以良好的心态面对疾病和治疗。

2. 术前常规准备

（1）术前 1 天皮肤准备：备皮范围是上自锁骨上部、下至髂嵴，自健侧腋前线或乳头线、后过背正中线，包括患侧上臂和腋下。若手术时需要植皮，应同时做好供皮区的皮肤准备，由于乳头、乳晕部位皮肤不甚平滑，更要注意清洁，并避免割伤皮肤。操作时动作要轻柔，以免疼痛。

（2）术前1天根据医嘱交叉配血，做好药物过敏试验。

（3）术前禁食12小时，禁水4小时；术前晚保持充足的睡眠，必要时口服镇静药物。

（4）术前半小时肌内注射苯巴比妥钠0.1g，阿托品0.5mg。

3. 术前适应性训练

（1）术前3日指导患者进行腹式呼吸的锻炼。具体方法：患者取立位、平卧位或半卧位，两手分别放于前胸部和上腹部。用鼻缓慢吸气时，令膈肌最大限度地下降，腹肌松弛，膈肌随腹腔内压增加而上抬，推动腹部气体排出，手感到腹部向上抬起。呼气时用口呼出，腹肌收缩，膈肌松弛，膈肌随腹腔内压增加而上抬，推动肺部气体排出，手感到腹部下降。

（2）指导患者掌握在床上使用大、小便器的方法。

4. 注意事项

（1）在健侧行PICC穿刺置管术，上肢在24小时内应限制剧烈活动，指导患者做握拳运动。

（2）如病情允许，术前晚上可进行个人卫生清洁。

（四）术后护理要点

1. 全麻苏醒期的护理

（1）清醒前：①采取去枕平卧位，头偏向一侧；②清除口咽内分泌物，保持呼吸道通畅，防止呕吐误吸引起窒息；③注意观察瞳孔的对光反射是否恢复，以判断患者麻醉清醒的状况。

（2）清醒后：①血压平稳后改为半卧位，利于呼吸和引流；②评估疼痛程度，必要时遵医嘱给予镇痛药；③心理护理，主动到床前关心患者、细心照顾患者，通过亲切的语言、行为来表达对患者的同情、关怀和问候，有的放矢地进行心理疏导。

2. 病情观察

（1）密切监测患者生命体征的变化。

（2）扩大根治术注意患者的呼吸情况，及时发现有无气胸，鼓励患者做深呼吸，防止肺部并发症。

3. 饮食护理

术后6小时，若无恶心、呕吐等麻醉反应，可给予流质饮食，如豆浆、米汤、面汤、牛奶等；术后第1天可给予半流质饮食，如八宝粥、豆腐脑、鸡蛋羹、烂面条等，以后渐恢复正常饮食，应给予高热量、高蛋白质、高维生素饮食，以促进伤口愈合，身体康复。

4. 疼痛的护理

为使患者不被疼痛困扰，有良好的休息和睡眠，术后短时间内适当应用哌替啶，必要时可重复给药。另外，可使用分散患者注意力的方法减轻患者疼痛。

5. 胸部锻炼的指导

鼓励患者深呼吸，并使用有效咳嗽排痰的方法，必要时更换体位。对于痰液黏稠者给予雾化吸入；也可使用电振动叩击排痰。

6. 患肢的护理

（1）观察皮瓣颜色及创面愈合情况并记录。注意伤口敷料，用胸带或弹力绷带加压包扎，保持患侧手臂血液循环通畅及淋巴回流通畅。平卧时：用软枕抬高患侧上肢20°~30°；半卧时：屈肘90°放于胸腹部，以预防或减轻上肢水肿。同时，注意患者卧位舒适。

（2）严密观察患侧上肢皮肤颜色，温度、脉搏等。

（3）避免在患肢手臂测血压、输液、注射及抽血。

（4）嘱患者术后3周内患侧不要承担1kg以上重物，伤口愈合后也应避免患侧肩部承担超过体重1/4的重物。

（5）在护士的指导下循序渐进地实施功能锻炼

1）术后24小时开始，指导患者伸指握拳动作，以活动腕关节。每天4次，每次10下。

2）术后2~3天，做前臂伸屈运动，前伸小于30°，后伸小于15°，坐位练习屈肘屈腕。每天4次，每次10下。

3）术后4~5天，练习患侧上肢摸同侧耳郭、对侧肩。

4）术后5~7天，患侧上肢慢慢伸直、内收、屈曲肩关节，抬高90°。

5）术后7~10天，练习手指"爬墙"运动，直至患侧手指能高举过头，自行梳理头发，功能锻炼应循序渐进，并避免用患肢搬动、提拉重物。

7. 引流管的护理

（1）观察引流液色、质、量并记录，注意有无出血。

（2）妥善固定引流管，患者卧床时固定于床旁，起床时固定于上衣。

（3）保证引流通畅和有效的负压吸引，连接固定，定时挤压引流管或负压吸引器。

（4）引流过程中若有局部积液、皮瓣不能紧贴胸壁且有波动感，应报告医生，及时处理。

（5）一般术后1~2天，每日引流血性液体50~100mL，并逐日减少。术后3~5天，皮瓣下无积液、创面与皮肤紧贴，引流量小于10mL即可拔管。若拔管后仍有皮下积液，可在严格消毒后抽液并局部加压包扎。

8. 并发症的护理

（1）患侧上肢肿胀：为乳腺癌根治术后患侧腋窝淋巴结切除后上肢淋巴回流不畅或头静脉被结扎、腋静脉栓塞、局部积液或感染等因素导致回流障碍所致。

1）指导患者平卧时用软枕抬高患侧上肢20°~30°，下床活动时，用上肢吊带托扶上肢。

2）需他人扶持时，应扶健侧，以防腋窝皮瓣滑动而影响创面愈合。

3）患侧上肢间断向心性按摩可减轻或防止上肢水肿。

4）肢体肿胀严重者，可戴弹力袖或使用弹力绷带以利于回流。

（2）皮下积液

1）严密观察引流管有无堵塞、受压、扭曲、脱出。

2）观察引流液的性状、颜色和量并记录。

3）一般情况术后20小时内引流液量不超过150mL，若术后8小时内引流液量超过100mL，为红色血性液体，提示有内出血；若引流液量突然减少，提示引流管不通畅。

4）术后伤口加压包扎，可帮助排出伤口内的积血、积液，包扎松紧要适宜，不影响患者呼吸为度。

（3）皮瓣坏死：最严重的并发症。

1）严密观察皮瓣的血供情况：皮瓣缺血时，温度低于健侧，颜色苍白；皮瓣坏死时，颜色呈黑色，皮瓣下有脓性分泌物。

2）告知患者及家属严格按照护士的指导进行上肢活动。

（五）健康教育

1. 活动

术后近期避免用患侧上肢搬动、提取重物。

2. 避孕

术后 5 年内应避免妊娠，以免促使乳腺癌的复发。

3. 义乳或假体

出院时暂佩戴无重量的义乳，有重量的义乳在治愈后佩戴。根治术后 3 个月行乳房再造术。

4. 自我检查

定期的乳房自查有助于及早发现乳房的病变。检查最好在月经后的 7~10 天。自查方法如下。

（1）站在镜前以各种姿势（两臂放松垂于身体两侧、双手撑腰、向前弯腰或双手高举枕于头后）比较两侧乳房大小、形状是否对称、轮廓有无改变、乳头有无内陷及皮肤颜色的改变。

（2）于不同体位（平卧或侧卧），将手指平放于乳房，从外向乳头环形触摸，检查有无肿块。

（3）检查两侧腋窝有无肿大淋巴结。

（4）用拇指及示指轻轻挤压乳头查有无溢液。

如有异常及时就医。

（5）其他根据雌激素、孕激素受体情况，按医生意见是否服用三苯氧胺等药物。

（王岚）

第三章 胃肠外科护理

第一节 常见症状及问题的护理

一、腹痛

腹痛是指腹部的感觉神经纤维受到炎症、损伤、缺血及理化因素等刺激后产生的疼痛和不适感。临床上按起病急缓、病程长短分为急性腹痛和慢性腹痛。其病因复杂，可由腹部脏器病变引起，也可由腹腔外疾病或全身性疾病引起。

（一）护理评估

1. 致病因素

消化系统疾病引起腹痛常见原因有：腹腔脏器的炎症、外伤、肿瘤、梗阻、扭转或破裂、血管病变；肠寄生虫病；胃肠自主神经功能紊乱等。

2. 身体状况

（1）腹痛的特征

1）部位：一般情况下，腹痛的部位多能反映病变部位，若疼痛显著且部位固定者，多数为病变器官所在部位。如中上腹部疼痛多见于胃、十二指肠、胰腺疾病；右上腹部疼痛多见于肝胆疾病；右下腹麦氏点疼痛多见于阑尾炎；脐周部位腹痛多见于小肠疾病；弥散性腹痛多见于急性腹膜炎。某些疾病可有放射性痛，如胆道疾病可疼痛放射到右肩，急性胰腺炎常有左腰背部放射痛等。

2）性质和程度：剧烈、阵发性绞痛，多为腹腔内空腔脏器的梗阻，如肠梗阻；持续性钝痛，多为腹腔内脏器的炎症，如胆囊炎、胰腺炎、急性阑尾炎、腹膜炎等；慢性、周期性发作、节律性上腹痛，为胃、十二指肠溃疡的腹痛特征。

3）影响因素：急性胰腺炎患者暴饮暴食、酗酒后可使腹痛加重，取弯腰抱膝位可减轻疼痛；胃溃疡患者进食后腹痛加重，空腹缓解；十二指肠溃疡患者空腹痛，进食后缓解；急性腹膜炎患者深呼吸、咳嗽、改变体位时疼痛加重。

（2）伴随症状：伴呕吐、腹泻者，多见于食管、胃肠病变；伴黄疸者，多见于肝、胆、胰腺病变；伴休克者，多见腹腔脏器破裂或胃肠穿孔、急性出血坏死型胰腺炎等；伴发热、寒战者，多见于急性炎症或化脓性病变；伴血尿者，多为泌尿系统疾病所致。

3. 心理-社会状况

持续慢性腹痛或急性剧烈腹痛，可使患者产生烦躁、焦虑，甚至恐惧等情绪。

4. 实验室及其他检查

选做血、尿、粪常规检查或淀粉酶、心肌酶测定等，必要时可做 X 线、CT、超声波、内镜等检查，以明确病因。

（二）护理措施

1. 减轻局部张力

外伤或术后的患者在咳嗽或翻身时会产生剧痛，用手按压保护伤口，同时保持胸、腹带适当的松紧度，注意翻身动作的协调性，减少对伤口的震动可减轻患者疼痛感；腹腔感染的患者可给予半卧位缓解腹壁张力，同时也有利于感染逐步局限或吸收；胰腺癌患者前倾位或俯卧位时疼痛可减轻。

2. 合理使用抗生素和止痛药

遵医嘱合理使用抗生素及止痛药并注意观察用药后的反应；在疼痛原因未明确诊断之前，不可随意使用任何止痛剂以免掩盖症状延误病情；对于诊断明确的轻度和中度疼痛的患者，可遵医嘱使用非麻醉性镇痛药；而麻醉性镇痛药具有成瘾性和耐受性，仅应用于重度疼痛的患者。使用镇痛药后应密切观察疼痛的程度、性质、持续时间的变化，20~30分钟后须评估并记录使用镇痛药的效果及副作用；术后患者持续使用自控镇痛泵可收到良好的止痛效果。

3. 物理止痛

可以应用冷、热疗法，如冰袋、冷湿敷或热湿敷、温水浴、热水袋等。此外，理疗、按摩及推拿也是临床上常用的物理止痛方法。

4. 针灸止痛

根据疼痛的部位，针刺相应的穴位，使人体经脉疏通、气血调和以达到止痛的目的。有研究表明，gAAS 半导体激光照射足三里穴可激活内源性镇痛系统，促使内源性吗啡样物质释放而产生镇痛效应。

5. 提高疼痛阈值

优美的环境，亲切的语言，轻柔的操作，适当的文娱活动均可使患者精神愉悦，情绪稳定，疼痛减轻；家属和亲友的关爱也有利于提高疼痛阈值。

6. 健康教育

根据患者的情况，指导其正确描述疼痛的性质、部位、持续时间、规律并描述疼痛的感受，指导如何正确面对疼痛、减轻或解除疼痛的各种技巧。

二、腹胀

腹胀是患者自觉腹部膨胀、胀满不适的一种常见症状。腹腔内积液、腹气、胃肠道内积气、膀胱充盈、功能性腹壁肌张力增加等均可以引起腹胀，患者可有嗳气、恶心呕吐、食欲缺乏、肠鸣音亢进或消失，部分人伴随腹痛等症状。

（一）护理评估

1. 病因评估

（1）食物发酵：正常情况下，回肠下段和升结肠有大量的细菌存在。如果食糜在这段肠内因停留的时间过长，在细菌的作用下，可以引起食糜发酵，产生大量的气体，从而引起腹胀。

（2）吸入空气：患者因疼痛、紧张或过度通气而吸入大量的空气可引起腹胀。

（3）胃肠道中气体吸收障碍：正常情况下，腹腔内大部分气体，经肠壁血管吸收后，由肺部呼吸排出体外。有些疾病引起肠壁血液循环发生障碍，影响肠腔内气体吸收，从而引起腹胀。

（4）肠道内气体及肠内容物排出障碍：因某些原因，肠蠕动功能减弱或消失，肠道由于各种原因导致梗阻，从而引起腹胀。

（5）腹水：肝硬化失代偿期门静脉压力增高，门静脉系统毛细血管床的滤过压增加，同时低蛋白血症使血浆胶体渗透压下降及淋巴液生成增加，促使液体从肝、肠浆膜面漏入腹腔而形成腹水。腹水多时可有明显腹胀。

2. 症状评估

（1）呼吸功能受影响：腹腔胀气，横膈抬高，胸腔变小，呼吸运动受到影响，患者可出现呼吸困难。

（2）循环系统受影响：腹部胀气，横膈上抬，胸腔容积相对变小，心脏的收缩和舒张功能受到影响；肠腔胀气，肠内压力升高，影响肠壁血液循环；腹腔内压力增高，下腔静脉回流受阻，回心血量减少，影响到心排量。

（3）水电解质失衡：严重腹胀时可导致恶心、呕吐而致水电解质丢失。此外，肠腔内容物潴留，肠壁血液循环受到压迫，不仅影响肠内容物的吸收，还使肠壁血浆向肠腔和腹腔渗出，引起水电解质失衡。

（4）感染和中毒：肠腔内潴留的食糜在细菌的作用下发酵腐败，产生多种强烈的毒素，被机体吸收后加重病情。

（二）护理措施

1. 积极治疗原发病

加强心理护理，保持稳定情绪，让患者了解腹胀的原因，减少呻吟，鼓励深呼吸，增加排气动力。

2. 饮食护理

避免吃产气食物，如豆类、洋葱、卷心菜、蜂蜜、面食、韭菜、芹菜等。

3. 腹部按摩

腹部涂外用祛风合剂，将热水袋盛50℃水，外包浴巾，放在腹部10分钟后，在患者腹部依结肠走向做环状按摩5~6次，可有效减轻腹胀。

4. 治疗便秘

便秘也可引起腹胀，指导便秘者养成良好的饮食习惯和排便习惯，必要时给予缓泻剂口服或温生理盐水灌肠，排便排气。

5. 肛管排气

必要时行肛管排气或禁食、胃肠减压。

三、恶心与呕吐

恶心是一种上腹不适、紧迫欲吐的主观感觉，常伴有迷走神经兴奋的症状，如皮肤苍白、流涎、头晕、出汗、血压下降、心率减慢等。呕吐是指通过胃的强烈收缩使胃内容物或部分肠内容物，经过食管、口腔排出体外的动作。两者可先后发生，往往先有恶心，继而呕吐，也可以单独发生。呕吐可将胃内有毒物质排出体外，但持久而剧烈的呕吐可引起脱水电解质紊乱、酸碱平衡失调和营养不良等严重后果。

（一）护理评估

1. 致病因素

引起恶心、呕吐常见的消化道疾病有：①胃炎、胃癌、消化性溃疡并发幽门梗阻；②肝、胆、胰腺、腹膜的急性炎症；③胃肠道功能紊乱。

2. 身体状况

（1）呕吐的特征：呕吐出现的时间、频率、呕吐物的量与性状因疾病不同而异。

1）上消化道出血呕吐物常呈咖啡色，出血量大，速度快时可呈鲜红色，可混有食物残渣。

2）幽门梗阻时呕吐常在餐后发生，呕吐量大，呕吐物为酸性发酵隔餐食物。

3）急性胰腺炎可频繁剧烈呕吐，呕吐物为胃内容物或胆汁。

4）低位肠梗阻时呕吐物可有粪臭味。

（2）伴随症状：伴腹痛、腹泻者，多见于急性胃肠炎或各种中毒等；伴右上腹痛、发热、寒战、黄疸者，多见于胆囊炎或胆石症；肠梗阻时常伴有腹痛、腹胀、停止排便与排气。

3. 心理-社会状况

长期反复或频繁剧烈的恶心与呕吐，会使患者紧张、焦虑，甚至恐惧。

4. 实验室及其他检查

根据需要选做血、尿、粪常规检查；必要时可做呕吐物毒物分析或细菌培养等检查；有脱水者可做血液生化检查，以了解有无水电解质和酸碱平衡失调。

（二）护理措施

1. 环境与体位

提供安静、舒适的环境，保持空气清新流通。减少刺激，充分保证休息和睡眠。根据病情提供合适体位，避免误吸呕吐物。患者呕吐时应帮助其坐起或侧卧，头偏向一侧，使呕吐物易于吐出。

2. 口腔护理

患者吐毕给予漱口，保持口腔清洁或做好口腔护理，防止口腔内残留物或气味再次引起恶心、呕吐，更换被污染的衣物。

3. 饮食护理

根据病情给予清淡、易消化的食物，如米汤、藕粉等，避免油腻、辛辣刺激、产气的食物，忌烟酒，少食多餐，进食前后漱口，促进食欲。进食后采取半卧位，2小时内避免平卧，改变姿势时动作要缓慢。严重、频繁呕吐可暂时禁食，给予静脉补液，避免水电解质、酸碱平衡紊乱。

4. 治疗用药护理

常用止吐药有：①胃肠动力药：多潘立酮；②中枢性镇吐药：甲氧氯普胺、氯丙嗪。胃肠动力药应在餐前半小时或睡前服用。用药后观察患者症状改善情况。止呕的穴位有内关、足三里、中脘等。

5. 病情观察

（1）观察呕吐情况：患者呕吐的特点，记录呕吐的次数，呕吐物的性质和量、颜色、气味。

（2）观察生命体征：持续性呕吐致大量胃液丢失而发生代谢性碱中毒时，患者呼吸变浅、慢。血容量不足时可发生心动过速、呼吸急促、血压下降，特别是直立性低血压。

（3）严重呕吐可引起低钾血症及低容量性休克等表现。动态观察实验室检查结果，如血清电解质、酸碱平衡状态。不能进食或严重水电解质失衡时，主要通过静脉输液给予纠正。有休克表现时按休克抢救处理。

6. 心理护理

患者呕吐时护理人员应陪伴在床边，尽快帮助其清除呕吐物，及时解释，宽慰患者，减轻其精神紧张、恐惧等心理反应，避免精神心理因素引起的条件反射。

四、黄疸

是指血中胆红素浓度升高，导致巩膜、黏膜、皮肤及体液发生黄染的现象。若血中胆红素浓度升高，而临床上未出现肉眼可见的黄疸者称为隐性黄疸。

（一）护理评估

1. 病因评估

（1）溶血性黄疸：凡能引起溶血的疾病都可以产生溶血性黄疸。如地中海贫血、遗传性球形红细胞增多症、自身免疫性溶血性疾病、不同血型输血后的溶血等。由于大量红细胞的破坏，形成大量的非结合胆红素，超过肝细胞的摄取、结合与排泌能力，导致非结合胆红素在血中潴留，超过正常水平而出现黄疸。

（2）肝细胞性黄疸：各种导致肝细胞广泛损害的疾病都可出现黄疸，如病毒性肝炎、肝硬化、败血症、中毒性肝炎等。由于肝细胞的损伤导致肝细胞摄取、结合及排泄功能降低，血中的非结合胆红素增高；另外肝细胞肿胀、汇管区渗出性病变与水肿及小胆管内的胆栓形成使胆汁排泄受阻而反流入血循环中导致血中的结合胆红素增高，从而导致黄疸的出现。

（3）梗阻性黄疸：由于肝内泥沙样结石、癌栓、胆总管结石、胆总管狭窄、蛔虫等原因引起胆道阻塞，阻塞上方的压力升高，胆管扩张，最后引起小胆管与毛细胆管破裂，胆汁中的胆红素反流入血中而引起黄疸。

（4）先天性非溶血性黄疸：临床少见，是肝细胞对胆红素的摄取、结合和排泄有缺陷所致的黄疸，如 Gilbert 综合征、Dubin-Johnson 综合征、Rotor 综合征、Crigler-Najiar 综合征等。

2. 症状评估

（1）皮肤、黏膜颜色改变：皮肤、巩膜、黏膜及体液颜色可发生改变，由浅柠檬色至深黄色，并伴有不同程度皮肤瘙痒；梗阻引起黄疸的患者粪便颜色可变为浅灰或白陶土色。急性溶血时尿液可呈酱油色或浓茶色。

（2）伴随症状：黄疸伴发热见于急性胆管炎、肝脓肿等；伴上腹剧烈疼痛见于胆道结石、胆道蛔虫等；伴肝大多见于病毒性肝炎、原发或继发性肝癌；伴消化道出血见于肝硬化、重症肝炎等；伴腹水多见于重症肝炎、肝硬化失代偿期、肝癌等。

（二）护理措施

1. 饮食护理

（1）宜选用新鲜可口、清淡、易消化、无刺激性，富于营养的流食、半流食、软食。

（2）掌握蛋白饮食的原则：黄疸期，蛋白质 $0.5 \sim 0.75 g/$（$kg \cdot d$）；恢复期 $1 \sim 1.5g/$（$kg \cdot d$）。

（3）选用含糖丰富的食物，保证每日热量约为 2500 卡，以供机体代谢需要。

（4）含各种维生素丰富的食物。

（5）低脂肪饮食，在整个疾病过程中始终保持食物中的脂肪量在 40~60g/d。

（6）多饮水，嘱患者少食多餐。

（7）禁饮酒及含酒精的饮料。

2. 皮肤护理

患者因胆盐沉积刺激皮肤神经末梢，常引起全身皮肤瘙痒，皮肤无光泽，出现抓痕，应剪短指甲，嘱其勿抓挠皮肤，以免造成破溃，继发感染。指导患者穿柔软棉质内衣。每日用清水清洁皮肤后，涂抹甘油润滑皮肤，必要时可口服抗过敏等药物。手术后密切观察局部切口处皮肤有无红肿、渗出并及时处理。

3. 用药指导

有些药物可引起肝脏不同程度的损害，应向患者强调勿乱用药，定期检查肝功能，积极有效地配合治疗。

第二节　常见疾病护理

一、腹外疝

是指腹腔内的脏器或组织连同腹膜壁层，经腹壁薄弱点或孔隙，向体表突出所形成。

体内某个脏器或组织离开其正常解剖部位，通过先天或后天形成的薄弱点、缺损或孔隙进入另一部位，称为疝。疝多发生于腹部，以腹外疝多见。腹外疝是由腹腔内的脏器或组织连同壁腹膜，经腹壁薄弱点或孔隙，向体表突出所形成。常见的有腹股沟疝、股疝、脐疝、切口疝等。腹内疝是由脏器或组织进入腹腔内的间隙囊内而形成，如网膜孔疝。

（一）病因与发病机制

腹壁强度降低和腹内压力增高是腹外疝发病的两个主要原因。

1. 腹壁强度降低

引起腹壁强度降低的常见因素有：①某些组织穿过腹壁的部位是先天形成的腹壁薄弱点，如精索或子宫圆韧带穿过腹股沟管、脐血管穿过脐环、股动静脉穿过股管等处；②腹白线因发育不全也可成为腹壁的薄弱点；③手术切口愈合不良、腹壁神经损伤、外伤、感染、年老、久病、肥胖等所致肌萎缩可使腹壁强度降低。此外，生物学研究发现，胶原代谢紊乱、成纤维细胞异常增生、血浆中促弹性组织离解活性增高等异常改变都会影响筋膜、韧带和肌腱的韧性和弹性，导致腹壁强度降低。

2. 腹内压力增高

腹内压力增高既可引起腹壁解剖结构的病理性变化，又可使腹腔内器官经腹壁薄弱区域或缺损处突出而形成疝。引起腹内压力增高的常见原因有慢性咳嗽、慢性便秘、排尿困难（如前列腺增生症、膀胱结石）、腹水、妊娠、搬运重物、婴儿经常啼哭等。正常人因腹壁强度正常，虽时有腹内压增高的情况，但不致发生疝。

（二）临床表现

1. 腹股沟斜疝

好发于儿童及青壮年。其主要表现为腹股沟区出现肿块。

（1）易复性斜疝：腹股沟区有肿物突出，偶感胀痛。疝块呈带柄的梨形，可降至阴囊或大阴唇并可自行回纳。疝块回纳后压迫内环口，增加腹压后肿块不再出现。

（2）难复性斜疝：除胀痛稍重之外，其主要特点是疝块不能完全回纳。

（3）嵌顿性斜疝：表现为疝块突然增大，伴有明显胀痛，疝块不能回纳，肿块紧张发硬，有明显触痛。疝内容物如为肠管，可表现为机械性肠梗阻症状。

（4）绞窄性斜疝：全身症状严重，可有毒血症表现。

2. 腹股沟直疝

常见于年老体弱者。主要临床表现是当患者直立时，在腹股沟内侧端，耻骨结节外上方出现一半球形肿块，不降入阴囊。直疝囊颈宽大，平卧后疝块多自行回纳，极少发生嵌顿。

3. 股疝

多见于40岁以上的女性。常在腹股沟韧带下方卵圆窝处表现为一半球形的突起。部分患者可在久站或咳嗽时感到患处胀痛，并有可复性肿块。由于疝囊颈狭小，故股疝易发生嵌顿，且易发展成绞窄性疝。

4. 脐疝

有小儿脐疝和成人脐疝之分。小儿脐疝多属易复性，临床上表现为啼哭时肿块脱出，安静时肿块消失。成人脐疝为后天性疝，表现为脐部可见半球形肿块，按压能回纳，因疝环较小，易发生嵌顿。

5. 切口疝

发生于腹部手术切口处的疝。其主要症状为腹壁切口处逐渐膨隆，有肿块出现。站立或用力时明显，平卧时缩小或消失。常伴有腹部不适及消化不良。

（三）护理评估

1. 一般情况

（1）一般资料：年龄、性别、职业及饮食习惯。了解患者发病过程、治疗及用药情况等。

（2）健康史：评估患者有无慢性咳嗽、便秘、排尿困难、腹水或妊娠等腹内压增高的诱发因素，有无手术、外伤、切口感染等病史。了解患者营养发育及平时身体素质情况。

2. 专科情况

（1）评估患者疝发生的部位，肿块的大小、质地、有无增大、是否伴有疼痛及能否回纳入腹腔。对于能回纳的疝块，了解疝块突出与体位、用力动作等的关系，了解有无腹部绞痛、恶心、呕吐等肠梗阻症状，有无压痛、反跳痛、腹肌紧张等腹膜刺激征及腹腔感染的征象。

（2）患者经历的麻醉方式、手术名称、术中情况。

（3）评估患者及家属的心理状态；对预防腹内压升高、治疗慢性疾病的相关知识的掌握程度；对术后治疗、护理的配合，饮食、活动及有关康复等知识的掌握情况。

（4）康复状况：生命体征、切口愈合及患者术后恢复情况，有何不适，是否有切口感染，有无阴囊水肿等并发症发生。

（四）护理诊断

1. 舒适的改变

与肿块突出或疼痛有关。

2. 潜在并发症

术后发生局部血肿、切口感染。

3. 知识缺乏

缺乏预防疝复发的知识。

（五）术前护理措施

（1）按普外科术前一般护理指南。

（2）心理护理按外科术后一般心理护理指南执行。向患者解释造成腹外疝的原因和诱发因素、手术治疗的必要性，了解患者所存在的顾虑，尽可能地予以解除，使患者能安心配合治疗，对医护人员的措施相当的信任。

（3）病情观察：1）观察腹部情况：患者若出现明显腹痛，伴疝块突然增大、紧张发硬且触痛明显、不能回纳腹腔，应高度警惕嵌顿疝的发生，及时报告医师。

2）对老年患者要了解其排尿情况，如发现有尿流不尽的现象应先报告医师，老年人患者还应特别注意心、肺功能的检查，有问题应对症治疗，病情稳定后再行手术治疗。

（4）卧位与活动疝块较大者减少活动，多卧床休息，离床活动时使用疝带压住疝环口，避免腹腔内容物脱出而造成疝嵌顿。

（5）术前准备

（1）备皮：术前备皮至关重要，用剪毛方法防止皮肤破损，术日晨需再检查一遍有无毛囊炎等炎症表现，必要时应暂停手术。

（2）灌肠和排尿：术前晚用0.2%肥皂液灌肠，清除肠内积粪，防止术后腹胀和排便困难。术前排尽小便或导尿，防止术中误伤膀胱。

（3）术前备一沙袋（约重500g）。

（六）术前健康指导

（1）消除腹内压增大因素：1）告知吸烟者应在术前2周禁止吸烟。2）注意保暖，及时提醒患者增减衣物，防止感冒、咳嗽。3）鼓励患者多饮水，多食粗纤维食物，如新鲜蔬菜、水果，保持大便通畅。

（2）练习卧床排便，教会患者用大便器在床上大便的方法。

（3）若患者为年老腹壁肌肉薄弱者或为切口疝、复发疝，应嘱其术前做腹壁肌肉锻炼，如仰卧起坐等。

（4）观察腹部情况，若出现明显腹痛，应及时报告医师。

（七）术后护理措施

按照普外科术后一般护理指南。

1. 病情观察

（1）切口感染：注意有无发热、切口红肿、疼痛等感染征象，尤其是绞窄疝手术后。

（2）膀胱、肠管等脏器损伤：观察有无血尿、尿外渗及感染表现。

（3）其他：如术后发现阴囊血肿，应及时通知医师。

2. 卧位与活动

（1）术后平卧位，膝下垫枕，使膝关节屈曲，以松弛切口的张力和减少腹腔内压力，利于切口愈合和减轻伤口疼痛，次日改半卧位。

（2）传统手术术后平卧，不宜过早下床活动。术后1~2天卧床翻身及双上肢活动，术后3~5天才可坐起，逐步下床活动。3个月后可参加重体力活动。

（3）无张力疝修补术后3~4小时均可下床活动，3~5天恢复其日常生活。

（4）腹腔镜疝修补术后6~8小时可稍下床活动，2~3天逐渐恢复日常生活，1~2周后可恢复正常工作。

3. 切口护理

（1）观察切口、阴囊部有无出血、血肿。切口处置小沙袋，压迫24小时。但如有切口血肿，应予以适当加压，阴囊渗血时应予以抬高，可在双侧大腿间贴宽胶布条将阴囊托起或用丁字带兜起阴囊。

（2）防止切口感染：①绞窄性疝行肠切除、肠吻合术后，需应用抗生素。②保持敷料清洁、干燥，避免大小便污染。③若敷料污染或脱落，应及时更换。

4. 疼痛护理

（1）可进行心理疏导，说明术后疼痛的原因，鼓励患者说出疼痛的感觉。与患者交谈，转移其注意力，或播放轻音乐以缓和患者紧张的情绪等。

（2）遵医嘱使用镇痛药物，如曲马朵、布桂嗪等。或由麻醉医师安置镇痛泵，提供持续或间断的镇痛作用。

5. 饮食护理

术后6~12小时，麻醉消失后根据患者食欲可进流食，逐步改为半流食及普食，2天后可进普食，多食粗纤维食物。腹腔镜疝修补术对消化道基本无影响，术后6小时可恢复正常饮食。

6. 基础护理

术后禁食期间，口腔护理，每日 3 次。如置有尿管，会阴擦洗，每日 2 次。

（八）术后健康指导

（1）护士应鼓励患者不要惧怕伤口疼痛，并向患者说明早期下床活动的意义（早期下床活动，可极大地减少由于长时间卧床引起的并发症，如尿潴留、阴囊积液等）。

（2）饮食指导：少食易引起便秘及腹内胀气的食物（尤其是煮食的鸡蛋、红薯、花生、豆类、啤酒、碳酸气泡饮料等），多食高纤维饮食，包括五谷、谷物、麸皮和未加工的水果及蔬菜；每日至少饮 8 杯水可帮助解除便秘。

（3）健康指导：避免举持重物；尽量少抽或不抽烟，吸烟者的咳嗽可能对发展或恶化疝气有加速作用，避免、减少打喷嚏；深呼吸可帮助缓和慢性咳嗽。

（4）其他：若疝复发，应及早诊治。

二、急性化脓性腹膜炎

是指腹腔脏层和壁腹膜的炎症，可由细菌感染、化学性或物理性损伤等引起。按病因可分为细菌性和非细菌性两类；按临床过程可分为急性、亚急性和慢性三类；按发病机制可分为原发性和继发性两类；按累及范围可分为弥散性和局限性两类。腹膜炎是腹腔脏器腹膜和壁腹膜的炎症。可由细菌感染、化学性或物理性损伤等引起。按病因可分为细菌性和非细菌性两类；按临床经过可将其分为急性、亚急性和慢性三类；按发病机制可分为原发性和继发性两类；按累及的范围可分为弥散性和局限性两类。急性化脓性腹膜炎累及整个腹腔称为弥散性腹膜炎。

（一）临床表现

1. 腹痛

是最主要的临床表现，疼痛剧烈，难以忍受，呈持续性。深呼吸、咳嗽、转动体位时疼痛加剧。疼痛先从原发灶部位开始，随炎症扩散而延及全腹。

2. 恶心、呕吐

呕吐物多是胃内容物。发生麻痹性肠梗阻时，可吐出黄绿色胆汁，甚至棕黑色粪水样内容物。

3. 体温、脉搏

开始时正常，以后体温逐渐升高，脉搏逐渐加快。原有病变如为炎症性，如阑尾炎，发生腹膜炎之前则体温已升高，发生腹膜炎后更加增高。年老体弱的患者体温可不升高，脉搏多加快，如脉搏快体温反而下降，这是病情恶化的征象之一。

4. 感染中毒症状

高热、脉速、呼吸浅快、大汗、口干。进一步发展，可出现面色苍白、虚弱、眼窝凹陷、皮肤干燥、四肢发凉、呼吸急促、口唇发绀、舌干苔厚、脉细微弱、体温骤升或下降、血压下降、神志恍惚或不清等。

5. 腹部体征

腹胀，腹式呼吸减弱或消失。腹部压痛、腹肌紧张和反跳痛是腹膜炎的标志性体征，尤以原发灶所在部位最为明显。

（二）护理评估

1. 一般情况

年龄、性别、职业及饮食习惯。了解患者发病过程、治疗及用药情况等，询问患者既往病史，注意有无胃、十二指肠溃疡，慢性阑尾炎病史，其他腹内脏器疾病和手术史；了解近期有无腹部外伤史；对儿童，需了解近期有无呼吸道、泌尿道感染史，有无营养不良或其他导致抵抗力下降的情况。

2. 专科情况

了解腹痛发生的时间、部位、性质、程度、范围；了解肠鸣音有无减弱或消失，有无移动性浊音或其他腹部体征；了解患者精神状态、生命体征的改变；有无水电解质紊乱及酸碱平衡失调，有无休克表现等；麻醉方式、术中情况、原发病变类型及腹腔内炎症情况；术后腹腔引流管放置的部位、引流情况及切口愈合情况等。

（三）护理诊断

1. 组织灌注不足

与腹腔大量渗出、高热、体液丢失过多有关。

2. 疼痛

与腹膜受到炎症刺激有关。

3. 焦虑

与病情严重、躯体不适、担心预后有关。

（四）术前护理措施

按普外科一般护理指南及一般术前护理指南。

1. 心理支持

做好患者及其家属的解释安慰工作，稳定患者情绪，减轻焦虑；介绍有关腹膜炎的疾病知识，使其认识疾病配合治疗和护理；帮助其勇敢面对疾病，尽快适应患者角色，增加战胜疾病的信心和勇气。

2. 饮食

禁食，持续胃肠减压，吸出胃肠道内容物和气体，改善胃壁、肠壁血液循环和减少消化道内容物继续流入腹腔，以减轻腹胀和腹痛。

3. 体位

无休克情况下，患者取半卧位，促使腹内渗出液流向盆腔，以减少毒素吸收和减轻中毒症状，利于引流和局限感染，同时避免腹胀所致的膈肌抬高，减轻腹胀对呼吸和循环的影响。休克患者取平卧位或头、躯干和下肢均抬高20°。尽量减少搬动以减轻疼痛。

4. 密切观察病情变化

定时监测体温、脉搏、血压和呼吸，密切观察生命体征动态变化，对于危重患者，尤其注意循环、呼吸及肾功能的监测和维护，观察腹部症状和体征的变化，尤其注意压痛、腹胀有无加剧，了解肠蠕动的恢复情况和有无腹腔脓肿如膈下或盆腔脓肿的表现，若发现异常，及时通知医师配合治疗和处理，给予镇静、止痛、给氧对症处理，减轻患者痛苦，但症状不明时禁用镇痛药。高热患者予物理降温。

5. 给药护理

迅速建立静脉输液通道，遵医嘱补液，纠正水电解质及酸碱失衡，安排好输液顺序，根据患者临床表现和补液的监测指标及时调整输液量、速度和种类，保持每小时尿量达 30mL 以上。合理应用抗生素，控制感染。必要时输血、血浆，维持有效循环血量。

（五）术前健康指导

提供疾病护理知识，向患者说明非手术期间禁食、胃肠减压、半卧位的重要性，教会患者注意腹部症状和体征的变化。

（六）术后护理措施

按普外科术后一般护理指南。

1. 观察病情变化

术后密切监测生命体征的变化，定时测量体温、血压、脉搏。对术后持续高热或 3 天后又高热的患者，及时报告医师；呼吸频率增快者，给予吸氧，半卧位；经常巡视患者，倾听主诉，注意腹部体征的变化，观察有无膈下或盆腔脓肿的表现；及时发现异常通知医师，配合处理。对危重患者尤应注意循环、呼吸、肾功能的监测和维护。注意呕吐情况，保持呼吸道通畅。

2. 卧位与活动

患者手术毕回病房后，给予平卧位。全麻未清醒者头偏向一侧。全麻或硬膜外麻醉患者平卧 6 小时，血压、脉搏平稳后改半卧位，可减轻腹部张力，利于切口愈合，根据病情及时正确协助患者采取有效的半卧位：上半身抬高与床铺的水平面成 45°～60°，两膝屈曲并鼓励患者多翻身、多活动，预防肠粘连。

3. 引流管护理

正确连接各引流装置，有多根腹腔引流管时，贴上标签标明各管位置，以免混淆。注意观察引流管周围皮肤有无红肿、破损，观察引流液是否外漏或渗出。观察腹腔引流情况，对负压引流者及时调整负压。妥善固定引流管，防止脱出或受压（防止患者变换体位时压迫引流管或牵拉而脱出，并减少牵拉引流管引起的疼痛）；记录引流液的量、颜色、性状、残渣等，准确记录 24 小时引流量，并注意引流液量和质的逐日变化；经常挤捏引流管，以防血块或脓痂堵塞，保持腹腔引流通畅，预防腹腔内残余感染，患者感到腹胀伴发热，应及时检查管腔有无阻塞或引流管脱落。更换引流袋（或瓶）及敷料时，应严格执行无菌操作，引流袋（或瓶）内保持无菌，每日更换 1 次无菌袋（或瓶），引流管远端接引流袋时，先消毒引流管口后再连接，以免引起逆行性感染。当引流液量减少、色清、患者体温及白细胞计数恢复正常，可考虑拔管。

4. 切口护理

观察切口敷料是否干燥，有渗血、渗液时及时更换；观察切口愈合情况，及早发现切口感染的征象。

5. 疼痛护理

按疼痛护理指南。

6. 禁食、胃肠减压

术后继续禁食、胃肠减压（引流物堵塞时，可用注射器将堵塞物抽出，或使用温开水冲管）。胃肠减压管拔管前应先行拔管试验，如患者无明显腹胀或恶心、呕吐等不适时可拔管，肠蠕动恢复后，拔出胃管，逐步恢复经口饮食。

7. 补液、给药和营养支持

根据医嘱，合理补充水电解质和维生素，必要时输注新鲜血、血浆，维持水电解质、酸碱平衡；给予肠内、外营养支持，促进内稳态合成代谢，提高防御能力。术后继续应用有效抗生素，进一步控制腹腔内感染。

8. 基础护理

保持床单位整洁，皮肤及毛发指甲清洁、干燥。禁食期间做好口腔护理，每日 3 次；留置导尿患者消毒尿道口每日 2 次。

9. 预防肺部并发症

注意保暖，给患者做治疗或护理时只暴露必要部位，在病情许可情况下，嘱患者做深呼吸每日 2 次，每次 5~10 分钟。给患者拍背帮助咳嗽，或做雾化吸入，使排痰通畅、肺部气体交换良好。

10. 心理护理

术后多数患者怕疼不敢活动，怕影响切口愈合拒绝半卧位，应耐心细致地劝说，使其认识到半卧位的必要性，消除不必要的顾虑和恐惧，增强患者的信赖感和安全感，以取得合作。

（七）术后健康指导

（1）饮食指导。讲解术后恢复饮食的知识，鼓励其循序渐进，少食多餐，进食富含蛋白质、热量和维生素的食物，促进手术创伤的修复和切口愈合。

（2）解释术后早期活动的重要性，鼓励患者卧床期间进行床上活动，体力恢复后尽早下床走动，促进肠功能恢复，防止术后肠粘连。

（3）做好出院患者的健康指导，术后定期门诊随访。

三、腹部损伤手术患者的护理

腹部损伤可分为开放性和闭合性两类：开放性损伤常由刀刺、枪弹、弹片所引起；闭合性损伤常系坠落、碰撞、冲击、挤压、拳打脚踢等钝性暴力所致。此外，某些临床诊治措施可导致一些医源性损伤。

（一）临床表现

1. 实质脏器损伤

肝、脾、肾等实质器官或大血管损伤，主要表现为腹腔内（或腹膜后）出血，包括面色苍白，脉率加快，严重时脉弱，血压不稳，甚至休克。腹痛呈持续性，一般不剧烈，腹膜刺激征也并不严重，原因是血液对腹膜的刺激程度较轻。当肝破裂伴有较大肝内胆管断裂时，因有胆汁沾染腹膜，胰腺损伤若伴有胰管断裂，胰液溢入腹腔，可出现明显的腹痛和腹膜刺激征。肾损伤时可出现血尿。

2. 空腔脏器损伤

胃肠道、胆道、膀胱等空腔脏器破裂的主要临床表现为弥散性腹膜炎，除胃肠道症状（恶心、呕吐、便血、呕血等）及稍后出现的全身性感染的表现外，最为突出的是腹膜刺激征，其程度因空腔器官的内容物不同而异。通常是胃液、胆汁、胰液刺激最强，肠液次之，血液最轻；伤者可有气腹征，而后可因肠麻痹出现腹胀；严重时可发生感染性休克。如果两类脏器同时破裂，则出血和腹膜炎表现可以同时存在。

（二）护理评估

1. 一般情况

了解患者的年龄、性别、职业；了解受伤的时间、地点，暴力的性质、大小、方向、速度和作用的部位等受伤情况；有无合并胸部、颅脑、四肢及其他部位损伤；受伤后的心理及社会支持情况。

2. 专科情况

受伤后患者的生命体征变化，有无面色苍白、出冷汗、脉搏细速、血压不稳等休克的表现；腹膜刺激征的程度和范围，有无移动性浊音，是否有肝浊音界的变化等；麻醉方式、术中情况；原发损伤部位及腹腔内炎症情况；术后腹腔引流管放置的部位、引流情况及切口愈合情况等。

3. 辅助检查

（1）血液检查：腹腔实质性脏器破裂出血时，红细胞计数、血红蛋白和红细胞压积等数值下降，白细胞计数略见增高。空腔脏器破裂时，白细胞可明显升高。

（2）尿常规检查：若有血尿，常提示有泌尿器官的损伤。

（3）X线检查：胃肠道穿孔者腹部透视或摄片可见膈下游离气体。

（三）护理诊断

1. 疼痛

与腹部损伤有关。

2. 组织灌注不足

与损伤致腹腔内出血、渗出及呕吐有关。

3. 感染

与损伤有关。

4. 皮肤完整性受损

与钝性暴力或锐器伤有关。

5. 焦虑

与意外创伤的刺激、出血及内脏脱出的视觉刺激等有关。

（四）术前护理措施

按普通外科患者一般护理指南。

1. 心理护理

安慰患者，帮助患者解除不良心理，关心和同情患者，促进患者适应性反应；向患者及家属说明治疗措施的重要性和必要性，以取得配合，消除其恐惧、焦虑心理。

2. 饮食护理

禁食、禁水。

3. 体位指导

取平卧位。

4. 营养支持及抗感染治疗

建立静脉通道，予以补液，必要时输血，防治休克及水电解质及酸碱平衡紊乱，应用抗生素治疗等，以提高手术耐受性。

5. 病情观察。

（1）创伤失血性休克的观察：休克是一种危急的综合征，可突然发生，也可逐渐出现。发现患者头晕、心悸、眼花，提示已有内出血可能；相继出现面色苍白、出冷汗、口渴、烦躁、脉搏加速，表示休克将要发生；病情进一步发展便出现血压下降、脉搏细弱、心音低钝、尿量减少、表情淡漠、反应迟钝等严重出血性休克的表现。一般情况下，最好待休克纠正后再进行手术，但是在抗休克治疗效果不佳时，应立即手术治疗。

（2）腹部情况的观察：1）腹部闭合性损伤后，由于早期诊断困难，在对患者的处理中容易出现两种倾向：一是等到出现明显症状、体征再手术而贻误治疗；二是过分剖腹探查，使阴性剖腹探查率增高。因此，护士除了具体了解受伤史和伤后病情变化外，还需要继续严密观察腹部情况，以协助医师早期诊治。如左上腹疼痛加剧，而且范围扩大，应考虑脾脏膜下出血的可能，如出现由上腹疼痛扩散至全腹部的剧烈腹痛、全腹肌紧张、压痛、反跳痛、腹胀、肠鸣音消失，应考虑脾破裂。

2）注重观察患者有无腹腔内出血的症状与体征，及时报告医师，做腹腔穿刺。观察穿刺液体可大致判定腹内损伤的性质，若为不凝血，则腹内实质性脏器损伤及血管损伤的可能性大；若为胆汁样液体，可考虑为肝胆损伤等。

3）腹膜受到刺激，可引起反射性恶心、呕吐，常继腹痛之后发生，呕吐物为胃内容物。若呕吐物为血性，应考虑有胃、十二指肠损伤。血便时，应考虑有结肠损伤。要注重观察呕吐物及大便性状、量、次数、颜色、气味，及时记录并收集标本做有关检验。

4）腹部外伤患者均伴有腹痛，随损伤程度不同，腹痛发生先后和程度也有所差异，因此在观察中，时刻注重腹痛性质、部位、程度和伴随症状。

（3）全身情况的观察：患者可因感染迅速扩散，腹膜吸收大量毒素导致发生严重休克。因此，要密切观察患者的生命体征和微循环的变化，并注重有水电解质和酸碱失衡及感染性休克的征兆，以便针对不同情况予以相应的处理。

6. 持续胃肠减压

保持胃管通畅、有效负压引流，观察引流液颜色及性状。

7. 积极完善

积极完善各项术前准备及做好复苏抢救工作准备。

（五）术前健康指导

（1）患者应绝对卧床休息，不随便搬动患者，待病情稳定后可改为半卧位。

（2）胃肠道穿孔或肠麻痹者应禁食、胃肠减压，以减轻腹胀和减少胃肠液外漏。禁食期间及时补充液体，注意防止水电解质和酸碱失衡。待病情好转、肠蠕动功能恢复、肛门排气后，可停止胃肠减压，进流质饮食。

（3）遵医嘱应用广谱抗生素，预防和治疗腹腔内感染。

（4）观察期间禁用吗啡类镇痛药，以免掩盖病情。怀疑胃肠破裂者禁止灌肠，以免加重病情。

（六）术后护理措施

（1）按普通外科患者术后一般护理指南。

（2）心理护理按外科术后一般心理护理指南。

（3）饮食。术后禁食、禁水，待胃肠功能恢复后，根据医嘱指导患者进食。

（4）体位取平卧位，术后 6 小时血压平稳后可予以半卧位。

（5）持续胃肠减压。

（6）生命体征监测。定时监测生命体征并记录。

（7）营养支持及抗感染治疗。建立静脉通道，予以补液、止血、抗感染对症支持治疗，必要时输血。

（8）术后并发症的观察及护理：1）休克：低血容量性休克，需及时快速补充缺失的血容量，手术后 24 小时内，除注意伤口及腹腔内引流物有无出血渗血外，要定时测量脉搏、呼吸、血压，还要观察有无吻合口漏；术后感染性休克，予以控制感染、补充血容量、纠正酸中毒等抗休克治疗。

2）急性胃扩张：可发生于术后早期。观察患者有无烦躁不安、上腹饱胀、呕吐频繁，检查上腹有无鼓胀、压痛和震水音。发现有胃扩张的患者要严密观察，记录 24 小时液体出入量，保持胃肠减压的通畅，做到有效吸引，一旦引流出大量液体和气体，症状就会较快消失。

3）肺部并发症：肺部感染和肺不张。保持呼吸道的通畅是最主要的手段；观察呼吸频率、节律、深浅度、翻身叩背；术后腹带不宜过紧，鼓励患者咳嗽及深呼吸，术后早期离床活动。卧床患者需协助其坐起，叩击背部做有效咳嗽，痰液黏稠不易咳出时予以雾化吸入、电动吸痰。

4）感染：保持引流管的通畅，引流物种类较多，应根据引流目的选择，注意妥善固定，同时观察引流液的颜色、性状、量及变化；防止引流管堵塞和引流口出血。

5）粘连性肠梗阻：一些术后早期粘连是暂时的，可逐渐恢复，鼓励早期下床活动，减轻腹胀，加快肠蠕动的恢复。

6）切口感染：切口感染的预防着重在切断外源性感染的途径，如患者出汗多、伤口保护不良、伤口敷料污染脱落等；提升患者抗感染能力，加强营养，矫正贫血、低蛋白、水及电解质失衡等；合理使用抗生素，按时给药以增强药物效价。

7）切口裂开：常发生在术后 5~8 天，患者应取半斜坡卧位，使髋关节屈曲，以减轻腹部缝合口的张力；在翻身、咳嗽或腹部用力时指导患者保护伤口。对年老体弱者加强伤口包扎，加强病情观察，应用张力缝线，延长拆线时间，拆线后继续腹带包扎数日。

8）尿路感染：在应用抗生素治疗的同时，供给充足的液体，使每日尿量保持在 1500mL 以上，留置尿管的患者要保持尿管通畅，可用 0.5% 呋喃西林液行膀胱冲洗。

9）下肢静脉血栓形成：采取切实有效的措施可以预防下肢静脉血栓的形成。术后强调早期下床活动；卧床期间，经常变换体位；帮助、指导患者行下肢和足背运动是防止下肢静脉血栓形成最好的方法。

（七）术后健康指导

（1）加强安全教育，避免发生意外损伤；普及急救知识，遭遇意外事件后能进行简单救助或自救。

（2）术后鼓励患者进食易消化、营养丰富的食物，保持大便通畅，预防便秘、腹痛、腹胀。

（3）适当活动，预防术后肠粘连。

四、胃癌

胃癌系位于上皮的恶性肿瘤，发病率在男性恶性肿瘤中仅次于肺癌，占第二位，在女性恶性肿瘤中居第四位。胃癌在我国各种恶性肿瘤中居首位，年死亡率为 25.23/10 万，好发年龄在 50 岁以上，男性发病率明显高于女性，男女比例约为 2∶1。

（一）病因

胃癌的病因尚不完全清楚，可能与下列因素有关。

1. 饮食因素

长期进食熏烤、腌制、含亚硝酸盐以及添加防腐剂的食物，可能诱发胃癌。水果、蔬菜及奶制品等富含蛋白质的食物可能具有抗癌作用。吸烟者胃癌发病的危险性高。

2. 地域因素

胃癌发病有明显的地域性差别。我国的西北与东部沿海地区发病率明显高于南方地区。日本的发病率最高，而美国则很低。这可能与环境及生活习惯有关。

3. 疾病因素

胃息肉、慢性萎缩性胃炎及胃部分切除术后的残胃等易发生胃癌。幽门螺杆菌感染也是引发胃癌的因素之一。

4. 遗传因素

胃癌常见于近亲中，说明遗传因素起一定的作用。

（二）临床表现

早期症状多不明显，有时出现上腹部不适、进食后饱胀等消化道症状。按溃疡病或慢性胃炎处理，症状可暂时缓解，易被忽视。

病情进展后，症状逐渐加重，上腹疼痛、食欲缺乏、消瘦、贫血、体重进行性减轻等。胃窦部癌可导致幽门梗阻，出现呕吐症状。贲门部癌和高位胃小弯部癌可有进食梗阻感。癌肿破溃或侵蚀血管可导致呕血和黑便。溃疡性胃癌可发生急性胃穿孔。晚期可出现腹部肿块及其他转移症状，如肝大或黄疸、腹水、锁骨上淋巴结肿大。直肠前凹种植转移时直肠指检可触及肿块。

（三）护理评估

1. 一般评估

饮食喜好、生活习惯、生活与工作环境，吸烟史、家族史，既往史，心理和社会支持状况等。

2. 专科评估

（1）局部身体状况：有无上腹或胸骨后疼痛、腹部有无肿块，肿块大小、质地、是否活动；有无腹胀或腹水征；有无反酸、嗳气、食欲缺乏；有无呕血和黑粪等。

（2）全身状况：有无消瘦和体重下降，有无胃癌远处转移的迹象，如左锁骨上淋巴结肿大或黄疸；有无消瘦、贫血、营养不良和体重下降，甚至恶病质的表现等。

（四）术前护理要点

1. 一般护理

（1）患者应少量多餐，进食高蛋白、高热量、富含维生素、易消化的食物。

（2）对于营养状态差的患者，术前应予以纠正，必要时静脉补充蛋白、血浆或全血，以提高手术耐受力。

（3）术前一日进流食，晚间及术晨肥皂水灌肠。

（4）合并幽门梗阻者，注意纠正水电解质及酸碱失衡；术前 3 天每晚用 300~500mL 温生理盐水洗胃，以减轻胃黏膜水肿，有利于吻合口愈合。

（5）贲门癌有开胸可能的同时按开胸护理准备。

2. 术前准备

（1）术前 1 天皮肤准备：备皮的范围是上至剑突、下至大腿上 1/3（包括会阴，洁净脐部）、两侧至腋中线。

（2）术前 1 天根据医嘱交叉配血，根据手术大小，备血 600~1000mL；做好药物过敏试验。

（3）术前禁食 12 小时，禁水 6 小时。

（4）术前晚保持充足的睡眠，必要时口服镇静药物。

（5）术日晨留置胃管（根据医嘱留置营养管）及尿管；术前半小时肌内注射苯巴比妥钠 0.1g、阿托品 0.5mg。

3. 心理护理

根据患者情况做好安慰工作，消除患者心理负担，增强对手术的信心。

（五）术后护理要点

1. 一般护理

（1）体位与活动：术后回病房一般取平卧位，头偏向一侧。待患者全麻清醒，血压平稳后取半卧位。患者卧床期间，协助患者翻身。如病情允许，鼓励患者早期活动。

（2）禁食与营养

1）术后暂禁食，禁食期间，遵医嘱静脉补充液体，维持水电解质平衡并补充必要营养素。

2）准确记录24小时出入量，以保证合理补液。

3）静脉补液，维持水和电解质平衡。若患者营养状况差或贫血，遵医嘱补充蛋白、血浆或全血。

4）一般在术后3~4天胃肠道功能恢复后，试验饮水或米汤，拔除胃管后进流食，逐渐过渡到半量流食、全量流食、半流食、软食至正常饮食。

2. 病情观察

监测生命体征，每30分钟1次，病情平稳后1~2小时测量1次。应定时观察患者神志、体温、尿量、出汗，伤口的渗血、渗液和引流液的情况等。

3. 胃肠减压

胃肠减压可减轻胃肠道的张力，促进吻合口的愈合，应注意妥善固定，保持胃管通畅，观察并记录引流液的色、质、量。注意口腔护理。

4. 引流管的护理

引流管标识明确，保持管道引流通畅，妥善固定引流管，防止脱出，观察并记录引流液的颜色、性状和量。

5. 疼痛护理

根据患者疼痛情况，适当应用止痛药物。

6. 鼓励患者早期活动

除年老体弱或病情较重者，术后第1天坐起做轻微活动，第2天协助患者下地、床边活动，第3天可在病室内活动。患者活动量应根据个体差异而定，早期活动可促进肠蠕动，预防术后肠粘连和下肢静脉血栓等并发症。

7. 并发症的观察和护理

（1）术后胃出血：手术后24小时内因术中残留或缝合创面少量渗血，可从胃管内流出少量暗红或咖啡色胃液，一般不超过300mL，以后胃液逐渐转清，属于术后正常现象。若术后短期内从胃管引流出大量鲜红色血液，持续不止，应警惕有术后出血，需及时报告医师处理。出血原因：主要是术中止血不彻底或结扎线脱落。处理方法：绝大多数可经非手术治疗（包括禁食、止血药物、输鲜血）而停止。

（2）十二指肠残端破裂：是毕Ⅱ式胃大部切除术后的早期并发症，一般多发生于术后3~6天，表现为右上腹突发剧痛、发热和腹膜刺激征；白细胞计数增加；腹腔穿刺可抽得胆汁样液体。原因：十二指肠溃疡局部瘢痕水肿，残端关闭困难；手术技术缺陷，缝合不严；因输入段肠梗阻致十二指肠内张力过高。处理方法：需立即进行手术治疗，术后持续负压吸引，积极纠正水电解质紊乱、经静脉或空肠造口管提供营养支持，给予抗生素抗感染，用氧化锌软膏保护引流管周围皮肤。

（3）胃肠吻合口破裂或瘘：少见，多发生于术后3~7天。原因：组织愈合不良，缝合不够紧密，吻合处张力过大或低蛋白血症，组织水肿等。处理方法：早期引起明显腹膜炎症状和体征，须立即手术处理；后期形成脓肿或腹外漏，行局部引流、胃肠减压和积极支持治疗。

（4）残胃蠕动无力或称胃排空障碍：常发生于术后 7～10 天。原因：含胆汁的十二指肠液进入残胃，干扰胃功能；输出袢空肠麻痹，功能紊乱；与变态反应有关。处理方法：禁食、胃肠减压、肠外营养支持，纠正低蛋白，维持水电解质和酸碱平衡，应用促胃动力药物。

（5）倾倒综合征

1）早期倾倒综合征：多发生于餐后 30 分钟内，以循环和胃肠道症状为主。原因：多因餐后大量高渗性食物快速进入肠道所致肠道内分泌细胞大量分泌肠源性血管活性物质，加上渗透作用使细胞外液大量进入肠腔，而引起血管舒缩功能紊乱和胃肠道症状。此症状于术后半年至 1 年可自愈。餐后应平卧 30 分钟后活动。

2）晚期倾倒综合征：餐后 2～4 小时患者出现低血糖反应。原因：进食后胃排空过快，含糖食物迅速进入小肠而刺激胰岛素大量释放。出现症状时稍进饮食，尤其是糖类，即可缓解。

（6）术后梗阻：分为输入袢梗阻、吻合口梗阻和输出袢梗阻三类。共同症状是大量呕吐、不能进食。临床表现为进食后 15～30 分钟，上腹突然胀痛，一阵恶心后，大量喷射状呕出含胆汁液体，呕吐后症状消失。可手术解除梗阻。

（六）健康教育

（1）向患者及家属讲解有关疾病康复知识，学会自我调节情绪，保持乐观态度，坚持综合治疗。

（2）指导患者饮食应定时定量，少量多餐，营养丰富，逐步过渡正常饮食。少食腌、熏制食品，避免进食过冷、过硬、过烫、过辣及油煎炸的食物。

（3）告知患者注意休息、避免过劳，同时劝告患者放弃喝酒、吸烟等对身体有危害的不良习惯。

（4）告知患者及家属有关手术后期可能出现的并发症的表现和预防措施。

（5）定期门诊随访（胃癌术后 1 年内，每隔 3 个月来门诊复查，第 2 年每隔半年 1 次，以后每年 1 次），若有不适及时就诊。

五、胃肠道息肉

胃肠道息肉是指任何隆起于胃或肠黏膜表面病变的总称。胃肠道息肉以大肠最为多见，尤以直肠及乙状结肠为甚，其大小直径可达 2～20mm 不等。内镜下介入治疗是通过氩气刀、圈套器等辅助仪器经内镜下行息肉肿物的圈套、吸引、剥离等手段，直接将病变切除，解决了内科无法解决而外科手术损伤大、恢复时间长、费用高等问题，是一种安全有效的微创手术，具有痛苦轻、创伤少、并发症少、操作简单、术后康复快等优点。

（一）护理评估

1. 一般评估

神志、生命体征等。

2. 专科评估

术后疼痛的程度、性质，有无出血倾向等。

（二）护理要点

1. 一般护理

（1）环境：室内温度为 18℃~22℃，空气相对湿度为 50%~60%，环境应安静、舒适，保持空气流通、新鲜。

（2）休息与体位：摘除息肉后应卧床休息，胃十二指肠息肉切除术后应取半卧位，防止胃酸反流腐蚀创面。减少走动及增加腹压的姿态，如下蹲、屏气，以减少出血并发症。

（3）饮食护理：胃十二指肠息肉摘除术后应禁食 24 小时，24 小时后进流质饮食 1 天，继而进无渣半流质饮食 3 天。

2. 病情观察

严密观察患者有无活动性出血、呕血、便血，有无腹胀、腹痛及腹膜刺激症状，出血、穿孔等并发症。观察咽部有无水肿、疼痛，有无血压、心率等生命体征的改变。

3. 用药护理

术后待患者意识转清后立即给予黏膜保护药口服。遵医嘱常规使用抗溃疡药物治疗。大肠、直肠息肉术后 1 周内忌进食粗糙食物。

4. 心理护理

告知患者术后可能会出现的症状及应对措施，减轻顾虑和不安，常巡视患者，了解病情，安慰鼓励患者，消除其紧张、恐惧的心理。

（三）健康教育

（1）根据医嘱，消化道息肉电凝、电切术后按消化性溃疡服药 4 周，按时按量坚持服药。4~6 周行直肠镜或乙状结肠镜复查，观察疗效。

（2）注意休息、避免重体力劳动。

（3）出院后可进食软饭，主食与配菜宜选营养丰富、易消化食物，忌食生冷、油煎、酸辣等刺激易胀气食物，患者应细嚼慢咽，多食新鲜蔬菜、水果，不吃高脂食物、腌制品，适量补充铁剂和维生素，禁忌烟酒，饮食有规律，术后 3~6 个月后可逐渐依据身体情况恢复到普通饮食。

（4）保持大便通畅，养成定时大便的习惯。活动过多、进食粗糙、大便秘结均可使焦痂过早脱落、损伤创面而出血。

（5）保持心情舒畅、忌怒，如发生腹痛、黑粪等症状应立即复诊。

六、胃十二指肠溃疡患者外科治疗的护理

胃十二指肠溃疡是男性青壮年常见疾病，本病特点是位于胃十二指肠壁的局限性圆形或椭圆形的缺损，是发生在邻近幽门两侧的慢性溃疡，大部分患者经内科治疗就能痊愈，但仍有部分胃十二指肠溃疡患者因急性穿孔、急性大出血、瘢痕性幽门梗阻、胃溃疡恶变等并发症需要外科手术治疗。

（一）临床表现

1. 胃十二指肠溃疡急性穿孔

（1）腹痛：典型的急性穿孔表现为骤发性剧烈上腹痛，如刀割样或烧灼样，呈持续性或阵发性加重，很快波及全腹，但仍以上腹部为重；常伴有恶心、呕吐，面色苍白，出冷汗，四肢厥冷，呈一过性昏厥或休克。

（2）患者呈急性痛苦面容，被动体位，腹式呼吸减弱或消失。

（3）腹膜刺激征：腹肌紧张呈"木板样"强直，全腹有明显的压痛和反跳痛，以上腹最为明显。

（4）肝浊音界缩小或消失，移动性浊音阳性；肠鸣音减弱或消失。随着腹腔感染的加重，患者可出现发热、脉快，甚至肠麻痹、感染性休克。

（5）X线检查：多数患者膈下有游离气体；腹腔穿刺可抽出白色或黄色浑浊液体。

2. 胃十二指肠溃疡急性大出血

（1）呕血与黑便：突然大量呕血或排柏油样便是其主要症状。呕血前出现心慌、恶心；便血前多突然有便意。呕血或便血前后常有头晕、目眩、无力、心悸甚至昏厥。

（2）休克：若短时间内失血量超过 800mL 时，可出现休克，表现为面色苍白、出冷汗、脉搏细速、呼吸浅快、血压降低等。

（3）纤维胃镜检查：可鉴别出血的原因和部位。

3. 胃、十二指肠溃疡瘢痕性幽门梗阻

（1）早期进食后上腹不适、饱胀感及阵发性胃收缩痛，伴有嗳气、恶心与呕吐，嗳气带有酸臭味。

（2）呕吐：为最为突出的症状，常发生在下午或夜间，呕吐物为宿食，含隔餐甚至隔日所进食物。呕吐量大，不含胆汁，有腐败酸臭味；梗阻严重者，有营养不良性消瘦、皮肤干燥等慢性消耗表现。

（二）护理评估

1. 一般情况

（1）了解患者年龄、性别、职业及饮食习惯。了解患者发病过程、治疗及用药情况，特别是非类固醇性抗炎药和皮质类固醇等药物。患者既往是否有溃疡病史及胃手术病史。

（2）评估患者情绪，患者对疾病、术前各种检查、治疗和护理的配合情况；对疾病的认知程度；对术后治疗、护理的配合；对饮食、活动及有关康复等知识的掌握情况。

2. 专科情况

（1）了解患者是否有恶心、呕吐、腹痛、腹胀等情况，了解腹痛的性质、程度、发作时间及有无诱因；注意呕吐物的性质、特征。呕吐与腹痛的关系，是否有便血、黑便；评估患者生命体征及其变化，对大出血、穿孔患者尤为重要。

（2）患者对手术的耐受力，如营养状态、重要脏器功能、有无伴发疾病及纠正情况。

（3）腹部检查：上腹隆起，有时可见胃型和蠕动波，手拍上腹可闻振水音。

（4）评估患者生命体征，胃肠减压引流液颜色、性质和量，切口愈合及患者术后恢复情况，有何不适，是否有并发症发生。

3. 辅助检查

X 线检查可见胃扩张，胃张力减低，排空迟缓；内镜检查可见胃内大量潴留的胃液和食物残渣。

（三）护理诊断

1. 组织灌注不足

与急性穿孔、大出血、幽门梗阻引起的失血、失液有关。

2. 知识缺乏

缺乏术前准备及术后康复知识。

3. 疼痛

与手术切口以及腹腔内残余炎症有关。

4. 活动无耐力

与手术创伤、体质虚弱、伤口疼痛有关。

5. 焦虑

与手术较大或病情较重，担心手术安全、治疗效果及预后有关。

6. 潜在并发症

吻合口出血、梗阻，输入段、输出段梗阻，十二指肠残端瘘。

（四）护理措施

1. 术前护理

（1）心理护理：手术前要安慰患者，耐心解答患者的问题，消除患者的不良心理，增强对手术的信心。

（2）饮食：一般择期手术患者饮食宜少食多餐，给予高蛋白、高热量、高维生素等易消化无刺激的食物。

（3）患者营养状况较差者常伴有贫血，低蛋白血症，术前应予以纠正，注意补充血浆或全血。

（4）合并幽门梗阻者，注意纠正水电解质紊乱及酸碱平衡失调，术前每晚用 300～500mL 温盐水洗胃，记录胃潴留量，以减轻胃黏膜水肿，有利于吻合口愈合。

（5）溃疡合并出血，术前应给予输液输血；合并穿孔者应禁食、补液、胃肠减压，另外，还要观察神志、生命体征、末梢循环及尿量情况。若有休克发生，在积极抗休克的同时，做好术前准备。

（6）术前 1 天为患者手术区备皮、皮试、配血，做好健康教育，如教会患者深呼吸、咳嗽、翻身、肢体活动方法等。术前 1 天进流质饮食，术前 12 小时禁食、水。

（7）术日晨，放置胃管、尿管并妥善固定，按医嘱给术前用药；手术前协助患者取下义齿、眼镜、首饰及贵重物品，交给家属或为其妥善保管；将病历及术中所用的其他物品准备好，与接患者手术的人员交接一并带入手术室；回房之前要铺好麻醉床，备好吸氧装置（氧气湿化瓶及吸氧管）、综合心电监护仪等。

2. 术后护理

（1）患者术毕由复苏室回病房后，值班护士应迅速协同医师将患者搬至病床上，立即监测生命体征并报告医师，妥善固定各引流管，必要时吸氧、心电监护。

（2）体位及活动：全麻患者取去枕平卧位，头偏向一侧，患者清醒且血压平稳后改半卧位。卧床期间，协助患者翻身，病情允许，如无禁忌，术日可活动四肢，术后第 1 天床上翻身或坐起做轻微活动，第 2~3 天视情况协助患者下床在床边活动，第 4 天可在室内活动。患者活动量应根据个体差异而定。

（3）病情观察

1）术后严密观察生命体征变化，根据病情 1~2 小时监测 1 次或根据医嘱给予心电监护，待病情平稳后延长间隔时间。注意有无内出血、腹膜刺激征、腹腔脓肿等迹象，发现异常及时通知医师给予处理。

2）观察腹部及伤口情况，注意有无腹痛、腹胀，伤口敷料有无渗血、渗液，有异常要及时处理。

（4）禁食、胃肠减压：可减轻胃肠道张力，促进吻合口愈合。妥善固定，防止松动和脱出；保持引流通畅、持续有效，必要时可用少量生理盐水冲洗胃管，防止堵塞；密切观察胃液的性质和量，术后 24 小时内可由胃管引流出血性液体或咖啡样液体 100~300mL，如有较多鲜血，应警惕吻合口出血，需及时与医师联系并处理。胃肠减压一般放置 48~72 小时，待病情好转，腹胀消失，肠鸣音恢复，肛门排气即可拔管。

（5）营养支持及抗生素的应用：禁食期间，根据医嘱给予肠外营养或肠内营养，加强护理，详细记录 24 小时出入量，为合理补液提供依据，必要时输血、血浆或白蛋白；术后 24~48 小时病情允许，拔除胃管后当日可给少量饮水，每次 4~5 汤匙，1~2 小时 1 次，第 2 天进半量流食，每次 50~80mL。第 3 天进全量流食，每次 100~150mL，进食后若无不适，第 4 天可进半流食，以稀饭为好，术后第 10~14 天可进软食。以后逐步过渡到普食。术后早期禁食牛奶及甜品，以免引起腹胀。同时应用抗生素预防感染。

（6）引流管的护理：妥善固定各引流管并保持各引流管通畅，防止受压、扭曲、堵塞，严密观察引流液颜色、性质及量，并详细记录。

（7）做好基础护理：禁食期间口腔护理、雾化吸入 2 次/天，会阴护理 1 次/d，每 1~2 小时协助患者翻身拍背 1 次，预防并发症。

（8）术后并发症的护理

1）吻合口出血：胃大部切除术后，可有少许暗红色或咖啡色胃液自胃管抽出，一般 24 小时以内不超出 300mL，以后胃液颜色逐渐变浅变清，出血自行停止。若术后胃管不断吸出新鲜血液，24 小时仍不停止，则为术后出血。立即建立静脉通道，采用静脉给予药物止血、输血等措施，一般可控制。若无效需再次手术止血。

2）吻合口梗阻：患者表现为上腹部不适、恶心、呕吐及腹部胀满等，应即刻禁食，给予胃肠减压和补液等治疗，症状可缓解、消失。

3）空肠输入、输出段梗阻，十二指肠残端瘘：除空肠输入段单纯部分梗阻和输出段梗阻保守治疗可好转外，其他并发症需再次手术治疗。

4）"倾倒综合征"：患者自觉剑突下不适、心悸、乏力、出汗、头晕、恶心、呕吐以至虚脱，并有肠鸣音亢进和腹泻等，多在进食，特别是进甜的流质饮食时，如服用加糖的牛奶后 10~20 分钟发生。应嘱患者少食多餐，饭后平卧 20~30 分钟，饮食以高蛋白、高脂肪和低糖类为主。不吃过甜、过咸饮食，多数可在 1 年内自行减轻和消失。

（五）健康教育

（1）指导患者饮食应定时定量，少食多餐，营养丰富，以后可逐步过渡至正常人饮食，少食腌、熏食品，避免食物过冷、过烫、过辣及油煎炸食物，切勿酗酒、吸烟。

（2）胃大部切除术后 1 年内胃容量受限，宜少食多餐且营养丰富、易消化饮食，以后可逐步过渡至正常饮食。

（3）告知患者及家属有关手术后期可能出现的并发症表现和预防措施，定期随访如有不适及时就诊。

（张彦晓）

第四篇　骨科与麻醉护理

第一章　骨科护理常规

第一节　运动系统的检查

运动系统的检查应具备高度的受伤观念，检查动作轻柔。要系统、全面地处理好全身和局部的关系，认真仔细地按照视诊、触诊、叩诊、动诊等顺序进行检查，先健侧后患侧，先主动后被动。充分显露检查部位，以免遗漏重要体征。注意查看有无重要脏器损伤及全身性疾病，如实进行记录。许多体征只有在两侧对比之下才能判断出来，如肢体长度、肌肉萎缩、关节活动度等。

一、理学检查

先健后患，由远及近，先主动后被动。

（一）视诊

检查患者局部皮肤颜色、肿胀程度、有无开放性伤口及步态。

（二）触诊

检查骨性标志有无异常，局部有无包块，病变局部有无压痛。

（三）叩诊

通常在反射检查明确骨折部位或脊柱病变时使用。

（四）听诊

通常用来检查有无骨擦音、弹响，借助听诊器判断肢体有无血流杂音等。

（五）动诊

检查关节的活动范围及肌力，包括观察患者的主动运动、检查时的被动运动及异常活动情况。

（六）量诊

测量肢体长度、周径、轴线、关节活动范围等。

1. 肢体长度

以骨性标志为基点，将健肢和患肢放在对称位置对比测量。

2. 肢体周径

两侧肢体取相对应的同一水平测量比较。上肢周径通常测两侧肱二头肌腹周径。大腿周径通常在髌骨上 10cm 或 15cm 处测量。小腿周径通常测腓肠肌腹周径。

3. 轴线检查

测量躯干、肢体的轴线有无异常。如前臂旋前位伸肘时上肢呈一直线等。

4. 关节活动范围

以中立位为 0°，测量关节各方向活动的角度。

（七）神经系统检查

1. 肌力

肌力目前使用的是 CODE 六级分类法。0 级，无肌肉收缩（完全瘫痪）；Ⅰ级，肌肉可轻微收缩，但不能产生动作（不能活动关节）；Ⅱ级，肌肉收缩可引起关节活动，但不能对抗重力，即不能抬起；Ⅲ级，肢体能对抗重力作用离开床面，但不能抵抗阻力；Ⅳ级，肢体能进行抗重力、抗阻力动作，但未达到正常；Ⅴ级，正常肌力。

2. 反射检查

检查包括生理反射和病理反射检查。生理反射包括浅反射和深反射。浅反射包括腹壁反射、肛门反射、跖反射等；深反射主要有膝腱反射、跟腱反射、肱二头肌反射、肱三头肌反射。常用的病理反射检查有巴宾斯基征，患者平卧，下肢肌肉放松，刺划足底跖面外侧时出现：趾背伸，其余趾分开时为阳性，一般上神经元损伤有上述表现。

3. 常见的周围神经检查

（1）桡神经：肱骨中段或中、下 1/3 交界处骨折容易合并桡神经损伤，桡神经损伤最常见的畸形是垂腕畸形，第 1、2 掌骨间背面皮肤感觉障碍明显，掌指关节不能伸直。肘关节以下深支损伤时，无垂腕畸形，主要表现为伸腕力弱、不能指。前臂下 1/3 损伤时，表现为拇指背侧及手桡侧感觉障碍。

（2）正中神经：观察手的外形，拇指的内收、旋后畸形伴大鱼际萎缩。腕关节损伤时出现猿手畸形，拇指不能对掌、对指。

（3）尺神经：上臂及前臂的尺神经损伤，多由开放性创伤所致。在上臂尺神经与肱动脉伴行，肱动脉损伤时都应考虑是否伴随尺神经损伤。尺神经损伤时，骨间肌明显萎缩，各手指不能内收、外展、拇、示指间夹纸无力，小指、环指掌指关节过伸，指间关节屈曲，呈现爪形手畸形。正中神经和尺神经同时损伤时出现铲状手畸形，拇指与小指不能相对。

（4）腓总神经：坐骨神经的分支，绕过腓骨小头后面下行至足背。腓骨上端骨折或局部压迫、撞击等易损伤腓总神经。在腓骨小头处容易受伤，伤后表现为足下垂畸形，呈跨阈步态。

（5）股神经损伤：因股神经位置较深，平时损伤机会较少，骨盆骨折和腹股沟部手术时伤及股神经，主要表现为股四头肌麻痹，膝关节不能主动伸直，大腿前部、小腿及足内侧感觉障碍。

二、影像检查

（一）X 线

凡疑为骨折者，应常规进行 X 线检查，可以显示临床上难以发现的不完全性骨折、深部骨折、关节内骨折和小撕脱性骨折等。确诊的明显骨折者，摄片检查可以明确骨折类型和骨折端移位情况。

（二）计算机断层扫描（CT）

由于其对组织密度改变的高度敏感性，将全身各系统的疾病诊断提到一个新高度。它对许多病有重要的诊断价值，如骨肿瘤、椎间盘突出、椎管狭窄、脊柱损伤、先天畸形、退行性变等，螺旋 CT 可快速重建骨骼的三维图像。因此，CT 更是骨科疾病诊断与检查的重要方法之一。CT 扫描操作简便，具有良好的定位能力及更高的分辨率，特别适用于颌骨的检查。多层螺旋 CT 是用 X 线束对人体的某一部分进行扫描，图像质量好、成像速度快、诊断能力更强，可为制订手术方案及术后评估提供可靠依据。

（三）磁共振成像（MRL）

MRI 是近年来应用于临床的重要检查技术，对不同软组织分辨率高，尤其对脊柱脊髓、关节、肢体骨与软组织疾病具有重要的价值。MRI 具有任意断面成像、组织分辨率高等优点，可做矢状、冠状、横断等多维成像，是 X 线片和 CT 无法比拟的。MRI 组织对比较好，但是检查的时间较长，对骨皮质、骨小梁、各种钙化和骨化的细节显示能力不强。

（四）放射性核素显像

X 线难以明确的一些小骨头和椎体附件的骨折，放射性核素显像可提供诊断依据，也有助于发现全身多发骨折时的隐蔽骨折。对于股骨颈或腕舟状骨骨折之后是否存在骨缺血性坏死，放射性核素显像是早期诊断的敏感方法。

（五）超声诊断

超声波通过人体组织时，不能穿透骨组织，导致超声诊断在骨损伤中的应用受限。超声波可以穿透肌肉、肌腱、筋膜等，为这些软组织的损伤提供一定的帮助，借助超声波可以诊断肌肉损伤和血肿、肌腱病变、韧带损伤、外伤后的软组织异物等。

第二节　骨科患者的护理评估及措施

一、常用护理评估

当骨科患者出现损伤时，护理人员必须对患者进行全面准确地评估，才能提出正确的护理问题，从而实施针对性的护理措施。

（一）日常生活能力评定

一般采用 Barthel 指数评定量表对日常生活活动进行评定，根据 Barthel 指数总分，确定自理能力的等级，将自理能力分为重度依赖、中度依赖、轻度依赖和无需依赖四个等级。对患者日常生活活动的功能状态进行测量，个体得分取决于对一系列独立行为的测量，总分范围在 0 ~ 100。

（二）疼痛评估

常用的疼痛评定工具包括数字疼痛量表、视觉模拟评级法、0 ~ 5 描述疼痛量表、Wong-Banker 面部表情评分法、长海痛尺疼痛评分法等。骨科患者的疼痛评估应包括静息痛和运动痛，评估应贯穿于整个就医过程，应根据患者的疾病特点进行个性化评估。

（三）压力性损伤风险评估

成人压力性损伤的评估可用 Branden、Norton、Waterlow3 个量表，儿童多采用 Braden-Q 量表。护士应根据风险评估表对每位住院患者进行压力性损伤风险评估，情况发生变化及时重新评估。

（四）跌倒风险评估

评定工具包括 mORSE 跌倒危险因素评估量表（成年）、约翰霍普金斯（Johnshopkins）、Hendrich 评估量表（老年）等，护士长每天对高风险患者的跌倒、坠床情况以及护士对安全预防措施的落实进行跟踪督查，有特殊情况及时记录。

（五）VTE 风险评估

常见的评定工具包括 Caprini 评分表、Autar 评分表等，其中 Caprini 评分表是一个被广泛使用的评定工具。

（六）营养风险筛查

常见的评定工具包括营养风险筛查（nutritionriskscreening，NRS），这是欧洲肠外肠内营养学会推荐使用的住院患者营养风险筛查方法，其中包括三个部分的总和，即疾病严重程度评分、营养状态低减评分、年龄评分。

二、护理措施

（一）入院处置

1. 入院评估

根据患者的病情合理安排床位，建立并填写住院病历，测量生命体征、体重等，带患者或家属熟悉病区环境，并做好入院宣教，通知床位医生。

2. 病史

询问患者受伤经过，明确其受伤原因、时间、受伤后的反应和症状，曾经采用的治疗措施及用药情况等。对急诊创伤的患者，应当了解损伤的程度、性质、有无出血，估计出血量；观察有无骨折、脱位，伤口有无异物，重要的脏器、血管有无损伤，患者的神志和生命体征等。损伤早期，遵医嘱给予肢体局部冷敷，可使局部血管收缩，以达到止血和减少渗出的作用。护士应严密观察患者肢端有无剧痛、麻木、皮温降低、麻木、苍白或青紫等现象，发现患肢出现血液灌注不足，及时通知医师处理。

3. 搬运

对疑有骨折的患者，可先固定患肢。对疑有脊柱骨折的患者，应尽量避免搬动。搬运时，保持颈、胸、腰、骶椎呈一直线，避免脊柱弯曲、旋转。

4. 体位

四肢骨折的患者保持患肢功能位，自然平卧是习惯性卧位。

（二）治疗原则

骨折的治疗原则是复位、固定和功能锻炼。骨折后应尽早复位，使骨断端恢复正常或接近正常的解剖位置。复位方法有手法和手术两种。完全恢复至正常位置者称解剖复位；虽未达到解剖关系的对合，但不明显影响愈合后功能者称功能复位。大多数骨折可经手法复位，手法复位以功能复位为主，步骤包括解除疼痛、松弛肌肉、对准方向、拉伸牵引。原则上应当尽早复位，伤后立即进行，在反应性肿胀之前复位容易成功。对于严重肿胀、皮肤有张力性水疱的患者，可暂缓复位，先行牵引，待肿胀消退后复位。

手术复位固定方法可分为内固定和外固定，常用的内固定物有钢针、螺丝钉、接骨板、髓内针等。常用的外固定主要有石膏绷带、夹板、外固定器、牵引等。内固定是采取手术暴露骨折部位，然后选择人体无不良反应的金属内固定物或自体、异体植骨片将骨折进行复位，多使用手法及牵引复位失败，并发主要血管和神经损伤者，切开复位争取在 2 周内进行。

（三）术前护理

（1）采集患者的一般资料和健康史，全面评估患者的营养状况、心肺功能及心理状况，正确引导并及时纠正不良的心理反应。

（2）护士应在术前列出患者术后将要遇到的问题、患者及其家属最关心的问题。指导患者进行呼吸道、胃肠道的准备工作，术后体位摆放，向患者讲解术后疼痛的处理方法。

（3）皮肤准备：术日晨备皮，备皮时动作应轻柔，勿刮破皮肤。如患者有石膏固定，应先拆除石膏，再用无刺激性肥皂水轻轻擦洗清洁患肢后备皮，备皮范围原则上是超出切口各 20cm 以上。

（四）术后护理

1. 搬运

术后患者搬运建议三人动作一致地进行，尽量减少振动，同时搬运时避免管道牵拉脱出。

2. 麻醉清醒前的护理

按照麻醉护理常规，应保持患者呼吸道的通畅，取平卧位，防止呕吐物吸入引起吸入性肺炎。当患者躁动不安时，应适当加以约束或床挡保护，防止骨折移位。术后应加强保暖。

3. 生命体征观察

应密切观察患者生命体征的变化，体温变化是人体对各种物理、化学、生物刺激后的一种防御反应，术后 24 小时密切观察患者的体温变化。脉搏随体温而变化，血液、体液丢失导致循环血容量不足时，脉搏可增快、细弱，血压下降，脉压变小。术后疼痛常使患者难以主动咳嗽或深呼吸，术后易出现肺不张和肺炎等并发症，护士应经常帮助患者进行肺部功能锻炼。

4. 患肢的观察与护理

密切观察患肢的血液循环。上肢术后可触摸桡动脉，下肢术后可触摸足背动脉和胫后动脉，还应观察患者的皮肤颜色及毛细血管充盈情况。如术后患肢出现进行性、持续性疼痛，疼痛呈搏动性加剧，表面皮肤红肿，局部皮温升高，考虑肢体循环障碍，应及时告知医师并查明原因，如是否为敷料或石膏包扎过紧所致，避免因持续性血运障碍导致肢体坏死。

5. 术后观察伤口出血情况

如负压吸引流量短时间超过 400mL 或伤口敷料处不断渗血，应及时告知医师。密切观察伤口处情况，若伤口处疼痛不断加剧，体温升高，白细胞和中性粒细胞也不断升高，切口部位肿胀、压痛、局部跳痛，提示有感染，配合医师给予伤口处清创，合理使用抗生素。

6. 疼痛护理

麻醉作用消失后，患者可出现疼痛，一般术后 24 小时内最为剧烈，2~3 天后慢慢缓解，可酌情给予止痛剂。

（五）康复指导

（1）术后患者应早期下床活动。早期活动可以增加肺通气量，有利于肺扩张、分泌物排出和防止尿潴留，早期进行功能锻炼可以促进肿胀消退、减少肌肉萎缩、防止关节粘连僵硬、预防下肢深静脉血栓的形成。功能锻炼的最终目的是恢复肢体正常能力，在一定条件下被动活动固然可以预防关节僵硬，或使活动受限的关节增加其活动范围，但最终仍需由神经支配下的肌肉群来活动关节和肢体。防止肌肉萎缩，恢复肌肉张力，只有依靠主动功能锻炼才能获得。

（2）宜进食富含锌、钙的食物，促进伤口愈合和骨痂形成，进食高蛋白质、富含胶原、微量元素及维生素的食物，以补充足够的营养。

（屠　娟）

第二章　骨科疼痛护理

第一节　骨科患者疼痛的特点及评估

一、骨科患者疼痛的特点

（一）创伤性疼痛

在创伤或术后的1~3天，疼痛剧烈，术后3天，疼痛程度逐渐减轻，但活动或咳嗽可加重疼痛程度，在创伤或大手术的恢复期，患者大多表现为创伤部位深部的持续性疼痛。处理创伤性疼痛时应妥善保护患肢，肢体制动，避免伤口感染和防止再损伤，及时治疗，如彻底清创、修复组织、封闭伤口，对骨折脱位复位固定或行牵引治疗等，并积极预防并发症。搬运过程中，动作要轻柔。对颈椎损伤的伤者，搬运时专人牵引患者头部，使其与躯干轴线一致，防止扭转。

（二）缺血性疼痛

因肢体急性缺血引起疼痛，常见于骨筋膜室综合征、动脉痉挛等，主要是外伤或手术后敷料包扎过紧，或肢体受外来重物或身体压迫导致的。创伤后肢体持续性剧烈疼痛，且进行性加剧，为最早期的症状。神经组织对缺血最敏感，感觉纤维出现症状最早，必须对此予以足够重视，及时诊断和处理。至晚期，缺血严重，神经功能丧失后，感觉即消失。对待缺血性疼痛，应立即去除导致缺血的原因，如去除一切固定物及包扎过紧的敷料，解除动脉痉挛，改善组织缺血。

（三）神经性疼痛

疼痛局限于某一确切神经分布的区域内，呈放射状。初期疼痛局限于外伤部位或受伤神经的分布区，随后可扩展到整个肢体，神经疼痛有明确的压痛点，并伴有该神经分布区域麻木、酸困、无力感、肢体活动受限，多见于腰椎间盘突出症和颈椎病，可针对不同的病因进行手术、牵引或按摩，并辅以抗炎药及理疗，达到消除或减轻局部组织的炎症或水肿，解除神经压迫。

（四）炎症性疼痛

炎症性疼痛的特点因致病菌而异，化脓性关节炎疼痛的关节可以有肿胀，部位深也可能不明显，但都有体温升高、关节疼痛、不能活动、血象升高等现象。对于炎症性疼痛，应大量采用有效抗生素控制感染，有脓肿时切开排脓，冲洗引流。

（五）截肢后疼痛

截肢后短时间内患者感觉残端有持续性疼痛，疼痛会慢慢缓解，如果疼痛长期不缓解，应考虑到断端神经瘤和幻肢痛的可能。针对幻肢痛，精神治疗和心理护理均有意义，对顽固性幻肢痛可行交感神经阻滞或切除术。

二、骨科患者疼痛的评估

（一）评估原则

疼痛评估需连续，开始疼痛治疗后，有规律地定时评估；新疼痛出现时需要评估；疼痛治疗后在合适的时间评估，如注射止痛药后 30 分钟及口服止痛药 1 小时内需重新进行疼痛评估。

（二）常用的评估方法

1. 数字疼痛评分量表 numericalratingscale，NRS）

又称为数字分级评分法，是评估疼痛强度的一种常用方法。其中 0 分代表无痛，1~3 分为轻度疼痛，4~6 分为中度疼痛，7~9 分为重度疼痛，10 分代表无法忍受的痛，NRS 常用于疼痛治疗前后效果对比。NRS 评估时，因患者个体理解差异，有时会造成结果不够准确。

2. 视觉模拟评分法（visualanaloguescale，VAS）

这一方法是用一条长度固定的直线来测定疼痛强度，线左端表示"无痛"，右端表示"无法忍受的痛"，线左端至标记符号之间的距离为该患者的疼痛强度。VAS 评分方法简单、快速、易操作，临床工作中多用于评估疼痛治疗的效果，即测定疼痛的缓解程度。VAS 评分方法的缺点是需要抽象思维，评分时需要必要的感觉、运动及知觉能力，比较适合用于治疗前后做评价。

3. 言语描述疼痛量表（verbalratingscale，VRS）

0 分代表无痛；1 分代表轻度疼痛，可忍受，能正常生活和睡眠；2 分代表中度疼痛，适当影响睡眠，需用止痛药；3 分代表重度疼痛，影响睡眠，需用麻醉药或止痛剂；4 分代表剧烈疼痛，影响睡眠较重，伴有其他症状；5 分代表无法忍受的疼痛，严重影响睡眠，伴有其他症状。此评分方法常用于简单的定量评测疼痛、骨科术后患者的疼痛评估和观察术后镇痛药物治疗效果等方面，缺点是分度不够精确。

4. WOng-BAKER 面部表情疼痛量表（facesratingscale，FRS）

该方法用 6 种面部表情来表达疼痛程度。此法适合于任何年龄的患者，尤其适用于急性疼痛、老人、表达能力丧失者。0 分：非常愉快，无疼痛；1 分：有一点疼痛；2 分：轻微疼痛；3 分：疼痛较明显；4 分：疼痛较严重；5 分：疼痛较剧烈。

5. 长海痛尺疼痛评分法

"长海痛尺"综合了 NRS 和 VRS 两者的优点，基本可以满足临床一线的要求。

（三）止痛效果评估（四级法）

（1）完全缓解：疼痛完全消失。

（2）部分缓解：疼痛明显减轻，睡眠基本不受干扰，能正常生活。

（3）轻度缓解：疼痛部分减轻，仍感到有明显疼痛，睡眠、生活仍受干扰。

（4）无效：疼痛无缓解。

第二节　骨科患者疼痛管理

一、药物运用

由于创伤患者病情较复杂，先保证生命体征平稳，然后根据患者的疼痛程度选择合适的镇痛药物。

（一）常用镇痛药物分类

1. 阿片类镇痛药

主要作用于中枢神经系统，提高患者的痛阈，从而减轻或消除疼痛，分为强阿片类和弱阿片类药，强阿片类用于全身麻醉诱导和维持的辅助用药及术后中至重度疼痛的治疗，包括吗啡、芬太尼、哌替啶等；弱阿片类药主要用于轻至中度急、慢性疼痛的治疗，如可待因、双氢可待因。阿片类镇痛药最常见的不良反应包括嗜睡、眩晕、恶心、呕吐、呼吸抑制、便秘和排尿困难等。阿片类镇痛药用于治疗疼痛时，推荐持续或定时给药，应从最低剂量开始使用，持续静脉注射药物时，需每日定时唤醒患者，密切注意阿片类药物的不良反应，低血压、呼吸抑制及胃肠蠕动抑制的患者禁用。除静脉注射剂型外，还有外用贴剂芬太尼透皮贴剂，该贴剂可以通过透皮吸收后进入血液循环发挥镇痛作用。

2. 非阿片类镇痛药

主要是非甾体抗炎药、中枢性镇痛药和其他类型的镇痛药。非甾体抗炎药可用于轻到中度疼痛的治疗，还可以辅助阿片类药物的镇痛。常见的药物有布洛芬、美洛昔康、塞来昔布（西乐葆）、帕瑞昔布钠。塞来昔布、帕瑞昔布钠是选择性 COX-2 抑制剂，具有膜稳定作用，可抑制环氧化酶而减少前列腺素（PG）释放，抑制 PG 介导的化学或机械感受器的增敏，削弱痛觉过敏，减轻疼痛。非甾体抗炎药的不良反应有消化道损伤、血小板功能异常及肾脏损伤等。应用 NSAID 时，对于心血管疾病高危患者，应权衡疗效和安全，同时应避免同时使用两种或以上 NSAID，老年人宜选用肝、肾、胃肠道安全性较好的药物。

3. 曲马朵

一种结构与可待因及吗啡类似的中枢镇痛药，曲马朵对呼吸功能的影响小，它的另一个优点是与其他阿片类相比，胃肠道影响小。

4. 局部麻醉药

通常局部用药镇痛效果较全身用药镇痛效果完善，常用药物为长效局麻药、阿片类药物或者这两类药物的混合剂，包括手术切口的局麻药浸润、神经阻滞、关节腔内注射、椎管内用药（硬膜外给药，PECA）和连续外周神经置管镇痛（PCNA）等。

（二）给药方式、方法选择原则

1. 按时给药

不是按需给药，强调用药的定时性，即应该有规律地按时给药，以维持药物浓度的恒定及预防疼痛的发作。

2. 按阶梯给药

评估患者的疼痛程度，根据患者的疼痛程度选择不同阶梯的止痛药。轻度疼痛选择非甾体抗炎止痛药，中度疼痛选用弱阿片类药物，重度疼痛选用阿片类药物，如果两者药物合用后仍不能止痛，则使用强阿片类药物。

3. 联合用药

对中、重度疼痛，最好使用两种以上止痛药物，这样可以减少其用量及并发症，增强止痛效果。

4. 交替使用

长时间反复使用同一种止痛药物效果不佳，不应该依靠增加剂量实现止痛效果，应及时改用其他止痛药物。

5. 注意观察疗效

在实施药物治疗过程中，应了解药物种类、剂型、剂量、给药途径、间隔时间、给药阶梯和疗程，密切观察患者的用药反应，及时评估用药效果。

（三）应用镇痛药物的途径

1. 口服

使用方便，但是起效较慢，而且由于受患者胃肠功能和首过效应的影响，不同患者服用药物的生物利用度有差异。口服给药的原则是先给予足够的药物以达到有效镇痛的血药浓度，然后间断规律小剂量给药维持。

2. 肌内注射

方法简单，起效快，但阿片类药物的药效学和药代动力学之间存在差异，不同患者肌内注射标准剂量阿片类药物后，最大血药峰浓度差值有差异。美国的疼痛指南建议术后镇痛尽量避免肌内注射，因为注射本身会给患者带来疼痛。

3. 静脉注射

可迅速达到疼痛治疗所需要的血药浓度，但单次用药剂量过大时，可能会产生峰浓度，引起严重的不良反应，如呼吸抑制、恶心、呕吐等，单次注射药物时，由于药物快速分布，有效血药浓度持续时间短，需反复给药。

4. 直肠给药

药物可以通过直肠壁丰富的血液循环迅速吸收，当患者恶心、限制饮食等不能口服时，可直肠给药，如吲哚美辛栓等。

5. 经皮给药

这类药物增强皮肤渗透性，不经注射即可进入血循环。这类经皮给药可以持续数小时或数天，如芬太尼透皮贴剂等。

6. 硬膜外应用镇痛药物

硬膜外注射药物治疗可用于除头颅以外的身体各个部位的急、慢性疼痛的治疗。相对于全身用药，椎管内镇痛方法相对麻烦，但镇痛效果确定、不良反应相对少，它还具有全身用药所不具备的优点，有利于改善肺功能，可促进肠道排气，加速关节手术后的恢复，可以早期进行功能锻炼等。随着近年来骨科手术围手术期抗血栓治疗的不断开展，出于对硬膜外血肿的担忧，PECA 有减少的趋势，PCNA 逐步兴起，特别是在 B 超引导下的探针穿刺，所用局麻药少，安全性高，镇痛效果准确。

7. 患者自控止痛（PCA）

PCA 是医师根据患者的情况设定合理的处方，利用反馈调节，患者支配给药镇痛。与传统大量、少次给药相比，PCA 避免了血药浓度的波动。使用前，应向患者及其家属介绍 PCA 的原理、可能出现的不良反应并尽可能使用单独的静脉通路。监测呼吸、循环系统功能是使用 PCA 泵的护理重点。护士应详细记录患者的止痛治疗方案、患者的用药剂量和止痛效果，如出现镇痛不全，应及时通知有关医师，酌情追加止痛药。其设置包括负荷剂量、背景输注剂量、自控给药剂量、锁定时间及单位时间最长限量等。负荷剂量是迅速滴定并达到有效的镇痛浓度；其次是背景剂量，目的是维持血浆浓度在有效的镇痛范围。冲击剂量指的是患者疼痛未能完全缓解按压 PCA 所追加的药物剂量。锁定时间是两次按压 PCA 的间隔时间，设置锁定时间防止过量用药。为防止反复给药导致中毒，PCA 期间多以 1 小时或 4 小时为间隔限定最大单位时间使用量。根据药物剂量、浓度以及患者对药物的需要量进行调整，一般设定 PCA 静脉给药量为 2mL/h。

二、其他方法的运用

（一）经皮神经电刺激疗法

经皮神经电刺激疗法（transcutaneous electrical nerve stimulation，TENS），是一种非药物无创止痛法。通过温和微量的电流刺激知觉神经去阻断痛觉神经信号的传递，达到止痛的效果。利用 TENS 治疗伤口疼痛，在术后镇痛中可以减少镇痛药物的使用，因为无创伤、无不良反应，所以在欧美得到推广应用。

（二）理疗

理疗可作为疼痛治疗的辅助方法，手术后患者的疼痛阈值降低，术后疼痛感觉会愈加明显，膝关节置换术后冰敷压迫可减少炎性物质的渗出，减少炎性物质刺激局部神经末梢，降低神经末梢及细胞的敏感性，从而减少疼痛或缩短疼痛时间及对组织细胞的损害。红外线和蜡疗主要治疗一些慢性关节炎的患者，红外线理疗的机制是通过提升人体局部组织的温度，使该组织的血管扩张，继而提高血液灌注，从而促进炎症吸收和组织细胞的新陈代谢，具有消炎、消肿、减轻疼痛和修复受损细胞功能的作用。

（三）按摩和触摸

有学者认为，穴位按摩是通过内啡肽来缓解机体疼痛的，按摩能增加体内内啡肽的分泌，并能阻断痛觉纤维的冲动，从而增强机体的抗痛觉能力。可以抚摸患者的手、轻拍患者的肩部、对患肢进行向心性按摩。

（屠　娟）

第三章 骨科体位护理

体位是指人的身体所保持的姿势或某种位置。在临床上通常是指患者根据治疗、护理和康复的需要所采取并能保持的身体姿势和位置。正确安置患者体位，促使患者感到舒适，疼痛缓解，有利于疾病转归，同时也避免了体位摆放不当导致的肢体不适、功能障碍等不良后果。

第一节 骨科患者常见卧位

一、平卧位

（一）姿势

自然平卧，头下垫枕，四肢自然放置。如遇全麻未苏醒、昏迷等患者时需去枕平卧，头偏向一侧。

（二）作用

最为常见的一种卧位。椎管麻醉后去枕平卧，可以预防头痛，头偏向一侧，以防呕吐时误吸。

二、侧卧位

（一）姿势

一侧头部贴枕，肩贴床，同侧上肢屈肘置于枕头上，另一侧上肢随意放置，上腿弯曲，放松，下腿稍伸直，胸前及两腿间可放置软枕。

（二）作用

与平卧位交替使用，使患者舒适，预防压力性损伤等并发症，适用于灌肠时体位。

三、半卧位

（一）姿势

床头摇高，以髋关节为轴心，上半身与床形成30°~50°，再摇起膝下支架，为增加舒适感防止身体下滑，亦可在膝下垫软枕。

（二）作用

肩部、上肢术后采用侧卧位，有利于静脉血回流，减轻术后组织肿胀，利于创面愈合；预防坠积性肺炎、压力性损伤等；便于患者进食、排便。

四、俯卧位

（一）姿势

患者俯卧，两臂屈曲放于头的两侧，两腿伸直，头偏向一侧，胸下、髋部及足踝处各放置一软枕。

（二）作用

适用于脊椎手术后或腰、背、臀部有伤口时，不能平卧或侧卧的患者。下肢行双侧肌皮瓣移植术的患者为避免皮瓣区受到压迫而造成愈合障碍。

五、头高脚低位

（一）姿势

患者仰卧，床头用抬高物垫高 15～30cm。

（二）作用

用于颅骨牵引。

六、头低脚高位

（一）姿势

患者平卧，床尾用抬高物垫高 15～30cm。

（二）作用

用于下肢骨折牵引时做反牵引。

第二节　骨科患者的常用功能位

功能位是指肢体处于最能发挥功能活动的体位。当肌肉、关节功能不能或尚未恢复时，将肢体固定在功能位，利于关节功能恢复。各大关节常见功能位如下。

（1）肩关节：外展 45°，前屈 30°，外旋 15°。

（2）肘关节：屈曲 90°。

（3）腕关节：背屈 20°～30°，尺倾 5°～10°。

（4）髋关节：前屈 15°～20°，外展 10°～20°，外旋 5°～10°。

（5）膝关节：屈曲 5°～10°或伸直 180°，儿童可用伸直位。

（6）踝关节：背曲 90°；屈曲 5°～10°为女性踝关节功能位，适用于穿有跟鞋，维持身体前倾。

（屠　娟）

第四章 麻醉护理

第一节 麻醉概述

麻醉是指用药物或其他方法使病人的中枢神经系统或周围神经系统的某些部位受到可逆性的抑制，使机体全部或部分暂时失去感觉，或伴肌肉松弛、反射活动减弱或消失的一种技术。它是保证手术安全、减轻病人痛苦、创造良好手术条件的重要措施之一，也是当代外科治疗不可缺少的重要组成部分。

一、麻醉学的工作范畴

临床上常说的麻醉一般指手术过程中为消除疼痛而实施的麻醉。实际上，麻醉作为一门学科，其工作范畴除临床麻醉外，还包括重症监护与治疗、急救与复苏、疼痛治疗和麻醉治疗等。麻醉病人的护理主要涉及临床麻醉的方法及麻醉前、麻醉中、麻醉后病人的护理。

（一）麻醉前护理

麻醉前护理是指病人进入手术室接受麻醉之前的护理。麻醉前护理的主要任务是评估病人是否存在影响麻醉的全身和局部因素，以及病人对麻醉的耐受力，找出需要医疗或护理干预的问题，纠正全身状况，改善重要脏器功能，消除不利因素，提高对麻醉的耐受力，确保麻醉和手术的安全，减少麻醉后并发症。

（二）麻醉中护理

麻醉中护理是指从病人进入手术室准备麻醉开始至手术结束一段时间的护理。在麻醉过程中，由于疾病本身的原因和麻醉药物的影响，病人可能出现神经、循环、呼吸等各个系统的异常情况，甚至出现生命危险。因此，麻醉中护理的主要任务是协助麻醉师实施麻醉、保证静脉输液通畅，与麻醉师密切配合，监测生命体征、尿量等变化，及时发现和协助处理异常情况，保证病人安全。

（三）麻醉后护理

麻醉后护理是指病人手术结束，终止麻醉之后的护理。由于外科疾病本身及麻醉、手术对病人生命活动的严重干扰，麻醉后可能存在呼吸、循环、消化、内分泌及神经系统等多方面的生理功能紊乱。对麻醉后呼吸和循环功能稳定者可直接送回外科病房，否则应留麻醉苏醒室（recoveryroom）或 ICU 进行监测和护理。此期，护理工作的重点是监测病情变化，纠正麻醉及手术创伤所造成的各系统功能紊乱，预防和处理麻醉后并发症，促进机体的全面康复。

二、麻醉的分类

临床麻醉方法较多，主要根据病人身体状况、手术种类、手术部位等综合考虑和选择使用。根据麻醉部位、实施方法和麻醉药物的不同将临床麻醉分为以下五类：

（一）局部麻醉（localanesthesia）

包括表面麻醉、局部浸润麻醉、区域阻滞和神经阻滞。

（二）椎管内麻醉（intrathecalanesthesia）

从广义上讲，也属于局部麻醉。但因其在操作和药物使用方法上存在着特异性，故临床上将其作为专门的麻醉方法来看待。包括蛛网膜下隙阻滞（腰麻）、硬膜外隙阻滞（硬膜外麻醉）和骶管阻滞麻醉，其实骶管阻滞麻醉也是硬膜外隙阻滞麻醉的一种。

（三）全身麻醉（generalanesthesia）

包括吸入全身麻醉、静脉全身麻醉。

（四）复合麻醉（combinedanesthesia）

为几种麻醉药物和（或）方法（如低温、控制性低血压）的配合使用。

（五）基础麻醉（basalanesthesia）

为保证麻醉的顺利进行，在实施麻醉前使病人进入类似睡眠状态的麻醉前处理方法。

第二节　麻醉前护理

麻醉会给病人带来不同程度的损害和风险，为保证病人在麻醉期间的安全，增强病人对手术和麻醉的耐受性，避免发生麻醉意外，减少麻醉后并发症，必须做好麻醉前的准备工作和护理。

一、护理评估

（一）健康史

（1）个人史：包括劳动史、烟酒史和药物成瘾史等。

（2）过去史：有无中枢神经系统、心血管和呼吸系统等疾病。

（3）既往史：包括病人以往所用的麻醉药物、方法和手术中、后的详细情况。

（4）用药史：详细了解病人近期是否使用降压药、降糖药、强心药、利尿药、抗生素、镇静剂、三环类药物等，用药剂量、时间及有无不良反应。

（5）家族史：家族成员中有无遗传性、过敏性疾病及其他疾病史。

（二）身体评估

了解心血管系统、呼吸系统、泌尿系统、神经系统、内分泌系统、血液系统状况，穿刺部位皮肤有无感染，脊柱有无畸形或活动受限，牙齿有无松动、脱落等。麻醉前评估主要是评判病人对麻醉和手术的耐受力，目前常用的评估是以美国麻醉医师协会（ASA）的分级指标为标准。

（三）辅助检查

了解各项实验室检查结果，如血、尿、大便常规和血生化系列，心、肺功能检查；B超、X线、CT等影像学检查；了解水、电解质和酸碱平衡情况，凝血功能是否正常等。

（四）心理状况

麻醉前的病人因为担心自己疾病的严重程度，手术、麻醉效果及预后等，会产生多种不良的心理反应，如紧张不安、焦虑、恐惧、害怕。表现为呼吸、脉搏加快、手发抖、肢体湿冷、小便次数增加等。麻醉前应全面评估病人的心理状况，正确引导和及时纠正病人不良心理。

二、主要护理诊断

（一）焦虑、恐惧

与担心疾病、麻醉与手术、预后及经济等方面有关。

（二）知识缺乏

缺乏有关麻醉、手术的相关知识。

（三）营养失调

低于机体需要量与疾病所致营养摄入不足或机体代谢增强有关。

三、护理措施

（一）心理辅导

积极主动地与病人沟通，了解病人焦虑、恐惧的原因。根据病人的年龄、文化程度、身体状况等情况，就病情、麻醉可能出现的不适和处理措施做详细的解释，解除病人的疑虑，使病人有积极的心态接受和配合麻醉。

（二）提高对麻醉的耐受力

应指导病人合理膳食，以摄取足够的营养，凡禁食、进食困难或营养不良者，应遵医嘱给予营养支持治疗。对存有水、电解质及酸碱代谢失衡，贫血和低蛋白血症者，应给予输液、输血或人血白蛋白等处理。对患有心、肝、肾、肺等重要脏器疾病及甲状腺功能亢进症、糖尿病者，应采取相应的治疗和护理措施。

（三）胃肠道准备

消化道准备的目的是保持胃肠道空虚，防止麻醉中呕吐物误吸引起窒息或吸入性肺炎。除门诊小手术实施局麻外，其他择期手术麻醉前成人均应禁食 8~12h，禁饮 4h，婴幼儿应禁食 4~8h，禁水 2~3h。对饱食后急症手术的病人，应插粗胃管抽吸胃内容物，必要时用生理盐水洗胃。

（四）局麻药过敏试验

酯类局麻药的代谢产物可成为半抗原，引起少数病人发生过敏反应，使用前应常规做皮肤过敏试验。酰胺类局麻药极少引起过敏反应。

（五）麻醉前用药

为了消除病人紧张、提高痛阈、减少分泌物、消除不良反射、更好地完善麻醉效果，应根据病人的全身状况、麻醉药物、麻醉方法、手术方案合理选择药物。

（1）催眠药：具有镇静、催眠、抗惊厥的作用。常用苯巴比妥（鲁米那）、戊巴比妥和司可巴比妥等。

（2）安定镇静药：具有安定镇静、催眠、抗焦虑、抗惊厥的作用。常用地西泮（安定）、咪达唑仑等。

（3）镇痛药：具有镇静及镇痛作用，与全身麻醉药有协同作用，可以减少麻醉药用量。

椎管内麻醉时作为辅助用药，能减轻内脏牵拉反应。常用吗啡、哌替啶、芬太尼等。

（4）抗胆碱能药：能阻断 m 胆碱能受体，抑制腺体分泌，减少呼吸道和口腔分泌物，解除平滑肌痉挛及迷走神经兴奋对心脏的抑制作用。常用阿托品、东莨菪碱等。

（5）抗组胺药：可以拮抗或阻止组胺释放。常用异丙嗪等。

（六）麻醉设备和药品的准备

麻醉前应准备和检查麻醉所需的麻醉设备、用具及药品，包括麻醉机、吸引器、面罩、喉镜、穿刺包、供氧设备和监测仪等；无论实施何种麻醉，都必须准备麻醉机、急救设备和药品。

（七）病人入手术室后

在麻醉前仔细核对病人的基本情况。

（八）健康教育

（1）告知病人麻醉的相关知识，减轻病人的恐惧和焦虑感。
（2）指导病人学会自我放松、自我控制情绪，使精神保持愉快。
（3）解除病人的疑虑，使病人有积极的心态接受和配合手术。

第三节　局部麻醉

局部麻醉又称部位麻醉，是用局麻药暂时阻断某些周围神经的传导，使这些神经所支配的区域产生麻醉效应，简称局麻。局麻操作简便，对病人的生理干扰小、并发症少，但其止痛效果有限。

一、常用局部麻醉药

局部麻醉药根据化学结构的不同，可分为两大类：
（1）酯类常用的有普鲁卡因、丁卡因等。
（2）酰胺类包括利多卡因、丁哌卡因、罗哌卡因等。

局麻药过敏反应：酯类较酰胺类局麻药多见。用药前做皮内试验，但结果可能有假阳性或假阴性。对酯类局麻药过敏者可换用酰胺类局麻药。

二、常用局麻方法

（一）表面麻醉

表面麻醉是将穿透力强的局麻药施于黏膜表面，使其透过黏膜面阻滞黏膜下的神经末梢，产生麻醉效应。常用方法如下：

（1）喷雾法：以1%的丁卡因或2%的利多卡因用喷雾器向咽喉、气管内喷洒，使局部黏膜麻醉。
（2）灌注法：用注射器将2%的利多卡因经尿道口注入，使局部黏膜麻醉。
（3）涂敷法和滴入法：将含有1%的丁卡因或2%的利多卡因棉片填入鼻腔片刻，使鼻腔黏膜麻醉；用0.5%的丁卡因或2%的利多卡因滴眼，使睑结膜与角膜组织麻醉等。

（二）局部浸润麻醉

局部浸润麻醉是将局麻药注射到手术区的组织内，阻滞神经末梢而达到麻醉效应。常用

0.25%～0.5%的利多卡因。操作时病人只有第一次进针的痛感，然后分层在肌膜下、肌内、竹膜前或腹膜等处注药，浸一层，切开一层，注药与手术交叉进行。此法单位时间内用药量小。也可一次将各层浸润阻滞后再行手术，此法单位时间内用药量较大，宜采用低浓度以控制用药剂量。

注意事项：①掌握一针注药法，使药液在组织内浸润神经末梢；②低浓度、限域用药，局麻药内加肾上腺素预防局麻药中毒；③每次注药前应回抽，以防直接注入血管内；④腹腔手术，应充分阻滞内脏神经；⑤范围大或深层手术，不选用此麻醉方法。

（三）区域阻滞（regionalblock）

区域阻滞是在手术区四周和底部注射局麻药，阻滞手术区的神经纤维而达到麻醉效果。适用于肿块切除术，用药同局部浸润麻醉。

（四）神经阻滞（nerveblock）

神经阻滞是将局麻药注射到神经干、丛、节的周围，阻滞神经冲动的传导，使其所支配的区域产生麻醉作用。适用于肋间神经、眶下神经、坐骨神经、指（趾）神经干的神经阻滞，颈丛、臂丛神经阻滞等。

三、主要护理诊断

（一）焦虑、恐惧

与面临麻醉风险和手术室的陌生环境有关。

（二）潜在（局麻）并发症

局麻药毒性反应、局麻药过敏反应等。

四、护理措施

（一）配合麻醉

局部麻醉时由麻醉师实施如颈神经丛阻滞，有时由手术者实施如局部浸润麻醉。应协助摆放麻醉体位，提供好的灯光照明，充分暴露麻醉部位，同时应照顾到病人的舒适和隐私部位的保护；查看局麻药过敏试验结果，准备好注射器、消毒物品等；提供并核实局麻药，掌握好局麻药的用量和浓度，以防一次用量过大、短时间内用药过多或浓度过高，引起局麻药毒性反应。

（二）观察和处理并发症

1. 观察病人情况

局麻方法对机体影响较少，门诊手术病人若术中用药量较大或手术时间较长，应在术后休息片刻，观察无不良反应后方可离开。

2. 不良反应的护理

①毒性反应：主要表现为中枢神经系统和心血管系统的改变。病人出现头晕、目眩、多语、寒战、惊恐不安和定向障碍等，严重者可引起抽搐和惊厥。心血管系统表现为抑制作用，如心肌收缩力下降、心排血量减少、心率减慢、血压降低，出现房室传导阻滞，甚至停搏。

预防及护理措施：给药前应回抽，无血时再注药；对于年老体弱者应减量；局麻药中适量加肾上腺素以减慢其吸收,但高血压、甲状腺功能亢进病人禁用;加强观察和积极处理毒性反应。一旦发现中毒,首先停药,并立即对症处理。主要包括给氧和维持呼吸,躁动不安时用安定 5~10mg 静脉注射(静注);抽搐或惊厥用 2.5% 的硫喷妥钠静注;若抽搐不止,在控制呼吸的条件下,用短效肌松药琥珀胆碱静注;低血压需行输液伪麻黄碱或间羟胺升压;发生心搏、呼吸骤停者立即行心肺脑复苏。

②过敏反应:即变态反应,在临床上主要表现为皮肤瘙痒、荨麻疹、哮喘、呼吸困难、血管神经性水肿等。预防及护理措施包括:尽快选用酰胺类局麻药,麻醉过程中仔细观察病人的呼吸、血压、皮肤改变,注意有无呼吸困难、荨麻疹等的发生;一旦发生过敏反应立即停药,采取肾上腺素静注,并行氧气吸入,抗组胺药苯海拉明肌内注射,静脉滴注地塞米松;低血压时用麻黄碱或间羟胺等升压药;用氨茶碱或异丙肾上腺素解除支气管痉挛。

③其他反应:局麻药内加入肾上腺素,会引起心血管反应,应与局麻药的过敏反应或中毒反应相鉴别。个别病人在应用小剂量局麻药后,出现中毒样症状,称为高敏反应。这两种反应需停止用药或相应对症治疗。

(曹小宇)

第五篇　妇产科护理

第一章　妇科护理概述

第一节　妇科护理定义

一、国内外妇科护理学发展史

我国医学发展历史悠久，最早在公元前 1300—公元前 1200 年，就有以甲骨文撰写的卜辞中王妃分娩时染疾的记载。至唐代，孙思邈所著《脉经》中也有不少关于妇科疾病病因、病理方面的进一步解释，《千金要方》对种子、恶阻、养胎、妊娠等疾病的治疗，临产注意事项、产后护理及崩漏诸症皆有详尽的分析和论述。至现代，妇女所选择的分娩场所也由家庭转为医院，第二次世界大战前，妇科照顾的重点仅限于急症、重症状态的护理，以及预防妇科传染病方面的工作。为适应社会发展过程，妇科护理也经历着"以疾病为中心的护理"向"以患者为中心的护理"的变革，开展"以整体人的健康为中心的护理"将成为当代护理学的发展趋势。

二、妇科护理学发展趋势

为适应医学模式转变和社会发展过程中人们对生育、健康及医疗保健需求的变化，妇科护理模式势必随着现代护理学发展趋势做出调整，有如下必要性：医护人员可以及时获得信息，及时反馈；减少并发症；充分发挥护士独立性角色功能，提高护理人员工作成就感等。

三、妇科护理学定义

妇科护埋学是一门诊断并处理女性对现存和潜在健康问题的反映、为妇女健康提供服务的学科，也是现代护理学的重要组成部分。

第二节　妇科护士素质

随着现代医学技术的迅速发展，医学模式的转变，人们的健康意识在逐步提高，仅仅拥有精湛医疗技术和先进仪器设备的医院已无法满足患者的就医需求。而素质高、能力强并具有主动服务意识的护理人员愈来愈被医院所重视，亦被患者所青睐。基于现代护理模式和医疗体制的改变，作为与人类息息相关的护理事业迎来了新的挑战，护士的职业素养直接影响护理效果。

妇科护理工作服务的对象是女性患者，她们不仅拥有女性本身所特有的依赖、羞涩等性格；还具有作为患者所共有的敏感、焦虑等特点。妇科患者所患疾病与生殖系统有关，涉及其个人隐私、生理缺陷等，疾病类型复杂多样，因此，切实有效地提高妇科护理人员的素质，推动护理工作持续发展，是十分重要而且必要的。妇科护理人员不仅要增强职业责任感，加强专科知识学习，还要具备亲和良好的形象素质、熟练高超的技术水平、勇于创新的科研意识，从而推动妇科护理工作迈上更高的台阶。

职业道德素质：鉴于妇科患者患病部位的特殊性，护士应规范言行，在询问病史、护理操作时，不仅要动作轻柔，还要注意保护患者隐私。对未婚先孕、不孕、性病、生殖器畸形、先天性生理缺陷等患者，要严格保密。用共情心、同理心安抚患者的焦虑情绪，使其产生信任感，从而取得患者的配合。

专业技术能力：妇科护士应博闻多识，对妇科疾病的理论知识要做到信手拈来，同时要对妇科急危重症患者所特有的征象了然于心。在工作中，不断提高自身专科知识水平，加强多学科知识储备，规范技术操作流程，做到精益求精。

评估预判能力：妇科患者易受生理、心理的双重困扰，又因焦虑、不安等情绪的干扰，造成严重的心理障碍。因此，妇科护士应全面评估服务对象的年龄、背景、信仰，给予安慰、鼓励等人文关怀，同时还要利用敏锐的观察力、判断力，对现存和潜在病情变化的风险等级进行评估和预判，及时准确地处理和预防突发情况。

沟通协调能力：面对护士角色的转变，作为妇科护士，既应具备丰富的专业知识、熟练的技术操作，还应具备良好的沟通协调能力。妇科患者具有一定的特殊性，如手术患者，担心影响夫妻生活、生育等问题。在提供护理服务时，应给予充分的心理疏导和健康教育，与患者及家属进行有效的沟通，使其做出慎重选择，同时与医生配合、协作，为患者选择最佳治疗方案。只有保证医护、护护、护患之间有效和谐地沟通，才会有利于患者治疗方案的顺利进行，更有利于团队建设和护理工作质量的提高。

医院快速发展过程中，护士素质的高低与医院建设、科学化和规范化管理、医护患和谐等密不可分。作为妇科护理工作者，在执业活动中不仅要具备健康的心理素质，还要将个性化整体护理、适宜康复、健康指导及延伸护理服务覆盖到患者治疗的全过程，从而提升医院服务水平，提高患者满意度，塑造医院服务新形象。

第三节　妇科护理特点

一、护理对象

妇科护理对象为处于不同生理时期女性。妇科常见疾病主要包括女性生殖系统炎症、损伤、发育异常，女性生殖器肿瘤，女性生殖内分泌异常及其他特有疾病。因女性天性敏感、柔弱，在疾病状态下患者更易出现焦虑、紧张、忧虑、恐惧等心理问题，需要护理人员给予更多的呵护与关爱。妇科疾病常触及隐私，不应对患者产生歧视与偏见，在工作中，护理人员应充分尊重患者隐私权，维护其尊严。发生暴露私密部位的护理操作时，应做好必要的解释，注意语言规范，用词合理恰当，避免产生歧义，给予患者有效的遮挡，创造足够的私密空间，保护其隐私。护理工作中还应考虑到患者所处的具体生理时期，提供个性化的护理措施，做好心理护理，尊重患者知情权及隐私权，帮助其建立起有效的社会心理支持。

二、妇科护理模式

随着医学的进步，妇科护理工作应建立以人为核心、以家庭为中心的整体护理理念，除关注患者本身外，还应重视环境、心理、物理等因素对疾病康复的影响，强调生理、心理、社会、文化、精神等多方面的需求，为患者提供最佳的整体护理方案。在促进现存疾病康复的前提下，更应关注疾病的预防和保健。随着大数据时代的到来、互联网的迅猛发展，使远程护理服务覆盖到偏远或医疗欠发达地区，使不同区域的人们可以得到同质化的优质的护理服务，有效改善女性身心健康状况，护理人员的执业场所已由医院延伸到社区及家庭。

在实践过程中，以循证护理为导向，以扎实的理论知识为基石，不断提升实践技能，拓展妇科护理服务内涵。在工作中建立整体意识，既要重视生殖系统内部各器官疾病的相互关联，更要注意机体内不同系统间的相互作用。例如，正常月经来潮和排卵有赖于大脑皮质和下丘脑-腺垂体-卵巢轴等一系列神经内分泌调节，其中任何一个环节异常均可导致月经异常或不孕症的发生。反之，女性生殖器发生变化也可使其他器官或系统发生变化，如绝经对骨代谢和心血管疾病等发病风险的影响。

现阶段的妇科护理模式具有以下特点：

（一）以循证护理为指导的护理实践

妇科护理实践已由经验护理转向循证护理。护理人员根据患者病情，运用现有最佳的科学证据为患者制订最适宜个性化的护理计划。循证护理要求护理人员终身学习，持续更新知识点，结合丰富的临床护理经验，整合自身综合分析、处理和评价的能力，提高护理技能，以患者利益为指引，节约社会资源，使患者获益。

（二）以家庭为中心的妇科护理

在制订护理计划时，应考虑患者、家庭、心理、社会等因素，为患者提供高质量的健康照护，帮助患者及其家属了解疾病的病理生理过程以及心理变化，获取家庭支持，缓解患者焦虑、紧张、恐惧的心理。同时利于护理人员及时获取患者及家庭的反馈信息，为护理对象提供连续性的健康管理，为实现全生命周期的照护提供条件。

（三）以人为核心的整体护理

护理人员要将护理对象视为一个整体，即将疾病与患者视为一个整体，将生物学的患者与社会及其生存的整个外环境视为一个整体；另一方面，把我们提供的护理服务视为一个整体，将患者从入院到出院视为一个连续的过程。即对患者的护理是系统的、全面的、连续的，要保证患者从入院到出院的护理不间断；妇科护理应包括身、心两方面，也包括疾病的预防、保健、康复指导等方面的内容。因此，护理着重点不仅在患者某一生物学意义的疾病上，更应把人视为一个整体来看待，根据患者身心、社会、文化需求，提供适合于个人的最佳的整体化护理。

（四）以预防为主的健康教育与妇女保健

现代护理理念重视对患者全生命周期的照护，为妇女提供连续性的健康管理，因此应加强对妇女疾病健康教育与保健，防控或及早发现妇科常见疾病。

（李素叶）

第二章　妇科护理管理

第一节　妇科门诊的护理管理

随着医学的发展和社会的进步，人们对疾病、健康、生育、保健的认知和需求也在不断提高与改变。妇科诊疗新技术和微创手术的开展，妇科肿瘤和内分泌疾病的研究及远程医疗的广泛应用等，让更多的女性患者享受到了精准的医疗卫生服务。面对诊疗保健群体的特殊性，护理人员需要及时转变观念，不断加强业务理论学习，注重对患者的人文关怀和心理护理，不断提高患者的就医体验。

【布局设置与环境管理】

门诊是直接对患者进行诊断、治疗和开展预防保健的场所，具有患者数量多、人群流动性强、辅助检查多、就诊时间短、等候时间长等特点。

一、布局设置

门诊应设置在独立区域，具有预检分诊、候诊和就医等功能，有条件的医院可以设立独立的临床检验、超声检查、挂号（收费）等一站式服务模式，方便患者就医。

门诊设置有分诊处、候诊区和诊室（检查间）、治疗室、手术室、卫生间、物品储备间、医务人员生活区等。

候诊区设有醒目的标志、标识和指引路牌、地标，必要时可配备多媒体查询机，以清晰、透明地呈现各种医疗服务项目、当日出诊医师等信息，方便患者选择。

诊室面积应≥8m²，设为接诊和检查两个区域，配有流动水洗手设施、洗手液、干手设施或速干手消毒剂。接诊区是医师询问病史、书写病历、明确诊断、提供治疗方案等的区域，桌上放置有与医疗工作相关的计算机用品、检查治疗申请单和告知书等。检查区是医师对患者进行身体检查的区域，备有截石位检查床、治疗车、医疗物品储存柜、一次性垫巾、拖鞋、污物桶等，床前设有遮隔设备和小柜（或衣架），用来保护患者隐私和放置衣物；医疗物品储存柜上按照无菌和有菌区域放置各种检查用品和一次性耗材。

治疗室内备有各种治疗用品、抢救物品和设备，如抢救车、吸氧装置、平车、轮椅等，各种物品按类摆放，每班检查，确保呈备用状态。

二、环境管理

环境建设是门诊管理的重要方面，也是门诊人性化服务建设的重要组成部分。环境要求以安全、舒适、整洁、温馨及方便患者就医为目的，利于维护患者的尊严，保护患者的隐私。

门诊需自然通风良好，温湿度适宜，一般维持室温在 18~22℃，湿度 50%~60%，相应区域放置候诊椅、健康宣教手册放置架、便民措施、多媒体查询机、自动提款机、辅助检查科室示意图等。候诊及就诊区域若利用走廊通道，单侧候诊通道净宽应≥2.10m，两侧候诊通道净宽应≥2.70m。

护理人员仪表端庄、服装整洁、佩戴工牌，使用文明用语主动热情为就诊患者服务，起立、耐心解答患者的咨询，声音以患者能听到为宜，充分体现"以患者为中心"的服务理念，不断提高患者的就医体验。

【服务管理】

（一）预约诊疗

（1）实施多种形式的预约诊疗与分时段服务，开展两种以上形式的预约诊疗服务，如电话、网络、微信、现场等预约形式，对门诊就诊患者实行分时段预约诊疗服务、出院复诊患者实行中长期预约服务。

（2）制定预约诊疗工作制度和规范，不断修订操作流程，逐步提高预约就诊比例≥50%。

（二）门诊服务

根据患者需求实行弹性排班，每日2次湿式擦拭物体表面，调节候诊区和诊室内温度，准备好诊疗过程中所需的各种物品和器械、设备等。

（1）预检分诊：热情接待患者，询问病史合理分诊，分诊台配备体温计、血压计、轮椅、速干手消毒剂、个人防护用品及便民用品等，以便随时取用。

（2）候诊与就诊：门诊实行"一室一医一患"，保护患者隐私。就诊前护士协助患者整理好就医所需的辅助检查报告单，首次就诊患者测量血压做好记录后，在候诊区等候有序就诊。护士随时维持良好的诊疗环境和候诊秩序，观察候诊患者，如遇病情发生变化时，立即为其安排提前就诊或送至急诊室。患者就诊结束后及时整理物品，确保各种物品"一人一用一更换"。

（3）治疗处置：根据医嘱认真执行查对制度，严格执行操作规程，必要时了解有无性生活史，以确保医疗护理安全、有效。

（4）健康教育：利用候诊时间开展健康教育，耐心、热情地向患者介绍疾病相关知识，采用口头、图片、视频、微课或宣传手册等多种形式进行健康宣传。

【护理人员培训】

1. 相关知识

加强专业知识及技能培训，按照能级管理制订科室培训计划，切实做好"三基三严"培训。包括基本理论、基本知识、基本技能、规章制度、岗位职责、工作流程、应急预案、护理礼仪、沟通技巧等。

2. 专业知识

（1）掌握女性生殖系统解剖和生理特点。

（2）掌握女性生殖系统炎症的病因、临床表现、护理要点和健康宣教等。

（3）掌握妇科疾病常见症状的护理要点和健康宣教等。

（4）熟悉妇科常用化验检查（如血常规、血生化、尿常规、妇科肿瘤标志物检查等）结果的临床意义。

（三）专业技能

掌握基本护理技能操作、妇科常用护理技能操作，如阴道灌洗、会阴擦洗、阴道或宫颈上药、坐浴等。

第二节　妇科急诊的护理管理

急诊承担着妇科急危重症患者的紧急救治，以及有妇科临床症状不宜等候就医患者的首要诊疗场所，以救治患者生命，缩短候诊时间为目的，提高患者的救治效率。

【布局设置与环境管理】

一、布局设置

急诊宜设在医院内便于患者迅速到达，邻近检验、超声影像、药房等区域。急诊入口应当通畅，设有无障碍通道，方便轮椅、平车出入，并设有救护车通道和专用停靠处。

急诊宜设医疗区和支持区。医疗区包括分诊处、就诊室、治疗室、抢救室和观察室；支持区包括挂号、各类辅助检查、药房、收费等部门。医疗区和支持区应当布局合理，有利于缩短急诊检查和抢救距离半径。

急诊需开通绿色通道，实行 24h 值班制，紧急绿色通道有醒目的标志、标识，通过不同颜色的指引路牌、地标，引导患者快速就诊。在医院挂号、收费、化验、超声检查、取药等窗口设有急诊患者优先的措施标识，并与紧急诊疗相关科室的服务保持连续与畅通，保障患者获得连贯医疗的可及性。

二、环境管理

急诊室应当宽敞明亮、通风良好、安静整洁，就诊流程便捷通畅，抢救室与急诊室相邻，根据需要设置相应数量的抢救床，每床净使用面积不少于 $12m^2$，一般以每床 $14 \sim 16m^2$ 为宜。抢救室内设有急救药品、物品、器械及心电监护仪、除颤仪等抢救设备，并具有必要时施行紧急处置的功能。另外可以根据医院规模设立观察床，收住需要在急诊临时观察处置的患者，如异位妊娠、临产等，急诊患者留观时间原则上不超过 72h。

急诊通讯装置（电话、传呼、对讲机）需保持畅通。

【护理质量与患者安全管理】

1. 护理质量管理

（1）实施自上而下的护理质量监控体系，建立科室的护理质量控制管理小组，形成护士长—质控护士组成的全员参与的质量控制路径，通过对护理质量的监控，使护理人员在业务行为、服务行为、急诊护理上满足妇科急诊工作需求。

（2）护理人员宜配备固定的急诊护士，且不少于在岗护士的 75%，护士结构梯队合理。急诊护士宜具有 3 年以上临床护理工作经验，经培训掌握了急诊、危重症患者的急救护理技能、应急预案和相关护理操作规程等，并定期接受急救技能的再培训，再培训间隔时间原则上不超过 2 年。

（3）建立各项规章制度、岗位职责、妇科常见病护理常规、应急预案和相关护理技术规范、操作规程，保证护理服务质量及医疗安全。

（4）参照"辽宁省护理质量评价标准"和医院相关规章制度，每月对科室护理工作进行质量控制检查，量化分析检查情况及存在问题，按照 PDCA 循环模式提出整改措施，不断提高护理质量。

2. 患者安全管理

（1）在急诊救治中，对重症、昏迷、无法进行身份确认的患者，实行腕带识别制度，严格执行"查对制度"，准确、及时执行医嘱。

（2）制定并严格执行分诊程序及分诊原则，按患者的疾病危险程度进行分诊，对可能危及生命安全的患者应当立即实施抢救。实行首诊负责制，不得以任何理由拒绝或推诿急诊患者，对急危重症患者按照"先及时救治，后补交费用"的原则，确保急诊救治及时有效。

（3）强化制度管理，严格遵守并执行各项规章制度，切实加强患者管理。

三、急救药品与物品管理及制度

（1）仪器设备：心电监护仪、负压吸引器、氧气袋或给氧设备、心电图机、除颤仪、简易呼吸器等。

（2）急救器械：妇科手术器械包，如刮宫包、产包、缝合包等。

（3）抢救药品和物品

1）抢救药品：止血药、镇静药、血管活性药、利尿及脱水药、抗心律失常药、呼吸兴奋药、止痛及解热药、纠正水电解质酸碱失衡类药、各种静脉补液液体、局部麻醉药、激素类药物等。

2）抢救物品：输液器、注射器、留置针、透明敷贴、采血管、采血针、吸氧面罩、血压计、听诊器等。

（4）转运设备：轮椅、平车、棉被等。

（5）急救药品、物品管理制度。

1）急救药品、物品统一放置于抢救车内或指定区域，医院抢救车实行同质化管理，抢救车上悬挂着药品、物品摆放平面示意图。

2）所有急救药品、物品做到"五定"管理：即定物品种类、定位放置、定量保存、定人管理、定期检查维修，保证性能良好，处于备用状态。

3）设使用登记本、交班本，每班清点检查，护士长每周质控。

4）抢救车内药品、物品非急救时不能随意使用。如有使用，需及时补充，器械、仪器使用后应及时清理、消毒。

5）定期组织护士进行急救流程演练，做好急救仪器设备的使用培训及记录。

【护理人员培训】

1. 相关知识

加强专业知识及技能培训，按照能级管理制订科室培训计划，切实做好"三基三严"培训。包括妇科急诊常见症状的基本理论、基本知识、基本技能、规章制度、岗位职责、妇科急诊常见疾病和症状的应急处理预案、与急诊患者或家属沟通的技巧等，从而提高护士应对急诊患者和突发事件处理的思维能力、分析及解决问题的能力。

2. 专业知识

（1）掌握女性生殖系统解剖和生理特点。

（2）急诊患者的常见症状，掌握应急处理、护理措施和健康宣教等。

（3）掌握急诊常见患者的分诊技巧，根据患者主诉、主要症状和体征，判断疾病的轻重缓急进行救治程序。

（4）熟悉急诊常用化验检查结果的临床意义，如血常规、血生化、HCG、凝血四项、尿常规等。

（5）熟悉急诊常用药物的相关知识。

四、专业技能

掌握基本护理技能操作、熟练运用急救技术（如心肺复苏术、电除颤术等）、掌握各种抢救仪器设备和物品及药品的应用管理等。

五、组织演练

针对妇科常见急危重症的抢救流程和应急预案，定期组织演练。如失血性休克、卵巢囊肿破裂或蒂扭转等。

（李素叶）

第三章　妇科常见疾病

第一节　多囊卵巢综合征

多囊卵巢综合征（PCOS）是生育年龄妇女常见的一种复杂的内分泌及代谢异常所致的疾病，以慢性无排卵（排卵功能紊乱或丧失）和高雄激素血症（妇女体内男性激素产生过剩）为特征，主要临床表现为月经周期不规律、不孕、多毛和/或痤疮，是最常见的女性内分泌疾病。

一、病因

目前对于 PCOS 病因学研究有非遗传理论和遗传理论两种。

（一）PCOS 非遗传学理论

研究认为孕期子宫内激素环境影响成年后个体的内分泌状态，孕期暴露于高浓度雄激素环境下，如母亲 PCOS 史、母亲为先天性肾上腺皮质增生症高雄激素控制不良等，青春期后易发生排卵功能障碍。

（二）PCOS 遗传学理论

此理论的主要根据 PCOS 呈家族群居现象，家族性排卵功能障碍和卵巢多囊样改变提示该病存在遗传基础。高雄激素血症和（或）高胰岛素血症可能是 PCOS 家族成员同样患病的遗传特征，胰岛素促进卵巢雄激素生成作用亦受遗传因素或遗传易感性影响。稀发排卵、高雄激素血症和卵巢多囊样改变的家族成员中女性发生高胰岛素血症和男性过早脱发的患病率增高。细胞遗传学研究结果显示 PCOS 可能为 X 连锁隐性遗传、常染色体显性遗传或多基因遗传方式。通过全基因组扫描发现最大量的与 PCOS 相关的遗传基因，如甾体激素合成及相关功能的候选基因、雄激素合成相关调节基因、胰岛素合成相关基因、碳水化合物代谢及能量平衡的候选基因、促性腺激素功能及调节的候选基因、脂肪组织相关的基因以及慢性炎症相关基因。

总之，PCOS 病因学研究无法证实此病是由某个基因位点或某个基因突变所导致，其发病可能与一些基因在特定环境因素的作用下发生作用导致疾病发生有关。

二、分类

根据 PCOS 国际诊断标准（详见诊断部分）诊断的 PCOS 可以进行亚型分型，以便于个体化治疗选择：

1 型：经典 PCOS，超声卵巢多囊样改变及高雄激素的临床表现和/或高雄激素血症；

2 型：超声卵巢多囊样改变及稀发排卵或无排卵；

3 型：NIH 标准 PCOS，高雄激素的临床表现和/或高雄激素血症及稀发排卵或无排卵；

4 型：同时具备超声卵巢多囊样改变、高雄激素的临床表现和/或高雄激素血症及稀发排卵或无排卵，此型也被称为经典 PCOS。

三、临床表现

（一）月经紊乱

PCOS 导致患者无排卵或稀发排卵，约 70% 伴有月经紊乱，主要的临床表现形式为闭经、月经稀发和功血，占月经异常妇女 70%~80%，占继发性闭经的 30%，占无排卵型功血的 85%。由于 PCOS 患者排卵功能障碍，缺乏周期性孕激素分泌，子宫内膜长期处于单纯高雌激素刺激下，内膜持续增生易发生子宫内膜单纯性增生、异常性增生，甚至子宫内膜非典型增生和子宫内膜癌。

（二）高雄激素

1. 多毛

毛发的多少和分布因性别和种族的不同而有差异，多毛是雄激素增高的重要表现之一，临床上评定多毛的方法很多，其中世界卫生组织推荐的评定方法是 Ferriman-gallway 毛发评分标准。我国 PCOS 患者多毛现象多不严重，大规模社区人群流调结果显示 mFG 评分>5 分可以诊断多毛，过多的性毛主要分布在上唇、下腹和大腿内侧。

2. 高雄激素性痤疮

PCOS 患者多为成年女性痤疮，伴有皮肤粗糙、毛孔粗大，与青春期痤疮不同，具有症状重、持续时间长、顽固难愈、治疗反应差的特点。

3. 女性型脱发（FPA）

PCOS20 岁左右即开始脱发。主要发生在头顶部，向前可延伸到前头部（但不侵犯发际），向后可延伸到后头部（但不侵犯后枕部），只是头顶部毛发弥散性稀少、脱落，它既不侵犯发际线，也不会发生光头。

4. 皮脂溢出

PCOS 产生过量的雄激素，发生高雄激素血症，使皮脂分泌增加，导致患者头面部油脂过多，毛孔增大，鼻唇沟两侧皮肤稍发红、油腻，头皮鳞屑多、头皮痒，胸、背部油脂分泌也增多。

5. 男性化表现

主要表现为有男性型阴毛分布，一般不出现明显男性化表现，如阴蒂肥大、乳腺萎缩、声音低沉及其他外生殖器发育异常。在 PCOS 患者如有典型男性化表现应注意鉴别先天性肾上腺皮质增生、肾上腺肿瘤及分泌雄激素的肿瘤等。

（三）卵巢多囊样改变（PCO）

关于 PCO 的超声诊断标准虽然进行了大量的研究，但仍众说纷纭，加上人种的差异，其诊断标准的统一更加困难。2003 年鹿特丹的 PCO 超声标准是单侧或双侧卵巢内卵泡≥12 个，直径在 2~9mm，和/或卵巢体积（长×宽×厚/2）>10ml。同时可表现为髓质回声增强。

（四）其他

1. 肥胖

肥胖占 PCOS 患者的 30%～60%，其发生率因种族和饮食习惯不同而不同。在美国，50%的 PCOS 妇女存在超重或肥胖，而其他国家的报道中肥胖型 PCOS 相对要少得多。PCOS 的肥胖表现为向心性肥胖（也称腹型肥胖），甚至非肥胖的 PCOS 患者也表现为血管周围或网膜脂肪分布比例增加。

2. 不孕

由于排卵功能障碍使 PCOS 患者受孕率降低，且流产率增高，但 PCOS 患者的流产率是否增加或流产是否为超重的结果目前还不清楚。

3. 阻塞性睡眠窒息

这种问题在 PCOS 患者中常见，且不能单纯用肥胖解释，胰岛素抵抗较年龄、BMI 或循环睾酮水平对睡眠中呼吸困难的预测作用更大。

4. 抑郁

PCOS 患者抑郁发病率增加，且与高体重指数和胰岛素抵抗有关，患者生活质量和性满意度明显下降。

四、诊断标准

1935 年，Stein 和 Leventha 首次报告此病后被定名为 Stein-Leventhal 综合征（SL 征）。1960 年由于患者以双侧卵巢囊性增大为特征，故改称为多囊卵巢综合征（PCOS）。由于 P-COS 有高度临床异质性，病因及发病机制至今不清，到 2003 年欧洲人类生殖和胚胎与美国生殖医学学会的（ESHRE/ASRM）的专家召开 PCOS 国际协作组专家会议制定了 PCOS 的国际诊断标准，具体诊断标准如下：

（1）稀发排卵或无排卵。

（2）高雄激素的临床表现和/或高雄激素血症。

（3）超声表现为多囊卵巢（一侧或双侧卵巢有 12 个以上直径为 2~9mm 的卵泡，和/或卵巢体积大于 10mL）。

上述 3 条中符合 2 条，并排除其他疾病如先天性肾上腺皮质增生、库欣综合征、分泌雄激素的肿瘤。

为制定中国 PCOS 的诊治规范，中华医学会妇产科学分会内分泌学组丁 2006 年在重庆讨论并初步制定了目前中国的 PCOS 诊断、治疗专家共识。2007 年出台了目前中国的 PCOS 诊断和治疗专家共识，专家建议在现阶段推荐采用 2003 年鹿特丹 PCOS 国际诊断标准。即稀发排卵或无排卵；高雄激素的临床表现和/或高雄激素血症；卵巢多囊性改变：一侧或双侧卵巢直径 2~9mm 的卵泡≥12 个，和/或卵巢体积≥10mL；上述 3 条中符合 2 条，并排除其他高雄激素病因：先天性肾上腺皮质增生、库欣综合征、分泌雄激素的肿瘤等。

五、鉴别诊断

（一）库欣综合征

各种原因导致肾上腺皮质功能亢进。典型表现有满月脸，水牛背，向心性肥胖，皮肤紫纹，多毛，痤疮，高血压以及骨质疏松，糖耐量异常，皮肤色素沉着，多伴有男性化表现。实验室检查显示血浆皮质醇正常的昼夜节律消失，尿游离皮质醇增高。过夜小剂量地塞米松抑制试验是筛选本病的简单方法，如用药后皮质醇下降 50%（L），可排除库欣综合征，如皮质醇>390nmol/L，又无引起假阳性的因素存在，则可能是库欣综合征。

（二）先天性肾上腺皮质增生（CAH）

属常染色体隐性遗传病。最多见的为先天性 21-羟化酶及 11β-羟化酶缺乏症。此类患者不能合成糖皮质激素，垂体 ACTH 失去抑制，肾上腺皮质增生，造成酶前代谢产物——17α-羟孕酮、17α-羟孕烯醇酮及其代谢产物孕三醇堆积，雄激素分泌增多。患者染色体 46，XX，性腺为卵巢，内生殖器有子宫及输卵管，但在过多雄激素的作用下外生殖器和第二性征有不同程度的男性化表现，因胎儿期已受过多雄激素影响，故出生时已出现生殖器发育的异常。少数患者为迟发性肾上腺皮质增生，临床表现多延迟到青春期后出现，可表现为缓慢性进行性多毛、月经稀发、无明显生殖器畸形。实验室检查显示血清 T 和 A 水平升高（T>2.8nmol/L，A>9.5nmol/L），血清皮质醇水平多正常，17α-羟孕酮升高（>9.1nmol/L），但迟发性患者 17α-羟孕酮的基础水平可在正常范围内，但 ACTH 兴奋试验后其水平显著高于正常，此最具诊断价值。

（三）卵巢男性化肿瘤

此类肿瘤包括睾丸母细胞瘤、门细胞瘤、类脂质细胞瘤、颗粒细胞瘤及卵泡膜细胞瘤。多发生于 30~50 岁之间。患者发病前月经及生育能力正常，发病后出现明显的男性化表现、闭经和不孕。实验室检查雄激素水平升高，主要是 T 和 A 升高（T>7nmol/L，A>21nmol/L），且大多数肿瘤分泌雄激素既不受 ACTH 的调节，也不受促性腺激素的调节。B 超是检查此病的较好方法，CT 或 MRI 也可协助诊断。

（四）肾上腺肿瘤

肾上腺皮质的良性和恶性肿瘤均可导致雄激素增多，肿瘤的生长和分泌功能为自主性，不受垂体 ACTH 的控制，也不受外源性糖皮质激素的抑制。对于外源性 ACTH 的刺激，肾上腺癌一般不反应，腺瘤有时可反应。患者多毛及其男性化表现发展迅速，并伴有糖皮质激素或盐皮质激素分泌过多所致的周身代谢异常。CT 或 MRI 对肾上腺肿瘤很敏感，可定位并显示对侧肾上腺萎缩。

（五）卵泡膜细胞增生征

这种病变类似于 PCOS，但有所区别。在卵巢间质中，有弥散性的黄素化卵泡膜细胞小岛，分泌过多的雄激素。卵巢卵泡少，原始卵泡由于脂肪性变而退化，故数目较 PCOS 少。间质增生显著，卵巢更为实性。

（六）高泌乳素血症

有研究发现肾上腺细胞膜上有泌乳素受体，泌乳素可刺激肾上腺雄激素的分泌，泌乳素水平升高通常伴有血清 DHEA 及 DHEA-S 升高，此症患者肥胖通常是弥漫性肥胖，下半身肥胖多明显。另外约 20%的垂体泌乳素腺瘤妇女有多毛症和痤疮。

（七）药物因素

主要是雄激素，其次是糖皮质激素或孕激素的长期或大量应用。可出现多毛，表现为女性出现胡须、体毛增多，甚至其他男性化表现。非激素类药物，如苯妥英钠、二氮唑、合成甾体类、达那唑等也可诱发，特点是停药后症状逐渐消失，用药史是诊断的主要依据。

（八）中枢神经性因素

某些脑炎、颅外伤、多发性脑脊髓硬化症或松果体肿瘤等疾病，可促使雄激素分泌增多，而出现多毛，通常无其他男性化表现。

（九）应激因素

应激时，下丘脑的促肾上腺激素释放激素（CRH）增加，使垂体分泌 ACTH 增加，对肾上腺皮质产生过度刺激，可出现雄激素增加。

（十）妊娠期高雄激素表现

妊娠期大量的绒毛膜促性腺激素可使卵巢有极度的黄素化或刺激门细胞，产生雄激素增加，引起多毛。

（十一）异位 ACTH 肿瘤

临床上较少见，是由于肾上腺以外的癌瘤产生有生物活性的 ACTH，刺激肾上腺皮质增生。最常见的是肺燕麦细胞癌（约占 50%），其次为胸腺瘤和胰腺瘤（各约占 10%），其他还有起源于神经脊组织的瘤、甲状腺髓样癌等。

第二节　闭　经

闭经是多种疾病导致的女性体内病理生理变化的外在表现，是一种临床症状而并非某一疾病。按生殖轴病变和功能失调的部位分为下丘脑性闭经、垂体性闭经、卵巢性闭经、子宫性闭经以及下生殖道发育异常性闭经。

一、病因

（一）下丘脑性闭经

下丘脑性闭经是由中枢神经系统包括下丘脑各种功能和器质性疾病引起的闭经。此类闭经的特点是下丘脑合成和分泌促性腺激素释放激素（GnRH）缺陷或下降导致垂体促性腺激素（Gn），即 FSH 和黄体生成素（LH）特别是 LH 的分泌功能低下，故属低 Gn 性闭经。临床上按病因可分为功能性、基因缺陷或器质性、药物性 3 大类。

1. 功能性闭经

此类闭经是因各种应激因素抑制下丘脑 GnRH 分泌引起的闭经，治疗及时可逆转。

（1）应激性闭经：精神打击、环境改变等可引起内源性阿片类物质、多巴胺和促肾上腺皮质激素（ACTH）释放激素水平应激性升高，从而抑制下丘脑 GnRH 的分泌。

（2）运动性闭经：运动员在持续剧烈运动后可出现闭经。与患者的心理、应激反应程度及体脂下降有关。若体质量减轻 10%~15%，或体脂丢失 30% 时将出现闭经。

（3）神经性厌食所致闭经：因过度节食，导致体质量急剧下降，最终导致下丘脑多种神经内分泌激素分泌水平的降低，引起垂体前叶多种促激素包括 LH、FSH、ACTH 等分泌水平下降。临床表现为厌食、极度消瘦、低 Gn 性闭经、皮肤干燥。低体温、低血压、各种血细胞计数及血浆蛋白水平低下，重症可危及生命。

（4）营养相关性闭经：慢性消耗性疾病、肠道疾病、营养不良等导致体质量过度降低及消瘦，均可引起闭经。

2. 基因缺陷或器质性闭经

（1）基因缺陷性闭经：基因缺陷性闭经：因基因缺陷引起的先天性 Gn RH 分泌缺陷。主要存在伴有嗅觉障碍的 Kallmann 综合征与不伴有嗅觉障碍的特发性低 Gn 性闭经。Kallmann 综合征是由于染色体 Xp22.3 的 KAL.1 基因缺陷所致，特发性低 Gn 性闭经是由于 Gn RH 受体 1 基因突变所致。

（2）器质性闭经：包括下丘脑肿瘤，最常见的为颅咽管瘤；尚有炎症、创伤、化疗等原因。

3. 药物性闭经

长期使用抑制中枢或下丘脑的药物，如抗精神病药物、抗抑郁药物、避孕药、甲氧氯普胺、鸦片等可抑制 GnRH 的分泌而致闭经；但一般停药后均可恢复月经。

（二）垂体性闭经

垂体性闭经是由于垂体病变致使 Gn 分泌降低而引起的闭经。

1. 垂体肿瘤

位于蝶鞍内的腺垂体中各种腺细胞均可发生肿瘤，最常见的是分泌 PRL 的腺瘤，闭经程度与 PRL 对下丘脑 GnRH 分泌的抑制程度有关。

2. 空蝶鞍综合征

由于蝶鞍隔先天性发育不全，或肿瘤及手术破坏蝶鞍隔，使充满脑脊液的蛛网膜下腔向垂体窝（蝶鞍）延伸压迫腺垂体，使下丘脑分泌的 GnRH 和多巴胺经垂体门脉循环向垂体的转运受阻，从而导致闭经，可伴 PRL 水平升高和溢乳。

3. 先天性垂体病变

先天性垂体病变包括单一 Gn 分泌功能低下的疾病和垂体生长激素缺乏症；前者可能是 LH 或 FSHIt、B 亚单位或其受体异常所致，后者则是由于脑垂体前叶生长激素分泌不足所致。

4. Sheehan 综合征

Sheehan（席恩）综合征是由于产后出血和休克导致的腺垂体急性梗死和坏死．可引起腺垂体功能低下。从而出现低血压、畏寒、嗜睡、食欲减退、贫血、消瘦、产后无泌乳、脱发及低 Gn 性闭经。

（三）卵巢性闭经

卵巢性闭经是由于卵巢本身原因引起的闭经。卵巢性闭经时 Gn 水平升高，分为先天性性腺发育不全、酶缺陷、卵巢抵抗综合征及后天各种原因引起的卵巢功能减退。

1. 先天性性腺发育不全

患者性腺呈条索状，分为染色体异常和染色体正常两种类型。（1）染色体异常型：包括染色体核型为 45。X0 及其嵌合体，如 45，X0/46.XX 或 45，X0/47，XXX，也有 45。X0/46，XY 的嵌合型。45，X0 女性除性征幼稚外，常伴面部多痣、身材矮小、蹼颈、盾胸、后发际低、腭高耳低、肘外翻等临床特征，称为 Turner（特纳）综合征。（2）染色体正常型：染色体核型为 46，XX 或 46，XY，称 46，XX 或 46，XY 单纯性腺发育不全，可能与基因缺陷有关，患者为女性表型，性征幼稚。

2. 酶缺陷

酶缺陷包括 17ct-羟化酶或芳香酶缺乏。患者卵巢内有许多始基卵泡及窦前卵泡和极少数小窦腔卵泡，但由于上述酶缺陷.，雌激素合成障碍，导致低雌激素血症及 FSH 反馈性升高；临床多表现为原发性闭经、性征幼稚。

卵巢抵抗综合征患者卵巢对 Gn 不敏感，又称卵巢不敏感综合征。Gn 受体突变可能是发病原因之一。卵巢内多数为始基卵泡及初级卵泡，无卵泡发育和排卵；内源性 Gn 特别是 FSH 水平升高；可有女性第二性征发育。

3. 卵巢功能早衰卵巢

早衰（POF）指女性加岁前由于卵巢功能减退引发的闭经，伴有雌激素缺乏症状；激素特征为高 Gn 水平。特别是 FSH 水平升高，FSH>40U/L。伴雌激素水平下降；与遗传因素、病毒感染、自身免疫性疾病、医源性损伤或特发性原因有关。

（四）子宫性及下生殖道发育异常性闭经

1. 子宫性闭经

子宫性闭经分为先天性和获得性两种。先天性子宫性闭经的病因包括苗勒管发育异常的 Mayer·Rokitansky-KusterHauser（MRKH）综合征和雄激素不敏感综合征；获得性子宫性闭经的病因包括感染、创伤导致宫腔粘连引起的闭经。

2. MRKH 综合征

该类患者卵巢发育、女性生殖激素水平及第二性征完全正常；但由于胎儿期双侧副中肾管形成的子宫段未融合而导致先天性无子宫。或双侧副中肾管融合后不久即停止发育。子宫极小，无子宫内膜，并常伴有泌尿道畸形。

3. 雄激素不敏感综合征

患者染色体核型为 46，XY，性腺是睾丸，血中睾酮为正常男性水平，但由于雄激素受体缺陷，使男性内外生殖器分化异常。雄激素不敏感综合征分为完全性和不完全性两种。完全性雄激素不敏感综合征临床表现为外生殖器女性型且发育幼稚、无阴毛；不完全性雄激素不敏感综合征可存在腋毛、阴毛，但外生殖器性别不清。

4. 宫腔粘连

一般发生在反复人工流产术后或刮宫、宫腔感染或放疗后；子宫内膜结核时也可使宫腔粘连变形、缩小，最后形成瘢痕组织而引起闭经；宫腔粘连时可因子宫内膜无反应及子宫内膜破坏双重原因引起闭经。

5. 下生殖道发育异常性闭经

下生殖道发育异常性闭经包括宫颈闭锁、阴道横隔、阴道闭锁及处女膜闭锁等。宫颈闭锁可因先天性发育异常和后天宫颈损伤后粘连所致，常引起宫腔和输卵管积血。阴道横隔是由于两侧副中肾管融合后其尾端与泌尿生殖窦相接处未贯通或部分贯通所致，可分为完全性阴道横隔及不全性阴道横隔。阴道闭锁常位于阴道下段，其上 2/3 段为正常阴道，由于泌尿生殖窦未形成阴道下段所致，经血积聚在阴道上段。处女膜闭锁系泌尿生殖窦上皮未能贯穿前庭部所致，由于处女膜闭锁而致经血无法排出。

二、分类

WHO 将闭经归纳为 3 种类型：Ⅰ型：无内源性雌激素产生，尿促卵泡激素（FSH）水平正常或低下，催乳素（PRL）水平正常，无下丘脑、垂体器质性病变的证据；Ⅱ型：有内源性雌激素产生、FSH 及 PRL 水平正常；Ⅲ型：为 FSH 水平升高，提示卵巢功能衰竭。

闭经还可分为原发性和继发性，生理性和病理性。原发性闭经指年龄>14 岁，第二性征未发育；或者年龄>16 岁，第二性征已发育，月经还未来潮。继发性闭经指正常月经周期建立后，月经停止 6 个月以上，或按自身原有月经周期停止 3 个周期以上生理性闭经是指妊娠期、哺乳期和绝经期后的无月经。病理性闭经是直接或间接由中枢神经-下丘脑-垂体-卵巢轴以及靶器官子宫的各个环节的功能性或器质性病变引起的闭经。

三、临床表现

（一）下丘脑性闭经

下丘脑性闭经是由下丘脑各种功能和器质性疾病引起的闭经。此类闭经的特点是下丘脑合成和分泌促性腺激素释放激素（GnRH）缺陷或不足导致垂体促性腺激素（Gn），即尿促卵泡激素（FSH）和黄体生成素（LH）特别是 LH 的分泌功能低下，故属于低促性腺激素、低雌激素性闭经。临床上按病因可分为功能性、基因缺陷或器质性、药物性 3 大类。

1. 功能性闭经

此类闭经是因各种应激因素抑制下丘脑 GnRH 分泌引起的闭经，治疗及时可逆转。

（1）应激性闭经

精神打击、环境改变等可引起内源性阿片类物质、多巴胺和促肾上腺皮质激素（ACTH）释放激素水平应激性升高，从而抑制下丘脑 GnRH 的分泌。

（2）运动性闭经

运动员在持续剧烈运动后可出现闭经。与闭经者的心理、应激反应程度及体脂下降有关。若体重减轻 10%～15%，或体脂丢失 30% 时将出现闭经。

（3）神经性厌食所致闭经

因过度节食，导致体质量急剧下降，最终导致下丘脑多种神经内分泌激素分泌水平的降低，引起垂体前叶多种促激素包括 LH、FSH、ACTH 等分泌水平下降。临床表现为厌食、极度消瘦、低 Gn 性闭经、皮肤干燥，低体温、低血压、各种血细胞计数及血浆蛋白水平低下，重症可危及生命。

（4）营养相关性闭经

慢性消耗性疾病、肠道疾病、营养不良等导致体质量过度降低及消瘦，均可引起闭经。

2. 基因缺陷或器质性闭经

（1）基因缺陷性闭经

因基因缺陷引起的先天性 GnRH 分泌缺陷。主要为伴有嗅觉障碍的 Kallmann 综合征与不伴有嗅觉障碍的特发性低 Gn 性闭经。Kallmann 综合征是由于染色体 Xp22.3 的 KAL-1 基因缺陷所致，特发性低 Gn 性闭经是由于 GnRH 受体 1 基因突变所致。

（2）器质性闭经

包括下丘脑肿瘤，最常见的为颅咽管瘤；尚有炎症、创伤、化疗等原因。

3. 药物性闭经

长期使用抑制中枢或下丘脑的药物，如抗精神病药物、抗抑郁药物、避孕药、甲氧氯普胺、鸦片等可抑制 GnRH 的分泌而致闭经，但一般停药后均可恢复月经。

（二）垂体性闭经

垂体性闭经是由于垂体病变致使 Gn 分泌降低而引起的闭经。

1. 垂体肿瘤

位于蝶鞍内的腺垂体中各种腺细胞均可发生肿瘤，最常见的是分泌 PRL 的腺瘤，闭经程度与 PRL 对下丘脑 GnRH 分泌的抑制程度有关。若发生在青春期前，则可引起原发性闭经。根据肿瘤的性质不同，临床上可有溢乳、巨人症、皮质醇增多症等肿瘤所特有的症状，还可出现头痛、视力障碍、视野缺损等神经受压的症状。

2. 空蝶鞍综合征

由于蝶鞍隔先天性发育不全，或肿瘤及手术破坏蝶鞍隔，使充满脑脊液的蛛网膜下腔向垂体窝（蝶鞍）延伸。压迫腺垂体，使下丘脑分泌的 GnRH 和多巴胺经垂体门脉循环向垂体的转运受阻，从而导致闭经，可伴 PRL 水平升高和溢乳。

3. 先天性垂体病变

先天性垂体病变包括单一 Gn 分泌功能低下的疾病和垂体生长激素缺乏症；前者可能是 LH 或 FSH 的 α、β 亚单位分子结构异常或其受体异常所致；后者则是由于脑垂体前叶生长激素分泌不足所致。

4. Sheehan 综合征

Sheehan（席汉）综合征是由于产后出血和休克导致的腺垂体急性梗死和坏死，可引起腺垂体功能低下，从而出现低血压、畏寒、嗜睡、食欲减退、贫血、消瘦、产后无泌乳、脱发及低 Gn 性闭经。

（三）卵巢性闭经

卵巢性闭经是由于卵巢本身原因引起的闭经。卵巢性闭经时 Gn 水平升高，分为先天性性腺发育不全、酶缺陷、卵巢抵抗综合征及后天各种原因引起的卵巢功能减退。

1. 先天性性腺发育不全

患者性腺呈条索状，分为染色体异常和染色体正常两种类型。

（1）染色体异常型

45，X0 综合征，染色体核型为 45，X0 及其嵌合体，如 45，X0/46，XX 或 45，X0/47，XXX，也有 45，X0/46，XY 的嵌合型。45，X0 女性除性征幼稚外，常伴面部多痣、身材矮小、蹼颈、盾胸、后发际低、腭高耳低、肘外翻等临床特征，称为 TuRNER（特纳）综合征。

（2）染色体正常型

染色体核型为 46，XX 或 46，XY，称 XX 型或 XY 型单纯性腺发育不全，可能与基因缺陷有关，患者为女性表型，性征幼稚。

2. 酶缺陷

包括 17α 羟化酶或芳香酶缺乏。患者卵巢内有许多始基卵泡及窦前卵泡和极少数小窦腔卵泡，但由于上述酶缺陷，雌激素合成障碍，导致低雌激素血症及 FSH 反馈性升高；临床多表现为原发性闭经、性征幼稚。

3. 卵巢抵抗综合征

患者卵巢对 Gn 不敏感，又称卵巢不敏感综合征。Gn 受体突变可能是发病原因之一。卵巢内多数为始基卵泡及初级卵泡，无卵泡发育和排卵。内源性 Gn 特别是 FSH 水平升高，可有女性第二性征发育。

4. 卵巢功能早衰

卵巢功能早衰（POF）指女性 40 岁以前由于卵巢功能减退引发的闭经，伴有雌激素缺乏症状。激素特征为高 Gn 水平，特别是 FSH 水平升高，FSH>40U/L，伴雌激素水平下降。与遗传因素、病毒感染、自身免疫性疾病、医源性损伤或特发性原因有关。

（四）子宫性及下生殖道发育异常性闭经

1. 子宫性闭经

子宫性闭经分为先天性和获得性两种。先天性子宫性闭经的病因包括苗勒管发育异常的 Mayer-Rokitansky-Kuster-Hauser（MRKH）综合征和雄激素不敏感综合征；获得性子宫性闭经的病因包括感染、创伤导致宫腔粘连引起的闭经。

（1）MRKH 综合征

该类患者卵巢发育、女性生殖激素水平及第二性征完全正常，但由于胎儿期双侧副中肾管形成的子宫段未融合而导致先天性无子宫。或双侧副中肾管融合后不久即停止发育。子宫极小，无子宫内膜，并常伴有泌尿道畸形。

（2）雄激素不敏感综合征

患者染色体核型为 46，XY，性腺是发育不良的睾丸。血中睾酮低于正常男性水平，但由于雄激素受体缺陷，使男性内外生殖器分化异常。雄激素不敏感综合征分为完全性和不完全性两种。完全性雄激素不敏感综合征临床表现为外生殖器女性型，且发育幼稚、无阴毛；不完全性雄激素不敏感综合征可存在腋毛、阴毛，但外生殖器性别不清。

（3）宫腔粘连

一般发生在反复人工流产术后或刮宫、宫腔感染或放疗后。子宫内膜结核时也可使宫腔粘连变形、缩小，最后形成瘢痕组织而引起闭经。宫腔粘连时可因子宫内膜无反应及子宫内膜破坏双重原因引起闭经。

2. 下生殖道发育异常性闭经

下生殖道发育异常性闭经包括宫颈闭锁、阴道横隔、阴道闭锁及处女膜闭锁等。宫颈闭锁可因先天性发育异常和后天宫颈损伤后粘连所致，常引起宫腔和输卵管积血。阴道横隔是由于两侧副中肾管融合后其尾端与泌尿生殖窦相接处未贯通或部分贯通所致，可分为完全性阴道横隔及不全性阴道横隔。阴道闭锁常位于阴道下段，其上 2/3 段为正常阴道，是由于泌尿生殖窦未形成阴道下段所致，经血积聚在阴道上段。处女膜闭锁系泌尿生殖窦上皮未能贯穿前庭部所致，由于经血无法排出而导致闭经。

（五）其他

1. 雄激素水平升高的疾病

包括多囊卵巢综合征（PCOS）、先天性肾上腺皮质增生症（CAH）、分泌雄激素的肿瘤及卵泡膜细胞增殖症等。

（1）PCOS

PCOS 的基本特征是排卵障碍及高雄激素血症，常伴有卵巢多囊样改变和胰岛素抵抗，PCOS 病因尚未完全明确。目前认为，这是一种遗传与环境因素相互作用的疾病。临床常表现为月经稀发、闭经及雄激素过多等症状。育龄期妇女常伴不孕。

（2）分泌雄激素的卵巢肿瘤

主要有卵巢性索间质肿瘤，包括卵巢支持-间质细胞瘤、卵巢卵泡膜细胞瘤等。临床表现为明显的高雄激素血症体征，并呈进行性加重。

（3）卵泡膜细胞增殖症

卵泡膜细胞增殖症是卵巢间质细胞-卵泡膜细胞增殖产生雄激素，可出现男性化体征。

（4）CAH

CAH 属常染色体隐性遗传病，常见的有 2L 羟化酶和 11β 羟化酶缺陷，由于上述酶缺乏，皮质醇的合成减少，使 ACTH 反应性增加，刺激肾上腺皮质增生和肾上腺合成雄激素增加。故严重的先天性 CAH 患者可导致女性出生时外生殖器男性化畸形。轻者青春期发病，可表现为与 PCOS 患者相似的高雄激素血症体征及闭经。

2. 甲状腺疾病

常见的甲状腺疾病为桥本病及毒性弥漫性甲状腺肿（Graves 病）。常因自身免疫抗体引起甲状腺功能减退或亢进，并抑制 GnRH 的分泌从而引起闭经；也可因抗体的交叉免疫破坏卵巢组织而引起闭经。

四、诊断

（一）病史

包括月经史、婚育史、服药史、子宫手术史、家族史以及病的可能起因和伴随症状，如环境变化、精神心理创伤、情应激、运动性职业或过强运动、营养状况及有无头痛、溢乳；对原发性闭经者应了解青春期生长和发育进程。

（二）体格检查

包括智力、身高、体质、第二性征发育情况、有无发育畸形，有无甲状腺肿大，有无乳房溢乳，皮肤色泽及毛发分布。对原发性闭经、性征幼稚者还应检查嗅觉有无缺失。

（三）妇科检查

内、外生殖器发育情况及有无畸形；已婚妇女可通过检查阴道及宫颈黏液了解体内雌激素的水平。

（四）其他辅助检查

1. 超声检查

盆腔内有无占位性病变、子宫大小、子宫内膜厚度、卵巢大小、卵泡数目及有无卵巢肿瘤。

2. 基础体温测定

了解卵巢排卵功能。

3. 宫腔镜检查

排除宫腔粘连等。

4. 影像学检查

头痛、溢乳或高 PRL 血症患者应进行头颅和（或）蝶鞍的 MRI 或 CT 检查，以确定是否存在颅内肿瘤及空蝶鞍综合征等；有明显男性化体征者，还应进行卵巢和肾上腺超声或 MRI 检查，以排除肿瘤。

五、患者注意事项

警惕减食性闭经，现代女性常常为了使身材苗条而缩减饮食，殊不知骤然间的大量减食，体重减轻，往往会造成闭经。闭经时间过长，由于内分泌调节失常，生殖器官便会发生萎缩，将影响生育功能从而带来不应有的痛苦。医学上称这种闭经为体重减轻性闭经或减食性闭经。

人的大脑内有下丘脑，其中存在着摄食中枢和饱食中枢。当人发生厌食或主观上强制性地要求减食时，大脑皮层就会发生强行抑制，长此以往，下丘脑的两个食欲中枢便会发生功能紊乱，引起人的体重减轻，还进一步影响下丘脑的黄体生成素释放激素分泌中枢，使之分泌减少，进而使脑垂体分泌的促黄体生成素和促卵泡激素也减少，因而发生闭经。这种闭经的患者，大约有一半可以通过消除发病诱因，恢复体重而康复，另有 1/4 患者可以用促排卵的药物得以治愈。还有少数病例比较顽固，治疗比较困难。总的来说，闭经时间越短，求治越早，治愈机会就越多，一般闭经时间在 3 年以内的患者治疗效果是比较理想的。

六、子宫内膜的周期性变化

子宫内膜随卵巢的周期性变化而发生改变，一般分为四期：

（一）增生期

经期后，在雌激素作用下，子宫内膜基底层细胞开始增生，先是修复剥脱处创面，随后因继续增生而变厚，腺体增多、变宽，并渐屈曲。血管也增生，渐呈螺旋状。间质则增生致密。此期相当于卵泡发育成熟阶段，即月经周期的第 5~14 天左右。

（二）分泌期

约为月经周期的 15~23 天，相当于排卵后黄体成熟阶段黄体分泌的孕激素和雌激素，将使增生期内膜继续增厚，腺体进一步扩大、屈曲、出现分泌现象。血管也迅速增长，更加屈曲。间质变疏松并有水肿。此时内膜厚且松软，含有丰富营养物质，有利于受精卵着床发育。

（三）月经前期

相当于黄体退化阶段，约经期的 24～28 天。黄体退化时，孕激素、雌激素水平逐渐下降。激素的这一减退，将使内膜间质水肿消退变致密，致血管受挤压而使血流瘀滞。最后轮番地出现局部血管的痉挛性收缩，造成内膜缺血、坏死，血管破裂出血。

（四）月经期

为月经周期第 1～4 天。在内膜功能层在基底层以上的部分，厚约 5～6mm 形成的散在小血肿，将使坏死的内膜剥脱，随血液排出，称之为月经。内膜的基底层随即开始增生，形成新的内膜。故月经期实际上是一个周期的结束，也是下一周期的开始。

第三节　功能失调性子宫出血

功能失调性子宫出血简称功血，系指由于 HPOU 轴（hypothalamus－pituitary－ovarian－uterusaxis，即下丘脑—垂体—卵巢—子宫轴简称 HPOU）功能失调，而非为生殖道器质性病变所引起的，以月经失调为特征的异常性子宫出血。

一、类型

以月经周期紊乱和子宫出血数量及性质改变为特征，可分为以下几种类型：

（一）月经稀发

周期≥40 天的不规则性子宫出血，常伴月经过少。

（二）月经频发

周期≤21 天的不规则性子宫出血，常伴月经过多。

（三）月经过多

系指经量过多和/或伴经期延长之有规律周期性子宫出血。

（四）月经不规则

指月经周期不规则，而经量不多者。

（五）不规则性月经过多

指月经周期不规则并伴经量过多，经期延长者。

（六）月经过少

指月经周期规律，仅经量减少者。

（七）月经中期出血

指两次正常规律月经之间少量子宫出血，常伴排卵和排卵痛。

二、临床分型

（一）无排卵型功血依年龄分为两组

1. 青春期功血

见于初潮后少女，由于 HPOU 轴不成熟，不能建立规律排卵所致。临床表现初潮后月经稀发，短时停经后突发不规则性月经过多，经期延长，淋漓不止，而致严重贫血。

2. 更年期（围绝经期）功血

即≥40岁妇女至绝经前后之妇女功血，其间无排卵功血发生率逐年增加。临床表现为：月经频发，周期不规则，经量过多，经期延长。10%～15%患者呈严重不规则月经过多、崩漏和严重贫血。内膜活检多呈现不同程度的内膜增生过长，故诊刮是必要的，尤应注意排除妇科肿瘤（子宫肌瘤、内膜癌、卵巢癌、子宫颈癌）所致非功血性子宫出血。

（二）排卵型功血

最多见于育龄妇女，部分见于青春期少女和更年期妇女。临床分为以下几种类型：

1. 排卵型月经失调

（1）排卵型月经稀发：见于青春期少女。初潮后卵泡期延长，黄体期正常，周期≥40天，月经稀发并月经过少，常为多囊卵巢之先兆，少见于更年期近绝经期妇女，常进展为自然绝经。

（2）排卵型月经频发：青春期少女卵巢对促性腺激素敏感性增强而使卵泡发育加速，卵泡期缩短，月经频发，但排卵和黄体期仍为正常。如患者为更年期妇女则呈现卵泡期和黄体期均缩短和早绝经。

2. 黄体功能障碍

（1）黄体不健：即黄体过早退化，黄体期缩短≤10天。临床表现为月经频发，周期缩短，经前出血和月经过多，合并不孕和早期流产。内膜病理为不规则成熟或分泌化不完全。

（2）黄体萎缩不全：亦称黄体功能延长，即黄体不能在3～5天内完全退化，或退化时间延长，或在月经期仍持续分泌一定数量之黄体酮而致子宫内膜不规则性脱卸。经期延长，淋漓不止，合并黄体过早退化时，则表现月经频发、月经过多。多见于人工流产、引产后，合并子宫肌瘤、内膜息肉和子宫腺肌病者。

（三）月经中期出血

亦称排卵期出血。常伴排卵痛系排卵刺激和雌素波动引起少量出血（1～3天）和腹痛。个别出血较多并持续到月经期而形成假性月经频发。

三、病因

（一）全身性因素

包括不良精神创伤、应激、营养不良、内分泌和代谢紊乱，如缺铁、贫血、再障性贫血、血液病和出血病、糖尿病、甲状腺和肾上腺疾病。

（二）HPO轴功能失调

包括生殖激素释放节律紊乱、反馈功能失调、排卵和黄体功能障碍。

（三）子宫和子宫内膜因素

包括螺旋小动脉、微循环血管床结构和功能异常，内膜甾体受体和溶酶体功能障碍，局部凝血机制异常，和前列腺素 TXA_2、PGI_2 分泌失调。

（四）医源性因素

包括甾体类避孕药、宫内节育器干扰正常 HPOU 轴功能。某些全身疾病的药物（尤以精神、神经系）可经神经内分泌机转影响正常月经功能。

四、病理

正常月经周期是一种生物钟现象受内外环境因素的影响及神经内分泌的调节，使女性生殖生理、生殖内分泌功能遵循严格的生物节律，即出现明显的昼夜节律、月节律和季节律等。任何干扰月经神经内分泌调节的因素，均可以致月经失调和异常子宫出血。

(一) 性激素分泌失调

无排卵功血时，单一而长期雌激素刺激使子宫内膜渐进性增生、增殖至高度腺囊型、腺瘤型增生过长，甚至进展成为子宫内膜癌。由于缺乏黄体酮对抗和腺体分泌化，子宫内膜肥厚、腺体增多、腺腔扩大、腺上皮异常增生。内膜血运增多，螺旋小动脉迂曲缠绕。而雌激素引起的酸性黏多糖（AMPS）聚合和凝胶作用，使间质内血管通透性降低，影响物质交换，造成局部内膜组织缺血、坏死脱落而引起出血，而 AMPS 的凝聚作用，同时也妨碍了子宫内膜脱卸，使内膜呈非同步性剥脱，造成内膜长期不规则性出血。

有排卵功血时，黄体酮为过早退化致黄体期过短、月经频发；或为萎缩不全、黄体酮持续分泌致黄体期（经前）出血、经期延长、淋漓不止，或为两者兼而有之。机理是雌—孕激素分泌不足，尤黄体酮分泌不足，以使子宫内膜完全分泌化，腺体、间质和血管发育不成熟，且由于雌—孕激素非同步性撤退，而造成子宫内膜不规则剥脱和异常出血。

(二) 前列腺素作用

现知前列腺素（PG），尤 PGE_1、E_2、$F_{2\alpha}$、血栓素（thromboxane，TXA_2）和前列环素（prostacyclin，PGI_2）是一组活性较强的血管和血凝功能调节因素，它们经调节子宫血量、螺旋小动脉和微循环、肌肉收缩活性、内膜溶酶体功能和血凝纤溶活性 5 个方面影响子宫内膜出血功能。

TXA_2 在血小板生成，其引起微血管收缩、血小板凝聚、血栓形成和止血。而 PGI2 在血管壁生成，作用与 TXA_2 相反呈强力扩张微血管，抗血小板凝聚，防止血栓形成，其活性为 $PGE_1$20~30 倍，PGD210~15 倍。PGI_2 也抑制花生四烯酸、ADP、胶原所诱发的血小板凝聚，并逆转内/外源促凝物质所引起的凝血反应。TXA_2 和 PGI_2 功能协调和动力平衡，是维持正常子宫内膜出血和止血的重要机制，其作用也受性激素、肾上腺素能神经活动的调节，也受子宫肌收缩活动的影响。

人类子宫肌肉和内膜存在两类 PG 受体（R1 和 R2），其分别与 PGE_2、$PGF_{2\alpha}$ 有强亲和力、PGA、E 舒张，而 PGE_2、$F_2\alpha$ 收缩微血管、微循环；而对子宫肌层 PGI_2、E_1、D_2 呈松弛作用，PGD_2、H_2 呈收缩作用。

(三) 子宫内膜螺旋小动脉和溶酶体结构和功能异常

螺旋小动脉异常，干扰子宫内膜微循环功能，影响内膜功能层脱落和剥离面血管和上皮修复，影响血管舒缩功能和局部血凝纤溶功能导致异常子宫出血。

子宫内膜细胞溶酶体功能受性激素调节，并直接影响前列腺素合成，从而与内膜脱落和出血相关。现知子宫内膜细胞内高尔基体—溶酶体复合物（Golgi-lysomal complex）巯基水解酶（acy-hydrolase enzymes）中的磷脂酶 A_2（phospholipase A_2），控制着花生四烯酸从磷脂酰甘油中的释放。花生四烯酸一经释放，即瀑布性地代谢生成活性 PGE_2、$F_{2\alpha}$、TXA_2、PGI_2 而影响内膜结构和功能。

子宫内膜超微结构观察证实：从卵泡期至黄体期，溶酶体数目和酶活性进行性增加。黄体酮稳定而雌激素破坏溶酶体膜的稳定性。因此，当月经前黄体酮降低，或功血时雌激素/黄体酮比例失调，均将破坏溶酶体膜的稳定性，导致磷脂酶 A_2 从溶酶体中析出释放，而进入胞质体细胞（Cytoplasmic cell），引起花生四烯酸活化和 PGs 瀑布性形成。另一方面溶酶体膜破裂使破坏性水解酶（destructive hydrolases）析出和释放，将引起内膜细胞破裂、内膜层崩塌、坏死和出血。

（四）凝血和纤溶系统激活作用

观察表明：功血时常伴有凝血因子 Ⅴ、Ⅶ、Ⅹ、Ⅻ 缺乏，血小板减少，贫血，缺铁和 Minot-Von Willebrand 综合征。同时，子宫内膜纤溶酶活化物质增多，活性增强，激活纤溶酶原形成纤溶酶。纤溶酶裂解纤维蛋白使纤维蛋白降解产物（FDP）增加，血浆纤维蛋白减少，形成子宫内去纤维蛋白原状态，从而影响正常内膜螺旋小动脉顶端和血管湖凝血和止血过程，酿成长期大量出血。

五、病理改变

（一）无排卵型功血子宫内膜病理改变

1. 增生型子宫内膜

组织像同正常增生期改变，但一直持续存在于经前期。

2. 腺囊型内膜增生过长

也称瑞士干酪型内膜增生过长。内膜肥厚呈息肉状增生，腺体数目增多，腺腔扩大，但形态不一，呈瑞士干酪状结构。腺上皮呈高柱状并增生呈复层或假复层。间质水肿，螺旋小动脉发育不良，内膜表层微血管迂曲、瘀血、坏死或局灶性出血。

3. 腺瘤型内膜增生过长

腺体数目明显增多，大小不一，排列紧密呈背靠背现象。腺上皮显著增生呈假复层或乳头状突入腺腔，细胞核大居中，深染，核浆界限清楚，偶可见有丝分裂。

4. 非典型内膜增生过长

即在腺瘤型增殖的基础上，腺上皮高度增生并出现活跃的有丝分裂，核异质，核大小不一，深染，核浆界限不清，比例失调。

不同类型增生型内膜占无排卵功血 90% 以上，占所有功血的 30.8%～39.4%。并认为：腺瘤型和非典型内膜增生过长，为子宫内膜癌前病变，应引起临床医师足够重视并施以积极的治疗。

（二）排卵型功血子宫内膜病理改变

1. 不规则成熟型子宫内膜

检出率 21%。系黄体功能不健，黄体酮分泌不足所致。临床呈现黄体期缩短，月经频发。月经前内膜检查呈现分泌化和分泌化不完全内膜并存现象。特点是血管周围内膜分泌化正常，而远离血管内膜分泌化不完全，腺体发育不良，轻度弯曲，腺上皮分泌少，细胞核呈长椭圆形。间质无蜕膜反应。

2. 不规则脱卸型子宫内膜

检出率 11%。系黄体萎缩不全，黄体酮持续分泌量不足，乃至经期延长、淋漓不止。

若于流血5天后内膜检查，可见一种退化分泌相内膜和新增生内膜混合或并存组织像。分泌反应之腺体呈梅花状或星状。腺上皮胞质丰富、透明、核固缩，间质致密，螺旋小动脉退化，某些区域仍有出血。该图像也见于子宫肌瘤和内膜息肉时。

（三）萎缩型子宫内膜

检出率1.9%~21.9%，多见于围绝经期功血妇女。

功血时卵巢组织病理学改变，与年龄和功血类型相关。青春期功血卵巢增大并有潴留卵泡囊肿（d≥3cm）而无黄体形成，部分呈多囊卵巢和黄素化不破裂卵泡（LUFS）改变。

生育期功血卵巢正常，可见黄体囊肿。围绝经期功血卵巢也呈多囊卵巢改变，皮层内充满大小不等卵泡或卵泡囊肿。镜检可见间质细胞—门细胞增生现象。

六、临床表现

（一）无排卵型功能失调性子宫出血

青春期功血和围绝经期功血除发病机制不同外，临床表现也各有特点。

青春期功血常表现为月经紊乱，经期长短不一，经量或多或少，有时甚至会大量出血。

围绝经期功血表现为绝经前妇女常有数周或数月短期闭经后，继发大量或长时间的子宫出血，因有短期闭经史，有时会被误为"流产"。

（二）有排卵型功能失调性子宫出血

1. 黄体功能不足

临床表现为月经前期少量阴道流血，称"经前淋漓"，月经周期可缩短或正常。有时月经周期虽在正常范围内，但卵泡期延长，黄体期缩短，患者不易受孕或易孕而早期流产。排卵性功血患者虽然月经紊乱，但多尚有月经周期性，而无排卵型功血则常有周期长短不同。

2. 黄体萎缩不全

临床主要表现为月经期延长和月经量增多，可长达8~10天，月经后持续少量流血，称"经后淋漓"，月经周期也可正常。因黄体功能不正常而不易妊娠或易流产。

黄体发育不全与萎缩不全可同时存在，表现为月经异常与经前、经后淋漓出血。

七、检查项目

功能性子宫出血，常表现为月经过多。青春期女性容易患上这个疾病，患上这个疾病的女性有可能会得贫血。因此，功能性子宫出血是不能小视的。因为很多女性对这方面的知识不是很了解，因此常常在去医院前，到底接下来会怎么样，显得很茫然。因此，了解功血需要检查什么，患者也可以放松一下心情，不用那么害怕。

功血患者常需要做的辅助检查有：

（一）基础体温测定

1. 无排卵型功血

基础体温呈单相型。

2. 黄体功能不全

基础体温呈双相型，但上升缓慢，黄体期较短。

3. 黄体萎缩不全

基础体温呈双相型，但体温下降延迟或逐渐下降。

（二）阴道脱落细胞涂片检查

可了解有无排卵及黄体情况。

（三）激素测定

可了解有无排卵及黄体情况。

（四）诊断性刮宫

诊断性刮宫可了解子宫内膜反应，除外宫腔内病变及达到止血的目的。青春期患器质性病变或恶性疾病患者罕见，一般不需采用诊断性刮宫来协助诊断；除非严重出血或经药物治疗无效者才需采用诊断性刮宫。刮宫是最迅速有效的止血方法。

（五）化验室检查

血常规、血小板计数和出血、凝血时间，以确定贫血程度和有无血液病。

（六）其他检查

甲状腺、肾上腺及肝功能，以除外由这些疾病所引起的子宫异常出血。

这些检查目的是希望能够诊断患者的病情，并且有针对性地治疗。所以患者在治疗的时候应该配合医生做好各项检查。

八、诊断

目的在于确定异常子宫出血病因、病理和临床分型，并排除生殖道器质性病变所致出血。

（一）病史

仔细询问个人发育史和月经史（初潮年龄、周期、经期、经量、伴随症状和体征）、病因和诱因、发病情况、诊疗过程，尤应注意所用激素和药物的名称、剂量、疗效、激素测定和内膜诊刮的病理结果。

（二）查体

注意全身营养状况，有无贫血、血液病、出血疾病症状体征（出血点、瘀斑、紫癜和黄疸）、淋巴结和甲状腺及乳房检查。盆腹腔有无肿物和肝脾是否肿大等。

（三）妇科检查

未婚妇女仅作肛腹诊。已婚妇女应常规作三合诊检查。注意观察出血量、来源、性质、子宫颈、子宫、卵巢有无肿瘤、炎症、子宫内膜异位症等器质病变。肛查了解后盆腔和直肠情况。

（四）辅助检查

目的了解卵巢功能（排卵和黄体功能）和子宫内膜组织病理变化。

1. 诊断性刮宫

欲监测排卵应于月经前 1~2 天或行经头 6 小时内诊刮。欲确定功血类型，则应于行经第五天后诊刮。诊刮兼有诊疗双重意义，故必须彻底全面，尤应注意两侧宫角部，刮出物全部送检。除未婚少女外，诊刮是功血诊疗必行步骤。

2. 排卵和黄体功能监测

（1）基础体温（BBT）：双相型曲线提示有排卵，高温相缩短（<8 天）或不稳定见于黄体功能障碍。单相型曲线提示无排卵。

（2）阴道细胞学和宫颈黏液功能（数量、黏稠度、拉丝度和结晶型）检查：评估排卵和黄体功能。

（3）激素测定：包括：FSH、LH、PRL、E_2、P、TO、17KS、17OHCS、T_3、T_4 等。

（4）超声检查：观察卵泡发育、排卵和黄体情况，并排除卵巢肿瘤。

3. 血液和凝血、纤溶功能检查

包括血红蛋白、红细胞、白细胞、血球压积、出凝血时间、凝血酶原时间、血清铁测定和必要时骨髓穿刺检查。

4. 肝肾功能检查

包括：总蛋白、A/G、转氨酶（GOT、GPT、γ-GT）胆红素、BUN、血糖和血脂测定。

（五）预防

（1）保持规律的生活节奏，做到有张有弛，避免过度劳累。处于青春期的少女要学会自我节制，不要通宵达旦地上网、娱乐，防止因生活无规律、过度劳累而致内分泌紊乱，促使青春期功血的发生与发展。

（2）注意情绪调节，避免过度紧张与精神刺激。研究表明青春期少女的情绪变化往往较一生中的其他时期为大，而情绪波动或精神刺激又是青春期功血的重要诱发要素之一。因此，在这一时期中父母们不仅要关注女孩的学习状况与膳食状况，还要重视女孩的情绪变化，与其多沟通，了解其内心世界变化，帮助其释放不良情绪，以使其保持相对稳定的精神心理状态，避免情绪上的大起大落。

（3）加强膳食调节，增加富含蛋白质、铁与维生素的食物，如肉、蛋、奶与新鲜蔬菜、水果等。合理膳食既有利于改善机体代谢，增强体质；又有利于增强血红蛋白含量，减轻贫血程度。

（4）注意随着天气变化加减衣服、被褥，避免过冷过热引起机体内分泌紊乱而致经期延长，出血增多。

第四节　卵巢功能早衰

卵巢功能早衰（premature ovarian failure，POF）是指卵巢功能衰竭所导致的 40 岁之前即闭经的现象。特点是原发或继发闭经伴随血促性腺激素水平升高和雌激素水平降低，并伴有不同程度的一系列低雌激素症状如：潮热多汗、面部潮红、性欲低下等。

一、定义

妇女的平均自然绝经年龄为 50~52 岁，绝经年龄存在着种族和地区分布的差异，但其绝对值相差不大。Coulam 等总结 1858 例妇女的自然闭经情况，小于 40 岁的 POF 发生率为 1%，小于 30 岁的 POF 发生率为 1‰。原发闭经中 POF 占 10%~28%，继发闭经中 POF 占

4%~18%。徐苓等发现北京地区妇女 POF 发生率为 1.8%。由此可见，POF 在临床上并不少见。最初，POF 被认为是不可逆的，因为早期的研究提出血清 FSH>40IU/L 就意味着始基卵泡缺失而可导致永久性不孕。这种卵巢功能永久丧失的说法在以后的报道中受到挑战。临床观察有约 50% 的"POF"病人会出现间歇性排卵现象，5%~10% 的患者在确诊后有间断的月经恢复甚至发生自然妊娠。近年来学者们认为"卵巢早衰"这个名词不能正确反映这个疾病，容易被错误理解为卵巢功能的永久衰竭，而"原发性卵巢功能不全（Primary ovarian insufficiency，POI）"是对这一疾病更加科学准确的诠释，体现了疾病的发展性和多样性，故建议用 POI 来代替 POF 的诊断。

二、分类

Nelson 从卵泡数量的缺失（卵泡耗竭型）和卵泡功能的消失（卵泡数目正常型）两方面将 POF 分类。前者又分为初始卵泡的数目不足和卵泡闭锁加速；后者包括酶缺乏、自身免疫、信号缺失、医源性（如放化疗）、特发性五种。卵巢不敏感综合征（resistant/insensitive ovarian syndrome，ROS），又称 Savage 综合征，ROS 被归为后者中的特发性 POF。Van Kasteren 根据 POF 的病因和发病机理将其分为医源性、感染、酶缺乏、遗传（细胞基因和基因突变）、自身免疫和特发性七大类。

三、病因

POF 是一种有多种病因的综合征，在大部分的病例中病因还不明确。

目前 POF 病因从临床上主要分为以下几个方面，各个病因都可从以上某个方面减少卵巢内卵泡池的储备或引起卵泡功能失调而导致 POF。

（一）遗传因素

通过对家族史的仔细分析，家族性 POF 的发病率在不同的人群中报道分别为 4%~31%，可见遗传因素在 POF 中占主要地位。X 染色体的异常一直被公认为是引起 POF 的主要病因，随着分子生物学的进展，研究者们在常染色体上也发现了越来越多与 POF 相关的候选基因。

1. X 染色体异常

（1）Turner 综合征及 X 染色体微缺失　Turner 综合征是最常见的引起 POF 的明确病因，POF 的发生率可达 84%。其形成原因，可能是生殖细胞减数分裂时，性染色体不分离，至合子形成时缺失一条 X 染色体。临床表现除身矮、躯体畸形外主要表现为性幼稚如原发闭经、卵巢功能早衰、不孕及性功能低下，第二性征不发育。双侧卵巢呈条索状发育不良。X 染色体结构异常导致的表型异常与缺失片段上含有的基因有关，但确切的基因型与表型的关系尚未明了。

（2）脆性 X 染色体综合征（fragile X，FRAXA）　FRAXA 的脆性部位位于 X 染色体长臂（Xq27.3）的 FMR1 基因的外显子 1 的 5′非翻译区（UTR），通常在这个区域有少于 60 次（6~54 次）的 CCG 重复序列，具有高度多态性。若这个重复序列达到 60~200 次则定义为 FRAXA 前突变，也称为 FRAXA 的携带者，因为他们的后代容易把这种前突变的重复序列的重复次数扩大。若大于 200 次则定义为完全突变，表现为脆性 X 染色体综合征。FMR1 的基因表达局限在卵巢、大脑和睾丸。研究表明 FRAXA 的前突变对 FMR1 基因的转录和它的 mRNA 的翻译无影响。而 FRAXA 的完全突变则与 FMR1 启动子的甲基化和基因转录的终止有关，从而导致患者明显的精神损害（mental retardationsyndrome）。在前突变的携带者中并没有明显的 FRAXA 综合征的临床症状，然而一些报告指出前突变与卵巢功能早衰相关，研究分两个方面，一个方面是分析携带前突变基因的人群，一个多中心的研究显示 395 例 FRAXA 携带者中 16% 的患者为卵巢功能早衰。另一方面关于卵巢功能早衰的几个研究证明在 POF 中 FRAXA 携带者发生率（4.6% 和 6%）比普通人群高，并发现有家族 POF 史的 FRAXA 携带发生率（3/23 和 4/33）比散发 POF 的（3/106 和 2/61）高。关于 POF 与 FRAXA 前突变的关系的分子机理目前还不清楚，可能的解释有 FRAXA 前突变对染色体上决定 POF 的区域有影响，或者 POF 和 FRAXA 的基因位点连接失衡，因为 POF 的位点（POF）在 Xq26.1-q27 与 FRAXA 的非常接近。但这并不能解释临床的一些特殊情况。另有研究发现前突变的 CGG 重复区域可以导致一种结合蛋白的亲和力改变，在卵巢上产生一种还不明确的有害的分子效应。确切的分子机理还有待于进一步的研究。

（3）X 染色体的 POF 候选基因

2. 常染色体的各种相关基因

FSHR 基因、Inhibin 基因、FSHb 基因、AIRE 基因、$FOXL_2$ 基因等的突变和半乳糖血症都可能与卵巢功能早衰相关。

（二）免疫因素

自 20 世纪 50 年代开始，研究者发现 9%~40% 的 POF 患者合并其他内分泌腺体或系统的自身免疫性疾病，如自身免疫性甲状腺炎、系统性红斑狼疮、重症肌无力、甲状旁腺功能减退、类风湿性关节炎、特发性血小板减少性紫癜、糖尿病等。POF 患者常合并 2 种或以上的自身免疫性疾病，所有伴随 POF 的自身免疫疾病中，甲状腺疾病是最常见原因，12%~33% 的 POF 患者能被检测出患有甲状腺疾病。18% 的 POF 患者中，家族中存在遗传的甲状腺疾病，第二常见的是多腺体自身免疫疾病（PAGD，Addison's 病合并内分泌系统功能障碍），在 PGAD Ⅰ型中，POF 发病率为 17%~50%，PGAD Ⅱ型中，POF 的发生率为 3.6%~7%，PGAD Ⅱ型中包括自身免疫性 Addison's 病、甲状腺自身免疫和胰岛素依赖型糖尿病，还有其他如白斑、秃顶、慢性萎缩性胃炎、恶性贫血等，这些综合征自然病程变化多端，在发病前后都有可能出现 POF 的症状，如 Addison 病，POF 通常比肾上腺症状要提早发生，Yan 等筛查 119 名核型正常的 POF 患者，通过相关指标的测定，32% 免疫性 POF，其中甲低占 27%，Addison's 病和糖尿病占 2.5%。

（三）手术、化疗、放疗和环境毒素

手术直接切除双侧卵巢后其临床表现与卵巢功能早衰一致，但不属于卵巢功能早衰。有些手术虽未切除双侧卵巢但手术后易发生卵巢功能早衰，如：子宫切除、输卵管结扎或切除、子宫内膜异位症的保守或半根治手术、卵巢肿瘤剥除术或一侧卵巢切除术等。原因是这些手术损伤了卵巢周围的血液供应，或直接损伤了卵巢组织从而导致卵巢衰竭。所以进行手术操作时，应尽量保护正常的卵巢及其周围组织以减少损伤，从而达到保护卵巢功能的目的。

化疗药物的效果取决于它破坏快速分裂的细胞的能力。卵巢破坏的最初阶段涉及增生的颗粒细胞和卵泡膜细胞，它们是发育中卵泡的重要组成部分。其他的化疗药特别是烷化剂通过改变细胞 DNA 来破坏细胞，这种遗传物质的改变可能是第二阶段卵巢破坏（包括非增生始基卵泡）的原因。化疗后卵巢功能失调发展的主要预测因素包括患者年龄、剂量和药物类型。而闭经发生的时间和卵巢衰竭的可能性都是很难预测的。

放疗导致的卵巢衰竭主要与患者年龄和接受的剂量有关。卵巢放疗剂量≥600cGy 时几乎所有大于 40 岁的妇女都发生卵巢衰竭。盆腔放疗之前通过 GnRHa 垂体降调节抑制卵泡生长来保护卵巢功能的方法并没有在临床上证明有效。而通过手术将卵巢移出放疗区域却取得一些成功。

环境毒素引起卵细胞破坏可导致卵巢衰竭。吸烟是被研究最广泛的改变卵巢功能的毒素。一般来讲，吸烟者比不吸烟者早闭经。

（四）酶缺陷

几种特殊的酶缺陷会破坏雌激素合成而导致青春期延迟、原发闭经和促性腺激素水平升高。如前述，半乳糖血症就是因半乳糖-1-磷酸盐尿苷转移酶（GALT）缺乏导致的半乳糖代谢障碍，从而易引起卵巢衰竭。另外胆固醇裂解酶、17α 羟化酶和 17-20 碳链裂解酶的缺陷也可导致 POF 临床和病理的异常。

（五）特发性 POF

虽然目前研究已发现多种病因与 POF 相关，但仍有大部分病例未找到明确病因，所以把这部分病例定义为特发性 POF。但随着分子生物学和分子遗传学的进展和大样本的随机研究，人们会找到更多的明确的病因，而真正属于特发性 POF 的患者数量就会减少。

四、发病机制

生殖细胞的迁移、卵原细胞的有丝分裂和减数分裂的发动形成原始卵泡的机理仍不清楚。这个复杂过程的任一环节一旦被扰乱就可引起原始卵泡池减少而导致 POF；从原始卵泡到窦前卵泡的发育过程中卵泡闭锁加速就会导致进入生长池卵泡数目减少从而导致 POF；另一些 POF 患者可以有正常的卵细胞和卵泡的表象，然而尽管有足够的促性腺激素它们还是没有正常的功能，属于卵泡功能失调，临床表现为卵泡型 POF。

五、病理生理

从病理生理角度考虑，POF 病因可分为两大类：卵泡衰竭和卵泡功能失调。原始卵泡池不足和卵泡闭锁加速是导致卵泡衰竭的原因。

六、临床表现

（一）闭经

分为原发闭经和继发闭经，继发闭经发生在 40 岁之前。通过对大样本的 POF 患者的调查发现闭经之前并没有特征性的月经异常的先兆。有的人是在规律的月经后突然闭经，有的是停避孕药或分娩以后闭经，有的则在闭经之前表现为月经周期及经期的紊乱。

（二）不孕

部分患者因不孕就诊而发现卵巢功能早衰。不孕是卵巢功能早衰患者就诊和苦恼的主要原因。有原发不孕和继发不孕，所以建议有卵巢功能早衰家族史者应尽早计划怀孕。

（三）低雌激素症状

原发闭经者低雌激素症状（潮热和/或性交困难等）少见（22.2%），如果有也大多与既往用过雌激素替代治疗有关，继发闭经者低雌激素症状常见（85.6%）。这与低雌激素症状是由雌激素撤退引起的理论相一致。这些低雌激素症状还包括萎缩性阴道炎和尿频、尿痛等萎缩性尿道炎。

（四）伴发的自身免疫性疾病的表现

如 AddISON'S 病、甲状腺疾病、糖尿病、红斑狼疮、类风湿性关节炎、白癜风和克罗恩病等。另外还有肾上腺功能不全的隐匿症状，如近期体重的减轻、食欲减退、不明确的腹部疼痛、衰弱、皮肤色素沉着加重和嗜盐。

（五）卵巢功能间断的自然恢复

1982 年 REBAR 等报道 26 例以单次 FSH>40IU/L 诊断 POF 的患者，其中 9 例有卵泡功能，5 例有排卵，1 例妊娠。从而强调以单次 FSH>40IU/L 作为卵泡衰竭的证据是错误的。随后的多个研究证实染色体正常的 POF 患者仍有间断的卵巢功能恢复（包括有 2 次或 2 次以上的 FSH 升高者）。阴道 B 超可发现 30%～40% 的患者有卵泡结构，以血清 E_2>50Pg/mL 为标准则 50% 患者有卵泡功能，以血清 P>3ng/mL 为标准则 20% 患者有排卵。所以，卵巢功能早衰并不等于卵巢功能的完全丧失，短暂的或间断的卵巢功能的恢复是可能的。POF 患者在确诊后仍有 5%～10% 的机会怀孕。

七、检查

（一）体检

Turner's 综合征有身矮、躯体畸形及性幼稚的三大典型表现。其他与 POF 伴发的少见的综合征或自身免疫性疾病有各自的特征性的体检结果，在此不详述。特发性 POF 的体征不多。第二性征发育不全在原发闭经者多见（88.9%），在继发闭经者少见（8.2%）。盆腔检查可发现外阴萎缩、阴道萎缩、黏膜苍白、变薄、点状充血出血等萎缩性阴道炎和偏小的子宫，但多数 POF 患者能间断地产生足够的雌激素来维持正常的阴道黏膜。

（二）阴道 B 超检查

可见偏小的子宫和双侧明显萎缩的卵巢。有报道通过阴道 B 超可发现 41%～60% 的患者的卵巢中有卵泡样结构，通过活检证实这些是过早黄素化的卵泡，没有正常的功能，是卵巢功能减退卵泡衰竭的结果。另外，由于始基卵泡太小，B 超检测不到，所以 B 超也不能帮助诊断卵泡型 POF（卵巢抵抗综合征）或非卵泡型 POF。

（三）血激素水平

血 FSH 持续在 40IU/L 以上，E_2 常低于 100Pmol/L，P 低于 2nmol/L。ELIAS 等测定首次就诊的卵巢功能早衰患者的血雄激素水平后发现，POF 患者的血睾酮和硫酸脱氢表雄酮水平与同年龄妇女近似，雄烯二酮水平低于正常同龄妇女。

若伴有甲状腺或肾上腺的自身免疫性疾病并引起其功能低下，则皮质醇、T_3、FT3、T_4、FT4 水平低下，ACTH 及 TSH 水平升高。

（四）腹腔镜检查

卵巢体积缩小，很难看见发育中卵泡和排卵孔，无黄体形成，子宫体积缩小。卵巢活检对诊断卵巢炎或确定卵泡型或无卵泡型 POF 并没有太大意义，因为有报道卵巢活检显示无卵泡时仍有妊娠发生的可能，可见卵巢活检的片面性。因此，多数学者不主张应用卵巢活检来进行卵巢功能早衰的病因诊断及病情评估。

八、诊断及鉴别诊断

1967 年，Moraes-Reuhsen 提出凡 40 岁前出现闭经、围绝经期症候群或绝经期症状，低雌激素血症和高促性腺激素血症，可诊断为卵巢功能早衰。1973 年 Goldenberg 提出血 FSH340IU/L 即为高促性腺激素血症。但此后多个研究证实以单次 FSH>40IU/L 作为卵泡衰竭的证据是错误的。所以目前全世界公认的卵巢功能早衰的诊断标准为：①年龄<40 岁。②闭经时间≥6 个月。③两次（间隔 1 个月以上）血 FSH>40m IU/ml。因此，卵巢功能早衰的诊断不难，更主要的是尽可能地明确引起卵巢功能早衰的病因，以指导临床治疗。

除以上临床表现所述病史、体检、辅助检查能提示可能的病因外，所有的患者都应进行以下检查：

（1）染色体检查以除外染色体异常引起的卵巢功能衰竭。

（2）自身免疫性疾病及相关疾病的筛查：甲状腺功能：T3、T4、TSH；肾上腺功能：皮质醇、ACTH；糖尿病：空腹血糖；自身抗体：抗核抗体、抗甲状腺微粒体抗体、抗甲状腺球蛋白抗体、抗心磷脂抗体、类风湿因子等。还应进行血常规、血沉、尿常规的筛查。

（3）POF 合并中枢神经系统症状时应进行垂体的核磁共振检查以除外垂体肿瘤。

（4）骨密度测定：常用方法有单光子吸收法、双能 X 线吸收法、定量 CT 和超声检查等，参照正常骨密度值可对骨质疏松症做出诊断。

九、疾病预后

卵巢功能早衰如果不及时诊断，及早用雌孕激素替代治疗，会有以下明显的远期影响：

（一）骨质疏松

雌激素和孕激素均可抑制骨吸收，防止骨丢失，预防骨质疏松。卵巢功能衰退后，血雌、孕激素水平降低，骨丢失加快，患者易发生骨质疏松甚至骨折。临床上出现骨质疏松表现与骨峰值密切相关，过去的横断面研究显示，妇女的骨峰值年龄在 30 岁左右，近年来的纵向研究发现，妇女骨峰值年龄约 20 岁左右，通过躯体大小的校正后，骨峰值无性别差异，20 岁以后，两性大多数部位骨的年丢失率为 0.5%~1%，绝经前后的 5~10 年，骨丢失加快，每年约 1.8%~3.5%，绝经 10 年后骨丢失速度有所下降。无论任何年龄，绝经后的骨丢失率都基本相似，卵巢功能早衰患者由于绝经年龄早，绝经时的骨峰值较高，出现骨质疏松症状与绝经年龄的间隔时间相对较长，但过早绝经，骨丢失的提前加速，使卵巢功能早衰妇女的各部位骨密度较同龄妇女低，各年龄段的骨质疏松症和骨折发生率较同龄妇女高。卵巢功能早衰患者的空腹尿钙与肌酐比值、尿羟脯氨酸与肌酐比值和血清碱性磷酸酶的水平均高于正常对照的同龄妇女，说明卵巢功能早衰患者的骨吸收增强；ANASTI 等通过测定卵巢功能早衰妇女股骨颈的骨密度后发现，2/3 的患者股骨颈的骨密度较同龄妇女低于 1 个标准差，病程超过半年的患者，近半数股骨颈骨密度低于同龄妇女 1 个标准差。绝经后妇女由于骨质疏松所致的骨折增加 20%，其中骨盆骨折的并发症致死率为 30%。

（二）心血管疾病

心血管疾病发生率较同龄妇女增高。心血管疾病研究表明，自血管形成之日起，血管的粥样硬化性变化就已经开始，不良的生活习惯、不良的遗传背景、不良的生活经历等均影响着心血管疾病的发生发展。近年的研究表明，血清雌激素水平的差异是引起绝经前妇女的心血管疾病发生率低于同龄男性的主要因素，补充雌激素可降低绝经后妇女各年龄段的心血管疾病发生率。进一步的研究发现，雌激素可改善血脂、血脂蛋白和载脂蛋白组成，抗氧化作用以保护血管内皮细胞，促进 NO 和 PL 的生成，抑制内皮素、血管内皮细胞生长因子及血栓素等的产生，改善胰岛素抵抗状况等，其综合效应是对心血管系统起保护作用。有作者发现卵巢功能早衰患者血总胆固醇、甘油三酯、低密度脂蛋白、极低密度脂蛋白和载脂蛋白 B100 等高于同龄妇女，高密度脂蛋白和载脂蛋白 AI 水平低于同龄妇女，补充雌、孕激素后，除甘油三酯继续升高外，前述变化均发生逆向改变。因此，卵巢功能早衰患者的早期诊断对于降低其心血管疾病的发生率具有重要的临床价值。

（三）Alzheimer's 病

Alzheimer's 病（老年性痴呆）的发生时间提前。早老性痴呆的临床表现主要是进行性记忆丧失，定向、理解和判断能力障碍，智力下降以及性格和行为情绪改变等。近年来的研究提示雌激素可能具有延缓 Alzheimer's 病发生，改善皮肤弹性及关节功能等作用，由于卵巢功能早衰患者雌激素水平的下降可能会使其更早出现 Alzheimer's 病。因此，卵巢功能早衰患者的早期诊断和治疗对于降低和延缓 Alzheimer's 病的发生具有重要的意义。

（四）疾病预防及展望

要想找到治疗 POF 的新的有效的方法，最根本的是要透彻了解引起 POF 的病理生理机制。目前这方面的研究很多，主要是关于候选基因、免疫因素和卵泡凋亡等。将来，我们能准确估计卵细胞池的大小，预测并调节卵细胞丢失的速率，通过无创性的诊断方法能正确分清卵泡型和无卵泡型 POF，通过灵敏的卵巢储备功能的预测方法能判断 POF 的早期阶段。HRT 的药物更安全而有效。在不久的将来，保护卵巢的生殖功能可以提供给有 POF 高危因素的患者：化疗放疗患者、有 POF 家族史的患者、候选基因突变的患者等。目前卵母细胞的冻存技术已日趋成熟，并逐步应用于临床，为处于卵巢功能早衰高危的人群建立了生育力保存的平台。另外卵巢组织的冻存和移植、卵泡的体外成熟等的研究也有了丰硕的成果。这给有 POF 高危因素的人带来了福音，但估计这个成果真正广泛应用于临床还需要一定的时间。我们还要寻找更多的途径来研究 POF 的病因和治疗措施。

第五节　女性生殖道发育异常

一、生殖腺的发生

在胚胎第 4~5 周时，体腔背面肠系膜基底部两侧各出现 2 个由体腔上皮增生所形成的隆起，称泌尿生殖嵴（urogenital ridge），外侧隆起为中肾，内侧隆起为生殖嵴。胚胎第 3~4 周时，在卵黄囊内胚层内，出现许多个较体细胞为大的生殖细胞，称为原始生殖细胞（primordial germ cell）。约在胚胎第 4~6 周末，原始生殖细胞沿肠系膜迁移到生殖嵴，并被性索包围，形成原始生殖腺。原始生殖腺具有向睾丸或卵巢分化的双向潜能，其进一步分化取决于有无睾丸决定因子的存在。目前研究认为 Y 染色体短臂性决定区即睾丸决定因子所在。如无睾丸决定因子的存在，在胚胎第 8 周时，原始生殖腺即分化为卵巢，故卵巢及其生殖细胞的发育和形成不是由于两条 X 染色体的存在，而是由于缺乏 Y 染色体短臂上性决定区基因所致。从性染色体为 XY 的女性患者中发现有 Y 染色体短臂性决定区的突变或缺失，和从性染色体为的男性患者中，发现有 Y 染色体短臂性决定区基因的存在，均证实 Y 染色体短臂性决定区在生殖腺分化中所起的关键作用。

二、生殖管道的发生

生殖嵴外侧的中肾有两对纵形管道，一为中肾管，为男性生殖管道始基；另一为副中肾管，为女性生殖管道始基。当生殖腺发育为睾丸后，在 HCG 刺激下，其中间质细胞产生的睾酮，促使同侧胚胎中肾管发育为附睾、输精管和精囊；而睾丸中的支持细胞则分泌副中肾管抑制因子抑制同侧副中肾管的发育，从而使生殖管道向男性分化。当生殖腺发育为卵巢后，中肾管退化．两侧副中肾管的头段形成两侧输卵管，两侧中段和尾段开始并合，构成子宫及阴道上段。初并合时保持有中隔，使之分为两个腔，约在胎儿 12 周末中隔消失，成为单一内腔。副中肾管最尾端与尿生殖窦（urogenital sinus）相连，并同时分裂增殖，形成一实质圆柱状体称阴道板。随后阴道板由上向下穿道，形成阴道腔。阴道腔与尿生殖窦之间有一层薄膜为处女膜。

三、外生殖器的发生

胚胎初期的泄殖腔分化为后方的直肠与前方的尿生殖窦。尿生殖窦两侧隆起为尿生殖褶（urogenital fold）。褶的前方左右相会合呈结节形隆起，称生殖结节，以后长大称初阴；褶外侧隆起为左右阴唇阴囊隆起。生殖腺为卵巢时，约在第 12 周末生殖结节发育成阴蒂。两侧的尿生殖褶不合并，形成小阴唇，左右阴唇阴囊隆起发育成大阴唇。尿道沟扩展，并与尿生殖窦下段共同形成阴道前庭。生殖腺为睾丸时，在雄激素的作用下，初阴伸长形成阴茎，两侧的尿生殖褶沿阴茎的腹侧面，从后向前合并成管，形成尿道海绵体部，左右阴唇阴囊隆起，移向尾侧，并相互靠拢，在中线处连接呈阴囊。外生殖器的分化虽受性染色体支配，但若在其分化以前，切除胚胎生殖腺，则胚胎不受睾丸或卵巢所产生的激素影响，其外生殖器必然向雌性分化；反之，若给予雄激素，则向雄性分化，说明外生殖器向雌性分化是胚胎发育的自然规律，它不需雌激素的作用，而向雄性方向分化则必须有雄激素即睾酮的作用。虽然外生殖器向雄性分化依赖睾酮的存在，但睾酮还必须通过外阴局部靶器官组织中 5α-还原酶的作用，衍化为二氢睾酮．并再与外阴细胞中相应的二氢睾酮受体相结合后，才能使外阴向雄性分化。因此，即使睾丸分泌睾酮，但外阴局部组织中缺乏 5α-还原酶或无二氢睾酮受体存在，外生殖器仍将向女性转化，表现为两性畸形。

四、发病率

女性生殖器发育异常并不特别少见，有关报道显示，其患病率约为 0.13%~0.98%，但因部分妇女羞于就医而未到医院，所以其实际患病率高于此数。先天性处女膜闭锁的发生率有报道称约为 1/1000~1/2000 先天性无阴道发病率约为 1/4000~1/5000，先天性阴道发育不良的发生率为 1/4000~1/10000。阴道横隔发生率为 1∶84000。阴道斜隔发病率为 0.1%~3.8%。在妊娠妇女中子宫发育异常的发生率为 4.3%，在发生反复流产的妇女中占 13%，而其在不孕妇女中为 3.5%。

五、畸形分类

女性生殖器在其发育过程包括主要 3 个阶段：①初始器官形成：是双侧副中肾管的发育。②融合：双侧副中肾管上段保持分离，发育成输卵管，其下段合并形成子宫体、子宫颈及阴道上的 2/3 段。③中隔吸收：双侧副中肾管融合以后，管腔内遗留一中隔，其最后完全被吸收形成无纵隔的子宫体、子宫颈以及阴道的上段。以上任一阶段发育不全或发育停留都可表现为各种女性生殖器发育异常。

女性生殖器发育异常有许多分类，然而当前世界范围内被广泛应用的还是美国生育协会（AFS）1988 年制定的生殖器发育异常分类系统 [8]。该分类系统利用胚胎学发育的理论基础知识，完善并明确了子宫、阴道发育异常的分型，现广范围内应用于临床实践，其具体类型如下：(1) 副中肾管发育不良：主要是指子宫、阴道未发育。(2) 泌尿生殖窦发育不良：泌尿生殖窦没有参与形成阴道下端，其表现出不同类型的阴道闭锁。(3) 副中肾管融合异常：其又分为副中肾管垂直、垂直—侧面以及侧面融合异常，其主要表现为阴道的各种隔。

六、病因

女性生殖系统在发育发展的过程中，会受到多种因素的影响，使其发育停留在各种不同的阶段，就体现为多种畸形。其受到的因素包括外在因素其主要是以应用孕期激素类药物为主和内在因素其主要是以染色体不分离、核型异常以及嵌合体为主；人和动物细胞一旦染色体的数目或结构发生变化，基因分子的结构发生变化（突变），就会导致先天性畸形。女性生殖器发育异常不仅与遗传因素有关，环境因素也起到很重要的促进作用。畸形的发生不仅与遗传因素有关，环境因素也起到非常重要的激发作用。环境因素引起的畸形是胎儿基因突变的结果。胚的发育过程经历了细胞增殖

（一）环境因素

1. 生物因素

已有众多的研究证实，风疹病毒、A 型流感病毒、疱疹病毒、巨细胞病毒等在胚的形成过程中破坏细胞和组织，导致畸形。

2. 化学药物

在孕早期服用一些化学药物同样可以影响胚胎的发育和器官的形成，导致胎儿畸形或脏器的永久损害。

3. 核素

主要以放射线对胎儿产生影响（α、β、γ、X 等射线，放射性碘^{131}I、^{125}I，微波辐射）。射线通过改变遗传物质的结构，导致基因突变或直接对细胞表面产生破坏作用，而导致畸形。

4. 环境污染物

到目前为止，除了反应停和己烯雌酚外还没有确切地导致女性生殖系统发育畸形的病因被报道。Mary K 等人认为四氧二苯二氧杂环己二烯与生殖系统畸形有密切的关系。

5. 其他

有报道说孕前诊断有糖尿病的女性产下的婴儿患有生殖道畸形的概率会明显增加。

（二）家族遗传因素

有关女性先天性生殖系统畸形家族遗传的报道不多见。有人报道了一例先天性处女膜闭锁的家族遗传。先证者和其母亲及母亲的单卵双胞胎姐妹均为先天性处女膜闭锁。染色体核型均为（46，XX）。国外研究发现先天性无子宫无阴道并非显性遗传。他们调查了美国的所有不孕不育治疗中心，共有 58 例先天性无子宫无阴道患者接受了体外受精替代怀孕的生育

方式，共有 34 例新生儿出生，其中女男婴各 17 例。17 例女婴无一例出现先天性无子宫无阴道。

女性生殖器官在胚胎期发育形成过程中，若受到某些内在或外来因素干扰，均可导致发育异常，且常合并泌尿系统畸形。常见的生殖器官发育异常有：（1）正常管道形成受阻所致异常．包括处女膜闭锁、阴道横隔、阴道纵隔、阴道闭锁和宫颈闭锁；（2）副中肾管衍化物发育不全所致异常，包括无子宫、无阴道、痕迹子宫、子宫发育不良、单角子宫、始基子宫、输卵管发育异常；（3）副中肾管衍化物融合障碍所致异常，包括双子宫、双角子宫、鞍状子宫和纵隔子宫等。女性生殖器官发育异常很少在青春期前发现。患者常是在青春期因原发性闭经、腹痛或婚后因性生活困难、流产或早产就医时而被确诊。以下根据不同解剖部位的异常依次予以介绍。

七、处女膜闭锁

处女膜闭锁又称无孔处女膜，临床上较常见，系尿生殖窦上皮未能贯穿前庭部所致。由于处女膜闭锁，少女至青春期初潮时，经血无法排出，最初血积在阴道内，反复多次月经来潮后。逐渐发展至子宫积血、输卵管积血，甚至腹腔内积血。但输卵管伞端多因积血而粘连闭锁，故月经血进入腹腔者较少见。处女膜闭锁的女婴在新生儿期多漏诊。偶有幼女因大量黏液潴留在阴道内，导致处女膜向外凸出而确诊。绝大多数患者至青春期因逐渐加剧的周期性下腹痛，但无月经来潮时始被发现，严重者伴便秘、肛门坠胀、尿频或尿潴留等症状。检查时可见处女膜向外膨隆，表面呈紫蓝色，无阴道开口。当用食指放入肛门内，可立即扪及阴道内有球状包块向直肠前壁突出；行直肠腹部诊可在下腹部扪及位于阴道包块上方的另一较小包块（为经血潴留的子宫），压痛明显。如用手往下按压此包块时，可见处女膜向外膨隆更明显。盆腔 B 型超声检查可发现子宫及阴道内有积液。确诊后立即在骶麻下手术。先用粗针穿刺处女膜正中膨隆部，抽出褐色积血后，即将处女膜作"X"形切开，边引流积血，边切除多余的处女膜瓣，使切口呈圆形，再用 3-0 肠线缝合切口边缘黏膜，以保持引流通畅和防止创缘粘连。积血大都排出后，常规检查宫颈是否正常，但不宜进一步探查宫腔以免引起上行性感染。术后置导尿管 1~2 日，外阴部置消毒会阴垫，每日擦洗外阴 1~2 次直至积血排净为止。术后给予抗感染药物。

八、阴道发育异常

（一）先天性无阴道

为双侧副中肾管发育不全的结果，故先天性无阴道几乎均合并无子宫或仅有痕迹子宫，但卵巢一般均正常。患者多系青春期后一直无月经来潮，或因婚后性交困难而就诊。检查可见外阴和第二性征发育正常，但无阴道口或仅在阴道外口处见一浅凹陷，有时可见到由尿生殖窦内陷所形成的约 2cm 短浅阴道盲端。肛查和盆腔 B 型超声检查无子宫，约 15% 合并泌尿道畸形。临床上应将此病与完全型雄激素不敏感综合征相鉴别。后者染色体核型 XY，且与先天性无阴道不同之处是阴毛、腋毛极少，血睾酮升高。对希望结婚的先天性无阴道患者，可行人工阴道成形术。手术可在结婚前进行。有短浅阴道者亦可采用机械扩张法，即用由小到大的阴道模型，局部加压扩张，以逐渐加深阴道长度，直至能满足性生活要求为止。极个别先天性无阴道患者仍有发育正常的子宫，故至青春期时因宫腔积血出现周期性腹痛。直肠腹部诊可扪及增大而有压痛的子宫。治疗为初潮时即行人工阴道成形术，同时引流宫腔积血以保存子宫生育功能。无法保留子宫者，应予切除。

（二）阴道闭锁

为尿生殖窦未参与形成阴道下段所致。闭锁位于阴道下段，长约 2~3cm，其上多为正常阴道。症状与处女膜闭锁相似，检查时亦无阴道开口，但闭锁处黏膜表面色泽正常，亦不向外膨隆，肛查扪及向直肠凸出的阴道积血包块，其位置较处女膜闭锁高。治疗应尽早手术。术时应先切开闭锁段阴道并游离阴道积血下段的阴道黏膜，再切开积血包块。排净积血后，利用已游离的阴道黏膜覆盖创面。术后定期扩张阴道以防挛缩。

（三）阴道横隔

为两侧副中肾管会合后的尾端与尿生殖窦相接处未贯通或部分贯通所致。横隔可位于阴道内任何部位，但以上、中段交界处为多见，其厚度约为1cm。完全性横隔较少见，多数为隔的中央或侧方有一小孔，月经血可自小孔排出。横隔位于上段者不影响性生活，常系偶然或不孕检查时发现。位置较低者少见，多因性生活不满意而就医。一般应将横隔切开并切除其多余部分，最后缝合切断面以防粘连形成。术后短期放置模型防止挛缩。若系分娩时发现横隔阻碍胎先露部下降，横隔薄者，当胎先露部下降横隔鼓起撑得极薄时，切开后胎儿即能经阴道娩出；横隔厚者应行剖宫产。

（四）阴道纵隔

为双侧副中肾管会合后，其中隔未消失或未完全消失所致。有完全纵隔和不完全纵隔两种。完全纵隔形成双阴道。常合并双宫颈、双子宫。有时纵隔偏向一侧形成斜隔，导致该侧阴道完全闭锁，可出现因经血潴留所形成的阴道侧方包块。绝大多数阴道纵隔无症状，有些是婚后性交困难才被发现，另一些可能晚至分娩时产程进展缓慢才确诊。若斜隔妨碍经血排出或纵隔影响性交时，应将其切除，创面缝合以防粘连。若临产后发现纵隔阻碍胎先露部下降，可沿隔的中部切断，分娩后缝合切缘止血。

九、先天性宫颈闭锁

先天性宫颈闭锁临床上罕见。若患者子宫内膜有功能时，青春期后可因宫腔积血而出现周期性腹痛，经血还可经输卵管逆流入腹腔，引起盆腔子宫内膜异位症。治疗可手术穿通宫颈，建立人造子宫阴道通道或行子宫切除术。

（一）子宫未发育或发育不全

1. 先天性无子宫

系两侧副中肾管中段及尾段未发育和会合所致，常合并无阴道，但卵巢发育正常，第二性征不受影响。直肠-腹部诊扪不到子宫。

2. 始基子宫

又称痕迹子宫，系两侧副中肾管会合后不久即停止发育所致，常合并无阴道。子宫极小，仅长 1~3cm，无宫腔。

3. 子宫发育不良

又称幼稚子宫，系副中肾管会合后短时期内即停止发育所致。子宫较正常小，有时极度前屈或后屈。宫颈呈圆锥形，相对较长，宫体与宫颈之比为 1：1 或 2：3。患者的月经量极少，婚后无生育。直肠-腹部诊可扪及小而活动的子宫。治疗方法仍主张小剂量雌激素加孕激素序贯用药，一般可自月经第 5 日开始每晚口服已烯雌酚 0.25mg 或 0.625mg 妊马雌酮，连服 20 日，第 16 日始服甲羟孕酮 4mg，每日 2 次，连用 5 日，共服 4~6 个周期。

（二）子宫发育异常

1. 双子宫

两侧副中肾管完全未融合，各自发育形成两个子宫和两个宫颈，阴道也完全分开，左右侧子宫各有单一的输卵管和卵巢。患者无任何自觉症状，一般是在人工流产、产前检查甚至分娩时偶然发现。早期人工流产时可能误刮未孕侧子宫，以致漏刮胚胎，子宫继续增大。妊娠晚期胎位异常率增加，分娩时未孕侧子宫可能阻碍胎先露部下降，子宫收缩乏力亦较多见，故剖宫产率增加。异期复孕偶可见于双子宫患者，即不同时期卵子受精后。每侧子宫各有一胎儿。亦有双子宫、单阴道，或阴道内有一纵隔，此情况类似上述双子宫，但可能因阴道内纵隔妨碍性交，出现性交困难或性交痛。

2. 双角子宫和鞍状子宫

因宫底部融合不全而呈双角称双角子宫；轻度者仅宫底部稍下陷而呈鞍状称鞍状子宫。双角子宫一般无症状，但妊娠时易发生胎位异常，以臀先露居多。若双角子宫出现反复流产时，应行子宫整形术。

3. 中隔子宫

两侧副中肾管融合不全，可在宫腔内形成中隔，从宫底至宫颈内口将宫腔完全隔为两部分为完全中隔；仅部分隔开为不全中隔。中隔子宫易发生流产、早产和胎位异常；若胎盘粘连在隔上，可出现产后胎盘滞留。中隔子宫外形正常，可经子宫输卵管碘油造影或子宫镜检查确诊。对有反复流产的中隔子宫患者，可在腹腔镜监视下通过子宫镜切除中隔，或经腹手术切除。

4. 单角子宫

仅一侧副中肾管发育而成为单角子宫。另侧副中肾管完全未发育或未形成管道。未发育侧的卵巢、输卵管、肾亦往往同时缺如。妊娠可发生在单角子宫，但流产、早产较多见。

5. 残角子宫

一侧副中肾管发育正常，另一侧发育不全形成残角子宫。可伴有该侧泌尿道发育畸形。检查时易将残角子宫误诊为卵巢肿瘤。多数残角子宫与对侧正常宫腔不相通，仅有纤维带相连；偶亦有两者间有狭窄管道相通者。若残角子宫内膜无功能，一般无症状；若内膜有功能且与正常宫腔不相通时，往往因宫腔积血而出现痛经．甚至并发子宫内膜异位症。若妊娠发生在残角子宫内，人工流产时无法刮到，至妊娠 16~20 周时往往破裂而出现典型的输卵管妊娠破裂症状，出血量更多，若不及时手术切除破裂的残角子宫，患者可因大量内出血而死亡。

（三）输卵管发育异常

输卵管发育异常有：①单侧缺失：为该侧副中肾管未发育所致。②双侧缺失：常见于无子宫或痕迹子宫患者。③单侧（偶尔双侧）副输卵管：为输卵管分支，具有伞部，内腔与输卵管相通或不通。④输卵管发育不全、闭塞或中段缺失：类似结扎术后的输卵管。输卵管发育异常可能是不孕的原因，亦可能导致输卵管妊娠，因临床罕见，几乎均为手术时偶然发现。除输卵管部分节段缺失可整形吻合外，其他均无法手术。

（四）卵巢发育异常

卵巢发育异常有：①单侧卵巢缺失：见于单侧子宫。②双侧卵巢缺失：极少，一般为卵巢发育不全，卵巢外观细长而薄，色白质硬，甚至仅为条状痕迹，见于（Turner´s）综合征患者。③多余卵巢：罕见，一般多余卵巢远离卵巢部位，可位于腹膜后。④偶尔卵巢可分裂为几个部分。

十、两性畸形

（一）男女性别区分

可根据性染色质和性染色体、生殖腺结构、外生殖器形态以及第二性征加以区分。但有些患者生殖器官同时具有某些男女两性特征称两性畸形。其基本病变为胎儿肾上腺合成皮质醇的一些酶缺乏，其中最常见的为21-羟化酶缺乏，因而不能将17α-羟孕酮转化为皮质醇，当皮质醇合成量减少时，对下丘脑和腺垂体的负反馈作用消失，导致腺垂体促肾上腺皮质激素（ACTH）分泌量增加，刺激肾上腺增生，促使其分泌的皮质醇量趋于正常，但同时也刺激肾上腺网状带产生异常大量雄激素，致使女性胎儿外生殖器有部分男性化。通常患者出生时即有阴蒂肥大，阴唇融合遮盖阴道口和尿道口，仅在阴蒂下方见一小孔，尿液由此排出。严重者两侧大阴唇肥厚有皱，并有程度不等的融合，状似阴囊，但其中无睾丸扪及；子宫、输卵管、阴道均存在，但阴道下段狭窄，难以发现阴道口。随着婴儿长大，男性化日益明显，几岁时即有阴毛和腋毛出现，至青春期乳房不发育。内生殖器发育受抑制，无月经来潮。虽然幼女期身高增长快，但因骨骺愈合早，至成年时反较正常妇女矮小。实验室检查：血雄激素含量增高，尿17酮呈高值，血雌激素、促卵泡素皆呈低值，血清ACTH及17α-羟孕酮均显著升高。

（二）孕妇于妊娠早期服用具有雄激素作用的药物

人工合成孕激素、达那唑或甲睾酮等都有不同程度的雄激素作用，若用于妊娠早期保胎或服药过程中同时受孕，均可导致女胎外生殖器男性化，类似先天性肾上腺皮质增生所致畸形，但程度轻，且在出生后男性化不再加剧，至青春期月经来潮，还可有正常生育。血雄激素和尿17酮值均在正常范围。

（三）男性假两性畸形

患者染色体核型为46，XY，生殖腺为睾丸，无子宫，但因阴茎极小以及生精功能异常，一般无生育能力。此畸形是由于男性胚胎或胎儿在宫腔内接触的雄激素过少所致。发病机制有：①促进生物合成睾酮的酶缺失或异常；②外周组织5α-还原酶缺乏；③外周组织和靶器官雄激素受体缺少或功能异常。由于男性假两性畸形多为外周组织雄激素受体缺乏所致，故临床上一般将此病称为雄激素不敏感综合征。此病系X连锁隐性遗传，常在同一家族中发生。根据外阴组织对雄激素不敏感程度的不同，又可分为完全型和不完全型两种。完全型雄激素不敏感综合征患者出生时外生殖器完全为女性，故以往曾将此病称为睾丸女性化综合征。由于患者体内睾酮能通过芳香化酶转化为雌激素，至青春期乳房发育丰满，但乳头小，乳晕较苍白，阴毛、腋毛多缺如，阴道为盲端，较短浅，无子宫。两侧睾丸大小正常，位于腹腔内、腹股沟或偶在大阴唇内扪及。血睾酮、FSH、尿 17 酮均为正常男性值，血 LH 较正常男性增高，雌激素略高于正常男性。在同一个人身体上，既有男性睾丸，又有女性卵巢两种生殖腺的畸形现象为真两性畸形，是两性畸形中最罕见的一种。患者可能一侧生殖腺为卵巢，另侧为睾丸；或每侧生殖腺内同时含卵巢及睾丸两种组织，称为卵睾；也可能是一侧为卵睾，另侧为卵巢或睾丸。染色体核型多数为 46，XX，其次为 46，XX/46，XY 嵌合型。临床表现与其他两性畸形相同，外生殖器多为混合型，或以男性为主或以女性为主，但往往具有能勃起的阴茎，而乳房则几乎均为女性型。体内同时有雌激素和雄激素。核型为 46，XO 者，其体内雌激素水平可达正常男性的两倍。由于多数患婴出生时阴茎较大，往往按男婴抚育。但若能及早确诊，绝大多数患者仍以按女婴抚育为宜。个别有子宫的患者在切除睾丸组织后，不但月经来潮，还具有正常生育能力。

（四）混合型生殖腺发育不全

染色体为含有 45，X 与另一含有至少一个 Y 的嵌合型，以 45，X/46，XY 多见。其他如 45，X/47，XYY；45，X/46，XY/47，XXY 亦有报道。混合型系指一侧为异常睾丸，另一侧为未分化生殖腺、生殖腺呈索状痕迹或生殖腺缺如。患者外阴部分男性化，表现为阴蒂增大，外阴不同程度融合、尿道下裂。睾丸侧有输精管，未分化生殖腺侧有输卵管、发育不良的子宫和阴道，不少患者有 TuRNER 综合征的躯体特征。出生时多以女婴抚养，但至青春期往往出现男性化，女性化者极少。若出现女性化时，应考虑为生殖腺肿瘤分泌的雌激素所致。

第六节　子宫内膜异位症

子宫内膜异位症（endometriosis）是指有活性的内膜细胞种植在子宫内膜以外的位置而形成的一种女性常见妇科疾病。内膜细胞本该生长在子宫腔内，但由于子宫腔通过输卵管与盆腔相通，因此使得内膜细胞可经由输卵管进入盆腔异位生长。目前对此病发病的机制有多种说法，其中被普遍认可的是子宫内膜种植学说。本病多发生于生育年龄的女性，青春期前不发病，绝经后异位病灶可逐渐萎缩退化。

一、病因

现代医学研究对此病有以下五方面的说法：

（一）子宫内膜种植学说

Sampson 最早提出月经期脱落的子宫内膜碎片，随经血逆流经输卵管进入腹腔，种植于卵巢和邻近的盆腔腹膜，并继发生长和蔓延，发展成子宫内膜异位症。有生殖道畸形或梗阻的妇女常并发子宫内膜异位症，说明经血逆流可致子宫内膜种植。腹壁刀口子宫内膜异位或分娩后会阴伤口出现子宫内膜异位症，是手术者将子宫内膜带至切口造成医源性种植。

（二）淋巴及静脉播散学说

在盆腔静脉或淋巴结中发现子宫内膜组织存在支持该论点。并认为远离盆腔部位的器官如肺、手、大腿的皮肤和肌肉发生的子宫内膜异位可能是淋巴或静脉播散的结果。

（三）体腔上皮化生学说

卵巢的表面上皮、盆腔腹膜、胸膜均起源于体腔上皮淋巴及静脉播散，反复受经血、激素或慢性炎症的刺激可以化生为子宫内膜样组织，形成子宫内膜异位症

（四）免疫学说

有人认为在妇女免疫功能正常的情况下，月经期经输卵管流入腹腔的内膜细胞为主的局部免疫系统所杀灭，若局部免疫功能不足或逆流腹腔内的内膜细胞数量过多时，免疫细胞不足以将杀灭，即发生子宫内膜异位症。也有报道子宫内膜异位症患者有红斑狼疮或其他自身免疫疾病史者为无该病患者的两倍。从实验结果表明，在子宫内膜异位症患者血清中 lgG 及抗子宫内膜自身抗体较对照组明显增加，其子宫内膜中的 lgG 及补体 C3 沉积率亦高于正常妇女，故认为子宫内膜异位症可能是一种自身免疫性疾病。目前认为子宫内膜异位症患者既可有体液免疫，即 B 细胞应答反应增强，亦可有细胞免疫，即 T 细胞免疫功能不足。上述免疫功能的异常是内膜异位的原因，还是内膜异位的结果仍有待确定。

（五）遗传因素

Simpson 提出子宫内膜异位症患者一级亲代（女性）中患有同病者，明显高于对照组，然而并未有发现与该病相关的特异性 HLA 抗原存在。

二、病理变化

最常见的子宫内膜异位症所影响的器官有：卵巢、子宫后壁、子宫直肠凹陷部位、子宫颈、直肠、腹膜、尿道、膀胱、会阴、输卵管、腹壁、胸部、手臂、腿部、中枢神经系统。事实上子宫内膜异位症除了脾脏外，在身体的各个部位都有可能存在。主要病理变化为内膜随卵巢激素的变化而发生周期性出血。伴有周围纤维组织增生和粘连形成以致病变区出现紫褐色斑点或小泡，最后发展成为大小不等的紫蓝色实质性结节或包块。

（一）卵巢子宫内膜异位症

较多见为80%患者的病变累及一侧卵巢，双侧卵巢同时波及者占50%，早期卵巢表面及皮层中可见紫褐色斑点或小泡，随着病变的发展卵巢内的异位内膜反复出血而形成单个或多个囊肿、囊内含暗褐色黏糊状陈旧血，像巧克力液体，故称卵巢巧克力囊肿，这种囊肿如增大囊内压力就过高，囊壁出现小裂隙，并有少量血液渗漏。引起腹壁炎性反应和组织纤维化闭合，导致卵巢与周围组织粘连不活动。（这种情况往往会误当成盆腔炎来治疗。）

（二）宫骶韧带、直肠子宫陷窝

子宫后壁下段可有散在紫褐色出血点或颗粒状散在结节，病变发展使子宫后壁与直肠前壁粘连。严重者的异位内膜向直肠阴道隔发展凸出。引起排便、性交疼痛。）

（三）腹膜早期病变

通过腹腔镜可见到无色素的早期子宫内膜异位腹膜病灶。如白色混浊腹膜灶、火焰状红色病灶、腺样息肉灶和卵巢粘连等。这些病灶发展成典型的色素灶约需6~24个月。

子宫内膜异位症的症状与体征随异位内膜的部位而不同，并与月经周期有密切关系。

三、症状

（一）痛经

为一常见而突出的症状，多为继发性，即自发生内膜异位开始，患者诉说以往月经来潮时并无疼痛，而从某一个时期开始出现痛经。可发生在月经前，月经时及月经后。有的痛经较重难忍，需要卧床休息或用药物止痛。疼痛常随着月经周期而加重。由于雌激素水平不断高涨，使异位的子宫内膜增生、肿胀，如再受孕激素影响则出血，刺激局部组织，以致疼痛。如系内在性子宫内膜异位症，更可促使子宫肌肉挛缩，痛经势必更为显著。异位组织无出血的病例，其痛经可能由血管充血引起。月经过后，异位内膜逐渐萎缩而痛经消失。此外，在盆腔子宫内膜异位症中，可查出许多炎症过程，很可能局部的炎症过程伴有活跃的腹膜病变，从而产生前列腺素、激肽和其他肽类物质引起疼痛或触痛。

但疼痛程度往往不能反映出腹腔镜检查所查出的疾病程度。临床上子宫内膜异位显著，但无痛经者，占25%左右。妇女的心理状况也能影响痛觉。

（二）月经过多

内源性子宫内膜异位症，月经量往往增多，经期延长。可能由于内膜增多所致，但多伴有卵巢功能失调。

（三）不孕

子宫内膜异位患者常伴有不孕。根据天津、上海两地报道，原发性不孕占41.5%～43.3%，继发性不孕占46.6%～47.3%。不孕与内膜异位症的因果关系尚有争论，盆腔内膜异位症常可引起输卵管周围粘连影响卵母细胞捡拾或导致管腔堵塞。或因卵巢病变影响排卵的正常进行而造成不孕。但亦有人认为长期不孕，月经无闭止时期，可造成子宫内膜异位的机会；而一旦怀孕，则异位内膜受到抑制而萎缩。

（四）性交疼痛

发生于子宫直肠窝、阴道直肠隔的子宫内膜异位症，使周围组织肿胀而影响性生活，月经前期性感不快加重。

（五）大便坠胀

一般发生在月经前期或月经后，患者感到粪便通过直肠时疼痛难忍，而其他时间并无此感觉，为子宫直肠窝及直肠附近子宫内膜异位症的典型症状。偶见异位内膜深达直肠黏膜，则有月经期直肠出血。子宫内膜异位病变围绕直肠形成狭窄者有里急后重及梗阻症状，故与癌瘤相似。

（六）膀胱症状

多见于子宫内膜异位至膀胱者，有周期性尿频、尿痛症状；侵犯膀胱黏膜时，则可发生周期性血尿。

腹壁疤痕及脐部的子宫内膜异位症则出现周期性局部肿块及疼痛。

有人报道，490例不孕症腹腔镜检查中，229例为不同期别的子宫内膜异位症。输卵管双侧通畅的为50例（21.8%），一侧通畅、另一侧欠通畅或阻塞者为73例（31.7%），双侧欠通或一侧欠通、一侧阻塞者为72例（31.3%），双侧不通者49例（21.3%）。双侧输卵管不通肯定不能自然致孕，占内异症不孕的1/5；双侧或一侧通而不畅者占1/3弱；1/5双侧皆通或一侧通占到 1/3 弱。输卵管阻塞或通而不畅者，以及伞端周围有粘连，皆影响卵细胞进入输卵管内。但一侧通畅输卵管，甚至两侧都通者，也发生不孕。此外，卵巢受异位子宫内膜破坏也影响卵细胞发育或排卵及黄体功能不健。上述变化容易解释不孕机制。内异症患者自身免疫反应也对精子和受精卵不利。内异症患者流产率也较高。据 Jones 及 Jones 和 Naples 等报道，内异症受孕者流产率可达 44%~47%。Naples 还报道，内异症患者经手术治疗后，流产率下降到 8%

四、体征

内在性子宫内膜异位症患者往往子宫胀大，但很少超过 3 个月妊娠。多为一致性胀大，也可能感到某部比较突出犹如子宫肌瘤。如为后位子宫，往往粘连固定。在子宫直肠窝，子宫骶韧带或宫颈后壁常可触及一两个或更多硬性小结节，如绿豆或黄豆大小，多有明显触痛，肛诊更为明显，这点很重要。偶然在阴道后穹隆可见到黑紫色大出血点或结节。如直肠有较多病变时，可触及一硬块，甚至误诊为直肠癌。

卵巢血肿常与周围粘连、固定，妇科双合诊时可触及张力较大之包块并有压痛，结合不孕史易误诊为附件炎块。破裂后发生内出血，表现为急性腹痛。

五、检查

(一) 实验室检查

1. CA125 (癌抗原 125) 值测定

作为一种肿瘤相关抗原，对卵巢上皮性癌有一定的诊断价值。但在子宫内膜异位症患者，CA125 值可升高，且随内膜异位症期别的增加，阳性率也上升，其敏感性和特异性都很高，因此对于子宫内膜异位症的诊断有一定的帮助，同时可以监测子宫内膜异位症的疗效。

2. 抗子宫内膜抗体 (EMAb)

抗子宫内膜抗体是一种以子宫内膜为靶抗原，并引起一系列免疫病理反应的自身抗体，是子宫内膜异位症的标志抗体。血清 EMAb 的检测为子宫内膜异位症患者的诊断及疗效观察的有效检查方法。

(二) 影像学检查

1. B 型超声检查

B 型超声检查为妇产科常用的检查方法之一，且对妇产科疾病的诊断具有重要的作用。可确定囊肿的位置、大小、形状及发现妇科检查时未触及的包块。

2. 腹腔镜检查

借助腹腔镜直接窥视盆腔，见到异位病灶或对可见之病灶进行活检确定诊断，并可根据镜检的情况决定盆腔子宫内膜异位症的临床分期及确定治疗方案。在腹腔镜下应注意观察子宫、输卵管、卵巢、子宫骶骨韧带、盆腔腹膜等部位有无子宫内膜异位病灶。根据腹腔镜检查或手术所见情况，对子宫内膜异位症进行分期及评分。

3. X 线检查

可行单独盆腔充气造影、子宫输卵管碘油造影协助诊断盆腔子宫内膜异位症。

4. 磁共振成像（MRI）

MRI 可多平面直接成像，直观了解病变的范围、起源和侵犯的结构，可对病变进行正确的定位，对软组织的显示能力增强。因此，MRI 诊断子宫内膜异位症及了解盆腔病变及粘连情况均有很大价值。

六、诊断鉴别

（一）子宫肌瘤

子宫肌瘤常表现类似症状。一般子宫内膜异位症痛经较重，为继发、渐进。子宫一致性胀大，但不甚大。如伴发其他部位异位内膜时，则有助于鉴别。确实困难者可试用药物治疗，如症状迅速（用药 1~2 个月）改善，诊断倾向于子宫内膜异位症。应当指出，子宫腺肌病可与子宫肌瘤同时存在（约 10%）。一般术前较难鉴别，须待手术切除子宫的病理检查。

（二）附件炎

卵巢的子宫内膜异位症，往往误诊为附件炎症。二者都能在盆腔形成有压痛的固着包块。但子宫内膜异位症病人无急性感染病史，患者多经各种抗感染治疗而毫无效果。并应详细询问痛经开始时期及疼痛程度。这种病例往往子宫直肠窝处有异位内膜结节，如仔细检查当可查出，有助诊断。必要时可用药物试探治疗，观察有无疗效来鉴别。一般在卵巢的子宫内膜异位症，输卵管往往通畅。因此可试用输卵管通水试验，如通畅，则可排除输卵管炎症。

（三）卵巢恶性肿瘤

卵巢癌误诊为卵巢的子宫内膜异位症，则延误治疗，故必须慎重。卵巢癌不一定有腹痛症状，如有往往也为持续性，不像子宫内膜异位症的周期性腹痛。检查时卵巢癌为实质感，表面凹凸不平，体积亦较大。卵巢的子宫内膜异位症还可能伴发其他部位的子宫内膜异位症，而兼有各该部位病变的体征。对于不能鉴别的患者，年龄大的应实行剖腹探查，年纪轻的可短时按子宫内膜异位症治疗，以观察疗效。

（四）直肠癌

当子宫内膜异位症侵犯直肠、乙状结肠而范围较广时，往往在该处形成硬块，造成部分梗阻，个别情况异位子宫内膜侵及肠黏膜引起出血，则更似直肠癌。但直肠癌的发生率远较子宫内膜异位症的发生率高。一般直肠癌患者体重减轻明显，肠出血较频，与月经无关，无痛经。肛诊时肿瘤固定于肠壁，肠壁四周皆狭窄。钡灌肠可见肠黏膜不平，钡充盈不良范围小。乙状结肠镜检查看到溃疡，出血，活检可确诊。肠子宫内膜异位症体重不减轻，肠很少出血，个别出血也在月经期发生，痛经较重。肛诊时黏膜与其底部肿块不相粘连，仅前壁发硬。钡灌肠显示肠黏膜光滑，钡充盈不良范围广。

七、预防

子宫内膜异位症患者多为阳虚体质，四肢及小腹怕冷易凉，月经期间更为严重，同时部分患者性格不开朗，长期处于郁闷情绪中，加上某些诱因，使寒邪与气滞相搏结，形成瘀血与寒邪相搏结于子宫中，形成"子宫内膜异位症"，因此针对病因进行预防是防止子宫内膜异位症发生的关键，应该注意以下几点：

（1）注意调整自己的情绪，保持乐观开朗的心态，使机体免疫系统的功能正常，所谓"正气内存，邪不可干"就是这个道理。

（2）要注意自身保暖，避免感寒着凉。

（3）月经期间，禁止一切激烈体育运动及重体力劳动。

（4）如果已查出患有子宫内膜异位症，卵巢巧克力囊肿大于7厘米以上者，在月经期或月经中期一定要注意保持情绪稳定，避免过度劳累。一旦囊腔内张力突然升高时，囊壁破裂，会形成急腹症。

（5）尽量少做人工流产和刮宫，做好计划生育。

（6）月经期一定要做好自己的保健，注意控制自己的情绪，不要生闷气，否则会导致内分泌的改变。

（7）女孩子青春期要避免受惊吓，以免导致闭经或形成溢流。

（8）女性月经期一定杜绝性生活。

（李素叶）

第四章　妇科常见疾病护理

第一节　女性生殖系统炎症护理

【概述】

生殖系统炎症是妇女常见病、多发病,主要包括下生殖道的外阴炎、阴道炎、宫颈炎症和上生殖道内的子宫内膜炎、输卵管炎、输卵管卵巢炎、盆腔腹膜炎及盆腔结缔组织炎。引起炎症的病原体包括多种微生物,如细菌、病毒、真菌及原虫等。炎症可局限于 个部位或者有多个部位同时受累,病情可轻可重,轻者无症状,重者可引起败血症甚至感染性休克、死亡。一些性传播疾病也可表现为生殖系统炎症。女性生殖系统炎症不仅危害患者,还可危害胎儿、新生儿。因此,对生殖系统炎症应积极防治。

女性生殖器的解剖和生理特点具有比较完整的自然防御功能,增强了对感染的防御能力。女性在特殊生理时期,如月经期、妊娠期、分娩期和产褥期,防御功能受到破坏,机体免疫功能下降,病原体易侵入生殖道形成炎症。

一、护理评估

(一)健康史

询问患者的年龄、月经史、婚育史、哺乳史、生殖系统手术史、性生活史、肺结核病史及糖尿病病史,了解有无吸毒史、输血史,有无接受大剂量雌激素治疗或长期应用抗生素治疗史;宫腔操作史,采用的避孕或节育措施;发病后有无发热寒战、腹痛、阴道分泌物增多、阴道分泌物颜色和性质改变,有无排尿、排便改变;外阴有无痒、痛、肿胀、灼热感等,此次疾病的治疗经过和效果,识别发病的可能诱因。

(二)身心状况

(1)外阴:询问患者有无外阴皮肤瘙痒、疼痛、烧灼等主观感觉,及其与活动、性交、排尿、排便的关系。

(2)阴道分泌物:正常阴道分泌物呈白色稀糊状或蛋清样、清亮、透明、高度黏稠、无腥臭味、量少,不引起外阴刺激症状,对健康无不良影响。生殖系统炎症患者阴道分泌物量往往增多,性状发生改变。阴道分泌物性状改变常有黏液脓性、稀薄泡沫状、稠厚凝乳状、血性等类型。

(3)阴道出血:除正常月经外,女性生殖道任何部位,包括宫体、宫颈、阴道、处女膜、阴道前庭和外阴均可发生异常出血。评估患者的出血部位、出血量、出血时间(经间、经前、经后、性交后、停经后或绝经后)、伴随症状。外阴溃疡、阴道炎、宫颈炎、宫颈息肉、子宫内膜炎等均可引起阴道出血。

(4)炎症扩散症状:当炎症扩散到盆腔时,可有腰骶部疼痛、盆腔部下坠痛,常在劳累、性交后及月经前后加剧。若有腹膜炎则出现消化系统症状如恶心、呕吐、腹胀、腹泻等；若有脓肿形成，则有下腹包块及局部压迫刺激症状。

（5）不孕：由于炎性分泌物不利于精子通过，或输卵管粘连堵塞、蠕动受限等，常常导致不孕。

（6）全身症状：精神不振、食欲减退、体重下降、乏力、头痛、四肢疼痛等。

（三）相关检查

妇科检查、实验室检查（血常规、C-反应蛋白、血沉等，阴道分泌物、宫颈分泌物检查、阴道后穹隆穿刺液检查）、超声、宫颈刮片或分段诊刮术、局部组织活检、腹腔镜检查等。

（四）心理-社会状况

了解患者对症状的反应，情绪、心理状态的改变。多数患者在出现典型的临床症状后，往往因惧怕疼痛或羞于启齿而存在就医心理障碍，未及时就诊，或自行寻找非正规医疗相关机构处理，以致延误病情，给治疗和护理带来了一定的困难。也因治疗效果不佳致病情反复发作、接受盆腔检查的顾虑，或丈夫不配合同时治疗，患者表现焦虑。

【护理诊断/问题】

（1）组织完整性受损：与炎性分泌物刺激引起局部瘙痒有关。

（2）疼痛：与局部炎性刺激引起下腹疼痛有关。

（3）舒适度的改变：与外阴瘙痒、疼痛、分泌物增多、下腹痛等有关。

（4）体温过高：与急性炎症导致寒战、高热有关。

（5）焦虑与恐惧：与反复发作、治疗效果不佳、担心影响生育或癌变有关。

（6）知识缺乏：与缺乏疾病的相关治疗和预防炎症发生的护理知识有关。

（7）睡眠形态紊乱：与疼痛或心理障碍有关。

（8）有感染的危险：与阴道流血、排液、局部分泌物增多、破溃、机体抵抗力下降等有关。

二、护理措施

（一）一般护理

保持外阴部清洁、干燥，经常更换内裤，不穿化纤内裤。嘱患者多休息，避免劳累。急性炎症时期应卧床休息，避免性生活，指导患者加强营养，给予高热量、高蛋白、高维生素及易消化饮食，勿饮酒，少食辛辣食物。发热时多饮水，做好物理降温并及时为其更换衣服、床单。

（二）缓解症状，促进舒适

提供隐私的环境，解除患者不安、恐惧的情绪。指导患者定时更换消毒会阴垫，保持会阴部清洁。炎症急性期，采取半卧位，以利于分泌物积聚于子宫直肠陷窝而使炎症引流或局限。局部奇痒难忍时，酌情给予止痒药膏，并嘱咐患者避免搔抓。疼痛症状明显者，按照医嘱给予止痛剂。

（三）病情观察

监测记录患者的生命体征，观察局部皮肤、病情变化和用药反应；观察盆腔炎患者腹部疼痛的程度、位置、性质及是否有伴随症状等，如呕吐、恶心、腹胀等。认真对待患者的主诉，详细记录，如有异常情况及时与医生取得联系。

（四）用药护理

指导患者正确用药，药物治疗时要说明用药的剂量、方法、注意事项，并向患者讲解有关药物的作用、不良反应，使患者明确各种不同剂型药物的用药途径，以保证疗程和疗效。具体操作方法参照第四章妇科护理技术操作规范。

（1）外阴炎用药护理：指导患者坐浴的方法，包括浴液的配制、温度、坐浴时间及注意事项。局部使用 1∶5000 高锰酸钾溶液坐浴，水温 40℃左右，15～30min/次，2 次/天，5～10 次为 1 疗程。配制的溶液浓度不宜过浓，以免灼伤皮肤；坐浴时要使会阴部浸没于溶液中，月经期停止坐浴。

（2）前庭大腺炎手术前后护理：前庭大腺炎如已形成脓肿可行切开引流术或造口术，术前指导患者坐浴。脓肿或囊肿切开术后，局部引流，每天更换引流条；外阴用 1∶5000 氯己定（洗必泰）棉球擦洗，2 次/天；伤口愈合后，改用 1∶8000 呋喃西林溶液坐浴，2 次/天。

（3）阴道炎用药护理：①指导患者正确用药，告知患者阴道冲洗及阴道放药的原则及方法。月经期间暂停坐浴、阴道冲洗及阴道放药。②甲硝唑可透过胎盘到达胎儿体内，亦可从乳汁中排出，故孕 20 周前或哺乳期禁用；甲硝唑口服后有食欲减退、恶心、呕吐、头痛、皮疹、白细胞减少等不良反应，一旦发现报告医生并停药。③老年性阴道炎使用雌激素时，应以小剂量局部用药为主，生殖器肿瘤患者禁用。妊娠期合并念珠菌感染者，为避免胎儿感染，应选择局部治疗。

（五）心理护理

给予心理支持，解释疾病的原因、发展及预后，解除患者困惑和恐惧。与患者及家属共同讨论治疗、护理方案，争取家人的理解和支持。

【护理评价】

（1）患者有无局部瘙痒。

（2）患者主诉的疼痛症状是否有缓解。

（3）患者是否有体温过高，有无感染发生。

（4）患者是否有因为担心复发、治疗效果等引发的焦虑与恐惧。

（5）患者是否了解健康宣教内容。

（6）患者睡眠质量如何，生活形态是否正常。

【健康教育】

（1）急性炎症期指导患者减少活动，保持外阴清洁干燥，避免交叉、重复感染。培养良好的卫生习惯，穿棉质内裤，注意勤换洗。经常将洁具、衣被等煮沸、暴晒或消毒。

（2）积极治疗糖尿病等相关疾病，遵医嘱合理应用广谱抗生素、雌激素、类固醇激素，消除诱因。

（3）治疗期间禁止性生活，必要时性伴侣同时接受检查和治疗。

（4）药物治疗时要说明用药的剂量、方法、注意事项、药物的作用、不良反应，使患者明确各种不同剂型药物的用药途径，以保证疗程和疗效。

（5）向患者及家属讲解常见妇科炎症的病因、诱发因素、预防措施，并与患者及家人共同讨论适用于个人、家庭的防治措施，并鼓励其使用。

（6）指导患者及时复查，向患者解释复查的重要性。

第二节　功能失调性子宫出血护理

【概述】

功能失调性子宫出血（dysfunctional uterine bleeding，DUB），简称功血，是由神经内分泌功能紊乱引起的子宫异常出血，而全身及内外生殖器官无明显器质性病变存在。可发生在月经初潮至绝经期的任何年龄，50%发生于绝经前期，30%发生于育龄期，20%发生于青春期。分为无排卵性功血和排卵性功血两种类型。

功血的处理：止血、纠正贫血、调整月经周期并防治感染。

一、护理评估

（一）健康史

详细询问患者的年龄、月经史、婚育史及避孕措施；评估患者是否有全身性疾病，如肝病、血液病、甲状腺或垂体疾病等；有无精神刺激、情绪紧张等因素；了解发病时间、病程、目前流血情况、流血前有无停经史及以往治疗情况等。询问有无贫血和感染征象。

（二）身体状况

（1）无排卵性功血：最常见的症状为子宫不规则出血。其特点是月经周期紊乱，经期长短不一，出血量时多时少，有大出血。有时先有数周或数月停经，然后大量阴道不规则流血，持续 2~3 周或更长时间；也可表现为类似正常月经的周期性出血。出血期一般无下腹痛或其他不适，出血多或时间长者伴贫血，盆腔检查子宫大小正常。

（2）排卵性功血：①黄体功能不足：月经周期缩短，月经频繁，有时月经周期虽在正常范围内，但因卵泡期延长，黄体过早衰退，故常有不孕或妊娠早期流产。②子宫内膜不规则脱落：月经周期正常，但经期延长，长达 9~10 天，出血量多，最后几天常表现为少量淋漓不尽出血，多发生在产后或流产后。

（三）相关检查

实验室检查（凝血功能、血常规、尿妊娠试验或血 HCG 检测、血激素测定）、宫颈黏液结晶检查、盆腔超声检查、基础体温测定、诊断性刮宫、宫腔镜检查。

（四）心理-社会状况

无排卵性功血的年轻患者，常因害羞或有其他顾虑而不及时就诊，又因担心会影响生育，及治疗周期长且见效慢而感到焦虑或烦躁不安；围绝经期患者常因疑心是否患了恶性肿瘤而感到焦虑，甚至恐惧。

【护理诊断/问题】

（1）焦虑：与担心疾病性质及治疗效果有关。

（2）疲乏：与子宫异常出血导致的贫血有关。

（3）有感染的危险：与子宫异常出血、出血量多导致贫血、机体抵抗力下降有关。

二、护理措施

通过实施有效的护理，患者焦虑减轻或消失；能说出正确使用性激素类药物的方法，接受规范治疗。

（一）一般护理

嘱患者注意休息，保证睡眠，避免剧烈运动和过度疲劳，出血量较多者，卧床休息；增加营养，进食高热量、高蛋白质、富含维生素及含铁多的食物。

（二）病情观察

观察患者的阴道流血量、面色、精神状态、皮肤黏膜等情况，如发现面色苍白、精神萎靡、皮肤干燥、食欲不振、脱发等贫血症状，及时报告医生；阴道大出血的患者立即取平卧位、吸氧、保暖，迅速建立静脉通道，做好输血前准备，遵医嘱配血，必要时做好手术准备。观察与感染有关的征象，如体温、脉搏、子宫压痛等，监测白细胞计数和分类，同时做好会阴护理。

（三）用药护理

遵医嘱服用性激素类药物，不得随意停服或漏服。药物减量时，必须按规定在止血后开始，每3天减量1次，每次减量不得超过原剂量的1/3，直至维持量。准确记录撤退性出血的时间，以便指导下一疗程服药日期。指导患者餐后服药，减少药物对胃肠道刺激；指导患者在治疗期间如果出现不规则阴道流血，及时就诊。围绝经期使用雄激素治疗的患者，观察有无男性化表现，如声调改变、喉结增大等。

（四）刮宫术护理

配合医生对围绝经期和已婚患者在激素治疗前，常规进行诊断性刮宫，做好刮宫前的准备工作，刮出物及时送检。对急性阴道大出血的患者，尽快做好手术止血或子宫切除术的术前准备。

（五）心理护理

鼓励患者表达内心感受，耐心倾听患者的诉说，向患者介绍病因、治疗方法及效果，提供更多的相关信息，减轻其焦虑。

【护理评价】

（1）患者是否了解疾病相关知识，有无因疾病引发的焦虑。

（2）患者异常阴道出血是否停止，疲乏的感觉有无减弱或消失。

（3）患者是否体温过高，有无感染发生。

【健康教育】

（1）服用激素类药物期间要遵照医嘱，不随意增减量。

（2）指导患者在治疗期间如果出现不规则阴道流血，及时就诊。

（3）注意休息，避免因贫血、抵抗力下降等导致的感染发生。

（4）指导患者保持会阴清洁，出血多时及时更换会阴垫；用温开水擦洗外阴1~2次/日。

第三节　妊娠滋养细胞疾病护理

【概述】

妊娠滋养细胞疾病（gestational trophoblastic disease，GTD）是一组来源于胎盘绒毛滋养细胞的疾病。根据组织学特征可将其分为葡萄胎、侵蚀性葡萄胎和绒毛膜癌（简称绒癌）。侵蚀性葡萄胎和绒癌合称为滋养细胞肿瘤（gestational trophoblastic neoplasia，GTN）。滋养细胞疾病绝大部分继发于妊娠，但尚有少数来源于卵巢或睾丸生殖细胞称非妊娠绒癌。

葡萄胎（hydatidiform mole，HM）因妊娠后胎盘绒毛滋养细胞增生、间质水肿而形成大小不等的水泡，形如串串葡萄而得名，也称水泡状胎块。葡萄胎分为完全性葡萄胎和部分性葡萄胎两类，前者水泡状物占满宫腔，无胎儿及附属物，较为多见；后者除水泡状物外可见胎儿及附属物组织。

葡萄胎一经确诊应立即行清宫术。

妊娠滋养细胞肿瘤是滋养细胞的恶性病变，包括侵蚀性葡萄胎、绒毛膜癌及胎盘部分滋养细胞肿瘤。妊娠滋养细胞肿瘤大约60%继发于葡萄胎妊娠，30%继发于流产，10%继发于足月妊娠或者异位妊娠。从发病的时间来看，继发于葡萄胎排空后半年内的妊娠滋养细胞肿瘤，其组织学诊断多数为侵蚀性葡萄胎（invasive mole），1年以上的多数为绒毛膜癌（choriocarcinoma）。继发于流产、足月妊娠及异位妊娠的患者组织学诊断大多为绒毛膜癌。侵蚀性葡萄胎全部继发于葡萄胎之后，具有恶性肿瘤行为，但是恶性程度不高，大多数为局部侵犯，仅4%患者有远处转移，预后较好。绒毛膜癌恶性程度极高，早期即可通过血行转移至全身，在化疗药问世前，死亡率为90%以上。

妊娠滋养细胞肿瘤的治疗以化疗为主，手术和放疗为辅的综合治疗方案。

一、护理评估

（一）健康史

（1）询问患者的月经史、生育史、既往史，尤其是滋养细胞疾病史；此次妊娠的反应，有无剧吐、阴道流血等；如有阴道流血，应询问阴道流血的量、性状、时间，及是否有水泡状组织排出。

（2）若既往曾患葡萄胎，应详细了解第1次清宫的时间、水泡大小、吸出组织物的量等，收集血、尿HCG随访的资料；肺X线检查结果；是否有化疗病史，化疗的时间、药物、剂量、疗效以及用药后的副作用等。此外应评估孕产史，如胎次、产次等。

（二）身体状况

（1）完全性葡萄胎：由于诊疗技术的进步，越来越多的患者在未出现症状或仅有少量阴道流血时，就已得到诊治，所以症状典型者已少见。完全性葡萄胎的典型症状有：最常见的症状为停经后阴道出血，葡萄胎组织可自行排出，但排出之前和排出时常伴有大量流血，如不及时治疗，可致贫血和继发感染；子宫异常增大、变软；妊娠呕吐；卵巢黄素化囊肿，一般无症状，偶可发生扭转，黄素化囊肿在水泡状胎块清除后2~4个月自行消退；常在阴道流血之前，出现阵发性下腹痛，一般不剧烈可忍受。约有7%的患者出现轻度甲状腺功能亢进症状。

（2）部分性葡萄胎：除阴道流血外，患者常没有完全性葡萄胎的典型症状，子宫大小与停经月份多数相符或小于停经月份，妊娠呕吐少见并较轻，常无腹痛及卵巢黄素化囊肿。

（3）无转移灶妊娠滋养细胞肿瘤：多数继发于葡萄胎后，仅少数继发于流产或足月产后。在清宫术后出现不规则阴道流血、子宫复旧不全或者不均匀增大、持续存在的卵巢黄素化囊肿、假孕症状等表现。

（4）转移妊娠滋养细胞肿瘤：大多为绒毛膜癌，症状和体征视转移部位而异。主要经血液转移，发生早而且广泛。最常见的转移部位是肺（80%），其次阴道（30%）、盆腔（20%）、肝脏（10%）和脑（10%），各转移部位的共同特点是局部出血。

1）肺转移：典型表现为胸痛、咳嗽、咯血及呼吸困难。

2）阴道转移：转移灶常位于阴道前壁及穹隆，呈紫蓝色结节，破溃易导致阴道大出血。

3）肝脏转移：有上腹部或肝区疼痛，肿瘤穿过肝包膜可导致腹腔内大出血，甚至有生命危险，预后不良。

4）脑转移：预后凶险，为主要的致死原因。按病情进展分为三期，即瘤栓期、脑瘤期和脑疝期。可有头痛、呕吐，甚至抽搐、昏迷等症状。

5）其他转移：包括脾、肾、膀胱、消化道、骨等，症状视转移部位而异。

（三）相关检查

人绒毛膜促性腺激素（HCG）测定、超声检查、X线胸片、CT和磁共振检查可发现肺、脑、肝等部位的转移病灶、组织学检查等。

（四）心理-社会状况

患者及家属担心此次妊娠结局对今后生育有影响，并表现出对清宫手术的恐惧。滋养细胞肿瘤患者会担心疾病预后，担心化疗药物的毒副作用，对治疗和生活失去信心。由于反复的化疗，出现脱发、皮肤色素沉着等，患者自我形象受到影响，可能出现焦虑、抑郁等。

【护理诊断/问题】

（1）自尊紊乱：与生育得不到满足和对今后的生育担心有关。

（2）焦虑：与担心清宫手术、化疗效果及预后有关。

（3）自我形象紊乱：与化疗副反应引起的脱发、皮肤色素沉着有关。

（4）知识缺乏：与缺乏疾病的相关治疗与护理知识有关。

（5）潜在并发症：肺转移、阴道转移、脑转移。

（6）有体液不足的危险：与葡萄胎组织排出引发的大出血，化疗所致恶心、呕吐、腹泻等有关。

（7）有感染的危险：与长期不规则阴道流血、贫血造成免疫力下降、化疗引起的白细胞减少有关。

二、护理措施

（一）心理护理

评估患者对疾病的心理承受能力，鼓励患者表达内心的想法及对疾病、治疗手段的认识，确定其主要的心理问题。向患者及家属讲解疾病知识，了解治疗方案的可信性，以增强疗效，减少不良反应。详细解释患者所担忧的各种问题，减轻其心理压力，树立战胜疾病的信心。

（二）严密观察病情

观察和评估腹痛及阴道流血的情况。应严密观察腹痛的位置、程度、持续的时间及疼痛后是否有压痛及较多的阴道流血等，出血多的患者应注意观察血压、脉搏及呼吸等生命体征的变化。注意阴道排出物，一旦发现水泡状组织立即送检。识别转移灶症状，发现异常立即通知医生并配合处理。

（三）做好治疗配合

葡萄胎一般应在确诊之后尽快清宫，因此，护理人员必须积极做好治疗配合，术前准备包括：配血，建立静脉通路，根据需要备好药品和物品。滋养细胞肿瘤患者按照妇科手术前后护理常规进行护理；化疗治疗患者按照知识点链接：化疗患者的护理规范进行护理。

（四）预防感染

保持外阴清洁干燥，及时更换卫生垫；同时注意观察患者的体温，如有异常及时向医生汇报，遵医嘱给予抗生素。

（五）有转移灶患者的护理

（1）阴道转移患者的护理：①密切观察阴道有无出血，禁止做不必要的阴道检查。②破溃出血时，立即建立静脉通路，做好输血准备。③备齐阴道填塞所需物品，配合医生做阴道填塞，并安慰患者，保暖。阴道填塞后，让患者卧床休息，保持外阴清洁，严密观察生命体征，及早发现感染及休克先兆，遵医嘱用抗生素。填塞的纱布必须于 24～48h 如数取出，取出时必须做好输液、输血及抢救的准备。若出血未止可用无菌纱布重新填塞，记录取出和再次填入的纱条数量。

（2）肺转移患者护理：①出现呼吸困难时，给予半卧位，吸氧。②遵医嘱给予镇静剂及实施化疗。③大咯血时，有发生窒息的危险，应立即取头低患侧卧位，并保持呼吸道通畅，轻叩背部，排出积血，迅速通知医生，配合医生实施止血抗休克处理。同时注意安慰患者，避免患者因烦躁不安而加剧咯血的结果。

（3）脑转移患者的护理：①尽量卧床休息，起床应有人陪伴，以防瘤栓期的一过性脑缺血症状发生造成的意外损伤。②严密观察脑瘤期颅内压增高的伴随症状，一旦发现异常立即通知医生。记录出入液量，严格控制补液总量和速度。以防颅内压升高。若颅内压升高，需输入脱水剂，记录出入液量，并给予吸氧、化疗，采取必要的护理措施，预防因昏迷、抽搐引起的一系列并发症。如患者昏迷应专人守护，采取一些安全防护措施，如放置床挡，做好口腔、皮肤、黏膜护理，预防咬伤、吸入性肺炎、压疮等发生。③做好 HCG 测定、腰穿等项目的检查配合。

【护理评价】

（1）患者住院期间能否以积极态度配合诊疗全过程。

（2）患者是否了解健康宣教内容。

（3）观察患者有无转移灶发生的相关症状。

（4）患者是否发生因葡萄胎组织排出引发的大出血、化疗所致恶心、呕吐、腹泻等诱发的体液不足。

（5）患者是否有体温过高，有无感染发生。

（6）患者能否主动按时随访。

【健康教育】

（1）向患者及家属讲解坚持正规治疗和随访的重要性及必要性。葡萄胎患者随访内容：①定期 HCG 测定，葡萄胎清宫术后每周 1 次血、尿 HCG 检测，连续 3 次阴性后每月检测 1 次共 6 个月；然后再每 2 个月 1 次共 6 个月，自第 1 次阴性后共计 1 年。②平时自我观察阴道流血，有无不明原因的咳嗽、胸疼、血痰、咯血等症状，若出现上述症状应及时到医院就诊。③定期进行妇科检查、盆腔 B 型超声及胸部 X 线检查等。

（2）指导患者摄取高蛋白、富含维生素 A、易消化的食物，尽量多吃新鲜蔬菜和水果；适当活动，保证充足的睡眠，提高机体免疫功能。

（3）保持外阴清洁，每次清宫手术后禁止性生活及盆浴 1 个月以防感染。

（4）避孕指导：葡萄胎患者随访期间必须严格避孕 1 年。首选避孕套，也可选择口服避孕药，一般不选用宫内节育器，以免混淆子宫出血的原因或造成穿孔。

（5）滋养细胞肿瘤患者有阴道转移者应卧床休息，以免破溃引起大出血，并注意保持外阴清洁，防止感染。节制性生活，做好避孕指导。出院后严密随访，两年内随访同葡萄胎患者，2 年后仍需每年 1 次，持续 3~5 年。随访内容同葡萄胎。随访期间需严格避孕，应于化疗停止≥12 个月方可妊娠。

【化疗患者的护理规范】

1. 心理护理

向患者及家属介绍化疗药物的性能，理解不同药物的给药时间、剂量、浓度、维持时间、滴速等。让患者及家属学会观察及识别化疗的一些毒副作用的症状以及预防措施。通过干预，患者及家属能主动配合化疗。

2. 化疗时注意事项

（1）准确测量体重，以确定用药的剂量及调整剂量：测体重一般在 1 个疗程用药前、中分别测量 1 次；测量体重的时间应在清晨、空腹时，并排空大小便，减去衣服，以保证体重的准确。

（2）根据医嘱"三查七对"，正确溶解和稀释药物，并做到现用现配，常温下不超过 1h，药物应集中配制，密封后送入病区，在配制过程中应做好自我防护。如果联合用药应根据药性排出先后顺序。更生霉素（放线菌素 d）、顺铂等需要避光的药物，使用时要用避光罩或黑布包好。根据各种药物的特性，选择药液滴注方式及速度。腹腔化疗者应让其经常变动体位以保证疗效。

3. 合理使用静脉并注意保护血管

遵循长期补液选择静脉血管原则，从远端开始有计划地穿刺。化疗前应使用生理盐水开通静脉通路，确认针头在静脉内再注入化疗药物。一旦疑似或发现药物外渗应重新穿刺，当局部刺激性较强的药物外渗时，需立即停止滴入并给予局部冷敷，同时用生理盐水或普鲁卡因局部封闭，之后用金黄散外敷，防止局部组织坏死、减轻疼痛和肿胀。化疗结束前应用生理盐水冲管，减少局部药物的残留刺激。对经济条件允许的患者建议使用 PICC 及输液港等给药，以保护静脉，减少反复穿刺的痛苦。

4. 化疗副作用的护理

（1）骨髓抑制的护理：观察有无牙龈出血、鼻出血、皮下瘀血或阴道活动性出血倾向，定期检查血象，如白细胞计数低于 $3.0×10^9/L$、血小板低于 $5.0×10^9/L$，应与医生联系考虑停药，并采取预防感染的措施，严格执行无菌操作。一旦白细胞计数低于 $1.0×10^9/L$，则应保护性隔离，尽量谢绝探视，医护人员及家属均需穿戴消毒口罩、帽子，更换隔离衣、鞋，接触患者前后双手消毒。有条件者入住层流室。遵医嘱给予抗生素，输入新鲜血或白细胞浓缩液、血小板浓缩液等。

（2）消化道反应的护理：①食欲不振、恶心、呕吐是常见的症状，采取有效措施减轻恶心呕吐的发生，用化疗药物前、后适时给予止、镇吐剂。提供患者可口饮食，合理安排用药时间，分散注意力，创造良好的进餐环境，对不能进餐者提供帮助，呕吐严重者补充液体，以防电解质紊乱。②如有腹痛、腹泻，要严密观察大便的次数及性状，报告医生以警惕伪膜性肠炎，并正确收集大便标本，记出入液量，按医嘱给药。③口腔护理：应保持口腔清洁，使用软毛牙刷刷牙或用清洁水漱口，进食前后用消毒溶液漱口。若有口腔溃疡者，给予温凉的流质或软食，避免刺激性食物，在进食前 15 分钟用丁卡因溶液涂敷溃疡面以减少进食疼痛。进食漱口后，用锡类散或冰硼散等局部涂抹。鼓励患者进食，促进咽部活动，减少咽部溃疡引起充血、水肿、结痂，保持口腔清洁。

（3）其他系统的损害：观察有无上腹疼痛、恶心等肝脏损害的症状和体征；观察有无尿频、尿急、血尿等膀胱炎症状；观察有无皮疹或神经系统的副作用，如肢体麻木、肌肉软弱、偏瘫等。如有上述发现，应即刻报告医生。皮肤出现色素沉着、脱发者停药后方可恢复，可以建议患者购买假发。

第四节　子宫颈癌护理

【概述】

子宫颈癌习称宫颈癌，是最常见的妇科恶性肿瘤之一。高发年龄为 50～55 岁。自 20 世纪 50 年代以来，由于子宫颈细胞学筛查的普遍应用，使子宫颈癌和癌前病变得以早期发现和治疗，子宫颈癌的发病率和死亡率已有明显下降。但目前国内外仍有相当高的年死亡率，必须引起高度重视。

1. 发病机制

宫颈上皮化生过度活跃，使未成熟的化生鳞状上皮或增生的鳞状上皮细胞出现间变或不典型表现，形成宫颈上皮内瘤变（CIN）。CIN 继续发展，突破上皮下基层膜，浸润间质，形成宫颈浸润癌。

2. 症状特征

子宫颈癌的常见症状有阴道流血，常表现为接触性出血，也可表现为不规则阴道流血，或经期延长、经量增多；阴道排液，多数患者有白色或血性、稀薄如水样或米泔样、有腥臭味的阴道排液；疼痛，为晚期症状，一般病变累及盆壁、闭孔神经、腰骶神经等，可出现严重持续性腰骶部或坐骨神经痛。

3. 治疗原则

子宫颈癌一般采用手术和放疗为主、化疗为辅的综合治疗方案。

一、护理评估

一般认为，子宫颈癌有较长癌前病变阶段，通常从 CIN 发展为浸润癌需要 10~15 年，子宫颈癌患者在发生浸润前几乎可以全部治愈。因此，早期发现、早期诊断、早期治疗是提高患者 5 年生存率的关键。

（一）健康史

（1）一般情况：患者的年龄、体重，倾听患者主诉，如年轻患者可诉说月经期和经量异常；老年患者常主诉绝经后不规则阴道流血。

（2）既往史：患者既往健康状况，在询问病史中应注意患者的不良婚育史、性生活史以及与高危男子有接触性的病史。

（二）身体状况

（1）生命体征：

监测患者体温、脉搏、血压、疼痛等，了解患者疼痛程度等。

（2）临床特征：

1）阴道出血早期表现为接触性出血，即性交后或双合诊检查后有少量出血，晚期出血量较多。年轻患者也可表现为经期延长、周期缩短、经量增多等，老年患者常为绝经后阴道不规则流血。出血量多则给予纱布填塞止血或药物止血，严密观察出血量及患者生命体征及血象的变化。

2）阴道有白色或血性、稀薄如水样或米泔样排液，伴有腥臭味。晚期继发感染可出现大量脓性或米汤样恶臭白带，一般给予患者阴道冲洗。

3）疼痛表现为晚期症状，可出现严重持续性腰骶部或坐骨神经痛，必要时给予止痛药物。

（3）相关检查：

1）盆腔检查"双合诊"或"三合诊"可见不同分期患者的局部体征。

2）子宫颈刮片细胞学检查为普查常用的方法，也是发现宫颈癌前期病变和早宫颈癌的方法。

3）碘试验将碘液涂抹宫颈及阴道穹隆部，观察着色情况，可检测 CIN，可在不着色区域取活检提高诊断率。

4）阴道镜检查阴道镜下可选择可疑病变区域行活检，可确诊。

5）宫颈及宫颈管活体组织检查确诊宫颈癌前期病变和宫颈癌最可靠的方法，通常选择鳞-柱状细胞交接部 3、6、9 和 12 点处取 4 点活体组织送检。宫颈刮片细胞检查阳性而宫颈光滑或宫颈活检为阴性时，应用小刮勺搔刮宫颈管后送检。

6）宫颈锥切术适用于宫颈刮片检查多次阳性而宫颈活检阴性者。

（4）高危因素：

1）性行为及婚育史，早婚、早育、多产及性生活混乱。分娩次数过多，妊娠及分娩期的内分泌及因营养变化使危险性增加。

2）病毒感染人乳头状病毒（HPV）是主要危险因素，其中 HPV-16 及 HPV-18 型最常见。

3）免疫功能下降及种族因素等。

（三）心理-社会状况

早期子宫颈癌的患者在普查中发现宫颈刮片报告异常时会感到震惊，常常表现为发呆或者出现一些令人费解的自发性行为。几乎所有的患者都会产生恐惧感，会害怕疼痛、被遗弃和死亡等。当确定诊断后，与其他恶性肿瘤患者一样会经历否认、愤怒、妥协、忧郁、接受期等心理反应阶段。

【护理诊断/问题】

（1）焦虑与恐惧：与发病突然和担心预后有关。

（2）疼痛：与子宫颈癌浸润转移、压迫盆腔神经有关。

（3）营养失调：低于机体需要量与癌肿慢性消耗及化疗副作用有关。

（4）排泄异常：与子宫颈癌根治术后影响膀胱正常张力有关。

（5）有感染的危险：与阴道流血、排液、手术、机体抵抗力下降等有关。

（6）知识缺乏：与缺乏疾病的相关治疗和护理知识有关。

（7）自我形象紊乱：与子宫颈癌治疗生殖器官的丧失，以及脱发等副作用有关。

二、护理措施

（一）基础护理

加强基础护理，并指导患者保持个人卫生，指导患者勤换会阴垫，每天冲洗会阴 2 次，便后及时冲洗会阴，保持清洁。协助患者勤擦身、更衣，保持床单位清洁，注意室内空气流通，促进舒适。

（二）营养失调的护理

评估患者对摄入足够营养的认知水平、目前的营养状况及摄入营养的习惯。注意纠正患者不良的饮食习惯，兼顾患者的嗜好，必要时与营养师联系，以多样化食谱满足患者的需要，维持体重不继续下降。

（三）疼痛的护理

保持病室内光线、温度、湿度适宜，环境保持整齐、安静。帮助术后患者进行适当的活动，教会患者减轻疼痛的方法，如音乐疗法等。必要时，遵医嘱给予镇痛药物。

（四）排泄异常的护理

术后患者注意保持导尿管、盆腔、腹腔各种导管及阴道引流通畅，认真观察引流液体的性状及量。通常遵医嘱于术后 48~72h 取出导管，术后 7~14 天拔出尿管。拔除尿管前 3 天开始夹管，每 2h 开放 1 次，训练膀胱功能，促使恢复正常排尿功能。患者于拔管后 1~2h 自行排尿 1 次，如不能自解应及时处理，必要时重新留置尿管。拔管后 4~6h 测残余尿量 1 次，如超过 100mL 则需继续留置尿管；少于 100mL 者每日测 1 次，2~4 次均在 100mL 以内者，说明膀胱功能已经恢复。指导患者进行床上肢体活动，以预防长期卧床下肢静脉血栓等并发症的发生。注意渐进性增加活动量，包括参与生活自理。

（五）营养护理

鼓励患者摄入足够的营养，注意纠正患者不良的饮食习惯，维持患者体重不下降。

（六）用药护理

（1）有感染风险的患者给予抗生素治疗，严密观察用药反应等。

（2）子宫颈癌患者需进行化疗，常见的抗癌药物有顺铂、卡铂、氟尿嘧啶和紫杉醇等。常用铂类为基础的联合化疗方案，如 TP（紫杉醇与顺铂）、FP（氟尿嘧啶与顺铂）、BVP（博来霉素、长春新碱与顺铂）、BP（博来霉素与顺铂）等。

1）根据药物性质，合理安排用药时间及顺序，一般顺铂类在其他药物使用之后应用。

2）顺铂肾功能损害较大，输注期间通常需要给予患者大量液体促进排尿，同时观察尿液颜色及量等，化疗当天尿量应≥2500mL，用药后应注意观察患者肾功能。顺铂还易引起恶心、呕吐等胃肠道症状，必要时遵医嘱给予盐酸甲氧氯普胺等药物。

3）紫杉醇最严重的临床副作用是过敏反应和骨髓抑制。发生过敏反应时易引起患者胸闷、呼吸困难、面色潮红、末梢神经反应等，严重者有喉头水肿等。为防止过敏反应的发生，用药前应遵医嘱给予地塞米松、异丙嗪等药物，用药期间严密观察患者病情变化，给予心电监护及低流量吸氧，用药初 15min 内，滴速限制在 15~20 滴/min，患者无不适后，调节滴速为 40~60 滴/min，如出现过敏反应时，应立即停药，及时抢救。

4）氟尿嘧啶可引起肠道菌群紊乱等反应，易致患者腹泻，用药后应密切观察患者大便的形状、量及次数等，每天大便 3 次以上者，应留取标本送检。

（七）围手术期护理

（1）术前护理：1）及时与患者沟通，让患者了解术前护理活动，说明各项操作的目的、时间、带来的不适感等，以取得患者的配合，消除其恐惧心理。

2）术前 3 天使用消毒剂或氯己定消毒宫颈及阴道，菜花型癌样患者有活动性出血者，需用纱布填塞止血，术前消毒并填塞消毒纱布。

3）肠道准备：术前 1 天进食流食，术前 12h 禁食，8h 禁水。术前 1 天给予患者清肠药物，术前晚行灌肠，以达到清洁肠道的目的。皮肤准备：手术前要特别注意脐孔的清洁，可用棉签蘸取松节油或液状石蜡进行擦拭。

（2）术后护理：1）生命体征：每 15~30min 观察并记录 1 次患者生命体征及出入液量，平稳后改为每 4h 观察 1 次。

2）导管护理：注意保持导尿管、盆腔、腹腔各种导管及阴道导管通畅，定时挤压导管，严密观察引流液的颜色、量及性状。

3）残余尿的测量：患者于拔管后 1~2h 自行排尿，如排尿困难时应及时重置导尿管。拔出尿管后 4~6h 测量残余尿，超过 100mL 时需留置，少于 100mL 时每日测量 1 次，2~4 次均在 100mL 以下，膀胱功能已恢复。

（八）心理护理

在为患者做各项检查、化验和治疗前，向患者介绍其目的性、必要性和治疗的可行性，以及治疗效果、治疗可能出现的并发症和处理方法。建立良好的护患关系，常与患者进行交流，耐心为患者解答相关专业知识。与患者的丈夫及其他家属及时沟通，共同给予患者更多的理解和关心。对未生育的患者，要及时开导，解除其思想顾虑，鼓励患者从其他各方面充实自己。

（九）放射治疗的护理

放射治疗包括腔内照射及体外照射。早期以局部腔内照射为主，体外为辅；晚期以体外照射为主，腔内照射为辅。

（1）放疗前后应进行会阴冲洗，以保持阴道清洁。

（2）腔内放疗后易引起出血，严密观察出血量及血象，必要时给予纱布填塞止血或药物止血。

（3）放疗时应注意保护照射区域皮肤，告知患者可使用皮肤保护膜等药物涂抹，避免使用刺激性药物，避免抓挠，告知患者穿宽松棉质的衣物。

（4）放疗后多饮水，每天应在 3000mL 以上，保持尿量。

（5）放疗期间应注意合理膳食，指导患者进食高热量、高蛋白、易消化的食物。

（6）放疗期间应每星期抽取血常规等项目，严密观察血象，低于正常范围时应停止放疗，必要时给予药物支持。

（7）放疗后易引起肠道菌群失调，观察大便的次数、性状及量等，必要时留取标本送检，可给予患者益生菌等药物。

（十）宫颈癌合并妊娠者的护理

妊娠合并子宫颈癌的患者一般不应经阴道分娩。对于此类患者，应根据肿瘤发展情况及妊娠月份确定其治疗方案，对确定为原位癌者严密随访，至妊娠足月时行剖宫产结束分娩，产后继续随访。对确诊为宫颈浸润癌者，应立即终止妊娠并接受相应治疗。

（十一）子宫颈癌合并出血患者的护理

（1）控制出血：首先让患者静卧，评估出血量和速度。对于急性出血应快速消毒外阴，充分暴露出血点后进行填塞。但临床上大量出血常无法暴露，应先压住宫颈前唇，观察出血减少，即可初步确定为前唇。也可采用宫颈四区划分法观察出血部位，填塞纱布就可解决问题。避免盲目填塞过多而导致大小便困难。纱布填塞需 24h 更换 1 次，对反复出血者可采用云南白药、碘酊等止血。

（2）病情观察：正确估计失血量，吸氧、行心电监护。急性大量出血患者应迅速建立静脉通道，及时应用止血药物，必要时输血治疗。

（3）无法控制的出血必要时行髂内动脉结扎术，迅速做好术前准备，手术完毕后按照妇科肿瘤常规护理。

【护理评价】

（1）患者情绪稳定，无焦虑和恐惧等心理。

（2）患者无疼痛。

（3）患者机体营养水平均衡。

（4）患者无排泄异常反应，出院时已经恢复正常排尿功能。

（5）患者无感染的风险。

（6）患者出院后能制订个人康复计划内容。

（7）患者能够接受自身形象，并能以积极的态度应对。

【健康教育】

（1）鼓励患者及家属积极参与出院计划的制订，以保证计划的可行性。手术治疗的患者，须见到病理报告后才可决定出院日期。向患者说明随访的重要性，并核实通信地址。

（2）术后患者应注意休息，带导管出院的患者，应指导患者观察导管是否通畅，引流的颜色、性状及量，定时挤压，避免堵塞；带尿管出院的患者应保持外阴清洁，每天会阴护理 2 次。定时夹闭尿管，锻炼膀胱功能；指导患者每日摄入大量液体，使尿量保持在 2000mL 以上，达到自然冲洗尿路的目的，如尿液颜色、性状有变化时，应随时就诊。

（3）术后禁止性生活、盆浴 3 个月，在医生指导下方可恢复性生活，以防止放疗后发生阴道粘连。

（4）根据患者个体情况，告知患者阴道冲洗的目的、时间及方法。出院后应持续进行阴道冲洗 1 年。

（5）定期复查，一般出院后第 1 年内，出院后 1 个月进行首次随访，以后每 2~3 个月复查 1 次；出院后第 2 年，每 3~6 个月复查 1 次；出院后第 3~5 年，每半年复查 1 次；第 6 年开始，每年复查 1 次。

（6）帮助患者调整自我，协助其重新评价自我能力，根据患者具体情况提供有关术后生活方式的指导，包括根据机体康复情况逐渐增加活动量和强度，适当参加社会交往活动或恢复日常工作。

（7）性生活的恢复需依术后恢复情况而定，护士应认真听取患者对此方面问题的看法和疑虑，提供针对性帮助。

第五节　子宫肌瘤护理

【概述】

子宫肌瘤由平滑肌及结缔组织组成，是女性生殖器最常见的良性肿瘤。多发于 30~50 岁妇女，20 岁以下较少见。据尸检统计，在 30 岁以上妇女中，约有 20% 患有子宫肌瘤。因肌瘤多无临床症状或很少有症状，临床报道的发病率远低于肌瘤真实发病率。

子宫肌瘤的临床表现与肌瘤的类型和有无变性相关，月经改变是最常见的临床症状，但多数无临床症状。少数可伴有下腹部触及包块或肌瘤脱出阴道外；白带增多，伴有感染时可出现大量脓样白带；或因肌瘤生长位置不同而出现相应的压迫症状。

子宫肌瘤无症状者一般不需治疗；症状轻或近绝经年龄者可采用药物治疗；有症状或疑有肉瘤变者，手术是最有效的治疗方法。

一、护理评估

因子宫肌瘤多无明显症状，多在体检时偶然发现。症状与肌瘤的大小、数目关系不大，主要与肌瘤的部位、有无变性相关。

（一）健康史

（1）一般情况：患者的年龄、月经量的变化情况，收集患者主诉是否有因肌瘤压迫所导致的其他症状，排除因内分泌失调、妊娠或癌症导致的子宫出血。

（2）既往史：了解患者既往月经史、生育史、流产史（因子宫肌瘤所导致）；是否有激素用药史、是否接受过治疗、疗效如何或药物使用效果。

（二）身体状况

（1）生命体征：检测患者的生命体征，了解患者贫血、乏力等程度。

（2）临床特征：多数患者没有自觉症状或无明显临床症状。多因月经异常而就诊，表现为月经量增多或月经期延长。长期月经量过多导致继发性贫血，并伴有虚弱、嗜睡及疲倦等症状。部分患者因肿瘤生长位置导致压迫膀胱可出现尿频、尿急、排尿困难等症状；或因肿瘤向后生长压迫直肠，出现排便困难。

（3）相关检查：超声检查、MRI、双合诊/三合诊、宫腔镜、腹腔镜等。

（三）心理-社会状况

当患者得知患有子宫肌瘤时，首先害怕患有恶性肿瘤，随之会为如何选择处理方案而显得无助，或因接受手术治疗而恐惧、不安，迫切需要咨询指导。育龄期妇女会担心因疾病导致生育功能异常的问题。

【护理问题】

（1）焦虑与恐惧：与担心预后有关。

（2）知识缺乏：与缺乏疾病的相关治疗和护理知识有关。

（3）潜在并发症：出血性休克。

（4）活动无耐力：与继发性贫血有关。

（5）排泄异常：与肌瘤导致压迫症状有关。

二、护理措施

（一）心理护理

详细评估患者的疾病知识储备，建立良好的护患关系，提供信息讲述疾病相关知识，缓解患者的紧张情绪。提供患者表达内心焦虑、恐惧、期望和感受的机会，帮助患者及家属了解可利用的资源和支持系统，消除不必要的顾虑，增加康复的自信心。

（二）加强基础护理

指导患者做好个人卫生清洁，加强会阴护理，勤换会阴垫，减少感染风险，增加患者舒适度。

（三）活动无耐力的护理

出血较多，贫血较严重的患者需严密观察生命体征，评估出血量，遵医嘱使用止血药物及子宫收缩剂；必要时给予补液、输血或刮宫术止血；有感染症状时给予抗感染治疗；维持正常血压，积极纠正贫血状况。贫血较轻者可指导患者通过口服药物或饮食改善贫血状况。注意患者活动时有人陪伴，必要时给予辅助器械如轮椅等，避免因活动时乏力导致跌倒/坠床发生。

（四）排泄异常的护理

因子宫肌瘤压迫导致排尿困难、排尿不畅时，应予以导尿，缓解症状；排便困难者可使用缓泻剂软化粪便，严重者可协助灌肠帮助排便。

（五）用药护理

指导患者了解使用药物治疗的相关知识，注意评价药物治疗的效果及副作用，指导患者定期复诊。

（六）围手术期护理

需要接受手术治疗者，做好阴道准备，有肌瘤脱出阴道内者，应防止感染，其他准备同腹部手术护理常规。

【护理评价】

（1）患者在住院期间是否能以积极态度配合诊疗全过程。

（2）患者出院时有无护理不当的并发症发生。

（3）患者是否了解出院后的康复计划，能否列举可利用的支持系统。

【健康教育】

（1）鼓励患者及家属参与康复计划的制订，保证计划的可实施性。

（2）保守治疗者，护士要使患者明确随访的时间、内容及联系方式，接受随访指导，根据患者实际情况调整修订治疗方案。

（3）用药患者要明确药物的名称、用药的目的、使用时间、使用方法、使用剂量、可能出现的副作用和应对措施。

（4）应向手术患者讲解术后的活动、饮食、性生活等注意事项，复诊的时间、内容、联系人员等。

（5）所有患者在出现不适或异常症状时，均需及时随诊。

（6）对于特殊的育龄期有生育需求的患者，护士需讲解生育方面的特殊注意事项，减少担心与恐惧，并做好咨询工作。

第六节　子宫内膜癌护理

【概述】

子宫内膜癌是发生于子宫内膜的一组上皮性恶性肿瘤，以腺癌最多见。为女性生殖道三大恶性肿瘤之一，占女性全身恶性肿瘤7%，好发生于50岁以上妇女，平均发病年龄为60岁。近年发病率在世界范围内呈上升趋势。

子宫内膜癌最常见的症状为异常阴道流血，约90%的患者可出现阴道流血或阴道排液症状。主要表现为绝经后的阴道流血，经量一般不多，可为持续或间歇性出血。尚未绝经者可表现为经期延长、经量增多或月经紊乱；阴道排液多为血性液体或浆液性分泌物，合并感染时伴有脓血性排液，味恶臭；若癌肿累及宫颈内口，引起宫腔积脓，可出现下腹胀痛及痉挛样疼痛。晚期可伴有贫血、消瘦及恶病质等症状，当癌肿浸润周围组织或压迫神经可引起下腹及腰骶部疼痛。

子宫内膜癌早期首选手术治疗，根据高危因素选择辅助治疗；晚期采用放射、药物、手术等综合治疗。

一、护理评估

（一）健康史

（1）一般情况：患者的年龄、体重、月经史，患者主诉是否有绝经后不规则流血、阴道排液等症状；有无绝经延迟等情况。

（2）既往史：患者既往健康状况，注意有长期应用雌激素、他莫昔芬或有雌激素增高病史者；有乳腺癌、子宫内膜癌家族史等高风险因素。

（二）身体状况

（1）生命体征：监测患者的各项生命体征及体重，了解患者疼痛程度。

（2）临床特征：早期患者行妇科检查可无异常发现。晚期可触及子宫明显增大，合并宫腔积脓时出现压痛明显，宫颈管内偶有癌组织脱出，触之易出血。癌肿浸润周围组织时，可出现子宫固定或在宫旁扪及不规则的结节状物。

（3）相关检查：阴道 B 型超声检查、双合诊/三合诊、宫腔镜检查、诊断性刮宫、子宫内膜抽吸活检、血清 CA125 测定等。

（三）心理-社会状况

患者得知自己罹患恶性肿瘤时，不同个案及其家庭会出现不同的心理反应，面对疾病和住院导致的环境改变，内心充满了恐惧和焦虑。家人的不良情绪也会导致患者出现情感上的巨大波动。

【护理问题】

（1）焦虑：与担心疾病预后及治疗有关。

（2）自我形象紊乱：与放、化疗导致的脱发、色素沉着有关。

（3）知识缺乏：与缺乏疾病的相关治疗与护理知识有关。

（4）有体液不足的危险：与放、化疗所致恶心、呕吐、腹泻等有关。

（5）有感染的危险：与长期不规则阴道流血、贫血造成免疫力下降、化疗引起的白细胞减少有关。

二、护理措施

（一）心理护理评估

患者对疾病的心理承受能力，鼓励患者表达内心的想法及对疾病、治疗手段的认识，确定其主要的心理问题。引导患者正确地抒发内心的焦虑情绪，向患者及家属讲解疾病知识，了解治疗方案的可信性，缓解患者恐惧的心理，达到配合治疗的目的，以增强疗效，减少不良反应。详细解释患者所担忧的各种问题，减轻其心理压力，树立战胜疾病的信心。

（二）严密观察病情

观察各项生命指标，评估腹痛及阴道流血的情况。应严密观察腹痛的位置、程度、持续的时间及疼痛后是否有压痛及较多的阴道流血等，有无发热等感染症状，出血多的患者应注意观察血压、脉搏及呼吸等生命体征的变化。发现异常立即通知医生并配合处理。

（三）做好治疗配合

手术治疗按照妇科手术前后护理常规进行护理；使用人工合成激素类药物治疗周期较

长，应做好解释工作，使患者具备配合治疗的耐心，确保治疗效果。注意观察药物的副作用如水钠潴留、药物性肝炎等。使用他莫昔芬治疗应注意类似更年期综合征的表现及骨髓抑制等症状。还可伴有头晕、恶心、呕吐等症状，做好防护措施预防跌倒/坠床的发生。使用化学药物治疗的可参考化疗患者的护理规范。放射线治疗患者按照知识链接放疗患者的护理规范进行护理。

（四）预防感染

保持会阴部位清洁干燥，及时更换卫生垫；同时注意观察患者的体温，如有异常及时向医生汇报，遵医嘱给予抗生素，宫腔积脓应确保引流通畅，必要时可配合宫腔冲洗。

（五）疼痛的护理

创造良好舒适的环境，保持适宜的温度、湿度，保持室内安静、整洁，减少不良刺激。评估患者疼痛程度，可采用分散注意力、音乐疗法、针灸疗法等缓解患者疼痛。必要时遵医嘱给予药物止痛。

【护理评价】

（1）患者住院期间是否能以积极态度配合诊疗全过程。

（2）患者在院治疗期间有无护理并发症出现。

（3）患者能否主动按时随访。

【健康教育】

（1）鼓励患者及家属积极参与康复计划的制订和落实，确保计划行之有效。

（2）普及疾病相关知识，使用药物治疗时，指导患者通过自身心态调节，缓解因出现更年期症状产生的焦虑，指导患者了解如何正确用药及出现副作用时的应急措施。

（3）指导患者应对因放、化疗导致的恶心、呕吐、腹泻等不良反应，做好脱发导致的形象紊乱的应对措施及心理疏导。

（4）向患者讲解随访的重要性，核实联系方式，完成出院后的定期随访，及时发现异常情况，确定处理方案；同时确定体力活动的程度及恢复性生活的时间。随访时间：术后2年内，每3~6个月1次；术后3~5年每6~12个月1次。随访应根据患者康复情况及有无复发调整随访间期。

【知识链接】

妇科放射治疗护理规范

放射治疗包括腔内照射及体外照射。腔内照射采用后装治疗机，放射源为铯（CS）、铱（IR）等，用以控制局部原发病灶。体外照射多用直线加速器、钴（CO）等，治疗子宫颈旁及盆腔淋巴结转移灶。

（1）放射治疗前需由放疗技师明确及勾画放射靶区，并在患者身体进行标记，制作体外模具。身体上描画的标记如果出现脱落应及时通知技师重新描画。制作体外模具时患者为指定饮水量的膀胱充盈状态，每次放疗时应保持同样的饮水量，确保膀胱处于同样的充盈状态。放疗前应排空大便，保持直肠空虚，减少放射损伤。

（2）患者放疗前应取下身上所有金属饰品。

（3）放疗期间应做好阴道冲洗及会阴清洗，保持局部清洁。腔内放疗后注意观察有无阴道流血、腹痛以及小便情况，第 2 天取出填塞纱布数与原先相符，并进行阴道擦洗，嘱患者保持外阴清洁，若阴道分泌物较多，应勤更换卫生垫巾。

（4）体外照射注意保护放射野皮肤，观察有无外阴烧灼感，观察照射部位皮肤的颜色、结构、完整性，有无干燥、瘙痒或疼痛等症状；告知患者不要搔抓皮肤，可用手轻拍局部皮肤或涂抹保护性软膏；指导患者保持皮肤清洁、干燥，每天用温水软毛巾沾洗，避免冷热刺激；禁止使用刺激性消毒剂；避免在照射野部位皮肤涂擦含有金属离子成分的软膏及使用胶布等；指导患者着宽松全棉柔软内衣。

（5）放疗后鼓励患者多喝水，每天 3000mL，以增加尿量，预防放射性膀胱炎。

（6）注意观察排便次数及排便性质，患者出现排稀便，每天排便次数≥3 次，应警惕放射性肠炎的发生，遵医嘱使用调整肠道的药物，必要时停止放疗。

（7）放疗期间应注意监测白细胞、血小板等指标，观察有无骨髓抑制。

（8）放疗期间鼓励患者注意增加营养，多进食含有蛋白质和维生素的高热量食物，减少对肠道有刺激的食物摄入。

（9）放疗期间可出现恶心、呕吐等症状，避免出现离子紊乱等现象。

第七节　卵巢肿瘤护理

【概述】

卵巢肿瘤是常见的妇科肿瘤，可发生于任何年龄，其组织学类型繁多，但在不同年龄组分布有所变化。

卵巢肿瘤可分为：

（1）卵巢上皮性肿瘤：其恶性类型占卵巢恶性肿瘤的 85%～90%，是最常见的卵巢肿瘤，有良性、交界性和恶性之分。其中卵巢恶性肿瘤是女性生殖器常见的三大恶性肿瘤之一，由于卵巢位于盆腔深部，早期病变不易发现，晚期病例也缺乏有效的治疗手段，因此卵巢恶性肿瘤致死率居妇科恶性肿瘤首位，已成为严重威胁妇女生命和健康的主要肿瘤。

（2）卵巢生殖细胞肿瘤：好发于青少年及儿童，青春期前患者占 60%～90%，绝经后期患者占 4%。

（3）卵巢性索间质肿瘤：常有内分泌功能改变，又称作卵巢功能性肿瘤。

一、护理评估

卵巢肿瘤是死亡率最高的妇科恶性肿瘤，其发病隐匿、进展迅速，70%～80% 的卵巢肿瘤患者发现时已为晚期，5 年生存率仅为 20%～30%，而早期卵巢肿瘤患者的生存率可达 90%。

（一）健康史

（1）一般情况：早期患者多无症状，通常于妇科普查中发现盆腔肿块而就医。了解患者病程长短、局部特征及年龄等，应特别注意卵巢肿瘤高危年龄，年龄>50 岁、未产或排卵年龄增加（12 岁前月经初潮或绝经晚于 55 岁）、未婚、未孕、不哺乳、使用排卵药物等及高动物脂肪、高蛋白和高热量饮食者。

（2）既往史：患者既往是否患有子宫内膜癌、乳腺癌、结肠癌的个人史及家族史，特别是卵巢癌家族史。有遗传性卵巢癌综合征家族史者的患病率高达50%，并随年龄增长，危险增加。

（二）身体状况

（1）生命体征：监测患者体温、脉搏、血压、疼痛等，了解患者疼痛程度等。

（2）临床特征：早期患者一般无自觉症状，或可有一些非特异的症状，如食欲减退、消化不良、腹胀、恶心等。晚期主要表现为腹胀、腹部肿块、腹水、腹痛、阴道出血、消瘦、贫血及恶病质表现，甚至出现肠梗阻等。

（3）体格检查：1）全身检查：应特别注意乳腺、区域淋巴结如锁骨上淋巴结及腹股沟淋巴结是否肿大，腹部膨隆情况，腹部是否扪及肿块，有无腹水的移动性浊音，肝脾是否肿大、有无表面粗糙，直肠检查有无占位性病变。

2）盆腔检查：双合诊和三合诊检查，注意附件肿块的位置、大小、形状、边界、质地、表面状况、活动度、腹痛，与周围脏器的关系及子宫直肠窝有无结节等。

（4）辅助检查：影像学检查，B超可探测肿瘤部位、大小、形态及性质等；CT及MRI可清晰显示肿块；肿瘤标志物通过免疫学、生物化学等方法进行测定，用于辅助诊断和病情监测；腹腔镜检查对盆腔肿块、腹水等可疑患者可明确诊断；细胞学检查通过腹水、腹腔冲洗液和胸腔积液寻找癌细胞；组织病理学检查可明确诊断。

（三）高危因素

（1）50岁以上的绝经女性。

（2）未婚或晚婚、不育或少育、不哺乳的女性。

（3）使用促排卵药物的不孕症者。

（4）喜欢吃高脂肪、高蛋白、高热量饮食的女性。

（5）有遗传性卵巢家族史的女性，有乳腺肿瘤家族史者，有非息肉性结肠肿瘤家族史者。

（四）心理-社会状况

一般体积小的卵巢肿瘤不易早期诊断，尤其肥胖者或妇科检查时腹部不放松的患者很难发现。患者及家属在等待确定卵巢肿瘤性质期间，是非常恐惧的，迫切需要相关信息支持，并渴望尽早得到确切的诊断结果。当患者得知卵巢肿瘤的治疗可能改变自己的生育状态及既往生活方式时会产生巨大的压力及悲观情绪。

【护理诊断/问题】

（1）疼痛：与并发症的发生或手术创伤有关。

（2）营养失调——低于机体需要量：与肿瘤慢性消耗性疾病、肿瘤晚期恶病质有关。

（3）体液不足：与发生胸腹腔积液有关。

（4）知识缺乏：与缺乏疾病的相关治疗和护理知识有关。

（5）焦虑与恐惧：与发现盆腔包块有关。

（6）潜在并发症：蒂扭转、破裂、感染。

二、护理措施

（一）一般护理

根据患者精神状态、生命体征、皮肤黏膜、营养、自理能力及睡眠状况、既往史、遗传史等，给予患者相应的护理措施。

（二）疼痛护理

卵巢肿瘤初期腹痛感不强，在发生并发症或恶性肿瘤晚期时疼痛感较强，在避免掩盖病情的情况下，可给予不同强度的止痛药物。

（三）营养失调的护理

肠道功能正常者不能经口进食者，给予鼻饲，同时应记录患者大便情况，监测体重；恶性肿瘤患者晚期常并发肠梗阻的患者，应给予完全胃肠外营养支持，同时应监测患者的血象、肝肾功能等，注意患者肠梗阻导管的长度，给予负压吸引，防止管路阻塞。

（四）体液不足的护理

卵巢恶性肿瘤患者常发生胸腹水，常规以 B 超定位，胸腹腔穿刺置管引流出体外，引流量每日 600~800mL，以患者不感明显不适为宜。放水后应及时补充液体及蛋白，监测患者血象、血清蛋白及病情变化。经常放水患者还应注意穿刺点处皮肤的变化。

（五）用药护理

卵巢肿瘤以手术和化疗为主，常用药物有环磷酰胺、异环磷酰胺、阿霉素、紫杉醇、顺铂等。使用药物期间应监测毒副作用。

（1）骨髓抑制：常表现为白细胞及血小板下降。用药期间应监测白细胞和血小板，极低时应给予患者隔离性保护，紫外线消毒等。

（2）胃肠道反应：顺铂常可引起严重的恶心、呕吐等，甚至引起脱水和紊乱，可给予止吐剂、镇静剂等，严密观察病情变化的同时需给予心理护理。

（3）肝、肾功能损害：大剂量顺铂、甲氨蝶呤、异环磷酰胺可引起血清肌酐、转氨酶升高、蛋白尿、少尿或无尿。应用药物时应嘱患者大量饮水，观察患者尿量及颜色。用药前应及时了解患者既往史，有肝病史的患者应予以保肝药物治疗。

（4）过敏反应：紫杉醇易引起过敏反应，表现为支气管痉挛、皮疹、血管性水肿和低血压等。应注意在用药 6~12h 前给予地塞米松，用药期间严密观察患者病情变化，给予心电监护及低流量吸氧，用药初 15min 内，滴速限制在 15~20 滴/min，患者无不适后，调节滴速为 40~60 滴/min，如出现过敏反应时，应立即停药，及时抢救。

（5）脱发：阿霉素、长春新碱等会引起脱发，及时与患者沟通，停药后症状会缓解。

（6）肺纤维化：博来霉素易诱发肺纤维化，表现为胸闷或呼吸困难等，用药前询问患者既往史，随时观察患者病情变化，出现时给予高流量吸氧，保持呼吸道通畅，必要时给予激素治疗。

（六）并发症护理

（1）蒂扭转：是常见的妇科急腹症，常在体位突然改变或妊娠期、产褥期子宫大小、位置改变时发生，确诊后应及时进行手术治疗。发生急性扭转时常伴有剧痛、恶心、呕吐甚至休克，在明确诊断前应避免滥用止痛药物，嘱患者避免剧烈运动，常备抢救物品及药品，随时配合抢救。

（2）破裂：可导致腹腔内出血、腹腔积液、腹膜炎及休克，伴有剧痛、恶心、呕吐等。确诊为破裂时，应保持患者半卧位，监测血象和病情变化，配合抢救，及时进行手术治疗。

（3）感染：多继发于蒂扭转和破裂。患者可有发热、腹痛、白细胞升高等，除上述两种护理原则外，还应注意监测患者体温的变化，及时给予患者相应的降温措施。

（七）围手术期护理

（1）术前护理：1）术前检查：做好各项检查工作，如血、尿常规，心电图，肺功能等。

2）心理护理：与患者和家属进行有效沟通，了解其真实的想法，消除恐惧及焦虑的心理。

3）术前准备：肠道准备：术前1天进食流食，术前12h禁食，8h禁水。术前1天给予患者清肠药物，术前晚行灌肠，以达到清洁肠道的目的。皮肤准备：手术前要特别注意脐孔的清洁，可用棉签蘸取松节油或液状石蜡进行擦拭。

（2）术后护理：1）体位：全麻患者取去枕平卧位，头偏向一侧；局麻患者取去枕平卧6~8h后改为半卧位。

2）病情观察：密切注意生命体征的变化，给予患者相应的护理措施。

3）导管护理：严密观察引流液的颜色、量及性状，每24h更换引流装置一次，注意无菌操作，防止逆行感染。保持导管出口处皮肤的清洁干燥，随时根据引流口处情况更换敷料，如导管出口处皮肤发红，应及时给予保护皮肤的药物。保持导管的自然曲度，定时挤压导管，促进黏稠、坏死组织或血性凝块堵塞，随时观察引流装置是否通畅。

（3）术后并发症的处理：1）术中出血：晚期卵巢癌膀胱面和直肠面操作时，渗血较多，术后需留置1~2根导管，密切观察引流液颜色、量及性状，一般为100mL以内浆性液可考虑拔管。

2）肠道损伤：淋巴结清扫时易损伤，术后易发生肠瘘，术后应严密观察腹部症状及引流液，如引流出现粪样液体时，应及时通知医生。

3）膀胱损伤：术后严密观察患者24h尿量，必要时进行亚甲蓝实验。

（八）放射治疗护理

放射治疗是卵巢肿瘤综合治疗的手段之一，主要方法有全腹照射、盆腹病灶的小照野照射及阴道复发灶的腔内照射或插植照射治疗，对女性生理功能损害极大。放疗后患者可出现高热及呼吸道感染症状，应给予患者有效的降温措施和注意给予患者有效的药物措施。

（1）放疗时应注意保护照射区域皮肤，告知患者可使用皮肤保护膜等药物涂抹，避免使用刺激性药物，避免抓挠，告知患者穿宽松棉质的衣物。

（2）放疗后多饮水，每天应在3000mL以上，保持尿量。

（3）放疗期间应注意合理膳食，指导患者进食高热量、高蛋白、易消化的食物。

（4）放疗期间应定期抽取血常规等项目，严密观察血象，低于正常范围时应停止放疗，必要时给予药物支持。

（5）放疗后易引起肠道菌群失调，观察大便的次数、性状及量等，必要时留取标本送检，可给予患者益生菌等药物。

（九）心理护理

未生育女性大多考虑术后影响婚姻、生育，已生育女性多担忧卵巢切除术后会出现性格改变，而出现焦虑等负面情绪，因此治疗期间应帮助患者树立正确的观点，主动接受治疗，并鼓励患者大胆与家人交流，直面疾病。

【护理评价】

（1）患者无疼痛。

（2）患者机体营养水平均衡，无营养不良现象。

（3）患者体液量达正常水平。

（4）患者及家属了解卵巢肿瘤相关知识，掌握用药知识。

（5）患者能够正确应对自己的焦虑情绪，能够与家人和睦相处。

（6）患者能够用语言表达子宫及附件缺失的看法，并积极接受治疗。

（7）患者了解各种并发症的预防措施及处理方法。

【健康教育】

（1）卵巢肿瘤的预防：保持良好的生活习惯。控制高胆固醇、高脂肪食物的摄入；合理膳食，避免肥胖。

（2）疾病指导：向患者及家属介绍病因、临床表现、治疗方法，告知患者坚持规范化治疗，提高生活质量。

（3）饮食指导：嘱患者进食高热量、高蛋白、高膳食纤维及富含维生素 A、矿物质、易消化的食物，避免高胆固醇饮食。

（4）用药指导：指导患者所用药物的名称、剂量、作用、用药注意事项和不良反应等。

（5）运动指导：根据患者耐受力，适当锻炼，增强体质。

（6）定期复查：卵巢恶性肿瘤易复发，一般治疗后第 1 年，每 1~2 个月随访 1 次；第 2 年，每 3 个月 1 次；第 3 年后可再适当延长，第 5 年后每年随访 1 次，若有异常症状或发现肿块及腹水，应随时就诊。随访内容包括症状、体征、全身及盆腔检查（包括乳腺检查）和 B 型超声检查。血清 CA125、AFP、HCG 等肿瘤标志物测定根据组织学类型选择。临床检查或肿瘤标志物检查提示肿瘤复发时可选择 CT、MRI 和（或）PET 检查等。

第八节　外阴癌护理

【概述】

外阴恶性肿瘤相对少见，占女性生殖道恶性肿瘤的 3%~5%，主要为鳞状细胞癌，另外还有恶性黑色素瘤、基底细胞癌、腺癌、疣状癌、肉瘤及其他罕见的外阴恶性肿瘤。外阴肿瘤的恶性程度，以基底细胞癌恶性程度最低，腺癌和鳞癌次之，恶性黑色素瘤和肉瘤恶性程度较高。

外阴鳞状细胞癌是最常见的外阴恶性肿瘤，占外阴恶性肿瘤的 90%，主要好发于绝经后妇女，发病率随着年龄的增长而升高。近年发病率有上升的趋势。主要表现为长时间持续久治不愈的外阴瘙痒和各种不同形态的肿块，合并感染或较晚期癌可出现疼痛、渗出和出血。

外阴恶性黑色素瘤（vulvar melanoma）较少见，多见于成年妇女，好发于阴蒂和小阴唇，可表现为外阴瘙痒、出血、色素沉着范围增大。

外阴基底细胞癌（vulvar basal cell carcinoma）少见，常发生于大阴唇或会阴联合，也可在小阴唇、阴蒂和阴唇系带处出现。症状为局部瘙痒或烧灼感，也可无症状外阴鳞状细胞癌治疗以手术为主，辅以放疗及化疗。外阴黑色素瘤恶性程度高，采取手术为主的综合治疗。外阴基底细胞癌为低度恶性肿瘤，治疗以局部病灶切除为主。

一、护理评估

（一）健康史

（1）一般情况：患者的年龄，主诉外阴部位的症状、体征，病情进展。

（2）既往史：有无不明原因的外阴瘙痒史、外阴赘生物史等。外因癌多发生于老年人，注意评估有无糖尿病、高血压、冠心病等症状。

（二）身体状况

（1）生命体征：监测患者的血压、体温、脉搏等，评估疼痛等级。

（2）临床体征：早期外阴部位有瘙痒、烧灼感等局部刺激症状，表皮表现为凸起的小结、肿块，呈菜花状，搔抓后破溃、出血。稍晚期，肿瘤向深部浸润，出现明显疼痛，基底皮肤变硬，易出现溃烂、感染。有脓性或血性分泌物，感染后可伴有红、肿、热、痛。当血管被浸润时存在大出血的危险。肿瘤侵犯直肠或尿道时，产生尿急、尿频、尿痛、排尿困难、血尿、便秘、便血等症状。

（三）相关检查

妇科检查、外阴活体组织检查、B型超声、CT、MRI等。

（四）心理-社会状况

外阴局部症状、分泌物的增加，感染时伴有的恶臭味使患者自我形象受到影响，活动能力的下降可使患者感到悲哀及被遗弃等感觉；手术使身体完整性受损可能使患者出现焦虑、抑郁、恐惧等心理感受。

【护理问题】

（1）焦虑：与治疗方式及预后有关。

（2）自我形象紊乱：与肿瘤导致的身体完整性受损有关。

（3）知识缺乏：与缺乏疾病的相关治疗与护理知识有关。

（4）潜在并发症：大出血。

（5）有感染的危险：与肿瘤破溃、抵抗力低下、手术创面大及邻近肛门、尿道有关。

（6）疼痛：与晚期肿瘤侵犯神经、血管和淋巴系统有关。

二、护理措施

（一）心理护理

评估患者对疾病的心理承受能力，鼓励患者表达内心的想法及对疾病、治疗手段的认识，确定其主要的心理问题。向患者及家属讲解疾病知识，了解治疗方案的可信性，以增强疗效，减少外界环境不良刺激，减轻患者自卑心理。详细解释患者所担忧的各种问题，帮助患者树立战胜疾病的信心。

（二）严密观察病情变化

注意观察肿瘤生长及破溃情况，做好随时可能出现肿瘤侵破血管出现大出血的风险准备。①密切观察有无出血症状，减少患者不必要的大幅度动作。②破溃出血时，立即建立静脉通路，做好输血准备。③备齐填塞压迫所需物品，配合医生做填塞压迫止血，并安慰患者，保暖。填塞后，让患者卧床休息，保持外阴清洁，严密观察生命体征，及早发现感染及休克先兆，遵医嘱用抗生素。填塞的纱布必须于 24~48h 如数取出，取出时必须做好输液、输血及抢救的准备。若出血未止可用无菌纱布重新填塞，记录取出和再次填入的纱布数量。若压迫止血效果不明显可在介入手术下行血管栓塞止血。

（三）做好治疗配合

做好会阴区域的皮肤护理及清洁工作，保护创面减少不必要的损伤，有效收集渗液，防止周围皮肤浸渍破溃。因外阴癌清扫腹股沟淋巴结后患者需较长时间卧床，以便于皮肤创面愈合，指导患者练习术后床上活动等，预防术后便秘。如需植皮需做好供皮区皮肤护理。术后加压包扎应做好皮肤保护，避免皮肤破溃。放疗患者护理参照妇科放疗护理操作规范。

（四）预防感染

保持外阴清洁干燥，及时更换卫生垫；同时注意观察患者的肿瘤渗出、出血及破溃程度，如有异常及时向医生汇报，遵医嘱给予抗生素。

（五）疼痛护理

创造良好舒适的环境，保持适宜的温度、湿度，保持室内安静、整洁，减少不良刺激。评估患者疼痛程度，可采用分散注意力、音乐疗法等缓解患者疼痛，必要时遵医嘱给予药物止痛。

【护理评价】

（1）患者住院期间是否能以积极态度配合诊疗全过程。

（2）手术治疗后患者是否有正确的自我认识。

（3）伤口愈合中是否发生创面感染。

【健康教育】

（1）讲解术后活动方式、创面护理对切口愈合的重要性，确保创面愈合良好。

（2）指导患者摄取高蛋白、富含维生素 A、易消化的食物，尽量多吃新鲜蔬菜和水果；适当活动，保证充足的睡眠，提高机体免疫功能。

（3）保持外阴区域清洁，以防感染。

（4）确保患者明确随访的重要性，患者应于外阴根治术后 3 个月返医院复诊，在全面评估术后恢复情况的基础上，医生与患者一起商讨治疗及随访计划。

外阴癌放疗后 80% 的患者约 2 年内复发，90% 的患者约 5 年内复发，故随访时间应在放疗后 1、3、6 个月各 1 次，以后每半年 1 次，2 年以后每年 1 次，随访 5 年，以全面评价治疗效果。

（李素叶）

第五章　妊娠期护理

第一节　妊娠生理

妊娠是胚胎和胎儿在母体内发育成长的过程。卵子受精即为妊娠开始，胎儿及其附属物自母体排出是妊娠的终止。妊娠生理包括胚胎形成、胎儿发育及其附属物的形成，以及母体各系统的适应性变化。从卵细胞受精到胎儿的出生，是整个人生阶段发展最快速的时期。临床上是将末次月经第 1 天作为妊娠的开始，全程约 40 周。

一、受精与着床

（一）受精

精子和卵子的结合过程称为受精。受精发生在排卵后的 12h 内，整个受精过程约需 24h。排卵后次级卵母细胞进入输卵管壶腹部与峡部交界处等待受精，解除精子顶体外膜的"去获能因子"，使精子获得受精的能力。当获能精子与卵子相遇，精子顶体外膜与精细胞膜顶端破裂形成小孔释放出顶体酶，溶解卵子外围的放射冠和透明带的过程，称为顶体反应。已获能的精子穿过次级卵母细胞透明带为受精的开始，卵原核与精原核融合为受精的完成。受精后的卵子称为受精卵或孕卵，标志诞生新生命。

（二）受精卵的发育与输送

输卵管的蠕动和纤毛的摆动使受精卵向子宫腔移动，同时受精卵不断进行有丝分裂。受精后 30h 约开始第一次卵裂，受精后 72h 分裂成由 16 个细胞组成的实心细胞团，称为桑葚胚，也称早期囊胚。受精后第 4 天，桑葚胚进入子宫腔并继续分裂发育成晚期囊胚，在宫腔内游离 1~2d。晚期囊胚外层的细胞称为滋养层，中间的腔称为囊胚腔，腔内一侧的细胞团称为内细胞团。

（三）着床

晚期囊胚侵入子宫内膜的过程，称为孕卵植入，也称着床。在受精后第 6~7 天开始，晚期囊胚透明带消失之后开始着床，11~12d 结束。着床部位位于宫腔上部前、后、侧壁，通常在宫腔后壁的上部。正常植入应在子宫腔的上部，深达子宫内膜的功能层。否则，便形成异常植入，如子宫外孕、前置胎盘。着床必须具备的条件有：①透明带消失。②囊胚细胞滋养细胞分化出合体滋养层细胞。③囊胚和子宫内膜同步发育并相互配合。④孕妇体内有足够数量的黄体酮，子宫有一个极短的敏感期允许受精卵着床。受精 24h 的受精卵产生的早孕因子→防止囊胚被排斥；环磷酸腺苷（cAMP）促子宫内膜合成 DNA 利于着床。

（四）蜕膜形成

受精卵着床后，子宫内膜迅速发生蜕膜变，致密层蜕膜样细胞增大变成蜕膜细胞。蜕膜：孕卵植入分泌期的子宫内膜后，进一步增厚子宫内膜。按蜕膜与受精卵的部位关系，将蜕膜分为底蜕膜、包蜕膜和真蜕膜三部分。

1. 底蜕膜

是指与囊胚及滋养层接触的子宫肌层之间的蜕膜，以后发育成为胎盘的母体部分。

2. 包蜕膜

是指覆盖在囊胚上面的蜕膜，为胎膜的一部分。约在妊娠 12 周因羊膜腔明显增大，使包蜕膜和真蜕膜相贴近，子宫腔消失。

3. 真蜕膜（壁蜕膜）

是指底蜕膜及包蜕膜以外覆盖子宫腔表面的蜕膜。

二、胎儿附属物的形成及其功能

胎儿附属物是指胎儿以外的组织，包括胎膜、胎盘、脐带和羊水。

（一）胎盘

是母体与胎儿之间进行物质交换的重要器官，是胚胎与母体组织的结合体。胎盘由羊膜、叶状绒毛膜（也称丛密绒毛膜）和底蜕膜构成。结构形状为网形或椭圆，重量 150~650g，直径 16~20cm，厚度约 2.5cm，有 2 个面：母面及子面。

1. 胎盘的形成

（1）羊膜：是构成胎盘的胎儿部分，是胎盘的最内层，附着在绒毛膜板表面。羊膜为半透明光滑薄膜，无血管、神经及淋巴，具有一定的弹性。羊膜是羊水的保护膜，它与胚胎之间的空间称为羊膜腔。在妊娠最初的几个月，羊膜会分泌羊水，为发育中的胎儿提供安全的环境，以避免其受伤。

（2）叶状绒毛膜：是构成胎盘的胎儿部分，是胎盘的主要部分。囊胚着床后，其外层细胞及滋养层增厚，表面形成许多毛状突起称为绒毛。此时的滋养层称为绒毛膜。胚胎发育至 13~21d 时，胎盘的主要结构绒毛逐渐形成。绒毛的形成经历有 3 个阶段：①一级绒毛，绒毛膜周围长出不规则突起的合体滋养细胞小梁，呈放射状排列，绒毛膜深部增生活跃的细胞滋养细胞也伸入进去，形成合体滋养细胞小梁的细胞中心索，初具绒毛形态。②二级绒毛，胚胎发育至第 2 周末或第 3 周初时，胚外中胚层逐渐深入绒毛干内，形成绒毛间质中心索。③三级绒毛，指胚胎血管长入间质中心索。约在受精后第 3 周末，绒毛内的间质分化出毛细血管，此时胎儿胎盘循环建立。由于细胞滋养细胞不断增殖、扩展，与合体滋养细胞共同形成绒毛膜干，绒毛膜干之间的间隙称为绒毛间隙。

孕妇子宫螺旋动脉（也称子宫胎盘动脉）穿过蜕膜板进入母体叶，胎儿、母体间的物质交换均由胎儿小叶的绒毛处进行，说明胎儿血液是经脐动脉直至绒毛毛细血管，经与绒毛间隙中的母血进行物质交换，两者并不直接相通。

（3）底蜕膜：构成胎盘的母体部分。底蜕膜的螺旋小动脉和小静脉受滋养层合体细胞的侵蚀而直接开口于绒毛间隙，借动脉压将动脉血注入绒毛间隙，再经蜕膜小静脉开口回流至母体血液循环。胎儿血自动脉流入绒毛毛细血管网，再经脐静脉流入胎儿体内。绒毛间隙中的母血与绒毛血管内的胎血不直接相通，中间隔着绒毛中的毛细血管壁、绒毛间质及绒毛，主要靠渗透、扩散作用进行物质交换。

2. 胎盘的功能

胎盘是维持胎儿在子宫内营养发育的重要器官，物质交换的部位主要在合体膜，胎盘功能包括气体交换、营养物质供应、排除胎儿代谢产物、防御，以及合成激素等。

（1）气体交换：包括简单扩散，O_2、CO_2 的交换。维持胎儿生命最重要的物质是 O_2。在母体与胎儿之间，O_2 及 CO_2 以简单扩散方式进行交换，可替代胎儿呼吸系统的功能。CO_2 通过血管合体膜的速度比 O_2 通过快 20 倍左右，故 CO_2 容易自胎儿通过绒毛间隙直接向母体迅速扩散。

（2）营养物质供应：通过主动转运，异化扩散将来自母体的葡萄糖、氨基酸、脂肪酸、水、电解质、水溶性维生素等物质供给胎儿，可替代胎儿消化系统的功能。①葡萄糖是胎儿热能的主要来源，以易化扩散方式通过胎盘。②氨基酸浓度胎血高于母血，以主动运输方式通过胎盘。③电解质及维生素多数以主动运输方式通过胎盘。④胎盘中含有多种酶，如氧化酶、还原酶、水解酶等，可将复杂化合物分解为简单物质，也可将简单物质合成后供给胎儿。

（3）排除胎儿代谢产物：胎儿代谢产物如尿素、尿酸、肌酐、肌酸等，经胎盘送入母血，由母体排出体外，故可替代胎儿泌尿系统的功能。

（4）防御功能：母血中免疫球蛋白如 IgG 能通过胎盘，胎盘的屏障作用极有限。各种病毒（如风疹病毒、巨细胞病毒等）、病原体、血型抗体和某些对胎儿有害的相对分子质量小的药物，均可通过胎盘影响胎儿，致畸甚至死亡。细菌、弓形虫、衣原体、螺旋体可在胎盘部位形成病灶，破坏绒毛结构进入胎体感染胎儿。

（5）合成功能：胎盘具有活跃的合成物质的能力，主要合成激素（蛋白激素和类固醇激素）与酶。蛋白激素有绒毛膜促性腺激素、胎盘生乳素、妊娠特异性 β1 糖蛋白、绒毛膜促甲状腺激素等；类固醇激素有雌激素、孕激素等。合成的酶有缩宫素酶、耐热性碱性磷酸酶等。①绒毛膜促性腺激素（HCG）：HCG 由合体滋养细胞产生，是一种糖蛋白激素。至妊娠 8~10 周血清浓度达最高峰，持续 1~2 周后迅速下降，持续至分娩。约于产后 2 周内消失。HCG 在受精后 10d 左右即可用放射免疫测定法（RIA）自母体血清中测出，成为诊断早孕最敏感的方法之一。②胎盘生乳素（HPL）：HPL 由合体滋养细胞产生。于妊娠的第 8 周开始分泌，第 36 周达高峰，直至分娩。产后 HPL 迅速下降，约产后 7h 即能测出。HPL 的主要功能为促进乳腺腺泡发育，刺激其合成功能，为产后泌乳做准备。另外，能使胎儿获得更多的蛋白质、葡萄糖及矿物质。③雌激素：主要来自胎盘及卵巢。于妊娠早期，主要由黄体产生雌二醇和雌酮。于妊娠 10 周后，胎盘接替卵巢产生更多雌激素，至妊娠末期雌三醇值为非孕妇女的 1000 倍，雌二醇及雌酮为非孕妇女的 100 倍。④孕激素：妊娠期由妊娠黄体产生，自妊娠 8~10 周合体滋养细胞是产生孕激素的主要来源。随妊娠进展，母血中黄体酮值逐渐增高，并与雌激素共同参与妊娠母体各系统的生理变化。

（二）胎膜及脐带

1. 胎膜

由绒毛膜和羊膜组成。胎膜的外层为平滑绒毛膜，胎膜的内层为羊膜。胎膜有防止病原体进入宫腔，避免感染的作用；参与物质交换；参与羊水循环。胎膜在分娩发动上可能有一点作用。

2. 脐带

一端连于胎儿腹壁脐轮，另一端附着于胎盘胎儿面。妊娠足月胎儿的脐带长 30~70cm，平均约 50cm，直径 1.0~2.5cm，脐带断面中央有 1 条脐静脉、2 条脐动脉。胎儿通过脐带血循环与母体进行营养和代谢物质的交换。脐带是母儿循环的重要通道，受压可危及胎儿的生命。

（三）羊水

1. 羊水的来源

妊娠早期的羊水，主要是母体血清经胎膜进入羊膜腔的透析液。妊娠中期后，胎儿尿液成为羊水的重要来源。妊娠 11~14 周时，胎儿肾脏即有排泄功能，于妊娠 14 周发现胎儿膀胱内已有尿液，胎儿尿液排至羊膜腔中，使羊水的渗透压逐渐降低。妊娠足月胎儿通过吞咽羊水使羊水量趋于平衡，起保护胎儿和母体的作用。

2. 母体、胎儿、羊水三者间的液体平衡

羊水在羊膜腔内不断进行液体交换，以保持羊水量相对恒定。母体、胎儿的液体交换，主要通过胎盘，每小时约交换 3600mL。母体与羊水的交换，主要通过胎膜。羊水与胎儿的交换，主要通过胎儿消化管、呼吸道、泌尿道以及角化前皮肤等。

3. 羊水量、性状及成分

（1）羊水量：妊娠 38 周时约 1000mL，此后羊水量逐渐减少。妊娠足月时羊水量约为 800mL。

（2）羊水性状及成分：妊娠早期羊水为无色透明液体；妊娠足月羊水呈弱碱性，则略显浑浊，不透明，可见羊水内悬有小片状物，包括胎脂、胎儿脱落上皮细胞、毳毛、毛发、少量白细胞、清蛋白和尿酸盐等。羊水中含有大量激素（包括雌三醇、黄体酮、前列腺素、胎盘生乳素、绒毛膜促性腺激素等）。

4. 羊水的功能

（1）保护胎儿：胎儿在羊水中自由活动，防止胎体畸形及胎肢粘连；保持子宫腔内温度恒定；适量羊水可避免子宫肌壁或胎儿对脐带的直接压迫所致的胎儿窘迫；有利于胎儿体液平衡，如胎儿体内水分过多可以胎尿方式排至羊水中；临产宫缩时，在第一产程初期，羊水直接受宫缩压力能使压力均匀分布，避免胎儿局部受压。

（2）保护母体：减少胎动所致的不适感；临产后，前羊水囊扩张子宫颈口及阴道；破膜后羊水冲洗阴道减少感染。

第二节　胎儿的发育及生理特点

一、胎儿的发育

（一）胎儿发育分期

妊娠开始 8 周的人胚称为胚胎，是其主要器官结构完成分化时期。受精后 9 周起称为胎儿，是其各器官进一步发育渐趋成熟时期。妊娠时间通常以孕妇末次月经第 1 天计算，妊娠全过程约为 280d，以 4 周（28d）为 1 个妊娠月，共 10 个妊娠月。

（二）不同孕龄胎儿发育特征

前 8 周：主要器官分化发育，4 周末可辨认胚盘与体蒂。5~6 周有妊囊。

8 周末：胚胎初具人形，头占整个胎体近一半，能分辨出眼、耳、鼻、口、手指及足趾，四肢已具有雏形，B 型超声可见早期心脏形成并搏动。

12 周末：胎儿身长约 9cm，顶臀长 6~7cm，体重约 20g。外生殖器已发育，部分可辨性别，胎儿四肢可以活动。

16 周末：胎儿身长约 16cm，顶臀长 12cm，体重约 110g。从外生殖器可确定胎儿的性别，头皮已长毛发，胎儿已开始出现呼吸运动，皮肤菲薄呈深红色，无皮下脂肪。部分孕产妇已能自觉胎动。

20 周末：胎儿身长约 25cm，体重约 320g。皮肤暗红，出现胎脂，全身覆盖毳毛，并可见一些头发，开始出现吞咽、排尿功能。体检孕妇时可听到胎心音。自 20~28 周前娩出的胎儿称为有机儿。

24 周末：胎儿身长 30cm，体重约 630g。各脏器均已发育，皮下组织开始沉积，因量不多皮肤仍呈皱缩状，出现眉毛。

28 周末：胎儿身长 35cm，体重约 1000g。皮下脂肪不多，皮肤粉红，眼睛半张开，出现眼睫毛，可有呼吸运动，但肺泡Ⅱ型细胞中表面活性物质含量低。此时出生者易患特发性呼吸窘迫综合征，若加强护理，可以存活。

32 周末：胎儿身长 40cm，体重约 1700g。皮肤深红，面部毳毛已经脱落，睾丸下降，生活力尚可。出生后注意护理，可以存活。

36 周末：胎儿身长约 45cm，体重约 2500g。皮下脂肪较多。毳毛明显减少，面部皱褶消失，指（趾）甲已经超出指（趾）端，出生后能啼哭及吮吸，生活能力良好。此时出生基本可以存活。

40 周末：胎儿身长约 50cm，体重约 3400g。发育成熟，胎头双顶径值>9.0cm。皮肤粉红色，皮下脂肪多，头发粗，长度>2cm。外观体型丰满，肩、背部有时尚有毳毛，足底皮肤有纹理，指甲超过指端。出生后哭声响亮，吮吸能力强，四肢活动好，生活能力强，能很好地存活，称为足月新生儿。

临床常用新生儿身长作为判断胎儿月份的依据。妊娠前 20 周（即前 5 个妊娠月）的胎儿身长（cm）=妊娠月数的平方。如妊娠 4 个月时胎儿身长=4×4=16cm。妊娠后 20 周（即后 5 个妊娠月）胎儿身长（cm）=妊娠月数×5。如妊娠 7 个月=7×5=35cm。

二、胎儿的生理特点

（一）循环系统

胎儿的营养供给和代谢产物排出，均需经胎盘脐血管由母体完成。

1. 血循环特点

胎儿体内无纯动脉血，而是动静脉混合血。进入肝、心、头部及上肢的血液，含氧量较高，营养较丰富，以适应需要。注入肺及身体下半部的血液，含氧量及营养较少。

2. 红细胞生成

孕 3 周末来自卵黄囊，孕 10 周时，肝脏是红细胞生成的主要器官。妊娠 32 周以后的早产儿及妊娠足月儿的红细胞数均增多，约为 $6.0×10^{12}/L$。红细胞生命周期约为成人的 2/3，需不断生成红细胞，至妊娠足月时骨髓、脾能产生 90% 红细胞。

（二）呼吸系统

胎儿呼吸系统是由母婴血液在胎盘进行气体交换完成的。B 型超声于妊娠 11 周可见胎儿胸壁运动，妊娠 16 周出现能使羊水进出呼吸道的呼吸运动，每分钟 30~70 次，胎儿窘迫时出现大喘息样呼吸运动。

（三）消化系统

妊娠 11 周小肠有蠕动。妊娠 16 周胃肠功能基本建立，胎儿能吞咽羊水，吸收水分、氨基酸、葡萄糖及其他可溶性营养物质。

（四）泌尿系统

妊娠 11~14 周胎儿肾有排尿功能。妊娠 14 周胎儿膀胱内有尿液，通过胎儿排尿参与羊水循环。

（五）内分泌系统

胎儿甲状腺于妊娠第 6 周开始发育，是最早发育的内分泌腺。妊娠 12 周已能合成甲状腺激素。肾上腺于妊娠第 4 周开始发育，第 7 周时可以合成肾上腺素，肾上腺皮质于妊娠 20 周时增宽，可产生大量类固醇激素，与胎儿肝、胎盘、母体完成雌醇合成。妊娠 12 周胎儿胰腺分泌胰岛素。

（六）生殖系统及性腺分化发育

男性胎儿睾丸于临产前降至阴囊内。女性胎儿卵巢在妊娠 11~12 周开始分化发育，副中肾管系统发育形成阴道、子宫、输卵管，外阴部缺乏 5α-还原酶，外生殖器向女性分化发育。

（聂文青）

第六章 分娩期护理

第一节 临产的诊断及产程分期

一、分娩先兆

分娩发动前，往往出现一些预示孕妇不久即将临产的症状，称为分娩先兆。

（一）不规律宫缩

孕妇临产前 1~2 周常出现不规则宫缩，其特点是持续时间较短而不恒定，间歇时间不规律，不能使子宫口扩张及胎先露下降，故又称假临产。

（二）胎儿下降感

由于胎先露下降进入骨盆入口平面，使子宫底下降，多数孕妇常感到上腹部较前舒适。因胎先露入盆压迫膀胱，常出现尿频症状。

（三）阴道血性分泌物

临产前 24~48h，阴道排出少量血性分泌物，俗称见红。此为分娩即将开始比较可靠的征象。

二、临产诊断

临产的标志是出现规律性宫缩，宫缩时间持续 30S 及以上，间歇 5~6min，并伴有子宫颈管进行性消失、子宫颈口扩张和胎先露下降。

三、产程分期

分娩全过程是指从出现规律宫缩开始，至胎儿、胎盘全部娩出为止，简称总产程。临床上分为 3 个产程。

（一）第一产程

又称子宫颈扩张期，从有规律宫缩开始到子宫口开全。初产妇为 11~12h，经产妇为 6~8h。

（二）第二产程

又称胎儿娩出期，从子宫口开全至胎儿娩出。初产妇为 1~2h，经产妇约为 1h 或仅几分钟。

（三）第三产程

又称胎盘娩出期，从胎儿娩出至胎盘娩出。为 5~15min，一般不超过 30min。

第二节 枕先露的分娩机制

分娩机制是指胎先露部通过产道时，为适应骨盆各平面不同的形态被动地进行一系列转动，以其最小径线通过产道的全过程。不同胎方位有其不同的分娩机制，临床上以枕左前位最为多见，故以枕左前位为例叙述分娩机制。

一、衔接

胎头双顶径进入骨盆入口平面，颅骨最低点接近或达到坐骨棘水平，称为衔接（入盆）。胎头半俯屈，以枕额径进入骨盆入口平面，胎头矢状缝衔接于骨盆入口平面右斜径上，胎头枕骨位于骨盆左前方。初产妇可在预产期前 1~2 周内进行胎头衔接，经产妇多在分娩开始后进行胎头衔接。

二、下降

胎头沿骨盆轴前进的动作称为下降，贯穿于分娩全过程。胎先露下降程度是临床上判断产程进展的重要标志之一。

三、俯屈

胎头呈半俯屈状态下降至骨盆底时，胎头枕部遇到肛提肌阻力，胎头进一步俯屈，下颏贴近前胸部，胎头由衔接时的枕额径（平均11.3cm）变为枕下前囟径（平均9.5cm），以最小的径线适应产道进一步下降，称俯屈。

四、内旋转

为适应中骨盆及骨盆出口平面前后径大于横径的特点，胎头俯屈下降至中骨盆时，肛提肌收缩力将胎头枕部推向阻力小、部位宽的前方，使胎头向母体骨盆右前方旋转45°，后囟转至耻骨弓下方，以利于胎头继续下降。一般胎头内旋转动作于第一产程末完成。

五、仰伸

胎头完成内旋转后，继续下降达阴道外口，宫缩和腹压使胎头继续下降，肛提肌反射性收缩使胎头向前推进，两者合力使胎头继续向下、向前，当胎头枕骨下部到达耻骨联合下缘时，以耻骨弓为支点，胎头逐步仰伸，顶、额、鼻、口、颏相继娩出。

六、复位及外旋转

胎头娩出后，胎头枕部向母体骨盆左前方回转45°，使头与肩恢复正常关系，称为复位。此时，胎儿双肩在骨盆内继续下降。为适应骨盆形态，胎前肩（右）向母体前方中线旋转45°，使胎儿双肩径与骨盆出口平面前后径相一致，胎头枕部随之在外继续向左旋转45°，以保持头与肩的关系，称为外旋转。

七、胎肩、胎体娩出

外旋转动作完成后，前肩（右）先从耻骨弓下娩出，之后肩（左）娩出，随后胎体及四肢相继娩出。

第三节　分娩期产妇的护理

一、第一产程的临床经过及护理

（一）临床经过

1. 规律宫缩

分娩开始时，子宫收缩力较弱，持续时间较短（约30S），间歇时间较长（5~6min）。随着产程进展，宫缩持续时间逐渐延长，间歇时间逐渐缩短。子宫口接近开全时，持续时间可达60S及以上，间歇时间1~2min，且强度不断增加。

2. 子宫颈口扩张

临产后宫缩规律并逐渐增强，使子宫颈口逐渐扩张，胎先露逐渐下降。子宫颈口扩张规律是先慢后快，分为潜伏期和活跃期。①潜伏期：从规律宫缩开始至子宫颈口扩张3cm，此期子宫颈口扩张速度较为缓慢，约需8h，最大时限为16h。②活跃期：从子宫颈口扩张3cm至子宫颈口开全。此期子宫颈口扩张速度较快，约需4h，最大时限为8h。

3. 胎先露下降

胎先露下降程度是判断分娩难易的指标之一。潜伏期胎头下降不明显，进入活跃期胎头下降速度加快。判断胎头下降程度是以坐骨棘平面为标志，胎头颅骨最低点达坐骨棘时，记为"0"，在坐骨棘平面上1cm时记为"-1"，在坐骨棘平面下1cm时记为"+1"，以此类推。根据每次检查的结果绘制成产程图。产程图是连续描记子宫口扩张和胎先露下降情况的坐标图，以临产时间（h）为横坐标，以子宫口扩张程度（cm）和胎先露下降程度（cm）为纵坐标，画出子宫口扩张曲线和胎先露下降曲线，便于直观地了解产程进展情况。

4. 胎膜破裂

简称破膜。随着子宫口逐渐开大，胎先露逐渐下降将羊水阻隔为前、后两部分，形成前羊膜囊。胎先露进一步下降使前羊膜囊压力逐渐升高，当压力增高至一定程度时，胎膜自然破裂，多发生在第一产程末期子宫口接近开全或开全时。

（二）护理评估

1. 健康史

根据产前检查记录了解待产妇的一般情况，包括年龄、体重、身高、营养情况、既往史、过敏史、月经史、婚育史、分娩史等。了解本次妊娠的经过，孕期有无阴道流血、流液及有无内外科合并症等。了解宫缩出现的时间、强度及频率，了解胎位、胎先露、骨盆测量值及胎心情况。

2. 身体状况

观察生命体征，了解胎心情况、宫缩、子宫口扩张和胎头下降情况，以及是否破膜、羊水颜色、性状及流出量。

3. 心理-社会状况

由于第一产程时间较长，对分娩的认知及对疼痛的耐受性因人而异，且担心胎儿及自身的健康状况，产妇和家属容易产生紧张、焦虑和急躁情绪。

4. 实验室及其他辅助检查

胎心监护仪可记录胎心变化情况和宫缩情况。

（三）护理问题

1. 知识缺乏

缺乏分娩相关知识。

2. 焦虑

与疼痛及担心分娩结局有关。

3. 急性疼痛

与宫缩、子宫口扩张有关。

（四）护理措施

1. 心理护理

讲解相关知识，减轻焦虑：主动热情接待产妇，耐心回答产妇提出的有关问题，适当讲解分娩相关知识，鼓励产妇积极配合分娩，减轻产妇及家属的焦虑情绪。

2. 观察产程进展

（1）监测胎心：用胎心听诊器、多普勒仪于宫缩间歇时听胎心。潜伏期每 1~2h 听 1 次，进入活跃期每 15~30min 听 1 次，并注意心率、心律、心音强弱。若胎心率超过 160 次/min 或低于 120 次/min 或不规律，提示胎儿宫内窘迫，应立即给产妇吸氧并报告医生。

（2）观察宫缩：医护人员将一手掌放于产妇腹壁子宫体近子宫底处，宫缩时子宫体部隆起变硬，宫缩间歇时松弛变软，一般需连续观察 3 次，每隔 1~2h 观察 1 次。观察并记录宫缩间歇时间、持续时间及强度。

（3）观察破膜及羊水情况：一旦破膜，应立即监测胎心，记录破膜时间和羊水性状、颜色及量。若破膜后胎头未入盆或胎位异常应嘱产妇卧床并抬高臀部，注意观察有无脐带脱垂征象。破膜超过 12h 尚未分娩者，遵医嘱给予抗生素预防感染。

（4）观察生命体征：每隔 4~6h 测量生命体征 1 次，发现异常应酌情增加测量次数，并给予相应处理。

3. 生活护理

（1）补充能量和水分：鼓励产妇进食易消化、高热量的清淡食物，摄入足量水分，维持水、电解质平衡，保证充足的体力。

（2）活动与休息：临产后胎膜未破且宫缩不强时，鼓励产妇在室内适当进行活动，以促进宫缩，利于子宫口扩张和胎先露下降。初产妇子宫口近开全或经产妇子宫口扩张 4cm 时应取左侧卧位休息。

（3）清洁卫生：协助产妇擦汗、更衣，保持外阴部清洁、干燥。

（4）排便、排尿：鼓励产妇 2~4h 排尿 1 次，并及时排便，以免影响宫缩及产程进展。

（五）护理评价

（1）产妇是否了解分娩过程的相关知识。

（2）在产程中焦虑是否缓解，并主动配合医护人员。

（3）疼痛不适感是否减轻。

二、第二产程的临床经过及护理

（一）临床经过

1. 宫缩增强

此期宫缩强度进一步增强，频率进一步加快，宫缩持续时间可达 1min 甚至更长，间歇时间仅 1~2min。

2. 胎儿下降及娩出

子宫口开全后，胎头下降至骨盆出口压迫盆底组织时，产妇出现排便感，不自主向下屏气用力。会阴部逐渐膨隆变薄，阴唇张开，肛门松弛。宫缩时胎头显露于阴道口，间歇时又缩回，称胎头拨露。经过几次胎头拨露以后，胎头双顶径已超过骨盆出口，宫缩间歇不再回缩，称胎头着冠。此时，会阴极度扩张，胎头继续下降，当胎头枕骨抵达耻骨弓下方后，以此为支点进行仰伸、复位及外旋转，胎儿前肩、后肩、胎体相继娩出，羊水随即涌出。经产妇的第二产程较短，有时仅仅几阵宫缩即可完成上述过程。

（二）护理评估

1. 健康史

详细了解第一产程经过及处理情况，并注意了解产妇及胎儿情况。

2. 身体状况

了解宫缩及胎心情况、产妇用力方法，观察胎头拨露及胎头着冠情况，评估有无会阴切开指征。

3. 心理-社会状况

因剧烈疼痛及对分娩缺乏信心，同时担心胎儿安危而焦虑不安。

4. 辅助检查

用胎儿监护仪监测胎心率基线与宫缩的变化。

（三）护理问题

1. 焦虑

与担心分娩是否顺利及胎儿健康有关。

2. 疼痛

与宫缩及会阴伤口有关。

3. 有受伤的危险

与可能的会阴裂伤、新生儿产伤有关。

（四）护理措施

1. 观察产程

严密观察宫缩强度和频率；了解胎先露下降情况；每 5~10min 听胎心 1 次，仔细观察胎儿有无急性缺氧，发现异常及时通知医生并给予相应处理。

2. 缓解焦虑

医护人员应给予产妇安慰和鼓励，并及时告知产程进展情况，同时协助产妇擦汗、饮水等，缓解产妇紧张、焦虑情绪。

3. 正确指导产妇使用腹压

子宫口开全后指导产妇双足蹬在产床上，双手握住产床把手，宫缩时深吸气屏住，随后如排大便样向下屏气用力，宫缩间歇时放松休息，宫缩再现时重复上述动作。至胎头着冠后，指导产妇宫缩时张口哈气，宫缩间歇时稍向下用力使胎儿缓慢娩出。

4. 正确接生

减少产妇及新生儿损伤。

（1）接生准备：初产妇子宫口开全或经产妇子宫口扩张至 3~4cm 时，将产妇送至产房做好消毒接生准备。产妇取膀胱截石位，双腿屈曲分开，臀下置便盆或橡胶单，分 3 步进行外阴擦洗及消毒：①用消毒肥皂水棉球擦洗外阴，顺序为阴阜、大腿内上 1/3、大小阴唇、会阴和肛门周围；擦洗顺序为由上向下、由外向内。②将消毒干棉球盖于阴道外口（防止擦洗液进入阴道），再用温开水冲去肥皂水。③用 0.5% 碘伏棉球消毒，顺序为大小阴唇、阴阜、大腿内上 1/3、会阴和肛门周围。消毒完后移去阴道口棉球及臀下的便盆或橡胶单，铺消毒巾于臀下。检查好接生及新生儿抢救所需的所有用品后，接生者按无菌操作规程行外科洗手、穿手术衣、戴无菌手套、打开产包、铺消毒巾，准备接生。

（2）接生前评估：行阴道检查了解胎位是否异常，并了解会阴条件及胎头大小，必要时行会阴切开。

（3）接生步骤：接生者站在产妇右侧，当胎头拨露使阴唇后联合紧张时开始保护会阴。会阴部盖消毒巾，接生者右肘支在产床上，右手拇指与其余四指分开，利用手掌大鱼际肌压住会阴部，当宫缩时应向上内方托压，左手适度下压胎头枕部，协助胎头俯屈和缓慢下降，宫缩间歇时右手放松但不离开会阴部，以免压迫过久致会阴水肿。当胎头枕骨在耻骨弓下露出时，嘱产妇宫缩时张口哈气，在宫缩间歇时稍用力，待胎头双顶径娩出时，左手协助胎头仰伸，使胎头缓慢娩出。胎头完全娩出后，右手继续保护会阴，左手拇指自胎儿鼻根向下颏挤压，其余四指自喉部向下颌挤压，挤出口鼻内的黏液和羊水，然后协助胎头复位及外旋转，左手将胎儿颈部向下轻压，使前肩自耻骨弓下完全娩出，再轻托胎颈向上，协助娩出后肩。双肩娩出后松开右手，然后双手协助胎体及下肢以侧位娩出。

（4）脐带绕颈的处理：胎头娩出后若有脐带绕颈 1 周且较松时，应将脐带顺肩上推或从胎头滑下；若缠绕过紧或绕颈 2 周以上，则用两把止血钳夹住后从中间剪断。注意勿使胎儿受伤。

（五）护理评价

（1）产妇情绪是否稳定。

（2）疼痛是否缓解。

（3）产妇是否有严重会阴裂伤，新生儿是否发生产伤。

三、第三产程的临床经过及护理

（一）临床经过

1. 宫缩

胎儿娩出后子宫底下降至平脐部，宫缩暂停，产妇顿感轻松，几分钟后宫缩再现。

2. 胎盘娩出

由于宫缩，附着于子宫壁的胎盘不能相应缩小而与子宫壁发生错位剥离，剥离面出血形成胎盘后血肿。子宫继续收缩，胎盘剥离面越来越大，最终完全剥离而排出。

（二）护理评估

1. 健康史

内容同第一、第二产程，并了解第二产程的临床经过及处理。

2. 身体状况

1）新生儿。

（1）Apgar 评分：用于判断新生儿有无窒息及窒息的严重程度。以出生后 1min 的心率、呼吸、肌张力、喉反射及皮肤颜色五项体征为依据，每项为 0~2 分。

（2）一般情况评估：测量身长、体重及头径，判断是否与孕周相符，有无胎头水肿及头颅血肿，体表有无畸形如唇裂、多指（趾）、脊柱裂等。

2）母亲。

（1）胎盘娩出评估。胎盘剥离征象包括以下几种：①子宫底上升至脐上，子宫体变硬呈球形。②阴道少量流血。③阴道口外露的脐带自行下移延长。④用手掌尺侧按压产妇耻骨联合上方，子宫体上升而外露的脐带不回缩。

胎盘娩出的方式有以下 2 种：①胎儿面娩出式。胎盘从中央开始剥离，而后向周边剥离，其特点是先胎盘娩出，后有少量阴道流血。较多见。②母体面娩出式。胎盘从边缘开始剥离，血液沿剥离面流出，其特点是先有较多阴道流血，后胎盘娩出。较少见。

（2）宫缩及阴道流血量评估：正常情况下，胎儿娩出后宫缩迅速，经短暂间歇后，再次收缩致胎盘剥离。胎盘排出后，若宫缩良好，子宫底下降至脐下两横指，子宫壁坚硬，轮廓清楚，呈球形。若子宫轮廓不清、子宫底位置高为宫缩乏力的表现。阴道出血量多者，多由宫缩乏力、软产道损伤或胎盘残留等因素引起。

（3）软产道检查：胎盘娩出后，应仔细检查会阴、小阴唇内侧、尿道口周围、阴道和子宫颈有无裂伤。

（三）护理问题

1. 潜在并发症

如新生儿窒息、产后出血等。

2. 有母儿依恋关系改变的危险

与产后疲惫及对新生儿性别不满意有关。

（四）护理措施

1. 新生儿处理

（1）清理呼吸道：新生儿娩出后应立即置于辐射台保暖，用吸痰管清除口鼻腔内黏液和羊水，保持呼吸道通畅。若新生儿仍不啼哭，可轻抚背部或轻弹足底使其啼哭。

（2）进行 Apgar 评分：出生后 1min 进行评分，8~10 分为正常；4~7 分为轻度窒息，缺氧较严重，除一般处理外需采用人工呼吸、吸氧、用药等措施；0~3 分为重度窒息，又称苍白窒息，为严重缺氧，需紧急抢救。缺氧新生儿 5min、10min 后应再次评分并进行相应处理，直至连续 2 次≥8 分为止。

（3）脐带处理：用 75% 乙醇或 0.5% 碘伏消毒脐根及其周围直径约 5cm 的皮肤，在距脐根 0.5cm 处用粗棉线结扎第一道，距脐根 1cm 处结扎第二道（注意必须扎紧脐带以防出血，但要避免过度用力致脐带断裂），距脐根 1.5cm 处剪断脐带，挤出残余血，用饱和高锰酸钾溶液消毒断面（药液切勿触及新生儿皮肤，以免灼伤），待干后以无菌纱布覆盖，再用脐带卷包裹。目前还用气门芯、脐带夹、血管钳等方法结扎脐带。处理脐带时注意给新生儿保暖。

（4）一般护理：评估新生儿一般情况后，擦净足底胎脂，盖新生儿的足印及产妇拇指印于新生儿记录单上，系上标明母亲姓名、住院号、床号、新生儿性别及体重和出生时间的手圈。用抗生素眼药水滴眼以预防结膜炎。如无禁忌证，产后半小时内进行母婴皮肤早接触、早吸吮，注意新生儿保暖及安全。

2. 协助胎盘娩出

胎盘未完全剥离前，切忌牵拉脐带或按摩子宫。当出现胎盘剥离征象时，接生者左手轻压子宫底，右手轻拉脐带使其向外牵引，当胎盘下降至阴道口时，双手捧住胎盘向一个方向旋转并缓慢向外牵拉，协助胎盘、胎膜完整娩出。若这期间发现胎膜部分断裂，用血管钳夹住断裂上端的胎膜，继续沿原方向旋转直至胎膜完全娩出。

3. 检查胎盘、胎膜

胎盘娩出后应立即检查胎盘小叶有无缺损、胎膜是否完整。若疑有副胎盘、胎盘小叶或大部分胎膜残留，应及时行子宫腔探查并取出。

4. 检查软产道

胎盘娩出后，应仔细检查软产道，如有裂伤立即予以缝合。

5. 预防产后出血

胎儿前肩娩出后立即静脉注射缩宫素 10~20u，加强宫缩促进胎盘迅速娩出。胎盘娩出后，按摩子宫刺激宫缩，必要时遵医嘱予缩宫素或麦角新碱肌内注射。

6. 心理护理

及时告知产妇分娩情况及新生儿情况，给予心理安慰和鼓励，协助母婴接触，建立母子感情。

7. 产后 2h 护理

胎盘娩出后将产妇继续留在产房内观察 2h。严密观察血压、脉搏、宫缩、子宫底高度、膀胱充盈及会阴切口情况。如发现宫缩乏力、阴道流血量多、会阴血肿等立即报告医生并给予相应处理。观察 2h 无异常后，方可送产妇回休养室休息。

（五）护理评价

（1）是否发生了产后出血或新生儿窒息等并发症。

（2）产妇是否接受新生儿并进行皮肤接触和早吸吮。

第四节　分娩期焦虑及疼痛产妇的护理

一、焦虑产妇的护理

分娩是一个生理过程，但对产妇而言却是一个持久而强烈的应激源。由于分娩阵痛的刺激及对分娩结局的担忧、产室环境陌生、分娩室的紧张氛围等常使产妇处于焦虑不安甚至恐惧的心理状态。其护理要点如下。

（一）心理护理

建立良好的护患关系，尊重产妇并富有同情心，态度和蔼，耐心听取并解答产妇及家属的疑惑，促使产妇积极配合。允许家属陪伴，以减轻产妇的焦虑心理。

（二）产前教育

认真仔细地向产妇讲明妊娠和分娩的经过、可能的变化及出现的问题，帮助产妇了解分娩的过程，还要教给产妇一些分娩过程中的放松技术，使产妇对分娩有充分的思想准备，增强顺利分娩的信心，减轻产妇的焦虑、恐惧心理。勤测胎心音和监测产妇的生命体征，让产妇休息好，鼓励产妇在宫缩间歇期间，少量多次进食易消化、富有营养的食物，供给足够的饮水，以保证分娩时充沛的精力和体力。

（三）产时指导

指导或帮助按摩下腹部及腰骶部以减轻疼痛，避免消耗过多的体力。第一产程适时鼓励产妇下地活动，促进产程进展。第二产程指导产妇正确使用腹压，使产妇保持信心，顺利娩出胎儿。待产妇有过度换气时，指导其进行深而慢的呼吸，并应用放松技巧，转移其注意力。

（四）做好家属的宣教工作

发挥社会支持系统的作用，产前向产妇的丈夫、父母讲解有关知识和信息，如分娩过程及必要的检查、治疗等，鼓励家人参与及配合，帮助产妇减轻焦虑情绪。

二、疼痛产妇的护理

分娩疼痛主要来自宫缩、子宫颈扩张、盆底组织受压、阴道扩张、会阴拉长等。产妇对疼痛的感受因人而异，通过药物性或非药物性干预，疼痛可以减轻。其护理要点如下。

（一）心理支持

态度和蔼，认真听取产妇有关疼痛的诉说，对其予以同情和理解。让产妇的丈夫、家人或医务人员陪伴在旁以便让其随时诉说疼痛，有助于缓解疼痛。

（二）产前教育

向产妇解释分娩过程可能产生的疼痛及原因、疼痛出现的时间及持续时间，使产妇有充分的思想准备，增强自信心和自控感。指导产妇减轻分娩疼痛的方法（如呼吸训练）和放松的方法。

（三）产时指导

在活跃期后，除指导产妇做深呼吸外，医务人员可按压产妇腰骶部的酸胀处或按摩子宫下部，以减轻产妇的疼痛感。

（四）暗示、转移方法

通过让产妇听音乐、看相关图片，或和产妇进行谈话等方法转移产妇对疼痛的注意，也可用按摩、热敷、淋浴等方法减轻其疼痛感。

（五）配合应用镇痛药、麻醉药

按医嘱给予镇静止痛剂可缓解疼痛。用药前应认真评估，并取得产妇同意；用药时应注意剂量、时间、方法；用药后观察产妇及胎儿对药物的反应，发现异常及时报告医生并进行相应护理。

第五节　催产、引产的观察与护理

一、概述

（一）定义

1. 催产

是指正式临产后因宫缩乏力需用人工及药物等方法，加强宫缩促进产程进展，以减少由于产程延长而导致母儿并发症。催产常用方法包括人工破膜、催产素应用、刺激乳头、自然催产法（如活动、变换体位、进食饮水、放松等）。

2. 引产

是指在自然临产之前通过药物等手段使产程发动，达到分娩的目的。是产科处理高危妊娠常用的手段之一。引产是否成功主要取决于子宫颈成熟程度。但如果应用不得当，将危害母儿健康，因此，应严格掌握引产的指征，规范操作，以减少并发症的发生。促子宫颈成熟的目的是促进宫颈变软、变薄并扩张，降低引产失败率，缩短从引产到分娩的时间。若引产指征明确但宫颈条件不成熟，应采取促宫颈成熟的方法。

（二）主要作用机制

1. 催产

通过输入人工合成催产素和（或）刺激内源性催产素的分泌，增加催产素与体内催产素受体的结合，达到诱发和增强子宫收缩的目的。

2. 引产

通过在子宫颈口放置前列腺素制剂，改变宫颈状态，使宫颈变软、变薄并扩张；或通过人工破膜、机械性扩张等，刺激内源性前列腺素释放，诱发宫缩，从而促使产程发动，达到分娩的目的。

（三）原则

严格掌握催产引产的指征，规范操作，以减少并发症的发生。

二、护理评估

（一）健康史

既往病史、孕产史、分娩史、月经周期及末次月经、本次妊娠经过，查看历次产前检查记录，核对孕周。

（二）生理状况

1. 评价宫颈成熟度

目前公认的评估成熟度常用的方法是 Bishop 评分法，包括宫口开大、宫颈管消退、先露位置、宫颈硬度、宫口位置 5 项指标，满分为 13 分，评分 ≥6 分提示宫颈成熟。评分越高，引产成功率越高。评分<6 分提示宫颈不成熟，需要促宫颈成熟。

2. 产科检查

判断是否临产及产程进展（有规律宫缩及每小时 1cm 的宫口开大）、母儿头盆关系。

3. 辅助检查

行胎心监护，了解胎儿宫内状况；行超声检查，了解胎盘功能及胎儿成熟度。

（三）适应证和禁忌证

1. 催产主要适应证

（1）宫颈成熟的引产。

（2）协调性子宫收缩乏力。

（3）死胎，无明显头盆不称者。

2. 引产的主要指征

（1）延期妊娠（妊娠已达 41 周仍未临产者）或过期妊娠。

（2）妊娠期高血压疾病：达到一定孕周并具有阴道分娩条件者。

（3）母体合并严重疾病需提前终止妊娠，如严重的糖尿病、高血压、肾病等。

（4）足月妊娠胎膜早破，2h 以上未临产者。

（5）胎儿及其附属物因素，如严重胎儿生长受限（FgR）、死胎及胎儿严重畸形；附属物因素如羊水过少、生化或生物物理监测指标提示胎盘功能不良，但胎儿尚能耐受宫缩者。

3. 引产绝对禁忌证

（1）孕妇严重合并症及并发症，不能耐受阴道分娩者或不能阴道分娩者（如心力衰竭、重型肝肾疾病、重度子痫前期并发器官功能损害者等）。

（2）子宫手术史，主要是指古典式剖宫产术、未知子宫切口的剖宫产术、穿透子宫内膜的肌瘤剔除术、子宫破裂史等。

（3）完全性及部分性前置胎盘和前置血管。

（4）明显头盆不称，不能经阴道分娩者。

（5）胎位异常，如横位，初产臀位估计经阴道分娩困难者。

（6）宫颈浸润癌。

（7）某些生殖道感染性疾病，如疱疹感染活动期。

（8）未经治疗的获得性免疫缺陷病毒（HPV）感染者。

（9）对引产药物过敏者。

（10）其他。包括生殖道畸形或有手术史，软产道异常，产道阻塞，估计经阴道分娩困难者；严重胎盘功能不良，胎儿不能耐受阴道分娩；脐带先露或脐带隐性脱垂。

4. 引产相对禁忌证

（1）臀位（符合阴道分娩条件者）。

（2）羊水过多。

（3）双胎或多胎妊娠。

（4）分娩次数≥5次者。

5. 催产素应用禁忌证

（1）胎位异常或子宫张力过大如羊水过多、巨大儿或多胎时避免使用。

（2）多次分娩史（6次以上）避免使用。

（3）瘢痕子宫（既往有古典式剖宫产术史）且胎儿存活者禁用。

6. 前列腺素制剂应用禁忌证

（1）孕妇有下列疾病，包括哮喘、青光眼、严重肝肾功能不全、急性盆腔炎、前置胎盘或不明原因阴道流血等。

（2）有急产史或有3次以上足月产史的经产妇。

（3）瘢痕子宫妊娠。

（4）有子宫颈手术史或子宫颈裂伤史。

（5）已临产。

（6）Bishop 评分≥6分。

（7）胎先露异常。

（8）可疑胎儿窘迫。

（9）正在使用缩宫素。

（10）对地诺前列酮或任何赋形剂成分过敏者。

（四）心理-社会因素

（1）渴望完成分娩，难以忍受缓慢的产程进展。

（2）担心孩子在子宫内的情况，又担心催产、引产方法及药物对孩子不好。

（3）害怕疼痛，自感无力应对，担心强烈的子宫收缩会导致子宫破裂。

（4）担心引产不成功，要做剖宫产。

二、护理措施

（一）引产的护理

（1）核对预产期，确定孕周。

（2）查看医生查房记录和辅助检查结果，了解宫颈成熟度、胎儿成熟度、头盆关系、妊娠合并症及并发症的防治方案。

（3）协助完成胎心监护和超声检查，了解胎儿宫内状况。

（4）若胎肺未成熟，遵医嘱，先完成促胎肺成熟治疗后引产。

（5）根据医嘱准备药物。

可控释地诺前列酮栓（普贝生）：是一种可控制释放的前列腺素 E_2（PGE_2）栓剂，含有 10mg 地诺前列酮，以 0.3mg/h 的速度缓慢释放，需低温保存。

米索前列醇：是 1 种人工合成的前列腺素 E_1（PGE_1）制剂，有 100μg 和 200μg 两种片剂。

（6）做好预防并发症的准备，包括阴道助产及剖宫产的人员和设备准备。

（二）引产用药护理

协助医师完成药物置入，并记录上药时间。

1. 可控释地诺前列酮栓（普贝生）促宫颈成熟

（1）方法：外阴消毒后将可控释地诺前列酮栓置于阴道后穹隆深处，并旋转90°，使栓剂横置于阴道后穹隆，在阴道口外保留 2~3cm 终止带以便于取出。

（2）护理：置入普贝生后，嘱孕妇平卧 20~30min 以利栓剂吸水膨胀；2h 后经复查，栓剂仍在原位，孕妇可下地活动。

2. 米索前列醇促宫颈成熟

（1）方法：外阴消毒后将米索前列醇置于阴道后穹隆深处。每次阴道内放药剂量为25μg，放药时不要将药物压成碎片。

（2）护理：用药后，密切监测宫缩、胎心率及母儿状况。

3. 药物取出指征

出现下列情况，应通知医师评估后取出药物：①规律宫缩，Bishop 评分≥6 分。②自然破膜或行人工破膜术。③子宫收缩过频（每 10min5 次及以上的宫缩）。④置药 24h。⑤有胎儿出现不良状况的证据：胎动减少或消失、胎动过频、电子胎心监护结果分级为Ⅱ类或Ⅲ类。⑥出现不能用其他原因解释的母体不良反应，如恶心、呕吐、腹泻、发热、低血压、心动过速或者阴道流血增多。

（三）催产护理

根据产程评估情况，选择催产方法，并准备相应设备、用具和药品。

（1）选择人工破膜者，按人工破膜操作准备。

（2）选择自然催产法者，提供活动放松、变换体位、进食饮水的支持和指导。

（3）选择应用催产素者，则遵医嘱准备药物及溶酶、胎心监护仪，安排专人守护。

（四）催产用药护理

催产素应用。

（1）开放静脉通道。先接入乳酸钠林格液 500mL（不加催产素），行静脉穿刺，按8滴/min 调节好滴速。

（2）遵医嘱，配置催产素。方法：将 2.5U 缩宫素加入 500ml 林格液或生理盐水中，充分摇匀，配成 0.5% 浓度的缩宫素溶液，相当于每毫升液体含 5mU 缩宫素，以每毫升 15 滴计算相当于每滴含催产素 0.33mU。从每分钟 8 滴开始。若使用输液泵，起始剂量为 0.5ml/min。

（3）根据宫缩、胎心情况调整滴速，一般每隔 20 min 调整 1 次。应用等差法，即从每分钟 8 滴（2.7mU/min）调整至 16 滴（5.4mU/min），再增至 24 滴（8.4 mU/min）；为安全起见也可从每分钟 8 滴开始，每次增加 4 滴，直至出现有效宫缩（10 min 内出现 3 次宫缩，每次宫缩持续 30~60s）。最大滴速不得超过 40 滴/min 即 13.2mU/min，如达到最大滴速仍不出现有效宫缩，可增加催产素的浓度，但缩宫素的应用量不变。增加浓度的方法是以乳酸钠林格注射液 500 ml 中加 5U 缩宫素变成 1% 缩宫素浓度，先将滴速减半，再根据宫缩情况进行调整，增加浓度后，最大增至每分钟 40 滴（26.4mU），原则上不再增加滴数和缩宫素浓度。

（4）专人守护，密切监测宫缩情况、产程进展及胎心率变化，有条件者建议使用胎儿电子监护仪连续监护。

（五）心理护理

（1）关注孕妇焦虑、紧张程度并分析原因；营造安全舒适的环境，缓解其紧张情绪，降低焦虑水平。

（2）向孕产妇及家人讲解催产引产相关知识，做到知情选择。

（3）专人守护，增加信任度和安全感，降低发生风险的可能。

（4）允许家人陪伴，以降低孕产妇焦虑水平。

（六）危急状况处理

若出现宫缩过强/过频（连续 2 个 10min 内都有 6 次或以上宫缩，或者宫缩持续时间超过 120S）、胎心率变化（>160 次/min 或 <110 次/min，宫缩过后不恢复）、子宫病理性缩复环、孕产妇呼吸困难等，应进行下述处理：

（1）立即停止使用催产引产药物。

（2）立即改变体位呈左侧或右侧卧位，面罩吸氧 10L/min；静脉输液（不含缩宫素）。

（3）报告责任医师，遵医嘱静脉给子宫松弛剂，如利托君或 25% 硫酸镁等。

（4）立即行阴道检查，了解产程进展，未破膜者给予人工破膜术，观察羊水有无胎粪污染及其程度。

（5）如果胎心率不能恢复正常，进行可能剖宫产的准备。

（6）如母儿情况、时间及条件允许，可考虑转诊。

四、健康指导

（1）向孕妇及家人讲解催产、引产的目的、药物和方法选择，达到充分知情，理性选择。

（2）讲解催产引产的注意事项：①不得自行调整催产素滴注速度。②未征得守护医护人员的允许，不得自行改变体位及下床活动。

（3）随时告知临产、产程及母儿状况的信息，增强催产引产成功的信心。

（4）孕产妇在催产引产期间须经守护的医护人员判断，符合如下条件：①催产素剂量稳定。②孕产妇情况稳定，没有并发症。③胎儿情况稳定，没有窘迫的征象时，才被允许活动、改变体位。

（5）指导孕产妇利用呼吸的方法来放松及减轻宫缩痛。

五、注意事项

（1）严格掌握适应证及禁忌证，杜绝无指征的引产。

（2）催产引产前，一定要认真阅读病历资料，仔细核对预产期，尽量避免被动、单纯执行医嘱，防止人为的早产和不必要的引产。

（3）严格遵循操作规范，正确选择催产方法，尽量应用自然催产法。

（4）遵医嘱准备和使用药物时，认真核对药物名称、用量、给药途径及方法，确保操作准确无误，不能随意更改和追加药物剂量、浓度及速度。

（5）密切观察母儿情况，包括宫缩强度、频率、持续时间、产程进展及胎心率变化，有条件的医院，应常规进行胎心监护并随时分析监护结果，及时记录。

（6）对于促宫颈成熟引产者，如需加用缩宫素，应该在米索前列醇最后一次放置后 4h 以上，并阴道检查证实药物已经吸收；普贝生取出至少 30min 后方可。

（7）应用米索前列醇者应在产房观察，监测宫缩和胎心率，如放置后 6h 仍无宫缩，在重复使用米索前列醇前应行阴道检查，重新评估宫颈成熟度，了解原放置的药物是否溶化、吸收，如未溶化和吸收者则不宜再放。每天总量不得超过 50μg，以免药物吸收过多。一旦出现宫缩过频，应立即进行阴道检查，并取出残留药物。

（8）因缩宫素个体敏感度差异极大，应用时应特别注意：①要有专人观察宫缩强度、频率、持续时间及胎心率变化并及时记录，调好宫缩后行胎心监护。破膜后要观察羊水量及有无胎粪污染及其程度。②应从小剂量开始循序增量。③禁止肌内、皮下、穴位注射及鼻黏膜用药。④输液量不宜过大，以防止发生水中毒。⑤警惕过敏反应。⑥宫缩过强应及时停用缩宫素，必要时使用宫缩抑制剂。

（9）因催产素的应用可能会影响体内激素的平衡和产后子宫收缩，而愉悦的心情会增加内源性催产素的分泌，故应创造条件，改变分娩环境，允许产妇家人陪伴，让产妇愉快、舒适、充满自信，保持内源性催产素的分泌，尽量少用或不用催产素。

第六节　分娩期非药物镇痛的应用及护理

一、概述

（一）定义

1. 分娩痛

是分娩时子宫平滑肌生理性收缩的独具特征。分娩痛伴随着分娩的发动而出现，分娩的结束而消失，因有节律性，也称为分娩阵痛。

2. 分娩期非药物镇痛

是帮助孕产妇应对分娩疼痛的有用的工具和方法，可用来替代类鸦片活性肽和硬膜外镇痛或作为其辅助手段而使母婴受益。常用方法有：①自然分娩法（于 20 世纪 30 年代由 Dick-Read 创建）。②Lamaze 呼吸减痛分娩法（于 1951 年由法国产科医师 Lamaze 创建）。

③陪伴分娩法（于 20 世纪 80 年代提出，已作为现代助产服务模式的基本内容之一）。④自由体位。⑤水疗法（20 世纪 80 年代开始出现在产科文献上）。⑥针刺或经皮电刺激法（中国传统治疗方法之一）。

（二）主要镇痛机制

1. 自然分娩法

认为分娩痛源于社会诱导的期待，"恐惧–紧张–疼痛"综合征是大部分分娩痛的原因，通过产程教育，纠正关于分娩痛的错误期待，将呼吸技巧与放松技巧结合应用，并鼓励丈夫参与，共同面对，达到疼痛缓解。

2. Lamaze 呼吸减痛分娩法

又称精神预防性无痛分娩法、心理助产法，是一种分娩预备和训练方法，将孕产妇的正条件反射和产程教育结合起来，通过训练放松来缓解肌肉的紧张，通过集中精力于呼吸的调整来建立新的注意中心，分散对产痛的注意，达到呼吸的频率与宫缩的节律相一致，呼吸的深度与宫缩的强度相协调，从而于宫缩时放松身体，增加子宫肌的供氧，达到缓解疼痛的效果。

3. 陪伴分娩

通过陪伴者持续的情感支持（陪伴、倾听、承诺、鼓励、分享信息等）来降低产妇的情绪紧张和焦虑，从而缓解疼痛。

4. 自由体位

产妇通过频繁变换身体姿势，找到相对舒适的体位，增加产妇的自我控制能力和自主的感受，达到减轻疼痛的效果。

5. 水疗法

通过浮力、流体静压及特殊的热量，达到镇静和放松的作用。

6. 针刺或经皮电刺激法

针刺疗法通过纠正"气"的不平衡来缓解分娩痛；经皮电刺激通过电刺激传入神经系统来阻断痛觉的传导，达到止痛的效果。

（三）原则

所有措施必须安全、无不良反应。WHO 提倡非药物性镇痛。

二、护理评估

（一）健康史

既往病史、孕产史、分娩史、月经周期及末次月经、本次妊娠经过，查看历次产前检查记录，核对孕周。

（二）生理状况

1. 临床表现

（1）疼痛评估与分级：可选用 McGill 疼痛调查表或简易疼痛评估量表。

（2）产程进展情况：评估宫颈变化及宫颈口扩张情况，宫缩持续时间、间隔时间、节律性、极性，胎先露下降程度及速度，胎方位及头盆关系等。

（3）胎儿情况：大小、胎心率及胎儿宫内状况。

2. 适应证和禁忌证

非药物镇痛技术适用于所有孕产妇，没有禁忌证。

3. 辅助检查

行胎心监护，了解胎儿宫内状况；行超声检查，了解胎盘功能及胎儿成熟度；实验室检查，血、尿常规及出凝血时间。

（三）心理-社会因素

（1）孕产妇对自然分娩是否充满信心及对产痛的恐惧程度。

（2）孕产妇及家人对分娩期非药物镇痛技术的了解及接受程度。

（3）家人的支持以及孕产妇配合程度。

（4）医院能否提供单间产房、分娩陪伴及责任制助产服务等。

二、护理措施

（一）一般护理

同分娩期妇女的护理。

（二）分娩期非药物镇痛的护理

1. 自然分娩法的应用

（1）做好正常分娩产程教育，纠正错误的分娩观念。

（2）进行肌肉放松和呼吸技巧的训练。

（3）提供条件让丈夫参与训练，并教其在产妇分娩中紧紧围绕。

2. Lamaze 呼吸减痛分娩法的应用

（1）廓清式呼吸的训练：①目标，身体真正放松。②应用时间，每项运动开始和结束前。③训练方法，坐、躺皆可，眼睛注视一个焦点，身体完全放松，用鼻慢慢吸气至腹部，用口唇像吹蜡烛一样慢慢呼气。④检查判断放松的程度，将检查的部位（一般选择上肢和下肢）慢慢抬起时会感觉肢体的重量，放开时，被抬起的部位会因重力作用而重重下垂，则表示完全松弛；否则应继续练习，直到孕妇完全放松。

（2）神经肌肉控制运动：①目标，通过缩紧身体的某一部位，模拟子宫收缩，同时训练身体其他部位的放松，直到形成条件反射，一旦宫缩真正来临，即可在子宫收缩时达到身体放松。②应用时间，妊娠期间，≥1 次/d，15~20min/次。③训练方法，廓清式呼吸-缩紧身体的某一部位（右臂、左臂、右腿、左腿、右手右腿、左手左腿、右手左腿、左手右腿，每次一个部位）-放松-廓清式呼吸。

（3）呼吸运动：①目标，用意志控制呼吸，建立新的注意中心。②应用时间，妊娠满7个月后至分娩时。将产程分为4个阶段，即初步阶段（生产早期，收缩波不太规则，宫口开大约3cm）、加速阶段（收缩波高且持久，宫口开4~8cm）、转变阶段（收缩波起伏而尖锐，宫口开8~10cm）、胎儿娩出阶段。不同阶段采用不同呼吸模式，呼吸时间与宫缩时间一致。③训练方法，初步阶段采用胸式呼吸，由鼻孔吸气口吐气，腹部保持放松，一次吸气吐气过程 8~10S；加速阶段浅而慢加速胸式呼吸，随子宫收缩增强而加速呼吸，随子宫收缩减缓而减慢呼吸，每次缩短 2~4S，至宫缩峰位时快速吸吐，宫缩减弱时每次增加 2~4S，直到平常状态呼吸；转变阶段采用浅的胸部高位呼吸，微张嘴快速吸吐，气流在喉头处打转发出"嘻嘻"音，又称"嘻嘻轻浅式呼吸"，完全用口呼吸，吸气与呼气相等量，避免换气过度；胎儿娩出阶段，学会聆听身体的感受，直到有不由自主用力的冲动，大口吸气、憋气（下巴往前缩，眼睛看肚脐），往下用力（像解大便一样），吐气（预产期前 3 周开始练习，只可模拟不要真的用力）；哈气运动，嘴巴张开，像喘息式急促呼吸，同时全身放松，直至想用力地冲动过去。训练时偶尔下口令："不要用力。" 及时哈气，达到快速的本能反应。

（4）体操运动：①运动种类，腿部运动、盘腿坐式、脊柱伸展运动、产道肌肉收缩运动、腰部运动、膝胸卧式。②训练方法，在日常起居中有意识进行，随时可做。③目标，锻炼腹肌、臀肌、肛提肌、会阴肌群等分娩中使用的组织和器官，增加其韧性与支撑力，有利于分娩正常进行。

3. 陪伴分娩的应用

分娩过程中有一个支持伙伴是帮助孕产妇处理疼痛的最成功方式之一。

4. 自由体位的应用

分娩时常用体位有立位、行走、跪立、双手双膝位、蹲坐位、仰卧及侧卧位。①完成孕期自然分娩教育，教会使用各种分娩支持工具（分娩球、助行车等）。②分娩时，为产妇提供各种分娩支持工具，供选择分娩体位时使用。③按常规监测孕产妇及胎儿情况，并做好记录。

5. 水疗法的应用

（1）提供水疗环境和设备。

（2）调节好水温。

（3）保持水的清洁，防止交叉感染。

6. 针刺或经皮电刺激法的应用

针刺法因效果缺乏实证资料且操作有创而要求高，临床几乎不用；经皮电刺激法伴随技术的改进与革新，有一定的应用空间，详见相关设备及技术说明或相应的培训。

（三）心理护理

（1）鼓励产妇表达自己的感受与需求，加强与医护人员的沟通，消除紧张恐惧情绪。

（2）提供陪伴支持，充分发挥陪伴的作用，应用各种非药物镇痛技术，增加分娩信心。

四、健康指导

（1）讲解分娩的生理过程。

（2）解读分娩痛，让孕妇认识分娩痛的性质，了解分娩痛的影响因素及分娩痛对母儿健康的意义和影响。

（3）详细介绍分娩期非药物镇痛的原理、方法、效果、适用性和局限性、对分娩的帮助、相关要求及注意事项，取得孕产妇及家人的认同。

（4）指导并示范 Lamaze 呼吸减痛分娩法，鼓励陪伴者共同参与，以便更有效地帮助孕产妇。

（5）在孕妇学校就教会使用各种分娩支持工具。

五、注意事项

（1）客观评价孕产妇疼痛的程度及耐受水平，做好记录。

（2）根据孕产妇对分娩痛知识的了解、孕期教育训练程度、镇痛的愿望及可提供的镇痛技术选择镇痛方法。

（3）非药物镇痛，目的不是消除分娩痛，而是通过心理暗示、转移注意力、放松技巧、呼吸运动等将疼痛降低到可以忍受的程度，因此应预先告知。非药物镇痛不能达到绝对无痛。

（4）Lamaze 呼吸减痛分娩法的原理是条件反射，强调充分的教育和训练，其效果与技巧的掌握和训练程度密切相关，因此特别强调孕期训练。

（5）分娩期非药物镇痛方法彼此不相冲突，应结合产程不同阶段，产妇的信念、意愿和偏好，综合应用各种方法，并提供帮助。

（6）分娩痛易受精神心理因素的影响，家属的支持及工作人员良好的态度是一剂好的镇痛剂，因此应努力改善分娩环境，允许家属陪产。

（7）产房环境安全、舒适、洁净，可满足分娩活动的需要。

第七节　助产技术操作规范

一、正常分娩接产术

（一）操作目的

规范操作流程，按分娩机转娩出胎儿，适时保护会阴，保障母婴安全。

（二）操作评估

1. 适应证

评估能自然分娩的孕妇。

2. 禁忌证

头盆不称；异常胎位，如臀位、面先露或胎位不清；无阴道分娩条件，如骨盆狭窄、产道梗阻；宫口未开全。

（三）操作准备

1. 用物准备

接生台、无菌器械包、一次性产包、消毒棉球、脐带夹（气门芯）、20mL 针筒、长针头、2% 利多卡因、生理盐水、可吸收缝线、无影灯。

2. 环境准备

关门窗，调节室温为 24~28℃；注意隐私保护。

3. 人员准备

操作者着装规范、修剪指甲、外科洗手、戴口罩；孕妇意识清醒能配合，排空膀胱。

（四）操作步骤

（1）向孕妇解释操作目的，签署阴道分娩知情同意书。

（2）评估孕妇的精神状况、合作程度、产程进展情况及胎儿情况，做好沟通，取得配合。

（3）孕妇取舒适的自由体位，会阴消毒，铺无菌操作台。

（4）接产：①操作者外科洗手，穿无菌手术衣，戴无菌手套，2人清点器械纱布，摆放好物品。②阴道检查：评估会阴条件、胎方位及骨盆情况等。③正确把握接生时机，正确指导产妇配合用力，一手适度控制胎儿娩出速度，一手适度保护会阴，尽可能在宫缩间歇期娩出胎头。④胎头娩出后，以左手至鼻根向下颏挤压，挤出口鼻内的黏液和羊水。协助复位和外旋转，操作者左手下压胎儿颈部，协助前肩自耻骨弓下娩出，再托胎颈向上使后肩缓缓娩出（或左右手分别放置颈部上下，先左手向下轻压胎儿颈部娩前肩，再右手托胎颈向上娩出后肩）。⑤将储血器置产妇臀下以准确计量出血量。

（5）新生儿护理：如新生儿有窒息，立即按新生儿复苏流程进行：①初步复苏，擦干保暖，摆正体位，清理呼吸道，刺激。②脐部护理，用气门芯或脐带夹断脐。WHO建议晚扎脐带。③分娩后1h内做好新生儿早吸吮。④进行新生儿常规体检及护理。

（6）协助胎盘娩出：①确认胎盘剥离。②正确手法协助胎盘娩出，宫缩时左手轻压宫底，右手牵拉脐带，当胎盘娩出至阴道口时，用双手捧住胎盘，向同一个方向边旋转边向外牵拉，直至胎盘完全娩出。③检查胎盘，胎膜是否完整，脐带有无异常及有无副胎盘，测量胎盘大小及脐带长度。

（7）检查软产道，如有裂伤或会阴切开，按解剖进行缝合修复。

（8）准确评估出血量。

（9）整理用物，再次双人清点纱布。

（10）协助产妇取舒适体位，整理床单位，注意保暖。

（11）给予相关健康教育指导并协助早吸吮。

（12）分类处置用物。

（13）洗手、记录。

（五）健康指导

1. 操作前

解释此项操作的目的，取得孕妇的理解与配合，排空膀胱。

2. 操作中

注意与孕产妇沟通，指导配合方法，保持放松状态。

3. 操作后

做好饮食、活动、排尿及母乳喂养指导；告知保持会阴部清洁。注意阴道流血，若流血多、肛门有坠胀感或切口疼痛剧烈，应及时告诉医护人员。

（六）注意事项

（1）操作前做好沟通，取得孕妇的配合；排空膀胱，必要时行导尿术。

（2）操作中注意保暖和隐私保护，注意人文关怀。

（3）操作者应遵循自然分娩理念，不宜过早、过多地干预产程。

（4）接产过程中应严密观察宫缩和胎心，及时评估母儿状况，适时接产。

（5）协助胎盘娩出时，不应在胎盘未完全剥离前用力按压子宫和用力牵拉脐带，以免发生拉断脐带甚至造成子宫内翻。

（6）接产过程严格无菌操作规程。

二、胎头吸引器助产术

（一）操作目的

利用负压原理，通过外力按分娩机转进行牵引，配合产力，达到协助胎儿娩出的目的。

（二）操作评估

1. 适应证

第二产程延长，包括持续性枕横位，硬膜外麻醉导致孕妇用力差；需要缩短第二产程时间，如产妇心脏病、高血压等内科疾病，胎儿宫内窘迫等；瘢痕子宫，有了宫手术史，不宜过分使用腹压者；轻度头盆不称，胎头内旋转受阻者。

2. 禁忌证

头盆不称；异常胎位，如臀位、面先露或胎位不清；无阴道分娩条件如骨盆狭窄、产道梗阻；子宫脱垂或尿瘘修补术后；孕周较小的早产（<34 周）；怀疑胎儿凝血功能异常；产钳助产失败后；胎头未衔接；宫口未开全或胎膜未破者。

（三）操作准备

1. 用物准备

胎头吸引器、导尿管、无菌器械包（同会阴侧切术）、聚维酮碘棉球、20mL 针筒、长针头、麻醉药、生理盐水。

2. 环境准备

关闭门窗，调节室温 24~28℃，注意隐私，必要时围帘或屏风遮挡。

3. 人员准备

操作者着装规范、修剪指甲、戴口罩、外科洗手；孕妇意识清醒能配合，排空膀胱。

（四）操作步骤

（1）向产妇解释操作目的，做好沟通，取得配合。签署知情同意书。

（2）评估孕妇的精神状况、产程进展及胎儿情况，排除禁忌证。

（3）注意保暖和隐私保护。

（4）协助孕妇取膀胱截石位，会阴消毒，铺无菌操作台。

（5）操作者外科洗手，穿无菌手术衣，戴无菌手套，检查胎头吸引器有无损坏、漏气，器械组装是否严密。

（6）阴道检查：评估会阴条件、胎方位及骨盆情况等。

（7）检查是否排空膀胱，必要时导尿。

（8）放置胎头吸引器：吸引杯头端消毒，涂无菌液状石蜡，左手分开两侧小阴唇，暴露阴道外口，以左手中、食指掌侧向下撑开阴道后壁，右手持吸引器将吸引杯头端向下压入阴道后壁前方；左手中、食指掌面向上，分开阴道壁右侧，使吸引杯右侧缘滑入阴道内，继而手指转向上，提拉阴道前壁，使吸引杯上缘滑入阴道内；拉开左侧阴道壁，使吸引杯完全滑入阴道内与胎头顶部紧贴。

（9）抽吸负压。①电动吸引器抽气法：胎头位置低可用 300mmHg 负压，胎头位置高或胎儿偏大可用 450mmHg 负压，一般情况用 380mmHg 负压。②注射器抽吸法：由助手用 50mL 空针缓慢抽气，一般抽出空气 150mL 左右。③一次性整体负压胎吸装置，反复按压抽吸至负压标尺达绿色区域（450~600mmHg 范围）。

（10）牵引。右手握持牵引柄，左手中指、示指顶住胎头枕部，缓慢牵引。牵引方向根据胎先露平面，循产轴方向在宫缩时进行，先向下向外牵引协助胎头俯屈，当胎头枕部抵达耻骨联合下方时，逐渐向上向外牵引，使胎头仰伸直至双顶径娩出。宫缩间歇期停止牵引，但保持牵引器不随胎头回缩。胎位不正时，牵引同时应顺势旋转胎头。每次宫缩旋转 45°为宜，必要时辅助腹部外倒转进行。

（11）取下吸引器。看到胎儿颌骨时，可放开气管夹，或按压泄气阀，消除吸引器内负压，取出吸引器。

（12）按分娩机转娩出胎儿，处理同正常分娩接产术。

（13）协助产妇穿好衣裤，取舒适体位。

（14）胎盘娩出和新生儿处理同正常分娩接产术。

（15）准确评估出血量。

（16）整理用物，再次双人清点纱布。

（17）协助产妇取舒适体位，整理床单位，注意保暖。

（18）给予相关健康教育指导并协助早吸吮。

（19）分类处置用物。

（20）洗手、记录。

（五）健康指导

1. 操作前

解释此项操作的目的，取得产妇的理解与配合，嘱产妇排空膀胱，并签署知情同意书。

2. 操作中

注意与产妇沟通，指导配合方法，保持放松状态。

3. 操作后

做好饮食、活动、排尿及母乳喂养指导；关注新生儿情况，如有异常及时通知医护人员。

（六）注意事项

（1）操作前做好沟通，取得产妇的配合，签署知情同意书；排空膀胱，必要时行导尿术。

（2）操作前评估全面，排除禁忌证。

（3）操作中注意保暖和隐私保护；注意人文关怀，指导配合。

（4）放置胎头吸引器位置正确：①吸引杯中心应位于胎头"俯屈点"，即矢状缝上，后囟前方 2 横指（约 3cm）处。②吸引器纵轴应与胎头矢状缝一致，并可作为旋转的标志（整体吸引装置除外）。③牵引前应再次检查吸引杯附着位置，右手中、示指伸入阴道，沿吸引杯与胎头衔接处触摸 1 周，检查是否紧密连接，避免阴道壁及宫颈组织夹入。

（5）把握吸引持续时间和次数：大多数文献报道胎吸助产的牵引次数应不超过 3 次，持续时间不超过 20min。

（6）仔细检查新生儿有无头皮气肿、头皮血肿等产伤。

三、肩难产接产术

（一）操作目的

规范操作手法，掌握肩难产处理技术，保障母婴安全。

（二）操作评估

适应证：阴道分娩过程中发生的肩难产。

（三）操作准备

1. 用物准备

接生台、无菌器械包、一次性产包、消毒棉球、脐带夹（气门芯）、20mL 针筒、长针头、2% 利多卡因、生理盐水、可吸收缝线、无影灯、新生儿复苏用物。

2. 环境准备

关门窗，调节室温为 24~28℃；注意隐私保护。

3. 人员准备

增加 3 名操作人员。操作者着装规范、外科洗手、戴口罩；孕妇意识清醒能配合，排空膀胱。

（四）操作步骤

1）胎头娩出后，发生娩肩困难，快速判断肩难产征兆。

2）立即启动肩难产处理流程（HELPERR 操作法）。

（1）H——寻求支援：呼叫上级医师、新生儿医师、助产士等到位。（2）E——评估会阴：是否行会阴切开或扩大会阴切口。（3）L——屈大腿：协助孕妇大腿向腹壁屈曲。（4）P——耻骨上加压配合接生者牵引胎头。（5）E——阴道内操作：①Rubin 手法，助产者的示、中指放在前肩的背侧将肩膀向胸椎方向推动，使胎儿前肩内收压缩肩围。②Woods 手法，助产者的示、中指紧贴胎儿后肩的前侧，将后肩向侧上旋转，至前肩位置娩出。③Runbin+Woods 联合旋转、反向旋转，当正常旋转方向不能实施时，可以尝试反向旋转。（6）R——先娩后肩：沿后肩探及肘关节，进而探及前臂，牵引前臂使肘关节屈曲于胸前，以洗脸的方式从胸前娩出后臂，再常规牵引胎头娩出前肩。注意牵引时不能牵引腕关节。（7）R——翻转孕妇：协助孕妇翻转呈四肢着地位，使双手双膝关节着地。常规牵引胎头，依靠重力作用，先娩出胎儿后肩。（8）最后方法：不建议采用，仅在上述方法无效时试行，需充分病情告知。方法有：胎儿锁骨切断法，耻骨联合切开术，经腹子宫切开术，Zavanelli（胎头复位剖宫产）。

3）胎儿娩出后处理，同正常分娩接产术，如新生儿有窒息，立即按新生儿复苏流程进行。

4）检查新生儿有无骨折等产伤发生。

（五）健康指导

1. 操作前

解释此项操作的目的，取得产妇的理解。

2. 操作中

注意与产妇沟通，协助产妇变换体位，指导其与助产人员主动配合。

3. 操作后

告知新生儿情况，做好饮食、活动、排尿及心理指导。

（六）注意事项

（1）操作前评估孕妇情况，识别肩难产高危因素：既往有肩难产史、妊娠期糖尿病、过期妊娠、巨大儿、孕妇身材矮小及骨盆解剖异常、产程缓慢、行胎头吸引术或产钳助产术。

（2）正确判断肩难产征兆：胎头娩出后在会阴部伸缩（乌龟征），按常规助产方法不能娩出胎肩（建议 60S 为宜）。一旦发生，立即呼叫救援人员，启动 HELPERR 流程。

（3）操作中要不断评估胎心情况，避免先剪断脐带的操作。

（4）耻骨联合加压时注意，手放在胎儿前肩的后部，手掌向下，向侧方用力，使前肩内收。建议压力先持续，后间断。禁忌宫底加压。

（5）每项操作耗时建议以 30~60S 为宜，做好抢救时间、步骤与结果的记录。

（6）做好新生儿复苏抢救准备。

（7）操作前后告知病情，做好沟通，取得产妇的配合。

四、软产道检查

（一）操作目的

阴道分娩后常规检查，及时发现宫颈裂伤、阴道裂伤及有无血肿等，及时处理，预防和减少产后出血的发生。

（二）操作评估

适应证：阴道分娩后常规检查。

（三）操作准备

1. 用物准备

聚维酮碘液、无菌纱布、无菌垫巾、无菌手套、无影灯、无齿卵圆钳、阴道拉钩、导尿管。

2. 环境准备

关门窗，调节室温为 24~28℃；注意隐私保护，必要时用围帘或屏风遮挡。

3. 人员准备

操作者着装规范、修剪指甲、戴口罩、外科洗手；产妇意识清醒能配合。

（四）操作步骤

（1）核对产妇姓名、住院号，向产妇解释操作目的，评估产妇情况、自理能力及合作程度。

（2）注意保暖和隐私保护。

（3）协助取仰卧膀胱截石位，外阴常规消毒，铺无菌巾，必要时导尿排空膀胱。

（4）操作者戴好无菌手套，左手分开阴道，暴露阴道壁，右手持纱布擦干阴道壁血迹，查看阴道壁有无损伤及损伤程度。若裂伤严重需用阴道拉钩充分暴露宫颈和阴道。

（5）宫颈检查：持宫颈钳钳夹住宫颈前唇、固定，再持3把无齿卵圆钳顺时针方向依次查看整个宫颈有无裂伤及损伤程度。

（6）宫颈探查后，助手再用拉钩暴露宫颈的前后穹隆和两侧穹隆，以及阴道伤口的顶端和阴道的四周。

（7）如有裂伤，按解剖组织逐层缝合。

（8）缝合后常规肛查，观察肠线有无穿过直肠黏膜及血肿，发现异常及时处理。

（9）准确评估出血量。

（10）协助产妇穿好衣裤，取舒适体位。

（11）整理床单位，注意保暖。

（12）给予相关健康指导。

（13）整理用物并分类处置。

（14）洗手、记录。

（五）健康指导

1. 操作前

解释此项操作的目的，取得产妇的理解与配合，嘱产妇排空膀胱。

2. 操作中

注意与产妇沟通，指导配合方法，保持放松状态。

3. 操作后

做好饮食、活动、排尿指导；告知保持会阴部清洁；注意阴道流血，若流血多、肛门有坠胀感或切口疼痛剧烈，应及时告诉医护人员。

（六）注意事项

（1）操作前做好沟通，取得产妇的配合；是否排空膀胱，必要时行导尿术。

（2）操作中注意保暖和隐私保护。

（3）严格无菌操作规程，暴露充分。

（4）操作中注意人文关怀，动作轻柔，对裂伤严重者，必要时行麻醉镇痛。

五、会阴切开术

（一）操作目的

阴道分娩时，为了避免会阴严重裂伤，减少会阴阻力，以利于胎儿娩出，缩短第二产程，保护盆底功能，减少母婴并发症等。

（二）操作评估

适应证：初产头位会阴紧，会阴部坚韧或发育不良、炎症、水肿，估计有严重撕裂者；需产钳助产、胎头吸引器助产或初产臀位经阴道分娩者；巨大儿、早产、胎儿生长受限或胎儿窘迫需减轻胎头受压并及早娩出者；产妇患心脏病或高血压等疾病需缩短第二产程者。

（三）操作准备

1. 用物准备

聚维酮碘液、无菌棉球和纱布、麻醉药物（1%利多卡因）、20mL注射器、长穿刺针、器械产包（侧切剪、线剪、持针器、有齿镊、血管钳、小量杯）、无菌纱布、有尾纱布、可吸收缝线等。

2. 环境准备

关门窗，调节室温为24～28℃；注意隐私保护，必要时用围帘或屏风遮挡。

3. 人员准备

操作者着装规范、修剪指甲、戴口罩、外科洗手；产妇意识清醒能配合。

（四）操作步骤

（1）向产妇解释操作目的，评估产妇情况、自理能力及合作程度。

（2）产妇取膀胱截石位，注意保暖和隐私保护。

（3）操作者外科洗手、穿无菌衣、戴无菌手套，双人清点纱布。

（4）再次评估产妇产程进展情况、会阴条件及胎儿情况，掌握会阴切开指征，签署知情同意书。

（5）未实施硬膜外镇痛者，采用局部神经阻滞麻醉。

（6）麻醉起效后，适时行会阴切开。左手中、示指伸入胎先露和阴道侧后壁间，右手持剪刀在会阴后联合正中偏左0.5cm处，与正中线呈45°，于宫缩时剪开皮肤和黏膜3～4cm（正中切开时沿会阴正中线向下切开2～3cm）。用纱布压迫止血，必要时结扎小动脉止血。

（7）胎儿胎盘娩出后，会阴切口缝合。检查软产道有无裂伤，阴道内置有尾纱条。

（8）按解剖结构逐层缝合：①缝合阴道黏膜，暴露阴道黏膜切口顶端，用2/0可吸收缝线自顶端上方0.5cm处开始，间断或连续缝合阴道黏膜及黏膜下组织，至处女膜环对合打结。②缝合肌层，用2/0可吸收缝线间断或连续缝合会阴部肌层、皮下组织。③缝合皮肤，用3/0或4/0可吸收缝线连续皮内缝合。

（9）取出有尾纱布，检查缝合处有无出血或血肿。

（10）肛诊检查肠线是否穿过直肠黏膜及有无阴道后壁血肿。

（11）准确评估出血量。

（12）整理用物，再次双人清点纱布。

（13）协助产妇取舒适体位，整理床单位，注意保暖。

（14）给予相关健康教育指导。

（15）分类处置用物。

（16）洗手、记录。

（五）健康指导

1. 操作前

解释此项操作的目的，取得产妇的理解与配合，嘱产妇排空膀胱。

2. 操作中

注意与产妇沟通，指导配合方法，保持放松状态。

3. 操作后

做好饮食、活动及排尿指导；告知保持会阴部清洁；注意阴道流血，若流血多、肛门有坠胀感或切口疼痛剧烈，应及时告诉医护人员。

（六）注意事项

（1）操作前做好沟通，取得产妇的配合；排空膀胱，必要时行导尿术。

（2）操作中注意保暖和隐私保护。

（3）严格掌握会阴切开术的适应证和切开时机，切开不宜过早，一般预计在 2~3 次宫缩胎儿可娩出。

（4）切开时剪刀应与皮肤垂直，会阴皮肤与黏膜切口整齐、内外一致；宫缩时，侧切角度宜在 60°左右。

（5）正中切开的切口易向下延伸，伤及肛门括约肌，故手术助产、胎儿较大或接产技术不够熟练者不宜采用。

（6）缝合时按解剖结构逐层缝合，注意止血，不留无效腔；从切口顶端上 0.5cm 缝合第一针。缝合时缝针不宜过密过紧，一般针距为 1cm。

（7）缝合后仔细检查有无渗血和血肿，肠线有无穿过直肠黏膜，发现异常，及时处理。

六、会阴裂伤修复术（Ⅰ、Ⅱ度）

（一）操作目的

按解剖结构修复损伤的会阴组织，达到止血、防止伤口感染的目的。

（二）操作评估

1. 适应证

不同程度的会阴裂伤。

2. 禁忌证

伤口急性感染期。

（三）操作准备

1. 用物准备

阴道纱条、聚维酮碘液、无菌手套、2/0 可吸收线、3/0 可吸收线、持针器、线剪、血管钳、麻醉药物。

2. 环境准备

关门窗，调节室温为 24~28℃；注意隐私保护，必要时用围帘或屏风遮挡。

3. 人员准备

操作者着装规范、修剪指甲、戴口罩、外科洗手；产妇意识清醒能配合。

（四）操作步骤

（1）核对产妇姓名、住院号，向产妇解释操作目的，评估产妇情况、自理能力及合作程度。

（2）注意保暖和隐私保护。

（3）协助产妇取仰卧膀胱截石位，外阴常规消毒，铺无菌巾，必要时导尿排空膀胱。

（4）操作者外科洗手、穿无菌衣、戴无菌手套，双人清点纱布。

（5）未实施硬膜外镇痛者，采用局部神经阻滞麻醉或局部麻醉。

（6）操作者左手分开阴道，暴露阴道壁，右手持纱布擦干阴道壁血迹，查看阴道壁损伤程度，置有尾纱条。

（7）Ⅰ度裂伤修复：用2/0可吸收缝线间断或连续缝合阴道黏膜；3/0或4/0可吸收缝线连续皮内缝合或4号丝线间断缝合皮肤。

（8）Ⅱ度裂伤修复：暴露阴道黏膜切口顶端，自顶端上方0.5cm处开始，用2/0可吸收缝线间断或连续缝合阴道黏膜和黏膜下组织，裂伤较深者建议间断缝合；用2/0可吸收缝线间断缝合会阴部肌层；3/0或4/0可吸收缝线连续皮内缝合或4号丝线间断缝合皮肤。

（9）取出有尾纱布，检查缝合处有无出血或血肿。

（10）肛诊检查肠线是否穿过直肠黏膜及有无阴道后壁血肿。

（11）准确评估出血量。

（12）整理用物，再次双人清点纱布。

（13）协助产妇穿好衣裤，取舒适体位。

（14）整理床单位。

（15）给予相关健康指导。

（16）整理用物并分类处置。

（17）洗手、记录。

（五）健康指导

1. 操作前

解释此项操作的目的，取得产妇的理解与配合，嘱产妇排空膀胱。

2. 操作中

注意与产妇沟通，指导配合方法，保持放松状态。

3. 操作后

强调饮食指导，无渣半流或流质3d，后根据伤口愈合情况修改饮食；做好活动及排尿指导；告知保持会阴部清洁；注意阴道流血，若流血多、肛门有坠胀感或切口疼痛剧烈，应及时告诉医护人员。

（六）注意事项

（1）操作前做好沟通，取得产妇的配合；排空膀胱，必要时行导尿术。

（2）操作中注意保暖和隐私保护。

（3）正确评估裂伤程度，按解剖结构对合整齐，逐层修复。

（4）选择正确的麻醉方式，对充分暴露、修复组织及镇痛有着重要作用。

（5）缝合后仔细检查有无渗血和血肿，肠线有无穿过直肠黏膜，发现异常，及时处理。

（6）缝合时从伤口顶端上 0.5cm 缝合第一针，缝合时缝针不宜过密过紧，一般针距为 1cm。注意止血，不留无效腔。

（7）完善术后谈话和病历书写完整，加强饮食指导。

（聂文青）

第七章　异常分娩护理

第一节　产力异常

产力是将胎儿及其附属物从宫腔逼出的力量，是分娩的动力，包括子宫收缩力、腹壁肌和膈肌收缩力以及肛提肌收缩力。其中，以子宫收缩力为主，子宫收缩力贯穿于分娩的全过程。在分娩过程中，有效的产力能使宫口扩张，胎先露下降，产程不断进展。相反，若受到来自胎儿、产道或待产妇精神因素的影响，使子宫收缩的节律性、对称性及极性不正常或强度、频率改变，称为子宫收缩力异常，简称产力异常。临床上把子宫收缩力异常分为子宫收缩乏力（简称宫缩乏力）和子宫收缩过强（简称宫缩过强）2类，每类又分为协调性和不协调性2种。

一、子宫收缩乏力

（一）病因

子宫收缩乏力多由几种因素综合作用引起，常见的有：

1. 头盆不称或胎位异常

头盆不称或胎位异常均可导致胎儿先露部下降受阻，胎先露部不能紧贴子宫下段及宫颈内口，不能有效刺激子宫阴道神经丛引起反射性的子宫收缩，常导致继发性子宫收缩乏力。

2. 子宫局部因素

子宫壁过度膨胀（如多胎妊娠、巨大胎儿、羊水过多等），导致子宫肌纤维过度伸展，从而失去正常的收缩功能。经产妇（多次妊娠分娩）、子宫的急慢性炎症使子宫肌纤维变性、结缔组织增生影响子宫收缩。子宫发育不良、子宫畸形（如双角子宫）、子宫肌瘤等，均影响子宫收缩导致子宫收缩乏力。

3. 精神因素

尽管分娩是正常的生理过程，但对产妇尤其是缺少产前教育和分娩经历的初产妇来说，由于对分娩知识不甚了解，缺乏分娩经历，害怕分娩引起的剧烈疼痛和对分娩安全性的不确定，致使临产后精神紧张，处于焦虑、不安和恐惧的心理状态，使大脑皮质功能紊乱，引起机体产生一系列的变化，如心率加快、呼吸急促、肺内气体交换不足，使子宫缺氧导致收缩乏力。

4. 内分泌失调

临产后，产妇体内雌激素、缩宫素、前列腺素合成与释放减少，不仅使缩宫素受体量减少，还使肌细胞间隙连接蛋白数量减少，这些因素可直接影响子宫收缩。子宫平滑肌细胞CA_2^+浓度降低，肌浆蛋白轻链激酶及ATP酶不足，可影响肌细胞收缩，导致子宫收缩乏力。

5. 药物影响

临产后使用大剂量镇静药、镇痛药及麻醉药，如吗啡、哌替啶、氯丙嗪、硫酸镁、苯巴比妥钠等，均可不同程度地抑制子宫收缩。

6. 其他

营养不良、贫血和一些长期慢性疾病导致的体质虚弱者、临产后进食不足、睡眠减少、过多的体力消耗、水及电解质紊乱、过度疲劳、膀胱直肠充盈、前置胎盘影响胎先露下降等均可导致子宫收缩乏力。

(二) 临床表现

子宫收缩乏力分为协调性与不协调性 2 种类型，根据发生时间又分为原发性和继发性。类型不同，其临床表现也不同。

1. 协调性子宫收缩乏力

其特点为子宫收缩具有正常的节律性、对称性和极性，但收缩力弱。其宫缩时宫腔内压常低于 1.99kPa，持续时间短，间歇时间长且不规律，宫缩每 10min 少于 2 次；宫缩高峰时，宫体隆起不明显，不变硬，用手指按压宫底部肌壁仍可出现凹陷，因此又称为低张性子宫收缩乏力。此种宫缩乏力多属继发性宫缩乏力，即产程开始时子宫收缩正常，产程进行到某一阶段（多在活跃期或第二产程时）宫缩减弱。此类子宫收缩乏力常见于中骨盆与骨盆出口平面狭窄、持续性枕横位或枕后位等，因使胎先露部下降受阻，表现为子宫收缩力较弱、产程进展缓慢，可使产程延长甚至停滞。此种宫缩乏力对胎儿影响不大。

2. 不协调性子宫收缩乏力

多见于初产妇。其特点为子宫收缩的极性倒置，宫缩的兴奋点不是起自两侧子宫角部，而是来自子宫的一处或多处冲动；子宫收缩波由下向上扩散，收缩波小而不规律、频率高、节律不协调；宫腔内压力达 2.66kPa，宫缩时宫底不强，而是子宫下段强，宫缩间歇期子宫壁也不完全松弛，因此又称为高张性子宫收缩乏力。这种宫缩不能使宫口如期扩张，胎先露部不能如期下降，属于无效宫缩。此种宫缩乏力多属于原发性宫缩乏力，即产程开始即出现子宫收缩乏力，故需与假临产鉴别。

本型子宫收缩乏力常见于头盆不称和胎位异常，使胎先露部不能紧贴子宫下段及宫颈内口，不能引起反射性子宫收缩，表现为产妇自觉下腹部持续性疼痛、拒按、烦躁不安，严重者出现脱水、电解质紊乱、肠胀气、尿潴留。由于宫腔内压力增高，胎儿-胎盘循环障碍，易出现胎儿宫内窘迫。

3. 产程曲线异常

宫口扩张及胎头下降是产程进展的重要标志。分娩过程中，将产程图中动态监护宫口扩张和胎先露下降的记录连线所形成的曲线图称为产程曲线，观察产程曲线是产程监护和识别难产的重要手段。以上各类子宫收缩乏力导致的产程曲线异常有以下 8 种：

(1) 潜伏期延长：从临产规律宫缩开始至宫口开大 3.0cm 称为潜伏期。初产妇潜伏期正常约需 8h，最大时限为 16h；超过 16h 者称为潜伏期延长。

(2) 活跃期延长：从宫口扩张 3.0cm 开始至宫口开全称为活跃期。初产妇活跃期正常约需 4h，最大时限为 8h；若超过 8h，而宫口扩张速度初产妇<1.2cm/h、经产妇<1.5cm/h，

称为活跃期延长。

（3）活跃期停滞：进入活跃期后，宫口不再扩张达 2h 以上，称为活跃期停滞。

（4）第二产程延长：第二产程初产妇超过 2h、经产妇超过 1h 尚未分娩，称为第二产程延长。

（5）第二产程停滞：第二产程达 1h，胎头下降无进展，称为第二产程停滞。

（6）胎头下降延缓：活跃期晚期及第二产程，胎头下降速度初产妇<1.0cm/h、经产妇<2.0cm/h，称为胎头下降延缓。

（7）胎头下降停滞：活跃期晚期胎头停留在原处不下降达 1h 以上，称为胎头下降停滞。

（8）滞产：总产程超过 24h。

以上 8 种产程进展异常情况可以单独存在，也可以合并存在。

（三）子宫收缩乏力对母儿影响

1. 对产妇的影响

（1）体力损耗：由于产程延长影响产妇休息、进食、睡眠，同时过多的精神与体力消耗导致产妇疲乏无力、肠胀气、排尿困难等，严重时可引起脱水、酸中毒、低钾血症，影响子宫收缩。

（2）产伤：第二产程延长使膀胱或尿道被压迫于胎先露部（特别是胎头）与耻骨联合之间，可导致局部组织充血、水肿、坏死，形成膀胱阴道瘘或尿道阴道瘘。

（3）产后出血：产后子宫收缩乏力影响胎盘剥离、娩出和子宫壁的血窦关闭，易引起产后出血。

（4）产后感染：因子宫收缩乏力，产程延长、滞产、胎膜早破、多次直肠指检或阴道检查、产后出血等均增加产后感染的机会。

（5）其他：剖宫产率高，产褥期并发症也增多。

2. 对胎儿及新生儿的影响

协调性子宫收缩乏力容易造成胎头在盆腔内旋转异常，使产程延长，导致手术产率高，进而可致新生儿产伤、颅内出血发病率增加。不协调性子宫收缩乏力在宫缩间歇期子宫壁也不能完全放松，对胎盘-胎儿循环影响大，胎盘供血、供氧不足，胎儿在子宫内缺氧，容易发生胎儿窘迫。胎膜早破容易造成脐带受压或脱垂，从而导致胎儿窘迫、新生儿窒息甚至胎死宫内。

（四）处理原则

1. 协调性子宫收缩乏力

原则是首先要寻找原因，不论是原发性还是继发性子宫收缩乏力，均要针对原因进行恰当处理。

2. 不协调性子宫收缩乏力

原则是首先恢复不协调性子宫收缩的正常节律性及极性，然后按协调性子宫收缩乏力处理。但在子宫收缩恢复其协调性之前，严禁应用缩宫素。

（五）护理评估

1. 健康史

通过产前检查评估产妇的一般情况，重点了解产妇的身体发育状况、身高与骨盆测量值、胎儿大小及头盆关系、既往史、妊娠史、分娩史及妊娠合并症。

2. 身心状况

（1）产力方面：评估子宫收缩的节律性（持续时间、间隔时间和强度）、对称性和极性、宫口开大及胎先露下降情况，从而了解产程的进展。

（2）产道方面：通过直肠指检或阴道检查评估宫颈条件、宫口扩张情况、尾骨活动度、骶尾关节、坐骨棘等，从而了解是否存在骨产道、软产道的异常。

（3）胎儿方面：评估胎儿的胎产式、胎先露、胎方位和胎儿的大小及数目。

（4）心理-社会方面：重点评估精神状态及其影响因素，了解产妇是否对分娩高度焦虑、恐惧；家人和产妇的生育观念及对新生儿的看法；对分娩相关知识的了解程度；是否有良好的社会支持系统。

3. 辅助检查

（1）胎心电子监护：胎儿监护仪不仅可以连续记录胎心率的变化，还可以同时观察胎动、宫缩对胎心率的影响，能较全面、客观地反映宫缩的节律性、强度及频率的变化。根据宫缩变化的特点，胎心电子监护可区别是协调性还是不协调性的子宫收缩乏力。

（2）产程图：根据描绘的产程曲线了解产程进展情况，对产程延长者及时查找原因进行处理。

（3）多普勒胎心听诊仪：可及时发现胎心率的变化。协调性子宫收缩乏力胎心率变化出现较晚，不协调性子宫收缩乏力胎心率变化出现较早。

（4）实验室检查：血液生化检查可有血清钾、血清钠、血清氯等电解质的改变，甚至二氧化碳结合率降低。尿液检查可出现尿酮体阳性。

（5）Bishop 宫颈成熟度评分：利用 Bishop 宫颈成熟度评分法估计人工破膜加强宫缩的效果。该评分法满分为 13 分，若产妇得分≤3 分，人工破膜均失败，应改用其他方法；4~6 分者成功率约为 50%；7~9 分者成功率约为 80%；>9 分者均成功。

（六）护理诊断/护理问题

（1）焦虑：与产程延长、担心自身和胎儿安危有关。

（2）疲乏：与产程延长、体力消耗有关。

（3）有感染的危险：与产程延长、胎膜早破及多次直肠指检有关。

（七）预期目标

（1）产妇情绪稳定，自诉焦虑减轻，安全度过分娩期。

（2）产妇能在产程中保持良好的体力和宫缩。

（3）产妇不发生感染等并发症。

（八）护理措施

1. 协调性子宫收缩乏力的护理

一旦出现协调性子宫收缩乏力，首先应寻找原因。若有明显头盆不称或胎位异常，估计不能经阴道分娩者，应及时做好剖宫产的术前准备；估计可经阴道分娩者做好以下护理。

1）第一产程的护理。

（1）一般护理：①保证休息，设置安静、舒适的待产及分娩环境。目前，国内部分医院设有康乐待产室和家化式病房，给予产妇情感和促进舒适的支持，以消除其精神紧张与恐惧心理。对产程长、产妇过度疲劳或烦躁不安者可遵医嘱给予镇静药，如地西泮 10mg 缓慢静脉滴注，或哌替啶 100mg 肌内注射，使其休息后体力有所恢复，子宫收缩力也得以恢复。②补充营养：鼓励产妇多进易消化、高热量饮食，对入量不足者遵医嘱静脉补充营养，防止电解质紊乱。有酸中毒时应补充 5% 碳酸氢钠。低钾血症时应给予氯化钾缓慢静脉滴注。补充钙剂可提高子宫肌球蛋白及腺苷酶的活性，增加间隙连接蛋白数量，增强子宫收缩力。③保持膀胱和直肠的空虚状态：排空膀胱和直肠能拓宽产道。自然排尿有困难者先行诱导法，必要时导尿排空膀胱。

（2）加强子宫收缩：经上述一般护理后子宫收缩力仍弱，在排除头盆不称、胎位异常和骨盆狭窄、无胎儿窘迫和剖宫产史后，可遵医嘱加强子宫收缩。常用的方法有以下几种：①刺激乳头可增强子宫收缩。②针刺穴位：通常针刺合谷、三阴交、太冲、关元等穴位，强刺激留针 20~30min，有增强子宫收缩的作用。③灌肠：初产妇胎膜未破、宫口扩张不足 3cm 者，除外禁忌证，可给予温肥皂水灌肠，以促进肠蠕动，排除粪便与积气，刺激子宫收缩。④人工破膜：宫口扩张 ≥3cm、无头盆不称、除外脐带先露、胎头已衔接者，可在宫缩间歇、下次宫缩将开始时进行人工破膜术。破膜后胎头直接紧贴子宫下段及宫颈内口，可引起反射性子宫收缩，加速产程进展。⑤缩宫素静脉滴注：将缩宫素 2.5u 加于 5% 葡萄糖液 500mL 内静脉滴注（每滴糖液含缩宫素 0.33mu），从 4~5 滴/min 开始（1~2mu/min），根据宫缩强弱进行调整，通常不超过 45 滴/min（15mu/min），以子宫收缩达到持续 40~60S、宫缩间歇 2~3min 为宜。在使用缩宫素静脉点滴时必须有专人监护，每隔 15min 监测 1 次子宫收缩、胎心率、血压和脉搏并记录；随时调节剂量、浓度和滴速，以免子宫收缩过强（持续超过 1min，间歇少于 2min）而发生子宫破裂或胎儿窘迫等严重并发症。若 10min 内宫缩超过 5 次，宫缩持续 1min 以上或胎心率有变化，应立即停止滴注。外源性缩宫素在母体血中的半衰期为 1~6min，停药后能迅速好转，必要时遵医嘱使用镇静药。若发现血压升高，应减慢滴注速度；同时监测尿量。因缩宫素有抗利尿作用，水的重吸收增加可出现尿少现象，需警惕水中毒的发生。胎儿未分娩前禁止肌内注射缩宫素。

（3）剖宫产准备：经上述处理，产程仍无进展或出现胎儿宫内窘迫征象时，应立即配合医师做好术前准备。

2）第二产程的护理：于第二产程期间出现子宫收缩乏力时，若无头盆不称，应加强宫缩，给予缩宫素静脉滴注促进产程进展；密切观察胎心、宫缩与胎先露下降情况，做好阴道助产和抢救新生儿的准备。

3）第三产程的护理：注意预防产后出血及感染。当胎儿前肩娩出时可遵医嘱静脉注射麦角新碱 0.2mg，或静脉注射缩宫素 10U 或肌内注射，并同时静脉滴注缩宫素 10~20U，以加强子宫收缩，促使胎盘剥离与娩出及子宫壁血窦关闭，预防产后出血。破膜 12h 以上、总产程超过 24h，直肠指检或阴道检查次数多者，应遵医嘱给予抗生素预防感染；同时密切监测子宫收缩、宫底高度、阴道出血情况及生命征。注意产后保暖，及时补充易消化、高热量产妇饮食，使产妇得以休息和恢复。

2. 不协调性子宫收缩乏力的护理

遵医嘱给予镇静药，地西泮 10mg 缓慢静脉注射或哌替啶 100mg 肌内注射，使产妇充分休息后，多能恢复为协调性子宫收缩，使产程得以顺利进展。若宫缩不能恢复为协调性或出现胎儿窘迫、头盆不称等，应及时通知医师并配合处理。

3. 提供心理支持，减少焦虑与恐惧

待产妇的心理状态可直接影响子宫收缩，护士要重视产妇心理状况的评估，及时给予解释和支持，使产妇充分认识到分娩是一个自然的生理现象，了解自然分娩与手术助产的优缺点，随时将产程进展情况和护理计划告知产妇及家属，解除其思想顾虑和恐惧心理，增强其对分娩的信心，并鼓励家属为产妇提供持续性心理支持。

（九）结果评价

（1）产妇在待产和分娩过程中获得了满意的支持，舒适度增加。

（2）产妇无水、电解质紊乱及酸中毒。

（3）母子平安，无产后出血及感染。

二、子宫收缩过强

（一）病因

子宫收缩过强的病因尚不十分清楚，但与下列因素有关。

（1）缩宫素使用不当：个体对缩宫素过于敏感或缩宫素使用方法不当，剂量过大等。

（2）分娩发生梗阻或胎盘早剥：血液浸润子宫肌层，使子宫强力收缩。

（3）阴道内操作过多或不当：粗暴地、多次宫腔内操作均可引起子宫壁某部肌肉痉挛性、不协调性宫缩过强。

（4）其他：如待产妇精神过度紧张、经产妇、遗传因素等。

（二）临床表现

子宫收缩过强也分为协调性与不协调性 2 种类型。

1. 协调性子宫收缩过强

表现为子宫收缩的节律性、对称性和极性均正常，仅子宫收缩力过强（宫腔压力 > 2.66kPa）、过频。若产道无阻力，无头盆不称及胎位异常情况，宫口迅速开全，分娩在短时间结束，初产妇宫口扩张速度 >5cm/h，经产妇宫口扩张速度 >10cm/h。总产程 <3h 结束分娩称为急产，经产妇多见。产妇常有痛苦面容、大声喊叫，若有头盆不称、胎位异常或瘢痕子宫，有可能出现病理性缩复环或发生子宫破裂。

2. 不协调性子宫收缩过强

（1）强直性子宫收缩：它的发生并非由于子宫肌组织功能异常所致，几乎均由外界因素造成宫颈内口以上部分子宫肌层出现强直性痉挛性收缩。例如，临产后不适当地应用缩宫素或个体对缩宫素敏感、胎盘早剥血液浸润子宫肌层等使子宫强力收缩，宫缩间歇期短或无间歇。产妇持续性剧烈腹痛，腹部拒按，烦躁不安，大喊大叫，胎方位触诊不清，胎心音听不清；有时可出现病理性缩复环、肉眼血尿等先兆子宫破裂的征象。

（2）子宫痉挛性狭窄环：是指子宫壁局部肌肉呈痉挛性不协调性收缩形成的环形狭窄，持续不放松。狭窄环可发生在宫颈、宫体的任何部分，多在子宫上下段交界处，也可在胎体某一狭窄部，以胎颈、胎腰处常见。此环与病理性缩复环不同，其特点是不随宫缩上升，阴道检查时在宫腔内触及较硬而无弹性的狭窄环。产妇出现持续性腹痛，烦躁不安。因环紧扣胎体，导致宫颈扩张缓慢，胎先露下降停滞，胎心率时快时慢。

（三）子宫收缩过强对母儿影响

1. 对产妇的影响

子宫收缩过强、过频，产程过快，可致产妇软产道撕裂伤。宫腔内压力过高，有发生羊水栓塞的危险。若胎先露部下降受阻，可发生子宫破裂危及产妇生命。接产时来不及消毒，可致产褥感染。胎儿娩出后子宫肌纤维缩复不良易发生胎盘滞留或产后出血。子宫痉挛性狭窄使产程停滞、胎盘嵌顿，产妇极度痛苦导致产妇衰竭，手术产机会增多。

2. 对胎儿及新生儿的影响

子宫收缩过强、过频影响子宫胎盘的血液循环，易发生胎儿窘迫、新生儿窒息甚至死亡。胎儿娩出过快，胎头在产道内受到的压力突然解除，可导致新生儿颅内出血。无准备的分娩、来不及接产使新生儿易发生感染、坠地，导致骨折、外伤等。

（四）处理原则

子宫收缩过强以预防为主，识别导致子宫收缩过强的原因，正确处理产程，预防并发症的发生。

（五）护理评估

1. 健康史

认真阅读产前检查记录，评估产妇的一般情况，包括骨盆测量值、胎儿情况及妊娠并发症等。重点了解家族或经产妇有无急产史。

2. 身心状况

重点评估临产时间、宫缩频率和强度及胎心、胎动情况。评估临产后是否使用过缩宫素，有无宫腔内操作史。产妇临产后持续性宫缩、剧烈腹痛，子宫收缩过频、过强，产程进展很快。产妇因急产毫无思想准备或胎先露部下降受阻，产程进展缓慢，担心自己及胎儿的安危，情绪极度恐惧和无助。

（三）辅助检查

（1）一般检查：检查产妇的生命征、身体发育情况、骨盆及胎儿大小和头盆关系等。

（2）产科检查：发现产妇子宫收缩持续时间长、宫内压高、宫体硬、间歇时间短、触诊胎方位不清、听诊胎心音不清。若产道无梗阻，则产程进展快，胎头下降迅速。若产程梗阻，腹部可出现病理性缩复环，子宫局部肌肉强直性收缩时围绕胎颈、胎腰可形成环状狭窄。子宫下段压痛明显，膀胱充盈或有血尿等先兆子宫破裂的征象。

（六）护理诊断/护理问题

（1）恐惧：与疼痛及母儿安危受到威胁有关。

（2）疼痛：与子宫收缩过频、过强有关。

（3）有新生儿受伤的危险：与产程过速、急产或手术有关。

（七）预期目标

（1）产妇情绪稳定，自诉疼痛减轻，舒适感增加。

（2）产妇会使用减轻疼痛的常用技巧。

（3）母儿健康，无分娩期并发症发生。

（八）护理措施

1. 预防宫缩过强对母儿的损伤

有急产史的妊娠妇女，在预产期前 1~2 周提前住院待产。经常巡视住院的妊娠妇女，嘱其勿远离病房。严格掌握缩宫素的使用指征及剂量，避免粗暴、多次宫腔内操作。有急产先兆时，如宫缩过强、过频及产程进展快等，要迅速做好接产及抢救新生儿的准备。临产后禁止灌肠，应卧床休息，取左侧卧位；待产妇有便意时，应先了解宫口大小及胎先露下降情况，以防分娩在厕所造成意外伤害。

2. 临产期护理

密切观察产程进展及产妇情况，监测宫缩、胎心及产妇的生命体征变化，发现异常及时通知医师，迅速准确执行医嘱。鼓励产妇深呼吸，嘱其不要向下屏气，以减慢分娩过程。一旦确诊为强直性子宫收缩，应遵医嘱及时给予宫缩抑制剂，如 25% 硫酸镁 20mL 加入 25% 葡萄糖液 20mL 内缓慢静脉注射，注射时间不少于 5min。若属梗阻性原因，应立即行剖宫产术。若出现子宫痉挛性狭窄环，应认真寻找原因，及时纠正，停止阴道内操作及缩宫素。若无胎儿窘迫征象，可遵医嘱给予镇静药如哌替啶 100mg、吗啡 10mg 肌内注射，也可给予宫缩抑制剂如沙丁胺醇 4.8mg 口服、静脉注射硫酸镁。当宫缩恢复正常时，可行阴道助产或等待自然分娩。若经处理子宫痉挛性狭窄环不能缓解，宫口未开全，胎先露部高，或伴有胎儿窘迫征象，应立即行剖宫产术。

3. 分娩期及新生儿的护理

分娩时若急产来不及消毒及新生儿坠地者，应遵医嘱为新生儿肌内注射维生素 K1 10mg 预防颅内出血，并尽早肌内注射精制破伤风抗毒素 1500u。分娩时尽可能行会阴侧切术，以防止会阴撕裂。遇有软产道撕裂伤时，应及时发现并缝合。

4. 产后护理

认真观察产后宫缩情况、宫底高度、阴道出血量、会阴及阴道有无血肿及生命体征变化。新生儿如出现意外，需协助产妇及家属顺利度过哀伤期。向产妇进行健康教育及出院指导，并提供出院后的避孕指导。

（九）结果评价

（1）产妇能应用减轻疼痛的技巧，舒适度增加。

（2）产妇顺利分娩，母儿平安。

第二节 产道异常

产道包括骨产道（骨盆腔）和软产道（子宫下段、宫颈、阴道、外阴），是胎儿经阴道娩出的通道。产道异常可使胎儿娩出受阻，临床上以骨产道异常多见。由于骨盆径线过短或形态异常，致使骨盆腔小于胎先露部可通过的限度，阻碍胎先露部下降，影响产程顺利进行，称为狭窄骨盆。狭窄骨盆可以为1个径线过短或多个径线同时过短，也可以为1个平面狭窄或多个平面同时狭窄。临床上需要结合整个骨盆腔大小与形态进行综合分析，及时处理。

一、骨产道异常及临床表现

（一）骨盆入口平面狭窄

常见于扁平骨盆，以骨盆入口平面前后径狭窄为主，其形态呈横扁圆形。根据狭窄程度不同，骨盆入口平面狭窄分为3级：Ⅰ级为临界性狭窄，骶耻外径18.0cm，入口前后径10.0cm，绝大多数可以经阴道自然分娩；Ⅱ级为相对性狭窄，骶耻外径16.5~17.5cm，入口前后径8.5~9.5cm，需经试产后才能决定是否可以经阴道分娩；Ⅲ级为绝对性狭窄，骶耻外径≤16.0cm，入口前后径≤8.0cm，必须以剖宫产结束分娩。扁平骨盆常见的有单纯性扁平骨盆和佝偻病性扁平骨盆2种类型。

若骨盆入口平面狭窄，于妊娠末期胎头衔接受阻，即使已经临产胎头仍不能入盆，检查示胎头入盆不均或胎头跨耻征阳性（胎头骑跨在耻骨联合上方）。由于临产后前羊水囊受力不均，常出现胎膜早破，其发生率为正常骨盆的4~6倍。若胎头迟迟不入盆，不能紧贴宫颈内口诱发反射性宫缩，常出现继发性宫缩乏力、潜伏期及活跃早期延长、宫颈扩张缓慢，甚至导致梗阻性难产，强行经阴道分娩可致子宫破裂。

（二）中骨盆及骨盆出口平面狭窄

出口平面狭窄常与中骨盆平面狭窄相伴行，分为3级：Ⅰ级为临界性狭窄，坐骨棘间径10.0cm，坐骨结节间径7.5cm；Ⅱ级为相对性狭窄，坐骨棘间径8.5~9.5cm，坐骨结节间径6.0~7.0cm；Ⅲ级为绝对性狭窄，坐骨棘间径≤8.0cm，坐骨结节间径≤5.5cm。其常见于漏斗骨盆和横径狭窄骨盆。

1. 漏斗骨盆（男型骨盆）

骨盆入口平面各径线正常，两侧骨盆壁向内倾斜，状似漏斗。其特点是中骨盆及骨盆出口平面均明显狭窄，使坐骨棘间径、坐骨结节间径缩短，耻骨弓角度<90°，坐骨结节间径与出口后矢状径之和<15cm。

2. 横径狭窄骨盆（类人猿型骨盆）

骨盆入口、中骨盆及骨盆出口横径均缩短，前后径长，坐骨切迹宽，骶耻外径正常，但髂棘间径及髂嵴间径均缩短。

中骨盆及骨盆出口平面狭窄，临产后胎先露部入盆不困难，产程早期无头盆不称征象，潜伏期及活跃早期进展顺利。当胎头下降至中骨盆时，由于内旋转受阻，胎头双顶径被阻于中骨盆狭窄部位之上，形成持续性枕横位或枕后位，引起继发性宫缩乏力，活跃晚期及第二产程延长甚至第二产程停滞。若单纯出口平面狭窄，第一产程进展顺利，当胎头达盆底受阻时，常引起第二产程停滞，继发性宫缩乏力，胎头双顶径不能通过出口横径。强行阴道助产可导致软产道、骨盆底肌肉及会阴严重损伤，致使胎儿严重产伤，对母体及胎儿危害较大。

（三）骨盆 3 个平面狭窄

骨盆外形属于女型骨盆，形态正常，但骨盆 3 个平面的各径线均小于正常值 2cm 或更多，称为均小骨盆。此型多见于身材矮小、体形匀称的女性。若估计胎儿不大、胎位正常、头盆相称、产力好，可以试产。若估计胎儿在中等大小以上经阴道分娩有困难，应尽早行剖宫产术。

（四）畸形骨盆

是指骨盆失去正常形态，见于骨质软化症骨盆和偏斜骨盆 2 种。前者是因钙、磷、维生素 d 以及紫外线照射不足使骨质脱钙、疏松、软化所致，骨盆入口呈凹三角形，现已罕见；后者是一侧髂骨翼与髋骨发育不良所致，一般不能经阴道分娩。

二、软产道异常及临床表现

软产道是由子宫下段、宫颈、阴道及骨盆底软组织构成的弯曲管道。软产道异常导致的难产少见，容易被忽视。因此，应在妊娠早期常规进行妇科检查，以了解软产道有无异常情况。

（一）外阴异常

可见会阴坚韧、外阴水肿、外阴瘢痕等。由于组织缺乏弹性，伸展性差，可使外阴及阴道口狭小，临产后可影响胎先露部下降，使胎头娩出困难或造成严重的撕裂伤。

（二）阴道异常

临床上常见的阴道异常有阴道横隔、阴道纵隔、阴道尖锐湿疣、阴道囊肿及阴道肿瘤等。阴道横隔可阻碍胎先露部下降；阴道纵隔常伴有双子宫、双宫颈畸形，一般不影响分娩；阴道尖锐湿疣于妊娠期生长迅速，产妇于分娩时易发生阴道裂伤、血肿及感染；阴道囊肿和肿瘤可阻碍胎先露部下降。

（三）宫颈异常

宫颈外口黏合、宫颈水肿、宫颈坚韧、宫颈瘢痕、子宫颈癌及宫颈肌瘤等均可影响宫颈扩张，阻碍胎先露部下降，造成难产。

三、产道异常对母儿的影响

（一）对产妇的影响

（1）骨盆入口平面狭窄，影响胎先露部衔接，易发生胎位异常而导致难产，如臀先露、面先露或肩先露的发生率是正常骨盆的 3 倍。由于胎先露部被阻隔于骨盆入口之上，下降受阻，常引起继发性宫缩乏力，致使产程延长或停滞；或因子宫收缩过强未及时处理，出现病理性缩复环，导致子宫破裂，危及产妇生命。

（2）中骨盆平面狭窄，影响胎头内旋转，常出现持续性枕横位或枕后位；胎头长时间嵌顿于产道内，压迫软组织引起局部缺血、水肿、坏死、脱落，可致生殖道瘘；胎膜早破、阴道检查及手术助产，增加感染机会；严重梗阻性难产。宫缩较强，可发生先兆子宫破裂甚至子宫破裂；强行阴道助产，可导致严重软产道裂伤，危及母儿生命。

（二）对胎儿及新生儿的影响

（1）头盆不称易发生胎位异常，引起胎膜早破、脐带脱垂。其脐带脱垂发生率是正常产妇的4~6倍，导致胎儿窘迫、胎死宫内、新生儿窒息、新生儿死亡等。

（2）由于产程延长，胎头受压变形易发生脑组织损伤、颅内出血。

（3）手术产机会增多，易发生新生儿产伤、感染及围生儿病死率增加。

四、处理原则

首先应明确产道异常的类型和程度，分析头盆是否相称，了解胎位、胎儿大小、胎心、宫缩强弱、宫口扩张程度，综合待产妇的具体情况，选择合适的分娩方式。

五、护理评估

（一）健康史

认真阅读待产妇的产前检查记录，重点询问有无佝偻病、脊柱和髋关节结核及外伤史，评估骨盆各径线测量值，协助产妇决定分娩方式。若为经产妇，需重点了解既往分娩史及难产发生的原因。

（二）身心状况

评估本次妊娠过程是否顺利、是否有病理妊娠问题与妊娠并发症的发生，以及产妇的情绪、身体反应、心理状态及社会支持系统等情况。

（三）辅助检查

1. 一般检查

特别注意妊娠妇女的体形、身高、步态、有无脊柱弯曲及髋关节畸形、米氏菱形窝是否对称、有无尖腹及悬垂腹等。若待产妇身高在145cm以下，应警惕均小骨盆；体形粗壮、颈部较短者，警惕男型漏斗骨盆；跛行者，警惕偏斜骨盆。

2. 腹部检查

（1）观察腹型：若初产妇呈尖腹、经产妇呈悬垂腹，提示可能为均小骨盆。尺测子宫底高度和腹围，估计胎儿大小。

（2）胎位检查：骨盆入口狭窄常导致臀先露、面先露或肩先露。中骨盆狭窄常导致持续性枕横位或枕后位。

（3）估计头盆关系：正常情况下，部分初产妇在预产期前2周，经产妇于临产后胎头入盆。若已临产而胎头仍未入盆，则应充分估计头盆关系，即跨耻征检查。方法：产妇排空膀胱，仰卧，两腿伸直，检查者将手放于耻骨联合上方，将浮动的胎头向骨盆方向推压。若胎头低于耻骨联合平面表示胎头可以入盆，头盆相称，称为跨耻征阴性；若胎头与耻骨联合在同一平面，表示可疑，为跨耻征可疑阳性；若胎头高于耻骨联合平面，则表示头盆明显不称，为跨耻征阳性。

（4）骨盆测量：包括骨盆外测量和骨盆内测量，可确定有无均小骨盆、单纯扁平骨盆及漏斗骨盆等，以及是否存在中骨盆狭窄与骨盆出口平面狭窄。可通过测量出口后矢状径及检查骶尾关节活动度，估计出口平面的狭窄程度。

（5）检查软产道：了解软产道有无异常。

（6）B超检查：观察胎先露与骨盆的关系，通过测量胎头双顶径、腹径、胸径、股骨长度预测胎儿大小，从而判断能否顺利通过骨产道。

六、护理诊断/护理问题

（1）焦虑和恐惧：与知识缺乏、分娩过程的结果未知有关。

（2）有感染的危险：与胎膜早破、产程延长、手术操作有关。

（3）有新生儿窒息的危险：与胎膜早破、脐带脱垂、产程延长有关。

（4）潜在并发症：子宫破裂、产后出血、生殖道瘘。

七、预期目标

（1）产妇恐惧、焦虑程度减轻，积极配合治疗。

（2）产妇及新生儿的感染征象得到预防和控制。

（3）新生儿出生状况良好。Apgar 评分>7 分。

（4）及时发现和处理难产，产妇能平安分娩，无并发症发生。

八、护理措施

（一）一般护理

在分娩过程中，应保证待产妇的营养及水分的摄入，必要时遵医嘱静脉补充水、电解质、维生素 C。注意待产妇休息，以保持良好的体力。尽量减少直肠指检及阴道检查次数，胎膜破裂后慎行阴道检查，禁止灌肠。

（二）骨产道异常的护理

1. 骨盆入口平面狭窄

（1）有明显头盆不称、不能从阴道分娩者，遵医嘱做好剖宫产手术准备。

（2）轻度头盆不称者可以在严密监护下试产，试产过程中应注意。

密切观察产程进展及胎儿情况，专人守护；监测胎心音；破膜后立即听胎心，并注意观察胎心、羊水的性质；若胎头未衔接，破膜后应抬高床尾；注意观察胎先露部下降及宫口扩张情况。试产过程一般不使用镇静药。

监测子宫收缩情况：把手放在待产妇腹部或用胎儿电子监护仪监测子宫收缩及胎心率变化，若有异常立即停止试产，同时通知医师及早处理，预防子宫破裂。

若试产 2~4h，胎头仍未入盆，或出现胎儿窘迫，则应停止试产，及时行剖宫产术结束分娩。

2. 中骨盆平面狭窄者

胎头俯屈及内旋转受阻，易发生持续性枕横位或枕后位。若宫口已开全，胎头双顶径已达坐骨棘水平或更低，可行阴道助产术；若胎先露在坐骨棘水平以上，或出现胎儿窘迫征象应尽快行剖宫产，配合医师做好相应的术前准备及抢救新生儿的准备。

3. 骨盆出口平面狭窄者

不宜进行试产。若出口横径与出口后矢状径之和>15cm 时，正常大小的胎儿多可经阴道分娩；两者之和为 13~15cm 者，多数需阴道助产；两者之和<13cm 者，足月胎儿不易经

阴道分娩。

（三）软产道异常的护理

（1）会阴坚韧、外阴瘢痕者，分娩时应行预防性会阴后侧切术；外阴水肿在临产前，可局部用50%硫酸镁液湿热敷；临产后可在严格消毒下进行多点针刺皮肤放液，分娩时行会阴后侧切术。

（2）阴道纵隔、阴道横隔阻碍分娩时可剪开，产后缝合。若横隔高且坚厚，阻碍胎先露部下降，则行剖宫产术结束分娩。

（3）宫颈水肿、坚韧者，可于宫颈两侧各注入0.5%利多卡因5~10mL或地西泮10mg静脉注射；宫颈瘢痕虽然于妊娠后软化，若宫缩很强，宫口仍不扩张，不宜久等，需行剖宫产术结束分娩。

（四）预防产后出血及感染

胎儿娩出后遵医嘱准确、及时使用宫缩剂和抗生素；保持外阴清洁，每日冲（擦）洗外阴2次，使用消毒会阴垫。胎先露长时间压迫阴道或出现血尿时，应及时留置尿管8~12d，以防生殖道瘘。留置尿管者必须保证导尿管通畅，定期更换一次性引流袋，防止感染。

（五）新生儿护理

分娩前做好抢救新生儿的准备。胎头在产道压迫时间长或手术助产的新生儿，护理时动作应轻柔，并尽可能减少被动活动，严密观察颅内出血或其他损伤的情况，遵医嘱使用预防颅内出血的药物。

（六）提供心理支持、信息支持

解释当前的情况与产程进展，说明相关检查及治疗程序，使产妇及家属解除对未知的焦虑和恐惧心理，共同合作，顺利地度过分娩期。

九、结果评价

（1）产妇理解对分娩的处理。能配合实施处理方案，母体与胎儿平安度过分娩期。

（2）产妇产后体温、恶露、白细胞计数均正常，无感染征象。

（3）及时发现与处理新生儿窒息，新生儿Apgar评分>7分。

（聂文青）

第六篇 儿科护理

第一章 儿科护理概述

儿科护理学是一门研究小儿生长发育规律及其影响因素，儿童保健、疾病防治和护理，以促进小儿身心健康和疾病预防的护理学科，它与许多临床及基础学科有着广泛的联系。

小儿从生命开始直到长大成人，整个阶段都处在不断生长发育的过程中，在解剖、生理、病理、免疫、疾病诊治、心理社会等方面均与成人不同，且各年龄期的小儿之间也存在差异，因此，在护理上有其独特之处。

第一节 儿科护理学的发展与展望

中医学在小儿疾病的防治与护理方面有丰富的经验。从中医学发展史和丰富的医学典籍及历代名医传记中，经常可见到有关小儿保健、疾病预防等方面的记载，如我国现存最早的医学经典著作《黄帝内经》中对儿科病症已有记录，唐代杰出医学家孙思邈所著的《备急千金要方》中，比较系统地解释了小儿的发育过程，提出了小儿喂养和清洁等方面的护理原则。

19世纪下半叶，西方医学传入并逐渐在我国发展。各国传教士在我国开办了教会医院并附设护士学校，医院中设立有产科、儿科门诊及病房，护理工作重点放在对住院病人的生活照顾和护理上，逐渐形成了我国的护理事业和儿科护理学。

中华人民共和国成立以后，党和政府对小儿健康十分重视，历届宪法都特别提出了保护母亲和儿童的条款。儿科护理工作不断发展，从推广新法接生、实行计划免疫、建立各级儿童医疗保健机构、提倡科学育儿，直至形成和发展了儿科监护中心等专科护理。儿科护理范围、护理水平有了很大的扩展和提高。小儿传染病发病率大幅度下降，小儿常见病、多发病的发病率、病死率亦迅速降低，小儿体质普遍增强。我国已于1960年宣布天花消失，已经成为无脊髓灰质炎的国家（脊髓灰质炎最后1例发生于1994年9月，此后未再发现），麻疹、百日咳、白喉3种传染病的发病率下降了90%，肺炎、腹泻、贫血、佝偻病4种常见疾病的发病率也明显下降。根据我国卫生部"2005年中国卫生统计提要"的数据显示，我国婴儿死亡率从1991年的50.2‰下降到2003年的25.5‰（其中城市婴儿死亡率从1991年的17.3‰下降到2003年的11.3‰，农村婴儿死亡率从1991年的58.0‰下降到2003年28.7‰），5岁以下儿童死亡率从1991年的61.0‰下降到2003年的29.9‰（其中城市5岁以下儿童死亡率从1991年的20.9‰下降到2003年的14.8‰，农村5岁以下儿童死亡率从1991年的71.5‰下降到2003年的33.4‰）。2001年国务院颁发了《中国儿童发展纲要

（2001—2010 年）》，提出了改善儿童卫生保健服务、提高儿童健康水平的更明确要求。

为适应儿科护理学的发展，儿科护士队伍的建设也受到极大重视。20 世纪 80 年代初，我国恢复了中断 30 余年的高等护理教育，90 年代始又发展了护理硕士研究生教育，培养了一大批儿科护理骨干人才，使儿科护理队伍向高层次、高素质方向发展。随着科学技术的突飞猛进，新理论、新知识、新技术不断涌现，对儿科护士的继续教育也日趋受到重视。儿科护理学已逐渐发展成为有独特功能的专门学科，其研究内容、范围、任务涉及影响小儿健康的生物、心理、社会等各个方面，儿科护士成为儿童保健的主要力量。

21 世纪是生命科学的时代，随着社会的发展与科学的进步，儿科疾病谱将继续发生变化，小儿健康将面临新的机遇和挑战：①感染性疾病仍然是威胁小儿健康的主要问题，一些已经得到控制的传染病（如结核）在全球范围内的回升，艾滋病在世界范围的广泛传播，将不断对小孩健康构成新的威胁。②小儿精神卫生将成为人们越来越重视的问题。③环境污染对小儿健康的危害将越来越受到关注。④成人疾病的小儿时期预防将成为儿科工作者所面临的一项新的任务。⑤小儿时期意外损伤及其预防将成为儿科领域的一个前沿课题。⑥青春医学等多学科对儿科学的渗透将是 21 世纪的热门课题。⑦儿科疾病的基因诊断和治疗将得到发展和普及。儿科护士应适应儿科学的发展，不断学习先进的科学技术和最新的护理手段，弘扬求实创新精神、拼搏奉献精神和团结协作精神，为提高小儿健康水平和中华民族的整体素质作出更大贡献。

第二节　儿科专科护士素质要求

一、思想道德素质

（1）热爱护理事业，有高度的责任心和同情心，爱护小儿，具有为小儿健康服务的奉献精神。

（2）具有诚实的品格、较高的慎独修养、高尚的道德情操。尊重、理解病人，真诚地关心、体谅病人。

（3）具有追求崇高理想、忠于职守、救死扶伤、廉洁奉公、实行人道主义的精神。

二、科学文化素质

（1）具有扎实的基础文化知识和一定的人文科学、社会科学知识。

（2）掌握现代科学发展的新理论、新技术。

三、专业素质

（1）具有较完善的专业理论知识和较强的操作能力。

（2）具有敏锐的观察能力，较强的综合分析问题和解决问题的能力，机智灵活的应变能力。

（3）具有开展护理教育和护理科研的能力，具有获取新知识的意识和创新能力。

四、身体心理素质

（1）具备良好的心理素质，保持健康的心理状态，具有稳定、乐观、开朗的情绪，坚持不懈的毅力，坚韧不拔的意志。具有良好的仪态、仪表。

（2）具有较强的适应能力，反应敏捷，遇事沉着冷静，处事果断，有条不紊。

（3）具有强烈的进取心，不断丰富和完善自我。

（4）具有良好的语言交流能力和良好的说服力，使病人积极配合治疗。

第三节　儿科病房的医院感染与控制

医院感染是一个重要的公共卫生问题，以住院病人中 5%～10% 的感染率计算，全球每年有数千万的病人发生医院内感染，仅美国每年为医院感染的支出就达 45 亿美元，可见因医院感染而增加的经济负担是相当大的。与此同时，由于医院感染的细菌耐药性增加，使之产生治疗困难，导致疾病死亡率增加。目前医院感染的日趋严重已引起全球关注，在控制医院感染方面，最近几年从改进医院感染控制策略，提高医院感染控制计划执行的效率出发，提出了事先干预和目标性监测，以降低医院感染的发生率。

相对于成人来说，儿童自身免疫调节能力和生理功能尚未发育成熟，加之环境卫生，气候变化以及家长照顾不周等原因，更容易受到各种病原微生物侵袭，成为医院感染的主要易感人群。尤其是重症病人，医院感染发生率高。医院感染的发生增加了病人痛苦和经济负担，延长住院时间，大量消耗有限的医疗资源，甚至导致救治失败。因此，预防和控制儿科医院感染具有重大意义。

一、儿童医院感染的现状

（一）发病情况

国内儿科医疗服务包括综合医院儿科和儿童专科医院两种模式与不同等级医院服务。对于医院而言，包括门诊病人和住院病人；对于病人而言，有高危病人（重症监护病人、血液肿瘤等免疫抑制病人和早产与低出生体重的高危新生儿）和普通病人之分。长期以来，儿童重症监护病房（PICU）、新生儿重症监护病房（NICU）和血液肿瘤病房被公认为是医院感染的高危区域。国外报道，PICU 医院感染率 6%～12%，NICU 为 10%～32.7%；而国内资料显示，PICU 医院感染率为 45.9%～57.8%；NICU 为 10.2%～19.6%，其中，极低出生体重儿高达 32.3%～36.2%。

儿童医院感染的临床表现类型常见有与导管相关的血液感染、呼吸道感染（包括呼吸机相关性肺炎）、泌尿道感染、胃肠道感染、手术伤口感染以及新生儿口腔真菌感染。美国统计资料显示，医院感染以血源性感染发生率最高，其次为肺炎和尿路感染，相对而言，新生儿血源性感染的比例较年长儿高，不同年龄阶段感染部位不同，<2 个月的婴儿血源性感染最高，而这些主要的医院感染部位明显与侵入性操作有关，其中91%的血源性感染与中央静脉插管有关，95%的肺炎为呼吸机相关肺炎（VAP），77%的尿路感染与导尿管有关，医院感染的病死率是11%。

（二）病原的分布和耐药情况

医院环境为细菌产生耐药性提供了条件，在长期的抗生素压力下细菌出现基因自发突变，或有更多的机会从其他菌株处获得的质粒、转位子、整合子等，使自身的遗传基因发生改变，产生对原本敏感药物的耐药性。因此，医院环境内获得的病原菌比社区获得的病原菌对抗生素的敏感性要低得多。医院感染常见致病菌大多数是多重耐药菌株，包括耐甲氧西林金黄色葡萄球菌（MRSA）和耐甲氧西林凝固酶阴性葡萄球菌（MRCNS）、耐万古霉素肠球菌（VRE）、耐碳青霉烯铜绿假单胞菌（CRPAE）、耐碳青霉烯肠杆菌（CRE）、耐碳青霉烯鲍曼不动杆菌（CRABE）、嗜麦芽窄食单胞菌、艰难梭菌以及二重感染的真菌（多见假丝酵母菌属，其他有曲霉菌和毛霉菌等）等。grisaruSoen 等对医院内获得血源性感染者 3 年随访显示革兰氏阳性球菌占 40%，其中 MRSA 占 33%，100%的凝固酶阴性葡萄球菌耐甲氧西林；革兰阴性菌占 34.5%，其中 CRE（肺炎克雷伯菌）占 30%，真菌感染占 14.4%。而中国耐药菌监测网 2007 年的统计数据提示，从临床标本中分离的大肠埃希菌和 CRE 产超广谱 β 内酰胺酶（ESBLs）率均在 50%左右，出现了 VRE、泛耐药的鲍曼不动杆菌和铜绿假单胞菌，医院感染的病原菌耐药情况则更严重。

（三）感染控制的先天不足

很多年以来，医院感染管理的重点放在医院感染资料的收集，回顾性调查医院感染发生率，把大量的时间放在了翻阅病史上，层层检查也仅是围绕着感染率和漏报率等一些统计数据及其准确性上，而忽略了对感染控制计划执行过程的监督及效益性。因此，医院感染控制措施仅仅起到亡羊补牢的作用。另一方面，有些感染控制措施缺乏循证依据，或过度浪费，或遗漏重要环节，不仅工作效率低，同时也达不到预期的控制效果。

另外，感染控制措施的执行需要医院管理部门从人力、财力上的支持，且看不到直接的利润产生，有些医院管理部门因此而不愿意在感染控制方面给予投入，如洗手设施不能满足临床手卫生的需要，一次性医疗用品反复使用等，给医院感染埋下了隐患。

二、儿童医院感染高危因素

（一）儿科病人生理和疾病特点

儿科住院病人中感染性疾病占住院病人的比例高于成人。因此，病人在住院期间接触非自身感染病原体的机会明显增多。另外，由于儿童的免疫系统发育尚未成熟，非特异性免疫及特异性免疫功能尚不健全，尤其新生儿自身菌丛未完全建立，因而缺乏正常菌丛的抗定植能力。病人本身是病原携带者，机体抵抗力下降，尤其在原发病较重时，内源性病原移位，导致医院感染发生。有调查显示，病人年龄越小感染机会增加，1 岁以下占 84.4%，其中新生儿占 46.67%。

（二）侵入性操作

随着医学科学的发展，侵入性操作越来越多，如血管内置管，人工气道及机械通气，导尿及留置导尿管等诊疗操作。任何一种侵入性操作都是一种医院感染的危险因素，也是一种医院感染特有的传播方式，它既可将外环境细菌带入体内，引起外源性感染，也可将自体细菌带至身体其他部位而引起内源性感染。

（1）未严格掌握各种侵入性操作适应证，任意扩大使用指征或留置管道时间过长，成为医院感染的潜在危险。

（2）无菌观念淡漠，动作粗疏，技术操作不够熟练，或对诊疗器材的材料、质地、口径选择不当，可造成局部组织损伤或将病原体带入体内，而增加了感染的机会。

（3）一次性使用的无菌器材未把好购入、验收、保管关，将不合格产品用于临床，使用时未坚持一次性使用，使用后未按规定做无害化处理。

（4）凡需重复使用的器材使用后未按其污染后所造成的危害程度采用灭菌或不同水平的消毒方法，且消毒、灭菌工作中未认真按规范进行，因而达不到标准要求。

（5）消毒剂或灭菌剂过期、失效，使用时选择不当，使用剂量、配制浓度、作用时间不准确或被污染，以致达不到消毒、灭菌效果，反而可引起感染暴发。

（三）环境因素

缺乏足够的空间、有效的隔离措施和足够的医务人员，导致医院感染控制措施不能得到很好地贯彻执行。拥挤的空间增加了人与人之间相互接触的机会，增加医院感染率的危险，由于病人年龄小，生活不能自理，需要家属的照料，陪护和探视多，加剧了病房的拥挤，使得病房的空气质量下降，加大了院内感染的可能性。

（四）手卫生

在儿科病房尤其 ICU 医疗护理程序多，新生儿病房流水线操作，医护人员接触病人的机会比成人病房多。因此，手卫生在医院感染中起至关重要的作用，通过医务人员的手可导致环境设施与病人，病人与病人之间的病原传播而导致医源性感染。一次全国性的调查中发现，医护人员手卫生的执行率<60%，而接触病人前进行手卫生的仅 35.6%。医护人员力量配备不足也是造成医院感染增加的因素之一，有调查显示，在工作繁重的条件下手卫生的依从性下降，也就增加了接触传播的机会，尤其在 ICU，由于病人疾病较重，医务人员往往会在紧急情况下忽略手卫生。

（五）不合理使用抗生素

在许多情况下，医生仅凭经验和习惯应用抗生素，忽略了在使用抗生素前进行病原学检查和较多地采用联合用药的方式，又由于对抗生素认识上的偏差和缺乏微生物学的相关知识，不了解病原菌的分布及耐药情况，在预防用药时为增加保险因素，而使用广谱的高级抗生素使病人机体正常菌群紊乱出现继发感染，细菌耐药性增加。国内一儿科病区的调查显示，在非感染性疾病占全部病人 42.22% 的情况下，抗生素使用率为 100%，2 种以上抗生素联用率达 92.22%。

三、医院感染的预防与控制对策

医院感染涉及医疗安全问题，医院感染的发生直接威胁病人生命。随着医院感染增加，医院感染暴发事件的频发，医院感染逐渐被人们认识且引起医学界的重视。2007 年召开的美国第 34 届感染控制年会，感染控制者协会（APIC）提出对医院感染零宽容的口号，这为医院感染的预防和控制提出了挑战。做好儿科医院感染的预防、控制，必须加强医院感染管理，采取有效措施阻断感染链的形成。一方面阻止病原微生物从外部侵入，严防交叉感染；另一方面对内源性感染进行有效的预防。

（一）加强医院感染管理

医院管理者应强化管理意识，加大管理力度，健全医院感染管理组织与监督机制；建立健全预防和控制医院感染的相关制度、制订各项工作流程，加强监控，及早发现医院感染病例。配备必要的设施，改善建筑设计与布局；加强对各级各类人员关于预防和控制医院感染知识和技能的培训与考核，重视职业道德教育，使预防和控制医院感染工作全面落到实处。

（二）认真落实预防和控制医院感染的基本措施

清洁、隔离、消毒、灭菌和无菌操作等技术措施是防止外源性感染的重要保证，其工作质量的优劣直接影响预防和控制医院感染的效果，关系到病人的安全，故必须认真落实、准确执行《医院消毒技术规范》和《医院感染管理规范》。

1. 为病人提供的诊疗器材和物品必须达到消毒或灭菌要求

（1）需重复使用的诊疗器材和物品应按照其污染后的危害程度、污染微生物的种类和数量及消毒物品的性质采取不同灭菌方法或不同水平的消毒方法，并严格遵照《医院消毒技术规范》执行。定期监测其消毒、灭菌效果，以保证诊疗器材和物品的消毒、灭菌要求。

（2）已经消毒或灭菌器材必须妥善包装和贮存，保持干燥、密闭，标明有效日期。

（3）器材和物品做到一人一用一消毒或灭菌。呼吸机、吸引器、供氧装置、床旁用物等应一人一套，不可共用。

（4）一次性使用无菌器材把好采购、验收、保管、使用及使用后处理关，保证合格产品用于临床，禁止重复使用和回流市场。

（5）消毒剂及灭菌剂必须是合格产品，并在有效期内。配置消毒液时，准确计量与称量，按规定方法配制与更换，使用过程中应保证有效浓度和作用时间，定期进行其浓度及消毒、灭菌效果监测。

（6）操作者使用诊疗器械前应检查其质量、生产日期和有效期，使用无菌物品过程中坚持无菌原则，防止污染。

2. 对需要隔离的病人应按隔离预防的原则采取相应的隔离措施

（1）合理安置病人：感染病人与非感染病人、不同病原体感染病人、住院时间长与短期住院病人应分室安置；凡特殊感染病人或耐药菌感染病人及有血液、体液、排泄物等可导致环境污染的病人应安置单间，有条件的医院应据此实行分组护理。对接受器官移植等免疫功能明显受损病人，应做好保护性隔离，落实基础护理。

（2）根据不同病种采取相应的隔离措施。对环境空气、物体表面、诊疗器材和生活用品、污水、污物等按规范进行消毒或无害化处理。工作人员应正确使用保护屏障，坚持执行洗手制度，以防止交叉感染。

3. 加强环境管理保持病房环境清洁，空气清新，温度、湿度适宜

（1）坚持医院清洁卫生制度及空气、物体表面等的消毒制度。实施湿式清扫，常规清洁消毒与病人及工作人员频繁接触的物体表面，如仪器设备、床、床旁用物、门把手、灯开关、水龙头等，凡被血液、体液、排泄物污染时应立即清除，并用消毒剂消毒。定期清洁、消毒空调系统，防止冷却水污染而引起军团菌感染流行。出院后严格终末消毒。

（2）保持空气流通、新鲜，维持室温 22~24℃，相对湿度 50%±10%。室内禁止摆放鲜花，以防止细菌繁殖和对花粉过敏。ICU、新生儿病房安装带有过滤装置的通风设施，最好各房间能分别调节所需温度和湿度，要有吸尘、吸湿装置。

（3）垃圾分类管理，感染性垃圾装入防渗漏的黄色垃圾袋，密封送出集中处理。

4. 严格检查

严格检查输入的液体和药品的质量及有效期，使用过程中遵守无菌原则，防止污染。保证食品卫生及奶具、食具的清洁、消毒。

（三）减少高危因素，保护易感病人

1. 正确使用各种侵入性诊疗操作

（1）严格掌握各种侵入性操作的适应证，如确需使用时，应选择口径、质地、材料适宜的导管，局部皮肤、黏膜的消毒必须到位，严格执行无菌技术，熟练掌握诊疗操作规程。

（2）加强对各种留置管路的观察、局部护理和消毒，在进行护理时应戴手套，严格执行无菌技术。病情许可及时拔除留置管道。

2. 合理使用抗生素，慎用有损机体免疫功能的药物

（1）严格把握治疗性与预防性应用抗菌药物的指征，治疗应用抗菌药物应根据微生物检测结果，尽量避免经验用药，预防性应用按规范使用，及时停用；尽量避免局部应用抗菌药物；密切观察用药后的反应，防止发生菌群失调；加强细菌耐药性监测，防止耐药菌株的产生。

（2）慎用激素、免疫抑制剂等药物，保护机体免疫力；尽量减少或避免使用镇痛剂、镇静剂，以降低下呼吸道感染发病率。

3. 积极治疗

基础疾病及原有感染病灶，使之得到有效控制，防止诱发感染。

4. 加强营养

调理机体免疫机制。对内源性感染可采用选择性肠道去污染、休克病人肠道监测、生态制剂及免疫治疗等措施，防止肠道外来菌定植，预防细菌移位，增强病人免疫功能。

（四）切实做好医院感染监测

加强医院感染监测，及早发现感染苗头，及时采取有效措施加以控制，防止扩散，以降低医院感染发病率。

（1）对于重点部门，每月对空气、物体表面和医护人员手进行卫生学监测。当有医院感染流行，怀疑与医院环境卫生因素有关时，应及时监测。监测结果必须达到卫生标准要求。

（2）密切观察病情变化，及时鉴别与确诊医院感染病例，发现或疑有感染病例时，立即采取标本做细菌培养和药敏试验，及时隔离，并给予相应的治疗以控制感染。

（3）定期留取病人的血液、体液、分泌物、排泄物标本作常规检验及细菌培养，凡接受侵入性操作的病人还应留取置管部位局部及导管标本进行检测，采取有针对性措施加以控制。

（4）开展目标监测国际上对医院感染控制理念正在发生变化，一些国家实行了目标监测，对一些耐药细菌进行了前瞻性调查，在感染控制方面得到了很好的效果。国内部分医院也正在逐步开展这一项目，有研究在 ICU 中常规进行 MRSA 调查，加上有效的接触隔离措施，可减少医院范围内 MRSA 菌血症的发生，甚至可胜于其他在全国性推荐的感染控制措施。

早期识别医院感染暴发和实施有效的干预措施，短期内同种病原体如 MRSA、鲍曼不动杆菌、肺炎克雷伯菌连续出现 3 例以上时，应怀疑医院感染暴发，通过收集病例资料、流行病学调查、微生物检验、同源性检验，分析判断可能的传播途径，并制订相应的感染控制措

施。例如鲍曼不动杆菌常为 ICU 环境污染，主要是经医务人员手传播，对其有效的感染控制方法包括严格执行手卫生标准，增加相关医疗物品和环境的消毒次数，隔离和积极治疗病人，必要时一定区域内暂停接收新病人，要对临床分离的细菌及其耐药情况进行实时监测，定期进行总结并反馈给临床科室，要特别关注特殊病原的检出情况，一旦发现要进行相应的消毒隔离。常规监测医院感染，尤其是中心静脉导管、气管插管和导尿管相关感染。

（林夏云）

第二章　小儿呼吸系统疾病护理

第一节　急性上呼吸道感染

急性上呼吸道感染简称上感，俗称"感冒"，是小儿的最常见疾病。病原体主要侵犯鼻、鼻咽和咽部而引起炎症，根据炎症局限的部位常诊断为急性鼻咽炎、急性咽炎、急性扁桃体炎等，也可统称为上呼吸道感染。

一、病因

以病毒感染为多见，占 90% 以上，主要有呼吸道合胞病毒、流感病毒、副流感病毒、腺病毒、鼻病毒、柯萨奇病毒、埃可病毒、冠状病毒、单纯疱疹病毒、EB 病毒等。病毒感染后可继发细菌感染，最常见为溶血性链球菌，其次为肺炎球菌、流感嗜血杆菌等。在支原体流行季节亦可见到支原体所致上感。

婴幼儿时期由于上呼吸道的解剖生理特点和呼吸道局部免疫功能低下易患本病。营养不良、佝偻病等疾病，或过敏体质、护理不当、气候改变和不良环境因素等，则使小儿易致反复感染或使病程迁延。

二、临床表现

本病多发于冬春季节，症状轻重不一。与年龄、病原体和机体免疫力不同有关，年长儿症状较轻，婴幼儿较重。

（一）一般类型上感

婴幼儿可骤然起病，高热、咳嗽、食欲差，可伴有呕吐、腹泻、烦躁，甚至高热惊厥。年长儿症状较轻，常于受凉后 1~3 天出现鼻塞、喷嚏、流涕、干咳、咽痛等，发热程度高低不一；有些在发病早期可有阵发性脐周疼痛，与发热所致的阵发性肠痉挛或肠系膜淋巴结炎有关，应注意与急腹症鉴别。体检可见咽部充血，扁桃体肥大，颌下淋巴结肿大、触痛等；肺部呼吸音正常或粗糙；肠道病毒感染者可见不同形态的皮疹。病程为 3~5 天，一般预后良好，如体温持续不退或病情加重，应考虑并发症的可能。

（二）两种特殊类型上感

1. 疱疹性咽峡炎

系柯萨奇 A 组病毒所致，好发于夏、秋季节。骤起高热，咽痛，流涎，厌食，呕吐等，咽部充血，咽腭弓、悬雍垂、软腭等处有 2~4mm 大小的疱疹，周围有红晕，疱疹破溃后形成小溃疡，病程 1 周左右。

2. 咽结合膜热

由腺病毒 3，7，11 型所致，常发生于春、夏季节。多呈高热、咽痛、眼部刺痛、一侧或两侧滤泡性眼结膜炎，颈部、耳后淋巴结肿大，有时伴胃肠道症状。病程为 1~2 周。

三、治疗

（一）一般治疗

休息、多饮水，注意呼吸道隔离，预防并发症。

（二）病因治疗

常用抗病毒药物：

1. 双嘧达莫

对 RNA 病毒及某些 DNA 病毒均有抑制作用，每日 3~5mg/kg。

2. 利巴韦林

具有广谱抗病毒作用，每日 10~15mg/kg，每日 3 次，疗程为 3~5 日。亦可口服中草药如银翘散、羚羊感冒片、板蓝根冲剂等或静脉点滴炎琥宁、喜炎平、莪术油等中药制剂，但要注意药物的纯度、配伍禁忌等，避免输液反应等不良反应。

抗生素常用于病情重、有继发细菌感染或有并发症者，常用青霉素、红霉素、头孢菌素等，疗程为 3~5 天。如证实为溶血性链球菌感染，或既往有风湿热、肾炎病史者，青霉素疗程应为 10~14 天。

（三）对症治疗

高热可口服对乙酰氨基酚或阿司匹林，每次剂量为 10mg/kg。亦可用冷敷、温湿敷或 3%~5% 酒精擦浴降温，如发生高热惊厥者可给予镇静、止惊等处理。咽痛者可含服咽喉片。鼻塞者可用 0.5% 麻黄素液在喂奶前滴鼻，不致影响吸乳。

四、常见护理诊断

（一）体温过高

与上呼吸道感染有关。

（二）舒适度的改变

与咽痛、鼻塞等有关。

（三）潜在并发症

惊厥。

五、护理措施

（一）维持体温正常

1. 居室环境

每日定时通风，保证室内温湿度适宜、空气新鲜，注意避免对流风。

2. 保证入量

鼓励患儿多饮水，给予富含维生素、易消化的清淡饮食，注意少量多餐。必要时静脉补充营养和水分。

3. 密切监测体温变化

发热患儿每 4 小时测量体温一次并准确记录，如为超高热或有高热惊厥史者，每 1~2 小时测量一次；及时给予物理降温，如头部冷敷，腋下、腹股沟处置冰袋，温水擦浴，冷盐水灌肠等或遵医嘱给予退热剂，防止高热惊厥的发生。及时更换汗湿的衣被并适度保暖。

4. 遵医嘱

遵医嘱应用抗感染药物。

（二）促进舒适

1. 注意休息

患儿应减少活动，高热者应卧床休息，勤换体位，各种治疗和护理操作要集中进行。

2. 保持呼吸道通畅

及时清理呼吸道分泌物。①鼻咽部护理：及时清除鼻腔及咽喉部分泌物，保持鼻孔周围清洁，用凡士林、液状石蜡等涂抹鼻翼部黏膜及鼻下皮肤，减轻分泌物刺激。②鼻塞严重者，于清除鼻腔分泌物后用 0.5% 麻黄碱液滴鼻，每次 1~2 滴，每天 2~3 次；如因鼻塞而妨碍吸吮，可在哺乳前 10~15 分钟滴鼻，使鼻腔通畅，保证吸吮。③预防并发症：嘱患儿及家长勿用力擤鼻，以免炎症经咽鼓管蔓延引起中耳炎。

3. 保持口腔清洁

婴幼儿饭后喂少量温开水以清洗口腔，年长儿可用温盐水漱口，咽部不适时给予润喉含片或行雾化吸入。

（三）密切观察病情变化

注意体温变化，警惕高热惊厥的发生。备好急救物品和药品，如高热患儿出现烦躁不安等惊厥先兆，应立即通知医生，遵医嘱给予镇静剂并同时采取降温措施。注意患儿出现与疾病严重程度不相符的剧烈哭闹、抓耳等表现，应考虑并发中耳炎的可能。注意咳嗽的性质，皮肤有无皮疹及口腔黏膜变化，以便早期发现麻疹、猩红热、百日咳、流行性脑脊髓膜炎等急性传染病。注意观察咽部充血、水肿、化脓等情况，若疑有咽后壁脓肿时，应及时报告医生，防止脓肿破溃，脓液流入气管而引起窒息。

（四）健康教育

指导家长学习预防流感的知识。居室环境经常通风，保持室内空气新鲜，避免室内吸烟；科学喂养，保证营养均衡；加强体育锻炼，多进行户外活动，多晒太阳；呼吸道感染高发季节，避免到人群拥挤的公共场所。季节交替，气温骤变，注意及时增减衣物。积极防治佝偻病、营养不良、贫血等慢性疾病。

第二节　急性感染性喉炎

急性感染性喉炎为喉部黏膜急性弥散性炎症，以犬吠样咳嗽、声嘶、喉鸣、吸气性呼吸困难为临床特征。冬、春季多发，新生儿极少发病。

一、病因

常为急性上呼吸道病毒或细菌感染的一部分，亦可并发于麻疹流行性感冒或其他急性传染病。由于小儿喉腔狭窄、软骨柔软、黏膜血管丰富、黏膜下组织疏松，发生炎症时易充血、水肿而出现喉梗阻。

二、临床表现

起病急、症状重，可有发热、犬吠样咳嗽、声嘶、吸气性喉鸣和三凹征。严重时可出现发绀、烦躁不安、面色苍白、心率加快，甚至因窒息死亡。一般白天症状轻，夜间入睡后症状加重。喉梗阻若不及时抢救，可因吸气困难而窒息致死。按吸气性呼吸困难的轻重，将喉梗阻分为四度。Ⅰ度：患者仅于活动后出现吸气性喉鸣和呼吸困难，肺呼吸音清晰，心率无改变；Ⅱ度：患者于安静时亦出现喉鸣和吸气性呼吸困难，肺部听诊可闻喉传导音或管状呼吸音，心率增快；Ⅲ度：除上述喉梗阻症状外，患者因缺氧而出现烦躁不安，口唇及指趾发绀，头面出汗，肺部呼吸音明显降低，心音低钝，心率快；Ⅳ度：患者渐显衰竭、昏睡状态，由于无力呼吸，三凹征可不明显，面色苍白发灰，肺部听诊时呼吸音几乎消失，仅有气管传导音，心音钝弱，心律不齐。

三、治疗

（一）保持呼吸道通畅

吸氧，也可用 $1\% \sim 3\%$ 麻黄素和肾上腺皮质激素超声雾化吸入，有利于黏膜水肿消退。

（二）控制感染

一般给予全身抗生素治疗。有气急、呼吸困难时，应及时静脉输入足量广谱抗生素，常用者为青霉素类、大环内酯类、氨基糖苷类或头孢菌素类等。

（三）肾上腺皮质激素

能及时减轻喉头水肿，缓解喉梗阻，应与抗生素合用。常用泼尼松每日 $1 \sim 2mg/kg$，分次口服。重症可用地塞米松静脉推注，每次 $2 \sim 5mg$，继之每日 $1mg/kg$ 静脉滴注，共 $2 \sim 3$ 天，至症状缓解。

（四）对症治疗

烦躁不安者宜用镇静剂，异丙嗪有镇静和减轻喉头水肿的作用。氯丙嗪则使喉头肌松弛，加重呼吸困难，不宜使用。

（五）气管切开术

经上述处理如有严重缺氧征象或有Ⅲ度喉梗阻者，应及时做气管切开。

四、常见护理诊断

（一）低效性呼吸形态

与喉头水肿有关。

（二）有窒息的危险

与喉梗阻有关。

（三）体温过高

与感染有关。

（四）舒适度的改变

与频繁咳嗽、呼吸困难等有关。

（五）护理措施

1. 维持有效呼吸

室内空气宜清新，注意通风，温湿度适宜，以减少对喉部的刺激，减轻呼吸困难。置患儿于舒适体位，保持安静，合理安排各项操作，减少对患儿刺激。予以雾化吸入以迅速消除喉头水肿，恢复气道通畅。有缺氧症状者给予氧气吸入。遵医嘱给予抗生素、糖皮质激素及镇静剂。若出现急性喉梗阻症状，立即通知医生，给予喉头喷雾或雾化吸入糖皮质激素，必要时协助医生行气管切开术。

2. 维持体温正常

保持安静，注意休息，尽量减少活动以减低氧的消耗。监测体温变化，高热时给予温水擦浴等物理降温或遵医嘱用降温药物。补充水分和营养，给予流质或半流质易消化饮食。耐心喂养，避免呛咳。

3. 心理护理

护士可通过暗示、诱导等方法使患儿情绪逐渐趋于稳定；允许家长陪护；病情稳定后，通过讲故事、做游戏等活动转移其注意力。

4. 健康教育

护士应告知家长由于空气干燥，患儿夜间或睡眠中病情突然加重时，可使患儿立即吸入温暖、湿润的空气，减轻喉部水肿；建议家长在患儿喉炎急性发作缓解后，在室内使用加湿器。

第三节　急性支气管炎

急性支气管炎是指由于各种致病源引起的支气管黏膜的急性炎症，由于气管常同时受累，故又称为急性气管支气管炎。常继发于上呼吸道感染后，或为一些急性传染病的早期表现，是儿童时期常见的呼吸道疾病，婴幼儿多见。

一、病因

凡能引起上呼吸道感染的病毒和细菌皆可成为支气管炎的病原体，常为混合感染。一般在病毒感染的基础上继发细菌感染。营养不良、佝偻病、免疫力低下、变态反应、环境污染、空气污浊、经常接触有害气体等均可成为本病的诱因。

二、临床表现

（一）症状

急性支气管炎起病急缓不一，大多先有上呼吸道感染症状，以咳嗽为主，初为刺激性干咳，以后有痰。婴幼儿全身症状较明显，常有发热、食欲缺乏、乏力、呕吐、腹胀、腹泻等。年长儿一般症状较轻，可有头痛、胸痛、咳嗽等。

（二）体征

呼吸稍快，双肺呼吸音粗糙，可闻及不固定的散在的干啰音及粗中湿啰音。啰音常在体位改变或咳嗽后随分泌物排出而暂时减少或消失。一般无气促和发绀。

（三）辅助检查

1. 血常规

病毒感染者周围血白细胞计数正常或偏低，细菌感染者周围血白细胞计数增高。

2. 胸部 X 线检查

正常或有肺部纹理增粗、肺门阴影加深。

四、诊断要点

患儿有咳嗽，可伴发热等临床表现；双肺呼吸音粗糙，可闻及不固定的散在的干啰音及粗中湿啰音，结合胸部 X 线检查，可做出诊断。

五、治疗要点

主要是控制感染和对症治疗，如止咳、化痰、平喘等。一般不用镇咳剂或镇静剂，以免抑制咳嗽反射，影响痰液咳出。化痰可用氨溴索及一些中药制剂等。喘息者可行超声雾化吸入沙丁胺醇等 β2 受体激动剂。喘息严重时可短期使用糖皮质激素。

六、护理诊断/问题

（一）清理呼吸道无效

与分泌物过多、痰液黏稠不易咳出有关。

（二）体温过高

与细菌或病毒感染有关。

七、护理措施

（1）改善呼吸功能，避免剧烈哭闹，减少氧的消耗。

（2）床头抬高 30°～60°，取半坐卧位。

（3）根据缺氧程度遵医嘱选择不同给氧方式。烦躁、口唇发绀等缺氧患儿应及早给氧，以改善低氧血症。

（4）进食有困难者，可按医嘱鼻饲或静脉补充营养。鼓励患儿多饮水利于呼吸道黏膜湿润。

（5）保持呼吸道通畅，及时清除鼻腔分泌物，必要时吸痰。

（6）注意观察患儿神志、面色、呼吸、心音、心率等变化。有高热惊厥史或出现极度烦躁、肌张力突然增加、体温骤升及面色剧变等高热惊厥先兆症状者，应尽快降温。

（7）对重症患儿应准确记录 24 小时出入量。严格控制输液速度，以免发生心力衰竭。

（8）观察有无腹胀、肠鸣音是否减弱或消失、呕吐的性质、是否有便血等，以便及时发现中毒性肠麻痹及胃肠道出血。

（9）如患儿病情突然加重，出现剧烈咳嗽、呼吸困难、烦躁不安、面色青紫、胸痛及一侧呼吸运动受限等，提示出现了脓胸、脓气胸，应及时报告医师并配合胸腔穿刺或胸腔闭式引流。

（10）纤维支气管镜检查术已成为儿科呼吸疾病诊治中安全、有效和不可缺少的手段。术中、术后的全面监测及呼吸管理特别重要。开展此项工作应强调医疗安全，包括设施与仪器的配备、人员的准入、各项规章制度的制定及严格执行。

①术前向家长做好宣教，采集 DIC 标本，外周留置静脉留置针。按医嘱术前禁食 6 小时、禁水 3 小时，以免术中呕吐发生意外。护士需湿润患儿鼻腔以减轻纤维支气管镜对鼻腔黏膜的刺激。术前确认纤维支气管镜的功能完好，将术中使用药物的顺序依次排开并贴好标识。

②术后平卧，吸氧 3 小时，加强观察；未完全清醒前头偏向一侧，保持呼吸道通畅，继续禁食、禁水；清醒 2~3 小时后少量饮水，无呛咳可恢复正常饮食。

③纤维支气管镜检查术后常见的并发症和处理措施。

a. 黏膜出血：为最常见并发症，可表现为鼻出血或痰中带血。少量出血一般可自止；少数患儿可引起大咯血，甚至气道堵塞、窒息死亡，应及时抽吸积血确保气道通畅；应用止血药物。

b. 喉头水肿或喉痉挛：立即吸氧；给予抗组胺药，或静脉给予糖皮质激素；严重者出现喉痉挛应立即用复苏器经口鼻加压给氧，进行急救。

c. 支气管痉挛：给予支气管扩张药吸入；哮喘病史者更需注意，重者应预防性用阿托品。

D. 纵隔气肿或气胸：多发生于支气管、肺活检后或肺内病变严重的患儿。少量气胸无须特殊处理但要严密观察；气体多或抽出后又很快产生者，需行胸腔闭式引流。

e. 发绀或缺氧：术后继续吸氧，密切观察生命体征。

八、健康教育

（1）指导患儿培养良好的饮食和卫生习惯。经常到户外活动，增强体质，改善呼吸功能。

（2）定期健康检查，按时预防接种。婴幼儿应少去人多的公共场所，尽可能避免接触呼吸道感染患儿。

（3）有营养不良、佝偻病、贫血及先天性心脏病的患儿应积极治疗，增强免疫力，减少呼吸道感染的发生。

（4）根据气温适当增减衣物，保持皮肤清洁，避免汗腺阻塞，要勤擦浴，勤换衣服。

九、风险与急救

（一）麻醉药过敏

（1）诊断标准：可能会出现低血压和短暂的呼吸暂停，这与药物剂量、术前用药或使用其他药物有关。偶尔发生低血压，经常发生轻微躁动。

（2）麻醉药过敏的护理。

①伴高热的患儿及时给予物理和药物降温。

②偶尔发生低血压时需减慢给药速度，必要时用血管收缩药给予治疗。

③患儿表现为烦躁者给予镇静、止痛，尽量不用拮抗剂。

④神志不清者做好安全护理，饮食护理及生活护理，保持呼吸道通畅。

（二）喉痉挛

（1）诊断标准：经过声门强行进入、支气管镜过粗或技术不熟练均可造成喉头水肿、喉痉挛。

①突发呼吸困难和吸气性喉鸣，伴手足乱动，冷汗淋漓，面色苍白或青紫，口唇发绀，似有窒息的危险，但深呼吸后症状可消失。

②发作持续时间短，可一夜频发多次，也可仅发一次后不再复发，醒后犹如平常。喉镜下无异常表现。

（2）喉痉挛的护理。

①出现呼吸异常时及时给予吸氧，给予抗组胺药。

②静脉给予糖皮质激素，有抗炎和抑制变态反应等作用，能及时减轻喉头水肿，缓解喉梗阻。

③严重者出现喉痉挛应立即用复苏器经口鼻加压给氧，进行急救。

（三）支气管痉挛

（1）诊断标准：可由麻醉药物、BAL、操作不当和患儿过敏体质等多种因素引发。

①听诊双肺哮鸣音或呼吸音消失。

②气道阻力增加，血氧饱和度下降。

（2）支气管痉挛的护理。

①术前应用阿托品可有效预防，阿托品可以降低气道阻力，降低气道反应性。

②提高吸氧浓度，面罩加压给氧。

③对症支持治疗，纠正缺氧和二氧化碳蓄积，维持水、电解质、酸碱平衡。

（林夏云）

第三章　小儿消化系统疾病护理

第一节　口炎

口炎是指口腔黏膜的炎症，若病变仅限于局部如舌、齿龈、口角亦可称为舌炎、齿龈炎、口角炎。本病多见于婴幼儿，可单独发生，亦可继发于全身性疾病。

一、病因

真菌、病毒、细菌等均可引起口腔黏膜的炎症，其中真菌及病毒感染引起的口炎较常见，而细菌感染引起的口炎较为少见。

由于婴幼儿口腔黏膜柔嫩，血管丰富，唾液分泌少，口腔黏膜干燥，致使婴幼儿易患本病。患儿若患全身性疾病如急性感染、腹泻、营养不良和维生素 B、维生素 C 缺乏等，或长期使用广谱抗生素及糖皮质激素、食具消毒不严及口腔卫生不良等均可诱发本病的发生。

二、治疗要点

（1）保持口腔清洁：鹅口疮可用 2% 碳酸氢钠溶液清洁口腔，疱疹性口炎可用 3% 过氧化氢溶液清洁口腔，溃疡性口炎可用 3% 过氧化氢溶液或 0.1% 依沙吖啶（利凡诺）溶液清洁口腔。

（2）局部用药：鹅口疮患儿局部可涂抹 10 万~20 万 U/mL 制霉菌素鱼肝油混悬溶液；疱疹性口炎患儿局部可涂碘苷（疱疹净）抑制病毒，亦可喷西瓜霜、锡类散等；溃疡性口炎患儿局部可涂 5% 金霉素鱼肝油、锡类散等。

（3）对症处理。

（4）控制感染。

三、护理评估

（一）健康史

向家长了解有无不适当的擦拭口腔、饮食过热史，是否有食具消毒不严史，患儿有无全身性疾病如营养不良、长期腹泻等病史，有无长期使用广谱抗生素、糖皮质激素的用药史，以及评估最近有无免疫力低下的因素存在。

（二）身体状况

1. 鹅口疮

又称雪口病，为白念珠菌感染所致。多见于新生儿，以及营养不良、腹泻、长期使用广谱抗生素或激素的婴儿。新生儿多由产道感染或因哺乳时乳头不洁及使用污染的奶具而感染。

轻症可见口腔黏膜表面覆盖白色乳凝块样小点或小片状物，可逐渐融合成大片，不易擦去，若强行剥离后局部黏膜潮红、粗糙，可有溢血，患处不痛，患儿不流涎，一般不影响吃奶，无全身症状；重症则全部口腔均被白色斑膜覆盖，甚至可蔓延到咽、喉头、食管、气管、肺等处，可伴低热、声音嘶哑、拒食、吞咽困难或呼吸困难等。

2. 疱疹性口腔炎

为单纯疱疹病毒Ⅰ型感染所致，多见于婴幼儿。全年均可发病，冬春季多见，传染性强，在卫生条件差的家庭和集体托幼机构中感染容易传播。

起病时发热，体温可达38~40℃，1~2天后，齿龈、唇内、舌、颊黏膜等部位出现单个或成簇的小疱疹，直径约2mm，周围有红晕，迅速破溃后形成浅表溃疡，其上覆盖白色膜样渗出物。多个溃疡可融合成不规则的较大溃疡，有时累及软腭、舌及咽部。口角及唇周皮肤亦常发生疱疹，疼痛剧烈，患儿可表现拒食、流涎、烦躁、颌下淋巴结肿大，常因拒食啼哭才被发现。体温在3~5天后恢复正常，病程1~2周，局部淋巴结肿大可持续2~3周。

本病应与疱疹性咽峡炎鉴别：后者由柯萨奇病毒引起，多发生于夏秋季；疱疹主要发生在咽部和软腭，有时见于舌但不累及齿龈和颊黏膜，颌下淋巴结不肿大。

3. 溃疡性口炎

主要由链球菌、金黄色葡萄球菌、肺炎链球菌或大肠埃希菌等引起的。多见于婴幼儿，常发生于急性感染、长期腹泻等机体免疫力降低时，口腔不洁更有利于细菌繁殖而致病。

口腔各部位均可发生，常见于唇、舌及颊黏膜等处，可蔓延到咽喉部。初起黏膜充血、水肿，可有疱疹，随后形成大小不等的糜烂或溃疡，创面覆盖较厚的纤维素性渗出物形成的灰白色或黄色假膜，边界清楚，易拭去，露出溢血的创面，不久又重新出现假膜。患儿局部疼痛、流涎、拒食、烦躁、发热39~40℃，局部淋巴结肿大。全身症状轻者1周左右体温恢复正常，溃疡逐渐愈合，重者可出现脱水和酸中毒。

（三）辅助检查

1. 显微镜检查

鹅口疮患儿取白膜化验检查，在显微镜下可见真菌的菌丝和孢子。

2. 血常规

溃疡性口炎者可见白细胞总数和中性粒细胞增多。

（四）心理-社会状况

因患儿口腔疼痛、拒食、哭闹，家长可出现焦虑。疱疹性口炎传染性强，可在卫生条件差的家庭和托幼机构中传播，故应注意评估家庭和托幼机构有无采取防止传播的护理措施。

四、护理诊断/问题

（一）口腔黏膜的改变

与护理不当、口腔黏膜受损或感染有关。

（二）疼痛

与口腔黏膜炎症有关。

（三）体温过高

与感染有关。

（四）营养失调（低于机体需要量）

与疼痛引起的拒食有关。

（五）知识缺乏

与家长缺乏口炎预防和护理知识有关。

五、护理措施

（一）清洁口腔

多饮水，进食后漱口。溃疡性口炎用3%过氧化氢溶液或0.1%利凡诺溶液清洗溃疡面，较大儿童可用含漱剂，进食后漱口；鹅口疮患儿在哺乳前后用2%碳酸氢钠溶液清洗。

（二）局部用药

鹅口疮患处涂制霉菌素，疱疹性口炎患处涂疱疹净或喷洒锡类散、西瓜霜等，溃疡性口炎患处涂2.5%~5%金霉素鱼肝油、锡类散等，口唇干裂者可涂液状石蜡或抗生素软膏，涂后勿立即漱口、饮水或进食。

（三）饮食护理

以高热量、高蛋白、丰富维生素、易消化的温凉流质或半流质为宜。疼痛者进食前用2%利多卡因涂抹局部，避免摄入刺激性食物。不能进食者采用肠道外营养。

（四）防止继发感染及交叉感染

①口腔护理前后要洗手，患儿的食具、玩具、毛巾等用具要及时消毒；②鹅口疮患儿使用过的水杯、奶瓶及奶嘴应放入5%碳酸氢钠溶液浸泡30分钟后，洗净再煮沸消毒；③做好疱疹性口炎患儿与健康儿童的隔离，以防传染。

（五）监测体温

体温超过38.5℃（腋温）时，应采取物理降温或药物降温，同时做好皮肤护理。

（六）健康指导

①向家长介绍口炎的病因及预防要点，示教口炎的护理方法；②指导家长食具专用及清洁消毒，培养小儿养成良好的卫生习惯，纠正吮指、不刷牙等不良行为，提倡进食后漱口；③宣传均衡营养对提高机体免疫力的重要性，避免偏食、挑食，培养良好的饮食习惯；④告知家长疱疹性口炎传染性强，应注意隔离。

第二节　小儿腹泻

腹泻病是一组多病原、多因素引起的疾病，以大便次数增多和大便性状改变为特点的消化道综合征，严重时可引起水、电解质和酸碱平衡紊乱。发病年龄以6个月至2岁多见，其中1岁以内者约占半数。一年四季均可发病，但夏秋季发病率最高，是我国婴幼儿最常见的疾病之一。

一、病因

（一）易感因素

（1）消化系统发育不成熟：胃酸和消化酶分泌不足，消化酶活性低，对食物质和量变化的耐受性差。

（2）生长发育快：对营养物质的需求相对较多，且婴儿食物以液体为主，入量较多，使得消化道负担加重。

（3）机体防御功能差：婴儿血液中免疫球蛋白、胃肠道 SIGA 及胃内酸度均较低，对感染的防御功能差。

（4）肠道菌群失调：新生儿出生后尚未建立正常肠道菌群，或因使用抗生素等导致肠道菌群失调，使正常菌群对入侵肠道致病微生物的拮抗作用丧失，从而引起肠道感染。

（5）人工喂养母乳中含有大量体液因子（如 SIGA、乳铁蛋白）、巨噬细胞和粒细胞、溶菌酶、溶酶体等，有很强的抗肠道感染作用。家畜乳中虽有某些上述成分，但在加热过程中被破坏，而且人工喂养的食物和食具易受污染，故人工喂养儿肠道感染发生率明显高于母乳喂养儿。

（二）感染因素

1. 肠道内感染

可由病毒、细菌、真菌、寄生虫引起，尤以病毒和细菌多见。

（1）病毒感染：寒冷季节时婴幼儿腹泻 80% 由病毒感染引起，以轮状病毒引起的秋冬季腹泻最为常见，其次有星状病毒、杯状病毒和肠道病毒等。

（2）细菌感染（不包括法定传染病）：以引起腹泻的大肠埃希菌为主，包括致病性大肠埃希菌（EPEC）、产毒性大肠埃希菌（ETEC）、侵袭性大肠埃希菌（EIEC）、出血性大肠埃希菌（EgEC）和黏附-集聚性大肠埃希菌（EAEC）五大组。其次是空肠弯曲菌和耶尔森菌等。

（3）真菌感染：以白念珠菌多见，其次是曲霉菌和毛霉菌等。

（4）寄生虫感染：常见有蓝氏贾第鞭毛虫、阿米巴原虫和隐孢子虫等。

2. 肠道外感染

如患中耳炎、上呼吸道感染、肺炎、泌尿道及皮肤感染时，也可引起腹泻，可能是由于发热及病原体毒素作用使消化功能紊乱，或肠道外感染的病原体（主要是病毒）同时感染肠道。

（三）非感染因素

1. 饮食因素

（1）喂养不当：如喂养不定时、食物的质和量不适宜、过早给予淀粉类或脂肪类食物等均可引起腹泻；给予含高果糖或山梨醇的果汁，可导致高渗性腹泻；给予肠道刺激物，如调料或富含纤维素的食物等也可引起腹泻。

（2）过敏因素：如对牛奶、大豆（豆浆）及某些食物成分过敏而引起腹泻。

（3）其他因素：包括原发性或继发性双糖酶缺乏，乳糖酶的活性降低，肠道对糖的消化吸收不良而引起腹泻。

2. 气候因素

气候突然变冷、腹部受凉使肠蠕动增加，天气过热致消化液分泌减少或口渴饮奶过多，都可诱发消化功能紊乱而引起腹泻。

二、发病机制

导致腹泻的机制包括：肠腔内存在大量不能吸收的具有渗透活性的物质（渗透性腹泻）、肠腔内电解质分泌过多（分泌性腹泻）、炎症所致的液体大量渗出（渗出性腹泻）及肠道运动功能异常（肠道功能异常性腹泻）等。但临床上不少腹泻并非由某种单一机制引起，而是多种机制共同作用的结果。

（一）感染性腹泻

大多数病原微生物通过污染的食物、水，或通过污染的手、玩具及日用品，或带菌者传播进入消化道。当机体的防御功能下降、大量的微生物侵袭并产生毒力时可引起腹泻。

1. 病毒性肠炎

病毒侵入肠道后，在小肠绒毛顶端的柱状上皮细胞上复制，使小肠绒毛细胞受损，受累的肠黏膜上皮细胞脱落而遗留不规则的裸露病变，导致小肠黏膜回吸收水、电解质能力下降，肠液在肠腔内大量集聚而引起腹泻。同时，发生病变的肠黏膜细胞分泌双糖酶不足且活性低，使肠腔内的糖类消化不完全并被肠道内细菌分解成小分子的短链有机酸，使肠腔的渗透压增高。微绒毛破坏亦造成载体减少，上皮细胞钠转运功能障碍，水和电解质进一步丧失，加重腹泻。

2. 细菌性肠炎

肠毒素性肠炎，主要是产生肠毒素的细菌侵入肠道后黏附于小肠黏膜上皮细胞上，进行繁殖和产生肠毒素，使小肠液量增多，超过结肠吸收的限度而产生腹泻，排出大量水样便，导致患儿脱水和电解质紊乱；侵袭性肠炎，主要是侵袭性细菌侵入肠黏膜组织，引起充血、水肿、炎症细胞浸润、溃疡和渗出等病变，排出含有大量白细胞和红细胞的菌痢样粪便。

（二）非感染性腹泻

主要是由饮食不当引起。当摄入食物的质和量突然改变并超过消化道的承受能力时，食物不能被充分消化和吸收而积滞于小肠上部，使肠腔局部酸度减低，有利于肠道下部细菌上移和繁殖，使食物发酵和腐败而产生短链有机酸，致肠腔的渗透压增高，并协同腐败性毒性产物刺激肠壁致肠蠕动增加，引起腹泻，进而发生脱水和电解质紊乱。

三、治疗要点

调整饮食，预防和纠正脱水，合理用药，控制感染，预防并发症的发生。

（一）药物治疗

（1）控制感染：病毒性肠炎以饮食疗法和支持疗法为主，一般不用抗生素。其他肠炎应对因选药，如大肠埃希菌肠炎可选用抗 g-杆菌抗生素；抗生素诱发性肠炎应停用原使用的抗生素，可选用万古霉素、新青霉素、抗真菌药物等；寄生虫性肠炎可选用甲硝唑、大蒜素等。

（2）肠道微生态疗法：有助于恢复肠道正常菌群的生态平衡，抵御病原菌侵袭，控制腹泻，常用双歧杆菌、嗜酸乳杆菌等制剂。

（3）肠黏膜保护剂：腹泻与肠黏膜屏障功能破坏有密切关系，因此维护和修复肠黏膜屏障功能是治疗腹泻的方法之一，常用蒙脱石散。

（4）补锌治疗：WHO/联合国儿童基金会建议，对于急性腹泻患儿，年龄>6个月者，应每日给予元素锌20mg；年龄<6个月者，应每日给予元素锌10mg。疗程10～14天，可缩短病程。

（5）对症治疗：腹泻一般不宜用止泻剂，因止泻会增加毒素的吸收。腹胀明显者可肌内注射新斯的明或肛管排气，呕吐严重者可肌内注射氯丙嗪或针刺足三里等。

（二）预防并发症

迁延性、慢性腹泻常伴营养不良或其他并发症，病情复杂，必须采取综合治疗措施。

四、护理诊断/问题

（一）体液不足

与呕吐、腹泻导致体液丢失及摄入不足有关。

（二）腹泻

与感染、饮食不当等导致肠道功能紊乱有关。

（三）体温过高

与肠道感染有关。

（四）有皮肤完整性受损的危险

与大便刺激肛周皮肤有关。

（五）潜在并发症

代谢性酸中毒、低血钾、低血钙和低血镁。

（六）知识缺乏

患儿家长缺乏合理喂养知识、饮食卫生及疾病护理知识。

五、护理目标

（1）患儿脱水、电解质及酸碱平衡紊乱得以纠正，尿量正常。
（2）患儿腹泻、呕吐次数逐渐减少或停止，大便性状正常。
（3）患儿体温逐渐恢复正常。
（4）患儿臀部皮肤保持完整，无臀红发生。
（5）患儿不发生并发症或发生后能及时纠正。
（6）家长能说出本病的相关知识，并能在医护人员指导下正确护理患儿。

六、护理措施

（一）补充液体

补充液体为本病最重要的护理措施，根据病情选择口服或静脉补液，预防和纠正水、电解质及酸碱平衡紊乱。

（二）调整饮食

严重吐泻者可暂时禁食4~6小时，一般不禁水，其他患儿均应继续进食，以防限食过严或禁食过久造成营养不良，影响机体康复。应根据病情调整饮食，原则是由少到多，由稀到稠。母乳喂养儿继续喂哺，暂停辅食。人工喂养者可喂以等量米汤或水稀释的牛奶或其他代乳品，腹泻次数减少后给予半流质食物，少量多餐，病情好转后逐渐过渡到正常饮食。病毒性肠炎多有双糖酶（主要是乳糖酶）缺乏，不宜用蔗糖，暂停乳类喂养，改用豆类代乳品、发酵乳或去乳糖配方奶粉，腹泻停止后逐渐恢复营养丰富的饮食，每日加餐1次，共2周。

（三）病情观察

（1）观察大便次数、颜色、气味、量及性状，及时采集异常大便标本送检，特别注意黏液脓血便，并根据大便检查结果，调整治疗和输液方案。

（2）注意观察生命体征、脱水情况及补液效果，有无酸中毒、低血钾、低血钙和药物的不良反应，发现异常情况及时报告医生。

（四）控制感染

（1）严格执行消毒隔离制度，包括患儿排泄物、用物及标本的处置。护理患儿前后认真洗手，防止交叉感染。

（2）细菌感染性腹泻，应遵医嘱使用抗生素；病毒及非感染性腹泻，协助医生合理使用液体疗法。

（五）加强护理

（1）对症护理：高热者给予物理降温，鼓励患儿多喝水；腹痛者，腹部保暖、热敷及轻柔按摩；腹胀明显者可采用肛管排气、针灸等方法；低钾血症患儿，可遵医嘱补钾。

（2）臀部护理：患儿便后及时清洗臀部，用柔软棉布吸干，保持皮肤干燥；及时更换清洁、柔软的尿布，避免使用不透气塑料布或橡皮布；出现臀红及时处理。

（六）健康指导

①指导家长及探视人员执行消毒隔离制度，患儿食具、衣物、尿布要专用，护理患儿前后要洗手，患儿的粪便、被污染的衣物等要进行消毒处理，防止交互感染；②宣传调整饮食的重要性，嘱咐家长注意饮食卫生、合理喂养和保暖；③指导家长学会观察病情，出院后做好家庭护理，增强体质，预防疾病，注意气候变化，避免滥用抗生素。

七、护理评价

（1）患儿脱水，水、电解质及酸碱平衡紊乱是否纠正。

（2）患儿大便是否恢复正常。

（3）患儿体温是否恢复正常。

（4）患儿臀部皮肤是否完整无破损。

（5）患儿是否发生酸中毒、低血钾和低血钙等并发症或发生后能否及时纠正。

（6）家长是否掌握小儿喂养方法、腹泻的预防及有关护理措施。

（田丽丽）

第四章　小儿循环系统疾病护理

第一节　先天性心脏病

一、概述

先天性心脏病（CHD）简称先心病，是胎儿时期心脏血管发育异常导致的心血管畸形，是儿童最常见的心脏病。中国每年新增先天性心脏病患儿约有15万，它是除了早产以外1岁以内婴儿死亡的主要原因。先天性心脏病患儿症状轻重不一，轻者可无症状，重者可有乏力、活动后呼吸困难、发绀、晕厥等。

近年来随着科学技术的不断发展，先天性心脏病的介入治疗，如关闭动脉导管、房间隔缺损和室间隔缺损，应用球囊导管支架扩张狭窄的瓣膜及血管技术的发展为先天性心脏病的治疗开辟了崭新的途径。在心脏外科手术方面，深低温麻醉和体外循环下心脏直视手术的发展，以及术后监护技术的提高，先天性心脏病的诊治已取得跨越式发展。多数患儿获得根治，先心病的预后已大为改观。

（一）病因

先天性心脏病的病因尚未完全明确，目前认为其发病主要受遗传和环境因素的影响，是其相互作用的结果。

1. 遗传因素

主要由染色体异常、单基因突变、多基因病变引起。15%的先天性心脏病患儿中有单基因和染色体异常，如唐氏综合征常合并有心内膜垫缺损、房间隔缺损、室间隔缺损、动脉导管未闭，性染色体异常如特纳综合征常合并有主动脉狭窄。5%的先天性心脏病患儿出生于同一家族，其病种相同或相近。

2. 环境因素

主要是怀孕早期宫内感染，如风疹、流行性腮腺炎、流行性感冒和柯萨奇病毒感染等，其他如孕妇缺乏叶酸、大剂量放射线接触、服用抗癌或抗癫痫等药物、患代谢紊乱性疾病（如糖尿病、高钙血症、苯丙酮尿症等）以及妊娠早期饮酒、吸食毒品、食用锂盐等均可能与发病有关。另外，氧气浓度也是影响先天性心脏病的一个因素，居住在高山等海拔高的地区，因氧气浓度低，易发生动脉导管未闭。

虽然引起先天性心脏病的病因尚未完全明确，但对孕妇加强保健工作很重要。通过保健可以在怀孕早、中期通过胎儿超声心动图及染色体、基因诊断等对先天性心脏病进行早期诊断和早期干预。

（二）分类

先天性心脏病的种类很多，且可以两种或两种以上的畸形并存，根据左、右心腔及大血管间有无直接分流和临床有无青紫，可分为三大类。

1. 左向右分流型（潜伏青紫型）

在左、右心腔之间或主动脉与肺动脉之间存在异常通路。正常情况下，由于体循环压力高于肺循环，血液从左向右分流而不出现青紫。当屏气、剧烈哭闹或任何病理情况致肺动脉和右心室压力增高并超过左心压力时，则可使含氧低的血液自右向左分流而出现暂时性青紫，故此型又称潜伏青紫型。常见的有室间隔缺损、房间隔缺损和动脉导管未闭等。

2. 右向左分流型（青紫型）

为先天性心脏病中最严重的一组，某些畸形（如右心室流出道狭窄等）的存在，致右心压力增高并超过左心而使血液从右向左分流，或大动脉起源异常时，导致大量回心静脉血进入体循环，引起全身持续性青紫。常见的有法洛四联症、大动脉错位等。

3. 无分流型（无青紫型）

在心脏左、右两侧或动、静脉之间没有异常分流或通路存在，故无青紫现象，只有在心衰时才发生青紫，如主动脉缩窄、肺动脉狭窄等。

二、室间隔缺损

室间隔缺损（VSD）是心脏胚胎发育异常形成的左、右心室间的异常通道，是儿童最常见的先天性心脏病，约占我国先天性心脏病的50%。约25%单独存在，其余合并其他畸形。

（一）分型

与外科手术切口结合，按缺损解剖位置不同，可分为两大类型和若干亚型，缺损可单独存在，也可多个并存。

①膜周部缺损：最为常见，占60%~70%，位于主动脉下，由膜部向与其相接的三个区域（流入道、流出道或小梁肌部）延伸而成。

②肌部缺损：占20%~30%，又分为窦部肌肉缺损、漏斗膈肌肉缺损及肌部小梁部缺损。

（二）病理生理

疾病早期由于左心室压力高于右心室压力，其分流为左向右分流，肺循环血流量增加。从肺动脉瓣（二尖瓣）血流量中减去主动脉瓣（三尖瓣）血流量即所谓的分流量。缺损小，心室水平左向右分流量少，血流动力学变化不大，可无症状；大型缺损，血液在两心室间自由交通，大量左向右分流量使肺循环血流量增加，产生容量性肺动脉高压，晚期可导致肺小动脉肌层及内膜改变，管腔壁变厚，管腔变窄，逐渐演变为不可逆的阻力性肺动脉高压。右心压力增加，左向右分流逆转为双向分流或右向左分流，患儿出现发绀、右心衰竭征象，如颈静脉怒张、周围组织水肿等，即艾森门格综合征。这一阶段的患儿已失去手术的机会，还容易引起感染性心内膜炎。

（三）治疗要点

室间隔缺损有自然闭合的可能，中小型室缺可门诊随访至学龄前期，膜周部和肌部小梁部缺损有自然闭合可能,有反复呼吸道感染和充血性心力衰竭时进行抗感染、强心、利尿、扩血管等对症内科处理。大中型缺损和有难以控制的充血性心力衰竭者,肺动脉压力持续升高超过体循环压的 1/2 或肺循环/体循环量之比大于 2∶1 时,或年长儿合并主动脉瓣脱垂或反流等应及时手术处理。

(四)护理评估

1. 健康史

详细询问病史,了解患儿出生情况、食欲情况及生长发育史,既往有无反复呼吸道感染史,家庭中有无先天性心脏病病史。

2. 身体状况

(1)症状:多取决于缺损大小及肺循环的阻力。小型缺损多无临床症状,生长发育正常。缺损较大时,患儿多生长迟缓,体重不增,喂养困难,面色苍白,活动后乏力,气短,多汗,反复呼吸道感染及心力衰竭等。疾病晚期分流量大的室间隔缺损患儿可出现艾森门格综合征。

室间隔缺损常见的并发症为感染性心内膜炎、支气管炎、支气管肺炎、充血性心力衰竭等。

(2)体征:症状明显患儿可表现为生长发育落后、胸廓畸形、心尖冲动增强并向左下移位,心界向左下扩大等。其听诊典型心脏杂音为胸骨左缘第 3、4 肋间有 4~5 级粗糙收缩期杂音,肺动脉第二心音显著亢进而心脏杂音较轻。

3. 辅助检查

(1)胸部 X 线检查:小型室缺无明显改变,或肺动脉段延长或轻微突出,肺野轻度充血。中度以上缺损心影轻度至中度扩大,左右心室增大,以左室大为主,肺纹理增粗,肺动脉段凸出,主动脉弓影缩小。出现艾森曼格综合征时,心影可基本正常或轻度增大,肺动脉主枝增粗,肺外周血管影很少,形似枯萎的秃枝。

(2)心电图检查:小型室缺可正常或表现为轻度左心室肥大,中型室缺以左心室肥厚为主,大型室缺为双心室或右心室肥厚。

(3)超声心动图检查:为诊断先天性心血管畸形的主要手段。二维超声可从多个切面显示缺损的直接征象;彩色多普勒超声可显示分流束的起源、部位、数目、大小及方向;频谱多普勒超声可测量分流速度,估测肺动脉压,还可间接测量肺循环血流量(QP)和体循环血流量(QS),正常时 QP/QS≈1,此值增高≥1.5 提示为中等量左向右分流,≥2.0 为大量左向右分流。

(4)心导管检查:了解心脏及大血管不同部位的血氧含量和压力变化,明确有无分流及分流的部位。导管术示右心室的含氧浓度增高,表示左心室的动脉血流向右心室,而且肺动脉的压力增高。

4. 心理-社会状况

了解患儿既往有无住院经历,家长对疾病的病因和治疗、居家护理知识的了解程度,患儿居住环境及家庭经济状况如何,患儿及家长是否有恐惧、焦虑等不良心理反应。

三、房间隔缺损

房间隔缺损（ASD）是由原始心房间隔发育、融合、吸收等异常所致。在胚胎发育过程中发育不良所致，是一种常见的先天性心脏病，占先天性心脏病总数的 5%～10%。女性多见，男女比例 1：2。儿童时期症状较轻，不少患者到成年后才被发现。

（一）分型

根据缺损的病理解剖位置，可分为以下四个类型：

1. 原发孔型房间隔缺损

也称部分性心内膜垫型房间隔缺损，约占 15%，缺损位于心内膜垫与房间隔交接处。

2. 继发孔型房间隔缺损

最常见，约占 75%，也称中央型，缺损位于房间隔中心卵圆窝部位。

3. 静脉窦型房间隔缺损

约占 5%，分上腔型和下腔型。

4. 冠状静脉窦型房间隔缺损

约占 2%，缺损位于冠状静脉窦上端与左心房之间，致左心房血流经冠状静脉窦缺口分流入右心房。

（二）病理生理

患儿出生后，左心房压力高于右心房，房间隔缺损时则出现左向右分流，左向右分流的大小取决于 ASd 缺损的大小、左右心房的压差及右心室舒张期顺应性。随着年龄的增长，肺血管阻力及右心室压力下降，加之右心室壁较左心室壁薄，使得右心室充盈阻力也较左心室低，故分流量增加。分流造成右心房和右心室负荷过重导致右心房和右心室增大。疾病晚期，随着肺动脉压力的升高，当右心房压力大于左心房时，则出现右向左分流，出现青紫。

（三）治疗要点

小型继发孔型房间隔缺损在 4 岁以内有 15% 的自然闭合率。鉴于成年后发生心力衰竭和肺动脉高压，宜在儿童时期进行修补。外科手术修补疗效确切，但创伤面大，恢复时间长，在排除其他合并畸形、严格掌握指征的情况下，房间隔缺损可通过导管介入封堵。年龄大于 2 岁，缺损边缘至上下腔静脉，冠状动脉窦右上肺静脉之间距离 ≥5mm，至房室瓣距离 ≥7mm，可选择介入治疗。

（四）护理评估

1. 健康史

详细询问病史，了解患儿出生情况、食欲情况及生长发育史，既往有无反复呼吸道感染史，家庭中有无先天性心脏病病史。

2. 身体状况

（1）症状：根据缺损大小而定。缺损小者可无症状。缺损大者可表现为活动后心悸、气短、疲劳、反复呼吸道感染和生长发育迟缓。肺动脉高压出现右向左分流者，表现出发绀，最常见于鼻尖、口唇、指（趾）甲床。部分患儿可出现支气管肺炎、肺水肿、充血性心力衰竭及亚急性细菌性心内膜炎等并发症。

（2）体征：患儿可表现为消瘦，体格发育落后，心前区隆起，心尖冲动弥散，心浊音界扩大。典型心脏杂音为：第一心音正常或分裂，胸骨左缘第2、3肋间产生收缩中期2~3级喷射性杂音。肺动脉瓣区第二心音增强或亢进，呈固定分裂。

3. 辅助检查

（1）胸部X线检查：心影轻、中度增大，以右心房、右心室增大为主，肺动脉段凸出，肺野充血，主动脉影缩小，透视下可见"肺门舞蹈"征。

（2）心电图检查：典型病例可见心电轴右偏，右心房、右心室肥大，不完全性或完全性右束支传导阻滞，1/4病例可有P波轻微增高。

（3）超声心动图检查：右心房和右心室内径增大。二维超声心动图可见房间隔回声中断，并可显示缺损的位置和大小。多普勒彩色血流显像可观察到分流的位置、方向，并能估测分流的大小。

（4）磁共振：年龄较大的患儿剑突下超声透声窗受限，图像不够清晰。磁共振可以清晰地显示缺损位置、大小及肺静脉回流情况而确立诊断。

（5）心导管检查：一般不需要做心导管检查，当合并肺动脉高压、肺动脉瓣狭窄或肺静脉异常位引流时可行右心导管检查。右心导管检查时心导管可经缺损由右心房进入左心房，可发现右心房血氧含量高于上、下腔静脉平均血氧含量。合并肺静脉异位引流者应探查异位引流的肺静脉。

4. 心理-社会状况

了解患儿既往有无住院经历，家长对疾病的病因和治疗方法、居家护理知识的了解程度，居住环境及经济状况如何，患儿及家属是否有恐惧、焦虑等不良心理反应。

四、动脉导管未闭

动脉导管未闭（PDA）为儿童先天性心脏病常见类型之一，占先天性心脏病的10%。胎儿期动脉导管被动开放是血液循环的重要通道，出生后大约15小时即发生功能性关闭，80%在生后3个月解剖性关闭。到出生后1年，在解剖学上应完全关闭。若动脉导管异常持续开放导致的病理生理改变，即称动脉导管未闭。但在某些先天性心脏病中，未闭的动脉导管可作为患儿生存的必须血流通道，自然关闭和手术堵闭可致死亡。充血性心力衰竭、心内膜炎是常见的并发症。

（一）分型

根据未闭的动脉导管的大小、长短和形态，分为三型：

（1）管型导管长度多在1cm左右，直径粗细不等。

（2）漏斗型长度与管型相似，近主动脉端粗大，向肺动脉端逐渐变窄。

（3）窗型主动脉与肺动脉紧贴，直径往往较大，分流量大。

（二）病理生理

主要的病理生理学改变是通过导管的分流。分流量大小与导管的粗细和主、肺动脉之间的压差有关。由于主动脉压力高于肺动脉压力，主动脉血流持续分流入肺动脉，肺循环血量增加，左心负荷加重，左房、左室扩大，心室壁肥厚。长期大量分流，可使肺动脉收缩，压力增高，导致肺动脉高压。当肺动脉压力超过主动脉时，肺动脉血液流入主动脉，产生右向左分流，患儿表现出下半身青紫，左上肢轻度青紫，而右上肢正常，称为差异性发绀。

（三）治疗要点

（1）任何年龄、不同大小的动脉导管均应及时行内科心导管封堵或外科导管结扎术。

（2）对早产儿可应用吲哚美辛（消炎痛）等前列腺素合成酶抑制剂，诱导导管自然闭合。

（3）采用介入疗法，可选择蘑菇伞等关闭动脉导管。但有些病例中，如完全性大血管转位、肺动脉闭锁、三尖瓣闭锁、严重的肺动脉狭窄中动脉导管为依赖性者，对维持患儿生命至关重要，此时应该应用前列腺素 E2 以维持动脉导管的开放。

（四）护理评估

1. 健康史

详细询问病史，了解患儿出生情况、食欲情况与生长发育史，既往有无反复呼吸道感染史，家庭中有无先天性心脏病病史。

2. 身体状况

（1）症状：分流量小者，常无症状，仅在体检时发现心脏杂音。分流量大者，患儿表现为疲乏无力、多汗，易合并呼吸道感染出现咳嗽、气急等。偶尔因扩大的肺动脉压迫喉返神经而引起声嘶。患儿还可出现生长发育迟滞，晚期出现肺动脉高压者可有发绀或差异性青紫，甚至发展为艾森门格综合征。

动脉导管未闭常见并发症为感染性动脉炎、充血性心力衰竭、心内膜炎等。

（2）体征：患儿多消瘦、轻度胸廓畸形。心尖冲动增强并向左下移位，心浊音界向左下扩大。典型心脏杂音为胸骨左缘第 2 肋间偏外侧有响亮的连续性"机器样"杂音，向左上颈背部、左锁骨下传导。可伴有收缩期或连续性细震颤。当肺血管阻力增高时，杂音的舒张期成分可能减弱或消失。肺动脉瓣区第二音增强。分流量大者，因相对二尖瓣狭窄可在心尖部闻及较短的舒张期杂音。合并肺动脉高压或心力衰竭患儿，婴幼儿期因肺动脉压力较高时，往往只闻及收缩期杂音。

由于肺动脉分流使舒张压降低，收缩压多正常，动脉导管患儿脉压增大，大于 40mmHg（5.3kPa），可表现为周围血管征，如脉压加大、水冲脉、毛细血管搏动、枪击音和杜氏征等。

3. 辅助检查

（1）胸部 X 线检查：小分流量者，心血管影可正常。大分流量者，心胸比率增大，左心室增大，心尖向下扩张，左心房轻度增大。肺血增多，肺动脉段突出，肺门血管影增粗。肺动脉高压时，右心室有扩大肥厚征象。主动脉结正常或凸出。

（2）心电图检查：分流量大者，可有不同程度的左心室增大，偶有左心房肥大。显著肺动脉高压者，左、右心室肥厚，严重者甚至有右心室肥厚。

（3）超声心动图：对诊断极有帮助。可探查到未闭合的导管及收缩期和舒张期的连续湍流。

（4）心导管检查：可发现肺动脉血氧含量高于右心室。有时心导管可以通过未闭导管从肺动脉进入降主动脉。

（5）心血管造影：对复杂病例的诊断有重要价值。

4. 心理-社会状况

了解患儿既往有无住院经历，家长对疾病的病因和治疗、居家护理知识的了解程度，患儿居住环境及家庭经济状况如何，患儿及家属是否有恐惧、焦虑等不良心理反应。

五、法洛四联症

法洛四联症（TOF）是婴儿期最常见的一种青紫型先天性心脏病，约占先天性心脏病的12%。主要由四种畸形组成：①右心室流出道梗阻，以漏斗部狭窄多见，其次为漏斗部和动脉瓣合并狭窄，也可有单独动脉瓣狭窄；②室间隔缺损；③主动脉骑跨，主动脉根部骑跨在室间隔缺损上；④右心室肥厚。其中，右心室流出道狭窄是最主要的病理生理变化，它决定着病情严重程度及预后。

（一）病理生理

基本畸形是由室间隔漏斗部前移所致。通常室间隔缺损较大。主动脉骑跨是继发的，因室间隔缺损位于主动脉瓣下所致。

由于右心室流出道狭窄，血液进入肺循环受阻，右心室代偿性肥厚，右心压力增高，当压力超过左心室时，血液从室间隔缺损处流出呈右向左分流，临床表现为青紫；骑跨的主动脉同时接收来自左心室和右心室的血液，来自右心室的静脉血被输送到全身各处，加重青紫程度。

（二）治疗要点

1. 内科治疗

及时治疗呼吸道感染，有效防治感染性心内膜炎，预防并发症的发生。

2. 缺氧发作的处理

①立即置于膝胸位，轻症者可立即缓解；②及时吸氧；③给予静脉注射去氧肾上腺素，每次0.05mg/kg，或普萘洛尔每次0.1mg/kg；④必要时给予吗啡0.1~0.2mg/kg皮下注射；⑤为纠正代谢性酸中毒，可给予静脉注射5%碳酸氢钠1.5~5.0mL/kg；⑥重者可缓慢静脉注射β受体阻滞剂普萘洛尔（普萘洛尔）。经上述处理仍不能控制发作者，可考虑急诊外科手术修补。

3. 外科治疗

以根治手术治疗为主，手术年龄一般在2~3岁以上。对年龄过小的婴幼儿及重症患儿宜先行姑息手术，待年长后一般情况改善，再做根治术。

（三）护理评估

1. 健康史

详细询问病史，了解患儿出生情况、食欲情况及生长发育史，既往有无反复呼吸道感染史，家庭中有无先天性心脏病史。

2. 身体状况

（1）症状。

①发绀：青紫为主要表现，其发绀程度和出现的时间早晚与肺动脉狭窄程度有关，常见于唇、指（趾）甲床、球结合膜等。患儿啼哭、活动、情绪激动、天气寒冷刺激等，可出现气急及青紫加重，这是因为血氧含量下降，活动耐力差而导致。

②蹲踞：法洛四联症患儿每于行走、游戏时，常主动下蹲片刻，即蹲踞。此时下肢屈曲，使静脉回心血量减少，可减轻心脏负荷，同时下肢动脉受压，体循环阻力增加，使右向左分流量减少，可以暂时缓解缺氧症状。

③阵发性缺氧发作：患有法洛四联症的婴儿在吃奶或哭闹后可出现阵发性呼吸困难，严重者突然昏厥、抽搐。这是由于在肺动脉漏斗部狭窄的基础上，突然发生该处肌部痉挛，引起一时性肺动脉梗阻，使脑缺氧加重所致，即缺氧发作。年长儿常诉头痛、头昏。

④杵状指（趾）：由于患儿长期缺氧，指、趾端毛细血管扩张增生，局部软组织和骨组织也增生肥大，出现杵状指（趾）。

⑤血液黏稠：法洛四联症患儿因红细胞增加，血黏稠度高，血流变慢，易引起脑血栓形成，若为细菌性血栓，则易形成脑脓肿。

⑥常见并发症：脑血栓、脑脓肿及亚急性细菌性骨膜炎。

（2）体征：体格发育落后，心前区可稍隆起。听诊：胸骨左缘第 2~4 肋间常听到Ⅱ~Ⅲ级吹风样或喷射性收缩杂音，其响度取决于肺动脉狭窄程度。漏斗部痉挛时，杂音暂时消失。肺动脉第二心音均减弱或消失。有时可闻及侧支循环的连续性杂音。

3. 辅助检查

（1）实验室血液检查：周围血红细胞计数、血红蛋白浓度和血细胞比容增高，血小板降低，凝血酶原时间延长。

（2）胸部 X 线检查：典型者为"靴形心"，由于右心室肥大使心尖圆钝上翘、漏斗部狭窄使肺动脉段凹陷所致。肺门血管影缩小，肺纹理减少。

（3）心电图检查：典型病例显示心电轴右偏，右心室肥大。也可见右心房肥大。

（4）超声心动图检查：二维超声心动图显示主动脉内径增宽并且向右移位。左心室内径缩小。右心室内径增大，流出道狭窄。彩色多普勒超声血流显像可见右心室将血液直接注入骑跨的主动脉内。

（5）心导管检查：导管容易从右心室进入主动脉，有时还能从右室进入左室。测量肺动脉和右心室之间的压力差，根据压力曲线可辨别肺动脉狭窄的类型。右向左分流的存在可通过股动脉血氧饱和度降低来证实。

（6）心血管造影：造影对制订手术方案有很大帮助。造影剂注入右心室，可见主动脉和肺动脉几乎同时显影。主动脉影增粗，位置偏前、稍偏右。还可显示肺动脉狭窄部位、程度和肺血管的情况。

4. 心理-社会状况

了解患儿既往有无住院经历，家长对疾病的病因和治疗、护理知识及疾病预后的了解程度，患儿居住环境及家庭经济状况如何，家长及患儿是否有恐惧、焦虑等不良心理反应。

六、肺动脉瓣狭窄

肺动脉瓣狭窄（PS）是一种常见的先天性心脏病，约占先天性心脏病10%，约20%合并其他畸形。

（一）分型

根据病变累积的部位不同，分为两种类型：

1. 典型肺动脉狭窄

肺动脉瓣叶融合形成畸形，瓣叶结构完整，瓣环完整，肺动脉干呈狭窄后扩张。

2. 发育不良型肺动脉瓣狭窄

肺动脉瓣叶不规则畸形，明显增厚或呈结节状，瓣环发育不良，肺动脉干不扩张或发育不良。

（二）病理生理

肺动脉狭窄是由于妊娠中晚期瓣叶融合而致。由于瓣口狭窄，右心室向肺动脉射血受阻，导致右室后负荷增加，右心室肥厚。狭窄严重者，右室壁极度增厚可使心肌供血不足，发生右心衰竭。

（三）治疗要点

球囊瓣膜成形术是大多患儿的首选治疗方案。如无该术适应证，则应接受外科瓣膜切开术。

（四）护理评估

1. 健康史

详细询问病史，了解患儿出生情况、食欲情况及生长发育史，既往有无反复呼吸道感染史，家庭中有无先天性心脏病病史。

2. 身体状况

（1）症状：轻度肺动脉狭窄可无症状；中重度狭窄，日常体力劳动可引起呼吸困难、心悸、乏力，甚至晕厥、猝死。部分患儿出现胸痛及上腹痛，提示预后不良。狭窄严重者合并其他畸形，可有发绀，如法洛四联症。

（2）体征：心界向左、上扩大，胸骨左缘第 2 肋间可触及收缩期震颤。典型心脏杂音：胸骨左缘第 2 肋间有 2~5 级粗糙收缩期杂音，呈喷射性，向左锁骨下区传导，肺动脉瓣区第二心音减轻并分裂。

3. 辅助检查

（1）胸部 X 线检查：重度狭窄时，心脏可轻度增大，若有心衰，则右室和右房扩大，心脏明显增大。

（2）心电图检查：右房扩大，P 波高耸。还可见右心室肥大，电轴右偏。严重狭窄时，T 波倒置，ST 段压低。

（3）超声心动图检查：多普勒超声较可靠地评估肺动脉瓣狭窄的程度。

（4）心导管检查：右室压力明显增高，肺动脉压力明显降低，连续压力曲线显示明显的无过渡区的压力阶差。

（5）心血管造影：右室造影可见明显"射流征"。

4. 心理-社会状况

了解患儿既往有无住院经历，家长对疾病的病因和治疗、居家护理知识的了解程度，患儿居住环境及家庭经济状况如何，患儿及家属是否有恐惧、焦虑等不良心理反应。

七、先天性心脏病患儿的护理

（一）护理诊断/问题

1. 活动无耐力

与体循环血量减少或血氧饱和度下降有关。

2. 营养失调（低于机体需要量）

与食欲低下、喂养困难有关。

3. 成长发展改变

与体循环血量减少、组织缺氧有关。

4. 潜在并发症

感染、心力衰竭、脑栓塞、脑脓肿和亚急性感染性心内膜炎等。

5. 焦虑或恐惧

与疾病的威胁和家长对手术费用、预后的担忧有关。

（二）护理目标

（1）患儿能进行适当的活动，无气促、心悸、乏力等表现。

（2）患儿能获得充足的营养，满足生长发育的需要。

（3）患儿生长发育状况改善。

（4）患儿住院期间不发生并发症或发生后能得到及时有效抢救。

（5）患儿及家长能正确认识本病，获得心理支持，积极配合诊断检查、治疗和护理。

三、护理措施

（一）休息

休息是恢复心脏功能的重要条件，可以减少组织对氧的需要，减轻心脏负担，使症状缓解。要保证患儿充足的休息和睡眠，根据病情安排适当活动；重症患儿应绝对卧床休息，给予生活照顾，集中护理，减少不必要刺激，避免患儿剧烈哭闹及情绪激动。

（二）饮食

供给充足能量、蛋白质和维生素，保证营养需要。饮食应清淡，易消化，少量多餐，避免呛咳和呼吸困难；法洛四联症患儿应多饮温开水。

（三）病情观察，防止并发症

（1）预防心力衰竭：密切观察患儿心率、呼吸情况，一旦出现烦躁不安、呼吸困难、端坐呼吸、心率增快、面色苍白、肝脏肿大等心力衰竭的表现，应立即置患儿于半卧位，吸氧，并报告医生，按心力衰竭护理。

（2）预防感染：根据气温改变及时加减衣服，注意保护性隔离，以免交叉感染；做拔牙、扁桃体切除术等小手术时，应给予抗生素预防感染，防止感染性心内膜炎发生；按期预防接种。

（3）预防急性脑缺氧发作：法洛四联症患儿因活动、哭闹、便秘等可引起缺氧发作，出现呼吸困难，甚至昏厥、抽搐，故日常生活应限制活动量，重症患儿应卧床休息，间歇吸氧。一旦缺氧发生，立即置患儿于膝胸卧位（即前胸和双膝同时贴于床面或地面），吸氧，镇静，并与医生配合给予吗啡、普萘洛尔抢救治疗。

（4）预防脑血栓：法洛四联症患儿血液黏稠度高，在发热、出汗或吐泻时，水分丢失过多，加重血液浓缩易形成脑血栓，故应及时补充体液，必要时静脉输液。

（四）对症及用药护理

（1）法洛四联症患儿出现蹲踞现象时，应在旁观察其反应，不要强行将其拉起，应让其自然起立。

（2）洋地黄药物：①应用前数脉搏 1 分钟，若年长儿心率<70 次/分，婴幼儿<90 次/分，应暂停用药并通知医生；②口服洋地黄药物时，应按时按量服用，剂量一定要准确，如为地高辛水剂药物，可用 1mL 针管抽取后，直接口服；③避免与钙剂同时使用，以免加重洋地黄的毒副作用；④密切观察用药情况，如出现洋地黄中毒反应，应立即通知医生并协助抢救。

（五）心理护理

关爱患儿，护理时要有爱心及耐心，建立良好的护患关系；向家长解释病情，介绍检查、治疗经过及现代医疗手段的进步与发展，消除他们焦虑、恐惧的心理，树立信心，积极配合医生进行检查及治疗。

（六）健康教育

指导家长掌握患儿的日常护理，根据病情建立合理的生活制度，注意休息，适当活动；维持营养，促进生长，增强免疫力；正确合理用药，预防感染，学会观察病情，积极防止并发症；定期复查，调整心功能使患儿能安全到达手术年龄。

四、护理评价

（1）患儿活动耐力是否改善，能否满足基本生活所需。

（2）患儿能否顺利进食，获得较充足的营养。

（3）患儿生长发育是否逐渐达到正常水平。

（4）患儿有无感染、心力衰竭等并发症发生或发生后是否得到及时有效抢救。

（5）患儿及家长的紧张、焦虑心理是否得以缓解，能否积极配合治疗及护理。

第二节　病毒性心肌炎

病毒性心肌炎是病毒侵犯心脏所致的炎性过程，除心肌炎外，部分病例可伴有心包炎和心内膜炎。本病临床表现轻重不一，轻者预后大多良好，重者可发生心力衰竭、心源性休克，甚至猝死。近年统计，小儿病毒性心肌炎的发病率在上升，但重症患儿仍占少数。

一、病因和发病机制

很多病毒感染可引起心肌炎。主要是肠道和呼吸道病毒，尤其是柯萨奇病毒 B1~6 型最常见，约占半数以上，其次为埃可病毒。其他病毒如腺病毒、脊髓灰质炎病毒、流感和副流感病毒、单纯疱疹病毒、腮腺炎病毒等均可引起心肌炎。轮状病毒是婴幼儿秋季腹泻的病原体，也可引起心肌的损害。本病发病机制尚不完全清楚，一般认为与病毒及其毒素早期经血液循环直接侵犯心肌细胞有关，另外，病毒感染后的变态反应和自身免疫也与发病有关。

二、病理变化

病变分布可为局灶性、散在性或弥散性，多以心肌间质组织和附近血管周围单核细胞、淋巴细胞和中性粒细胞浸润为主，少数为心肌变性，包括肿胀、断裂、溶解和坏死等变化。慢性病例多有心脏扩大、心肌间质炎症浸润和心肌纤维化形成的疤痕组织。心包可有浆液渗出，个别发生粘连。病变可波及传导系统，甚至导致终身心律失常。

三、临床表现

病毒性心肌炎临床表现轻重悬殊，轻症患儿可无自觉症状，仅表现心电图的异常；重症者则暴发心源性休克、急性心力衰竭，常在数小时或数天内死亡。典型病例在起病前数日或1~3周多有上呼吸道或肠道等前驱病毒感染史，常伴有发热、胸痛、周身不适、咽痛、肌痛、腹泻和皮疹等症状；心肌受累时患儿常诉疲乏无力、气促、心悸和心前区不适或腹痛。检查发现心脏扩大、心搏异常，安静时心动过速，第一心音低钝，出现奔马律，伴心包炎者可听到心包摩擦音。严重时甚至血压下降，发展为充血性心力衰竭或心源性休克。

多数患儿预后良好，病死率不高。半数经数周或数月后痊愈。少数重症暴发病例，因心源性休克、急性心力衰竭或严重心律失常在数小时或数天内死亡。部分病例可迁延数年，仅表现为心电图或超声心动图改变。

四、辅助检查

（一）实验室检查

（1）血象及血沉：急性期白细胞总数轻度增高，以中性粒细胞为主；部分病例血沉轻度或中度增快。

（2）血清心肌酶谱测定：病程早期血清肌酸激酶（CK）及其同工酶（CK-MB）、乳酸脱氢酶（LDH）及其同工酶（LDH1）、血清谷草转氨酶（SGOT）均增高。心肌肌钙蛋白T（CTNT）升高，具有高度的特异性。恢复期血清中检测相应抗体，多有抗心肌抗体增高。

（3）病毒分离：疾病早期可从咽拭子、粪便、血液、心包液或心肌中分离出病毒，但阳性率低。

（4）PCR：在疾病早期可通过PCR技术检测出病毒核酸。

（二）X线检查

透视下心搏动减弱，胸片示心影正常或增大，合并大量心包积液时心影显著增大。心功能不全时两肺呈淤血表现。

（三）心电图检查

呈持续性心动过速，多导联ST段偏移和T波低平、双向或倒置QT间期延长、QRS波群低电压。心律失常以期前收缩为多见，尚可见到部分性或完全性窦房、房室或室内传导阻滞。

五、治疗要点

（1）休息十分重要，减轻心脏负担。

（2）抗生素和抗病毒药物治疗急性期可加用抗生素，有报道联合应用利巴韦林和干扰素可提高生存率。

（3）保护心肌和清除自由基的药物治疗。

①大剂量维生素 C 和能量合剂：维生素 C 有清除自由基的作用，可改善心肌代谢及促进心肌恢复，对心肌炎有一定疗效。剂量为每日 $100 \sim 200mg/kg$，以葡萄糖液稀释成 $10\% \sim 20\%$ 溶液静脉注射。每日 1 次，疗程 $3 \sim 4$ 周。病情好转可改用维生素 C 口服。能量合剂有加强心肌营养、改善心肌功能的作用，常用三磷腺苷 20mg、辅酶 A50 单位，胰岛素 $4 \sim 6$ 单位及 10% 氯化钾 8mL 溶于 10% 葡萄糖液 250mL 中静脉滴注，每日或隔日 1 次。

②辅酶 Q_{10}：有保护心肌和清除自由基的作用，$1mg/(kg \cdot d)$，分两次口服，疗程 3 个月以上。

③1,6-二磷酸果糖（FBP）：可改善心肌细胞代谢，$150 \sim 250mg/(kg \cdot d)$，静脉滴注，疗程 $1 \sim 3$ 周。

④中药：在常规治疗的基础上加用丹参或黄芪等中药。

（4）应用肾上腺皮质激素：激素有改善心肌功能、减轻心肌炎性反应和抗休克作用，一般病程早期和轻症者不用，多用于急重病例，常用泼尼松，每日 $1 \sim 1.5mg/kg$ 口服，共 $2 \sim 3$ 周，症状缓解后逐渐减量至停药。对于急症抢救病例可采用静脉滴注，如地塞米松每日 $0.2 \sim 0.4mg/kg$，或氢化可的松每日 $10 \sim 20mg/kg$。

（5）应用丙种球蛋白：用于重症病例，$2g/kg$，单剂 24 小时静脉缓慢滴注。

（6）控制心力衰竭：强心药常用地高辛或毛花苷 C。患心肌炎时对洋地黄制剂较敏感，容易中毒，故剂量应偏小，一般用有效剂量的 2/3 即可。重症患儿加用利尿剂时，尤应注意电解质平衡，以免引起心律失常。

（7）救治心源性休克：静脉大剂量滴注肾上腺皮质激素或静脉推注大剂量维生素 C 常可取得较好的效果，如效果不满意可应用调节血管紧张度的药物如多巴胺、异丙肾上腺素和间羟胺等加强心肌收缩，维持血压和改善微循环。

六、护理诊断/问题

（一）活动无耐力

与心肌收缩力下降、组织供氧不足有关。

（二）潜在并发症

心力衰竭、心律失常、心源性休克。

（三）知识缺乏

患儿及家长缺乏有关本病的护理知识。

七、护理措施

（一）注意休息，减轻心脏负担

急性期卧床休息至热退后 $3 \sim 4$ 周，恢复期仍应限制活动量，总休息时间为 $3 \sim 6$ 个月，病情稳定后逐渐增加活动量，以活动时不出现心悸、胸闷为宜。有心脏扩大、心力衰竭者，更应绝对卧床休息并延长卧床时间，待心脏功能改善、心脏大小恢复正常后逐渐开始活动。

（二）严密观察病情变化，及时发现和处理并发症

（1）观察心力衰竭的表现：避免诱发心力衰竭的因素，如感染、剧烈运动、用力排便、

情绪激动等。严密观察病情变化，胸闷、心悸、气促时应注意休息，必要时给予吸氧；烦躁不安者根据医嘱给予镇静处理；一旦发生呼吸困难、心率加快、肝脏肿大等心力衰竭表现，应置患儿于半卧位，给予吸氧，保持安静，立即报告医生，静脉输液时应注意控制滴速，以免滴速过快，加重心脏负担。使用洋地黄时应小剂量，注意观察心率、心律及其毒性反应，避免发生洋地黄中毒。

（2）观察心律失常的表现：严密观察、记录患儿的精神状态、面色、心律和生命体征变化。对明显心律失常的患儿应连续进行心电监护，若发现多源性期前收缩、频发室性期前收缩、心动过速、心动过缓、完全性房室传导阻滞，应立即报告医生，并准备好抢救药物和器械，以便及时抢救。

（3）观察心源性休克的表现：严密监测血压，一旦发生心源性休克应积极抢救，遵医嘱使用血管活性药物时，要准确控制滴速，使用静脉输液泵，避免血压波动过大。

（三）健康教育

（1）向患儿及家长介绍本病的相关知识，以减轻患儿和家长的焦虑和恐惧心理。

（2）强调患儿休息的重要性，保持环境安静，避免一切可使心脏负担加重的因素。

（3）指导患儿进清淡、易消化、高营养、低盐饮食，避免暴饮暴食，进食刺激性食物。

（4）告知患儿及家长预防呼吸道和消化道感染的常识，疾病流行期间尽量避免去公共场所。

（5）告知患儿及家长所用药物的名称、剂量、用药方法和不良反应。

（6）指导患儿出院后定期到门诊复查。

（田丽丽）

第五章　小儿血液系统疾病护理

第一节　小儿贫血

一、营养性缺铁性贫血

缺铁性贫血（IDA）是由于体内铁缺乏致血红蛋白合成减少而引起的一种小细胞低色素性贫血。此种贫血遍及全球，以婴幼儿发病率最高，尤以6个月至2岁的小儿为甚，严重危害小儿健康，影响儿童生长发育，是我国重点防治的小儿"四病"之一。

（一）病因与发病机制

1. 病因

铁是构成血红蛋白所必需的原料。任何引起体内铁缺乏的原因均可导致贫血。

（1）先天储铁不足：胎儿在妊娠最后3个月从母体获得的铁最多，足月儿从母体所获得的铁量足以满足其生后4~5个月的造血需要，而早产、双胎、多胎、胎儿失血、孕母患严重缺铁性贫血等可致胎儿储存铁减少。

（2）铁摄入不足：食物铁供应不足是导致小儿缺铁性贫血的主要原因。婴儿单纯人乳、牛乳、谷物等低铁食品喂养而未及时添加含铁丰富的换乳期食物及年长儿偏食、挑食等饮食习惯都可以导致缺铁，发生缺铁性贫血。

（3）生长发育快：婴儿期和青春期生长发育迅速，尤其是早产儿及低出生体重儿发育更快，铁的需要量增加，若未及时添加含铁丰富的辅食，易发生缺铁。

（4）铁吸收障碍：食物搭配不合理、胃肠炎、慢性腹泻、消化道畸形、反复感染等可影响铁的吸收。

（5）铁丢失过多：①长期慢性失血如钩虫病、肠息肉、溃疡病可导致铁丢失过多；②用未经加热处理的鲜牛乳喂养婴儿，可因对蛋白过敏出现少量肠出血（每日失血约0.7mL，而1mL血约含0.5mg铁）而致铁丢失。

2. 发病机制

铁缺乏可对机体多系统造成影响。

（1）缺铁对血液系统的影响：经小肠吸收的食物铁或衰老红细胞破坏释放的铁经运铁蛋白转运到幼红细胞及储铁组织中。幼红细胞摄取的铁在线粒体内与原卟啉结合，形成血红素，再与珠蛋白结合形成血红蛋白。因此铁是合成血红蛋白的原料。铁缺乏时，血红素生成不足，使血红蛋白合成减少，新生的红细胞内血红蛋白含量不足，细胞质较少，细胞变小；而缺铁对细胞的分裂、增殖影响较小，故红细胞数量减少的程度不如血红蛋白量减少明显，从而形成小细胞低色素性贫血。

（2）缺铁对其他系统的影响：铁缺乏可影响肌红蛋白的合成。体内有许多含铁酶和铁依赖酶，如细胞色素酶、过氧化氢酶、单胺氧化酶、核糖核苷酸还原酶、琥珀酸脱氢酶、腺苷脱氨酶等，这些酶调控着体内重要代谢过程（生物氧化、组织呼吸、胶原合成、卟啉代谢、淋巴细胞和粒细胞功能、神经介质合成与分解、神经组织发育），其活性依赖铁的水平。因此，当铁缺乏时，这些酶活性下降，细胞功能发生紊乱而出现一系列非血液系统的表现，如体力减弱、易疲劳、表情淡漠、注意力减退、智能减低、口腔黏膜异常角化、舌炎、胃酸缺乏、小肠黏膜变薄致消化吸收功能减退、反甲等；神经功能紊乱而出现精神神经行为；T_4 分泌减少，细胞免疫功能及中性粒细胞功能下降，机体抗感染能力降低。

（二）临床表现

任何年龄均可发病，以 6 个月至 2 岁多见。起病缓慢，临床表现随病情轻重而不同。

1. 一般表现

皮肤黏膜逐渐苍白，以唇、口腔黏膜和甲床最明显。倦怠乏力、不爱活动。体重不增或增长缓慢。年长儿可诉头晕、耳鸣、眼前发黑等。

2. 髓外造血表现

肝、脾轻度肿大；年龄越小、病程越长、贫血越严重，肝、脾肿大越明显；淋巴结肿大较轻。

3. 非造血系统表现

（1）消化系统表现：食欲减退，可有呕吐、腹泻，少数有异食癖（如喜食泥土、煤渣、墙皮），可出现口腔炎、舌炎或舌乳头萎缩。重者可出现萎缩性胃炎或吸收不良综合征等。

（2）神经系统表现：烦躁不安、易激惹或精神不振，注意力不集中，记忆力减退，学习成绩下降，智能多较同龄儿低，语言、思维活动能力受影响以致影响心理的正常发育，产生焦虑、抑郁、自卑心理。

（3）心血管系统表现：明显贫血时心率加快，心脏扩大，严重者可发生心力衰竭。

（4）其他表现：皮肤干燥、毛发枯黄易脱落、上皮组织异常，出现反甲、细胞免疫功能低下，常合并感染等。

（三）实验室及其他检查

1. 血常规

血红蛋白量降低，比红细胞数减少明显，呈小细胞低色素性贫血。外周血涂片显示红细胞大小不等，以小细胞为多，中央淡染区扩大。网状红细胞正常或轻度减少。白细胞、血小板一般无特殊变化。

2. 骨髓象

增生活跃，以中、晚幼红细胞增生为主。各期红细胞均较小，胞质含量少，染色偏蓝，胞质成熟落后于胞核。粒细胞系和巨核细胞系多无明显异常。

3. 铁代谢的相关检查

血清铁蛋白（SF）减少，血清铁（SI）和转铁蛋白饱和度（TS）降低，红细胞游离原卟啉（FEP）、总铁结合力（TIBC）均增高。

（四）治疗要点

治疗原则是祛除病因，补充铁剂，必要时给予输血。

1. 祛除病因

合理喂养，及时添加含铁丰富的食物，纠正偏食，积极治疗慢性失血性疾病，如钩虫感染、溃疡病等。

2. 铁剂治疗

铁剂是治疗缺铁性贫血的特效药，选择易吸收的硫酸亚铁、富马酸亚铁、葡萄糖酸亚铁等二价铁。以元素铁计算，每天 4~6mg/kg，分 2~3 次口服。疗程至血红蛋白正常后 2 个月左右停药。

3. 输血治疗

一般不需输血。严重贫血并发心力衰竭或重症感染者可给予输血。

（五）护理诊断/问题

1. 营养失调（低于机体需要量）

与铁供应不足、吸收不良、丢失过多或消耗增加有关。

2. 活动无耐力

与贫血致组织器官缺氧有关。

3. 口腔黏膜改变

与口腔炎、舌炎有关。

4. 潜在并发症

感染、心功能不全。

5. 知识缺乏

家长及年长患儿缺乏营养知识和对本病的防护知识。

（六）护理目标

（1）患儿倦怠、乏力有所减轻，活动耐力逐渐增强。

（2）患儿缺铁因素消除，食欲恢复正常，保证铁的摄入。

（3）患儿口腔黏膜损伤得到修复。

（4）患儿病情得到及时控制，不发生潜在并发症。

（5）家长及年长患儿能叙述缺铁的原因，积极主动配合治疗，纠正不良饮食习惯，合理搭配饮食。

（七）护理措施

1. 合理安排休息与活动

患儿一般不需卧床休息，可根据活动耐力下降程度安排活动强度、活动持续时间及休息方式，以不感到疲乏为度。

（1）轻、中度贫血者，不必严格限制日常活动，生活要有规律，做适合自身的运动，以不感到疲惫为度，保证患儿足够休息和睡眠。

（2）严重贫血者，应根据其活动耐力下降情况制订活动计划，合理安排活动与休息时间，若活动中出现心悸、气短、体力不支应停止活动，卧床休息。

2. 合理安排饮食

（1）提倡母乳喂养，及时添加含铁丰富的辅食或补充铁强化食品。婴儿若以鲜牛奶喂养，必须加热煮沸，以减少因蛋白过敏而引起的肠道出血。

（2）创造良好的进食环境；指导家长合理搭配膳食，补充高蛋白、高维生素、含铁丰富（如黑木耳、紫菜、海带、肝、瘦肉等）及富含维生素C的食物，注意饮食色、香、味、形的调配。纠正患儿的不良饮食习惯，避免挑食、偏食。

（3）遵医嘱给予多酶片、山楂、鸡内金等增进食欲和助消化的药物。

3. 补充铁剂的护理

补充铁剂为最主要的护理措施。遵医嘱应用铁剂时应注意：①首选经济、安全、不良反应小、易吸收的二价铁。②口服铁剂应从小剂量开始，于两餐之间服用，以减轻对胃肠道的刺激。③可与维生素C、果汁同服，以帮助铁吸收，忌与牛奶、茶水、钙片、咖啡等同服。④液体铁剂可使牙齿染黑，应使用吸管服药。⑤告知家长服铁剂后大便变黑，停药后可恢复正常，以消除患儿及家长的紧张心理。⑥注射铁剂（如右旋糖酐铁）易出现不良反应，应慎用。注射时应分次于深部肌内注射，每次更换注射部位，可采用"Z"字形注射，注射前更换针头或注射器内留微量（0.1mL）气体，以防药液渗入皮下组织致局部坏死，并严密观察有无过敏等不良反应。⑦铁剂治疗有效者在用药3～4天后网织红细胞升高，7～10天达高峰，2～3周下降至正常。治疗约2周后血红蛋白逐渐上升，临床症状好转。如服药3～4周仍无效，应查找原因。

4. 预防感染

注意保护性隔离，少去人群密集的场所，避免交叉感染；注意口腔护理，保持皮肤清洁、勤沐浴、勤换衣；多晒太阳，呼吸新鲜空气，以增强免疫力。

5. 防止心力衰竭

重症贫血患儿应注意休息，减轻心脏负担，必要时给予吸氧；控制输液速度和输液量，密切观察心率、呼吸、血压、尿量变化，一旦出现心力衰竭，及时通知医生，协助抢救和护理。

6. 健康教育

（1）做好孕期保健工作，指导孕妇及哺乳期母亲增加含铁丰富的食物的摄入量。

（2）向家长及年长患儿介绍本病的相关知识，提倡母乳喂养，指导合理喂养，及时添加含铁丰富且吸收率高的辅食。

（3）让家长掌握正确服用铁剂的方法、注意事项及疗效观察指标；强调贫血纠正后，仍要坚持合理安排小儿饮食，培养良好的饮食习惯，加强护理，预防交叉感染。

（八）护理评价

（1）患儿倦怠、乏力症状有无减轻，活动耐力是否增强。

（2）患儿缺铁因素有无祛除、食物搭配是否合理、食欲是否增加。

（3）患儿是否发生感染。

（4）患儿是否发生心力衰竭等并发症或发生后是否得到及时抢救。

（5）家长及年长患儿能否说出本病的发病原因、临床表现等，能否主动配合治疗与护理。

二、营养性巨幼红细胞性贫血

营养性巨幼红细胞贫血是由于缺乏维生素 B_{12} 或（和）叶酸所引起的一种大细胞性贫血，主要临床特点为贫血，伴有神经精神症状，红细胞的胞体变大，骨髓中出现巨幼红细胞，用维生素 B_{12} 或（和）叶酸治疗有效。本病多见于 2 岁以内的婴幼儿，发病率约占 96% 以上，山区、农牧区患儿多见。

维生素 B_{12} 主要来源于动物性食物如肉类、肝、肾、海产品、禽蛋等，而植物性食物一般不含维生素 B_{12}，乳类中含量少，食物中维生素 B_{12} 进入体内后先与胃底壁细胞分泌的糖蛋白结合成 B12-糖蛋白复合物，然后经回肠黏膜吸收入血，贮存在肝脏。如日常饮食均衡，仅从食物中摄取的维生素 B_{12} 即可满足生理需要。

人体所需的叶酸主要来源于食物，如绿叶蔬菜、水果、酵母、谷类及动物内脏等，但高温加热易遭破坏，肠道细菌也可合成部分叶酸。叶酸主要在空肠及十二指肠中吸收进入血循环，主要贮存于肝脏。人乳和牛乳均可提供足够的叶酸，够出生后机体 4 个月生理所需。羊乳中几乎不含叶酸，长期以羊乳喂养婴儿易患巨幼红细胞贫血。

叶酸进入人体后，经叶酸还原酶的还原作用和维生素 B_{12} 的催化作用变成四氢叶酸，四氢叶酸是 DNA 合成过程中必需的辅酶，因此，维生素 B_{12} 和叶酸缺乏多可导致四氢叶酸减少，进而引起 DNA 合成障碍。幼红细胞内的 DNA 减少使红细胞的增殖、分裂延迟，细胞质成熟而细胞核发育落后，红细胞胞体变大而形成巨幼红细胞。由于红细胞生成速度减慢，变异的红细胞易遭破坏及红细胞的寿命缩短，故造成贫血。粒细胞的核也因 DNA 的成熟障碍而胞体变大，出现巨大幼稚粒细胞和中性粒细胞分叶过多现象。

维生素 B_{12} 与神经髓鞘中脂蛋白的形成有关，缺乏时可致周围神经变性、脊髓亚急性联合变性和大脑损伤，出现神经精神症状，还可使中性粒细胞和巨噬细胞吞杀细菌的作用减退而易感染。

（一）病因

1. 摄入量不足

胎儿可从母体获得维生素 B_{12} 并贮存于肝脏，如孕妇缺乏维生素 B_{12} 可致婴儿储存不足，出生后单纯喂养奶粉、羊奶而未及时添加辅食的婴儿易致维生素 B_{12} 和叶酸缺乏。年长儿多因挑食、偏食所致。

2. 吸收代谢障碍

严重营养不良、慢性腹泻、胃肠炎、小肠病变或吸收不良综合征使维生素 B_{12} 和叶酸吸收减少。

3. 需要量增加

早产儿、婴幼儿生长发育快，对维生素 B_{12} 和叶酸的需要量增加，严重感染使维生素 B_{12} 消耗增加，慢性溶血、恶性肿瘤等对叶酸的需要增加。

4. 药物作用

长期或大剂量使用某些药物，如广谱抗生素可使正常结肠内部分含叶酸的细菌清除而减少叶酸的供应，抗叶酸制剂（氨甲蝶呤）及某些抗癫痫药（苯妥英钠、苯巴比妥）等均可致叶酸缺乏。

（二）临床表现

1. 一般表现

起病缓慢，面色苍黄多虚胖，伴轻度浮肿，毛发稀疏枯黄，严重者皮肤有出血点或瘀斑。

2. 贫血表现

轻度或中度贫血者占大多数，皮肤呈蜡黄色，全身无力，睑结膜、口唇、指甲等处苍白，常伴肝、脾、淋巴结轻度肿大。

3. 神经精神症状

其表现与贫血的严重程度不平行，表现为烦躁不安、易怒等。维生素 B_{12} 缺乏者出现目光发直、表情呆滞、对周围反应迟钝、不认亲人、少哭不笑、智力发育落后甚至退步。严重病例可出现不规则震颤、手足无意识运动，甚至抽搐、共济失调、感觉异常、髁阵挛及巴宾斯基征阳性。

4. 消化系统症状

患儿食欲缺乏，常伴有呕吐、腹泻及舌炎、舌下溃疡等。

（三）辅助检查

1. 血常规

红细胞数的减少比血红蛋白量减少更为明显，呈大细胞性贫血，mCV>94，mCh>32，外周血涂片可见红细胞大小不等，以大细胞多见，可见巨幼变的红细胞，中性粒细胞呈分叶过多现象，这种分叶过多现象出现在骨髓改变之前，因此具有早期诊断价值。网织红细胞、白细胞、血小板计数常减少。

2. 骨髓象

骨髓增生活跃，以红细胞系增生为主，粒、红系统均出现巨幼变，表现为胞体变大、核染色质粗而松、副染色质明显，细胞核的发育落后于胞质，中性粒细胞的胞质空泡形成，核分叶过多，巨核细胞的核有过度分叶现象。

3. 血清维生素 B_{12} 和叶酸测定

血清维生素 B_{12}<100ng/L，血清叶酸<3μg/L。

（四）治疗要点

去除诱因，加强营养，防治感染。单纯维生素 B_{12} 缺乏者，应以维生素 B_{12} 治疗为主，不宜加用叶酸，以免加重精神神经症状，维生素 B_{12} 每次肌内注射100μg，每周2~3次，一般用药2~4天精神症状即好转；叶酸为口服片剂，每次5mg，每日3次，同时服用维生素 C 可提高疗效，使用2~4天后网织红细胞开始上升，4~7天达峰值，需连服数周，直至临床症状好转，血象恢复正常；神经系统的症状恢复较慢。重度贫血者可输注红细胞制剂，肌肉震颤者可给镇静剂。

（五）护理评估

1. 健康史

临床工作中注意评估导致巨幼红细胞贫血的原因。询问患儿喂养方法及辅食添加情况，患儿有无偏吃素食的习惯，是否患有肠道寄生虫病、慢性消化道及感染性疾病，是否有长期服用抗生素或抗叶酸代谢药史，是否早产、双胎或多胎儿，其母妊娠期是否患有缺铁性贫血或缺乏维生素 B_{12} 等。

2. 身体状况

评估患儿有无皮肤黏膜苍白、疲乏无力、食欲减退、腹泻、腹胀等症状，检查有无肝脾肿大、心率增快、心界扩大和心脏杂音等体征。

3. 心理-社会状况

评估家长及年长患儿对本病知识了解程度，有无因病致学习成绩差所产生的焦虑和自卑心理。多发生在婴幼儿时期，较严重的贫血不但会影响小儿的体格发育，而且还会影响神经、精神的正常发育，如注意力不集中、反应迟钝，不能正常地生活和游戏，使患儿产生烦躁、抑郁及自卑的心理。注意评估家长对本病防治知识的了解程度，以及由此病导致的焦虑、担忧心理，及时给予健康指导。

（六）护理诊断/合作性问题

1. 活动无耐力

与贫血致组织、器官缺氧有关。

2. 营养失调

低于机体需要量，与维生素 B_{12} 或（和）叶酸的摄入不足、吸收不良等有关。

3. 生长发育改变

与营养不足、贫血及维生素 B_{12} 缺乏影响生长发育有关。

（七）预期目标

（1）患儿活动耐力增加，活动量逐步增加，血清维生素 B_{12} 和叶酸达到正常值。

（2）患儿神经精神症状好转，体格、智能发育加快，逐步达到正常同龄儿水平。

（3）消除缺乏维生素 B_{12} 和叶酸的原因，家长及患儿纠正不良的饮食习惯。

（八）护理措施

1. 注意休息

根据患儿的活动耐受力情况安排适量活动，一般不需卧床，严重贫血者适当限制活动，烦躁、抽搐频繁者必要时可用镇静剂，以防外伤。

2. 加强营养

指导哺乳母亲改善营养，及时添加富含维生素 B_{12} 和叶酸的辅食，对婴幼儿要少量多餐，耐心喂养，合理搭配饮食以保证能量和营养素摄入全面；对年长儿要鼓励多进食，纠正挑食、偏食的不良习惯。震颤严重不能吞咽者可改用鼻饲。

3. 监测生长发育

评估患儿的体格、智力、运动发育情况，对部分发育落后者应加强锻炼和训练，如做被动体操，训练坐、立、行等运动功能，以促进动作和智力发育。

4. 预防感染

应避免交叉感染，少去公共场所，在医院注意实施保护性隔离，做好口腔清洁。

5. 健康教育

预防重点是哺乳期妇女应注意均衡饮食，营养全面，婴儿特别是人工喂养儿应及时添加辅食。向家长介绍本病的临床表现和防治措施，强调预防的重要性。如患本病后应及时予以药物治疗和教育训练，患儿的精神神经症状可逐步恢复正常。对家长加强营养知识的宣传，无论以何种方式喂养小儿，均应按时添加富含维生素 B_{12} 和叶酸的辅食，如瘦肉、肝、肾、蛋、海产品、绿叶蔬菜、水果、谷类等，哺乳期母亲也应多吃上述食品，以增加乳汁中维生素 B_{12} 和叶酸的含量，满足婴儿生长发育的需要。

（九）护理评价

（1）患儿活动耐力增加，活动量逐步增加，血清维生素 B_{12} 和叶酸达到正常值。

（2）患儿神经精神症状好转，体格、智能发育加快，逐步达到正常同龄儿水平。

（3）消除缺乏维生素 B_{12} 和叶酸的原因，家长及患儿纠正不良的饮食习惯。

三、再生障碍性贫血

再生障碍性贫血（AA）简称再障，是由于化学、物理、生物等因素或原因不明引起骨髓造血组织显著减少，导致骨髓造血功能衰竭的一类贫血。主要表现为骨髓造血功能低下，进行性贫血、出血、感染及全血细胞减少（红细胞、粒细胞和血小板减少）的综合征。按病程及表现分为急性再障（又称重型再障-Ⅰ型）及慢性再障。慢性再障病情恶化时似急性再障又称重型再障-Ⅱ型。

（一）病因及发病机制

多数患儿患病原因不明，称为原发性再障，能查出原因的称为继发性再障。现分述引发继发性再障的相关因素：

1. 药物及化学物质

药物引起再障者多见为氯霉素，其毒性可引起骨髓造血细胞受抑制及损害骨髓微环境。苯是重要的骨髓抑制毒物，长期与苯接触危害性较大。

2. 物理因素

电离辐射主要是 X 线、γ 射线等可干扰 DNA 的复制，使造血干细胞数量减少，骨髓微环境也受损害。

3. 病毒感染

各种肝炎病毒均能损伤骨髓造血，EB 病毒、流感病毒、风疹病毒等也可引起再障。

（二）临床表现

主要表现为进行性贫血、出血、反复感染而肝、脾、淋巴结多无肿大，脸色苍白、容易疲倦、体力变差，面容易自发性出现淤青、紫癜、出血点、鼻血不止等。临床根据病情、病程、起病缓急将再障分为急性和慢性两种类型。

1. 急性再障（重型再障－Ⅰ型）

起病急、发展快，病情凶险。早期以出血和感染表现为主。贫血呈进行性加重，输血频度高，且常出现即使大量输血仍难以纠正的重度贫血，感染和出血又可加重贫血。由于贫血难以纠正，临床多有面色苍白、头晕、心悸、乏力等明显缺血缺氧和心功能不全的表现。急性再障患儿常见口腔血泡，鼻腔黏膜及全身皮肤广泛出血，内脏出血以消化道、呼吸道多见。部分患儿可能会有眼底出血，严重者出现颅内出血。常见咽部黏膜、皮肤及肺部发生感染，严重者可合并败血症，表现为高热中毒症状。多见病原菌有大肠杆菌、铜绿假单胞菌、金黄色葡萄球菌及真菌，感染多不易控制。严重感染和颅内出血多为急性再障致死的原因。贫血早期较轻，但进展快。如果不能及时给予联合免疫抑制治疗或造血干细胞移植，而采用一般药物治疗和支持治疗，急性再障的平均生存期只有 3 个月，半年内死亡率为 90%。

2. 慢性再障

此型较多见，起病及进展较缓慢。贫血和血小板减少往往是首发和主要表现。感染及出血均较轻，出血以皮肤黏膜为主。少数病例病情恶化可演变为急性再障（又称重型再障－Ⅱ型），预后极差。

（三）辅助检查

1. 血常规

红细胞、粒细胞和血小板减少，校正后的网织红细胞<1%。至少符合以下 3 项中的 2 项：①血红蛋白<100g/L；②血小板<100×10^9/L；③中性粒细胞绝对值<1.5×10^9/L（如为两系减少则必须包含血小板减少）。

2. 骨髓穿刺检查

骨髓有核细胞增生程度活跃或减低，骨髓小粒造血细胞减少，非造血细胞（淋巴细胞、网状细胞、浆细胞、肥大细胞等）比例增高；巨核细胞明显减少或阙如，红系、粒系可明显减少。由于儿童不同部位造血程度存在较大差异，骨髓穿刺部位推荐首选髂骨或胫骨（年龄小于 1 岁者）。

3. 骨髓活检

骨髓有核细胞增生减低，巨核细胞减少或阙如，造血组织减少，脂肪和（或）非造血细胞增多，无纤维组织增生，网状纤维染色阴性，无异常细胞浸润。如骨髓活检困难可行骨髓凝块病理检查。

（四）诊断

诊断依据为全血细胞减少，网织红细胞低于正常，骨髓增生活跃或低下，均伴有巨核细胞减少，一般无肝、脾、淋巴结肿大。中华医学会于 1987 年修订了我国再障诊断和分型标准，基本与国外通用的 CamittaA 标准接轨，沿用至今，现简要介绍和归纳如下。

1. 再障诊断标准

需要符合下列五项条件：①全血细胞减少，网织红细胞绝对计数减少；②一般无脾大；

③骨髓至少1个部位增生减低或重度减低（如增生活跃，须有巨核细胞明显减少），骨髓小粒非造血细胞增多（骨髓活检等检查显示造血组织减少，脂肪组织增多）；④能排除引起全血细胞减少的其他疾病，如阵发性睡眠性血红蛋白尿、骨髓异常增生综合征、急性造血功能停滞、骨髓纤维化、恶性组织细胞病等；⑤一般抗贫血药治疗无效。

2. 再障分型

同时符合下列3项血象标准中的2项者，应诊断为重型再障（SAA）：①网织红细胞<1%，绝对计数<15×10⁹/L。②中性粒细胞绝对计数<0.5×10⁹/L。③血小板<20×10⁹/L。如病情进展迅速，贫血进行性加剧，伴有严重感染和内脏出血者，为急性再障（重型再障-Ⅰ型，SAA-Ⅰ）；如病情缓慢进展到上述SAA标准者，为慢性重型再障（重型再障-Ⅱ型，SAA-Ⅱ）；如血象未达到SAA标准者，则为一般慢性再障（CAA）。

（五）治疗

1. 祛除病因

首先找到再障的病因，然后祛除，如不再接触致病的有害物质和其他化学物质，积极治疗肝炎，禁用对骨髓有抑制作用的药物。

2. 支持治疗

（1）贫血治疗：严重贫血者可输血，慢性贫血患儿症状不明显者，尽量减少输血，避免输血并发症的产生。

（2）止血治疗：对皮肤、黏膜出血者，可用肾上腺皮质激素；对颅内、内脏出血应输浓缩血小板液或新鲜血浆。

（3）防治感染：保持个人卫生及病室清洁，严格限制探视人员，减少感染机会。发生感染时，检查感染部位并做细菌培养，同时应用广谱抗生素，必要时输入白细胞混悬液。

3. 造血干细胞移植治疗

造血干细胞移植是治疗AA的有效方法，具有起效快、疗效彻底、远期复发和克隆性疾病转化风险小等特点。移植时机与疾病严重程度、供体来源、白细胞抗原（HLA）相合度密切相关，应严格掌握指征。造血干细胞的来源：骨髓是最理想的造血干细胞来源；外周血干细胞次之；脐带血干细胞移植治疗AA的失败率较高，应慎重选择。

适应证：SAA或IST治疗无效的输血依赖性非重型再障（NSAA）。

4. 免疫抑制治疗（IST）

IST是无合适供者获得性AA的有效治疗方法。目前常用方案包括抗胸腺/淋巴细胞球蛋白（ATG/ALG）和环孢素A（CsA）。其他IST如大剂量环磷酰胺（HD-CTX）、他克莫司（FK506）或抗CD52单抗，对于难治、复发的SAA患儿可能有效，但应用经验多来源于成人SAA，且仍为探讨性治疗手段。

5. 其他药物治疗

雄激素有促造血作用，主要不良反应为男性化。如能被患儿及其家属接受则推荐全程应用。用药期间应定期复查肝肾功能。

（六）护理

1. 护理评估

（1）评估患儿的意识及精神状况，为患儿测量生命体征、身高、体重，了解患儿其家属对疾病的认知情况。

（2）询问患儿既往史、过敏史、手术史、家族史。

（3）评估患儿营养状况及自理能力，大小便情况，有无血尿、血便，了解患儿的睡眠情况。

（4）评估患儿的病情，有无精神萎靡、乏力倦怠，患儿口唇、面色、睑结膜、甲床等部位有无苍白，周身有无出血点及瘀斑，有无皮下血肿，有无发热；评估患儿有无心率增快，有无心功能不全的体征；评估患儿有无颅内出血，若存在应评估患儿有无颅内压升高和神经系统体征。长期使用皮质激素的患儿应评估其有无药物性库欣综合征的体型和面容。了解患儿的治疗方案。

（5）了解患儿的相关检查及结果，主要是用于诊断的实验室检查，包括：血红蛋白、红细胞计数、网织红细胞计数、骨髓穿刺检查等。

（6）心理-社会状况：了解患儿家属对患儿疾病拟采取的治疗方法、对治疗及可能导致并发症的认知程度、家庭经济承受能力，以提供相应的心理支持。

2. 护理措施

（1）一般护理

①休息与活动：创造气氛和谐、舒适、轻松的病室环境，每日定时开窗通风，患儿尽量卧床休息，适量运动，避免碰伤，重症贫血者可置于层流床中，预防感染。

②饮食：给予患儿新鲜、煮透、合理营养的易消化饮食。避免辛辣、刺激、过冷和市售熟食。慎食易损伤口腔黏膜的食物，以免因口腔黏膜损伤造成感染。血小板减少期间，有出血倾向的患儿，宜给予稍凉的流质、半流质饮食或软食，避免进食粗糙、坚硬、带刺、过烫及刺激性强的食物，以免引起消化道出血；骨髓抑制期，中性粒细胞计数$\leqslant 0.5 \times 10^9/L$时需进行饮食双消毒；有口腔溃疡的患儿可在进食前给予2%的利多卡因含漱，以减轻疼痛，给予患儿富含蛋白质及维生素的流质饮食，避免过热、粗糙、坚硬及酸性强的食物。

③预防感染：避免接触上呼吸道感染患儿，探视时控制人数和时间。陪护家属应注意卫生，接触患儿前应先用流动水洗手，并佩戴口罩。嘱患儿进食后漱口，预防口腔感染，常用的漱口液有：康复新、西吡氯铵含漱液、复方氯己定含漱液等，婴幼儿也可用淡盐水漱口。每日给予患儿3%硼酸坐浴2次，以预防肛周感染。每日紫外线消毒病室。

④预防出血：为防止皮肤黏膜出血，避免患儿抠鼻孔，嘱患儿使用软毛牙刷进行口腔清洁，避免牙龈出血，不可用牙签剔牙。保持大便通畅，避免大便干燥，血小板明显减少期间如有便秘，应及时告知医师进行处理。

（2）病情观察：再障常见症状的观察与护理

①感染：测量体温4次/日，观察患儿呼吸道、消化道和皮肤黏膜等常见感染部位的感染症状与体征。

②出血：各种穿刺术后延长按压时间直至彻底止血，如有鼻出血、牙龈出血要及时通知医师进行处理；密切观察患儿周身皮肤黏膜有无出血点、瘀斑等，集中医疗护理操作，尽量

避免患儿剧烈哭闹。

③鼻出血的处理：及时通知医师，让患儿采取坐位，用拇指和食指捏住鼻子的前部并用手指将鼻翼向鼻中隔处挤压，同时让患儿低头，张口呼吸，嘱其不要将血液咽下，可用盐酸肾上腺素棉球进行填塞，如按压3分钟后仍无法止血则遵医嘱请五官科急会诊，进行油纱条填塞。

④贫血：结合患儿外周血象变化，及时发现因重度贫血所致的以心血管和中枢神经系统为主的症状与体征。给予患儿心电监护，准确记录患儿出入量，观察患儿有无颅内压增高的体征，有无心率增快、心前区收缩期杂音，或者有无心功能不全，一旦出现上述症状，及时通知并配合医生积极治疗。

（3）用药护理

①输血护理：再障患儿常需进行各种成分输血，如浓缩红细胞、单采浓缩或多采血小板、各类血浆蛋白等。严格遵守输血管理制度和操作规程，输血前及时执行有关预防输血反应的医嘱。输血时适当控制滴速，期间密切观察患儿生命体征变化，给予患儿心电监护，准确记录患儿的出入量，及时发现和处理输血反应，必要时给予患儿应用利尿剂。

②环孢素A：2次/日口服，间隔12小时，护士按时发药，看服到口。因服药时间长达6个月以上，住院期间密切关注患儿有无肝肾功能损害、高血压等症状。每日给患儿测血压，必要时可加用降压药，口服环孢素A时前后应空腹1小时，每日按时口服。告知患儿及其家属不可擅自停药，需遵医嘱调药。口服免疫抑制剂期间，患儿机体免疫力偏低，应注意预防感染，增加机体免疫力，可口服匹多莫德或多抗甲素。

（4）心理护理：儿童SAA治疗时间长、费用高昂，患儿及其家属易失去耐心和信心，产生悲观消极情绪，甚至放弃治疗。护士要与患儿及其家属进行有效地沟通，为他们解决实际问题。让其与疗效好的患儿和家属交友，吸取经验和信心。在病情许可的情况下，组织病情稳定的患儿举办各种娱乐活动，如庆祝生日、欢度"六一"儿童节、建立患儿微型图书馆、外出参观游览等，让这些特殊的患儿与正常儿童一样，感受到社会的关爱，享受到生活的乐趣。科室建立了患儿家属与医务人员定期座谈会制度，及时了解患儿的需求，消除有关治疗的困惑。患儿出院后要与患儿家属保持电话联系，使患儿与家属都能够树立信心，积极配合长期规范治疗和随访。

（5）健康教育

①饮食指导：进食高蛋白、高热量、维生素丰富、清淡易消化的新鲜饮食，避免食用辛辣、刺激性食物。合理营养膳食，不吃剩饭。鼓励患儿进食，保持餐具清洁，食品食具应消毒，食用水果前应洗净、去皮。指导家属经常更换烹调方式，注意食物色、香、味的调配，以增强患儿食欲。避免进食过硬的食物，从而减少口腔黏膜损伤，进餐后用漱口液（康复新、复方氯己定、西吡氯胺等）漱口，保持口腔清洁。

②用药指导：嘱患儿和家属出院回家后要严格按时按量服用环孢素A，为了提高医嘱的依从性，定期电话随访，定期来院监测药物血浓度，并根据血药浓度酌情调整口服药剂量，使环孢素血清峰浓度在200ng/mL。服药期间密切观察有无肝肾损害、高血压、多毛症、齿龈肿胀等，告知患儿和家属出现上述症状时不要惊慌，不要随意擅自停药和减量，要在医生的指导下对症处理，同时告知此类症状均具有可逆性，治疗结束后将逐渐消失。此时特别要加强与即将进入或已进入青春期女孩的交流沟通，因为她们对外貌比较敏感，进行积极的心

理疏导对她们坚持完成治疗是有积极意义的。

③休息与活动：根据患儿的病情、贫血程度及目前活动耐力情况，制订活动计划，决定患儿的活动量。重度贫血患儿应以卧床休息为主，间断床上及床边活动。保持室内空气清新，每日定时开窗通风。

④根据患儿病情按时门诊复诊，定时复查血常规、生化、出凝血功能、环孢素浓度等。

⑤特殊处理：A. 保持大便通畅，便后用清水清洗或遵医嘱每日用硼酸坐浴 10~15 分钟，预防肛周感染；B. 保持鼻腔湿润，不可抠鼻子，避免鼻出血发生。

第二节 特发性血小板减少性紫癜

特发性血小板减少性紫癜（ITP）又称自身免疫性血小板减少性紫癜，是小儿最常见的出血性疾病。临床上以皮肤、黏膜自发性出血，血小板减少，出血时间延长，血块收缩不良及束臂试验阳性为特征。

一、病因及发病机制

目前认为是一种自身免疫性疾病，发病前常有病毒感染史。患儿因自身免疫过程缺陷或外来抗原（如病毒感染和其他因素）的作用，使机体产生血小板相关抗体 PAIgg，从而引起血小板减少。血小板减少是导致出血的主要原因，感染可加重血小板减少或使疾病复发。

二、临床表现

（一）急性型

病程不超过 6 个月，约占 90%，多见于婴幼儿。发病前 1~3 周常有急性病毒感染史，如上呼吸道感染、流行性腮腺炎、水痘、风疹、麻疹、传染性单核细胞增多症等，偶见于免疫接种之后。以自发性皮肤和黏膜出血为突出表现，多为针尖大小的皮内或皮下出血点，或为瘀斑和紫癜，少见皮肤出血斑和血肿，以四肢多见，常伴有鼻出血、齿龈出血。胃肠道大出血及颅内出血少见，偶见肉眼血尿，青春期女性患者可有月经过多，少数患者可有结膜下和视网膜出血。出血严重者可致贫血，肝脾偶见轻度肿大，淋巴结不肿大。颅内出血为主要死因。

（二）慢性型

病程在 6 个月以上，多见于学龄儿童。起病缓慢，出血症状相对较轻，主要为皮肤、黏膜出血，可持续性或反复发作出血，出血持续期和间歇期长短不一。约 1/3 患儿发病数年后自然缓解。

三、辅助检查

（一）血常规

血小板计数常小于 $100×10^9/L$（小于 $50×10^9/L$ 时可见自发性出血，小于 $20×10^9/L$ 时出血明显，小于 $10×10^9/L$ 时出血严重）；失血较多时可致贫血，白细胞数正常；出血时间延长，凝血时间正常，血块收缩不良，血清凝血酶原消耗不良。

（二）骨髓象

急性骨髓巨核细胞增多或正常；慢性型巨核细胞显著增多，幼稚巨核浆细胞增多，核分叶减少，核-浆发育不平衡，产生血小板的巨核细胞明显减少，其细胞质中有空泡形成、颗粒减少和量少等现象。

（三）血小板抗体测定

主要是 PAIgg 增高。

（四）其他

出血时间延长，凝血时间正常，血块收缩不良，血清凝血酶原消耗不良，束臂试验阳性。

四、治疗要点

（一）肾上腺皮质激素

常用泼尼松，剂量为 1.5~2mg/（kg·d），分 3 次口服。出血严重者可用冲击疗法，常用地塞米松 0.5~2mg/（kg·d）或甲泼尼龙 20~30mg/（kg·d），静脉滴注，连用 3 天，症状缓解后改口服泼尼松。用药至血小板数回升至接近正常水平即可逐渐减量，疗程一般不超过 4 周。停药后如有复发，可再用泼尼松治疗。

（二）大剂量静脉滴注丙种球蛋白

常用剂量为 0.4~0.5g/（kg·d），连续 5 天静脉滴注；或每次 1g/kg 静脉滴注，必要时次日可再用 1 次；以后每 3~4 周 1 次。

（三）其他

严重出血危及生命时可输注血小板，出血致贫血者可输浓缩红细胞，激素和丙种球蛋白治疗无效及慢性难治性 ITP 可用免疫抑制剂或行脾切除。

五、常见护理诊断/问题

（一）潜在并发症

出血。

（二）有感染的危险

与激素、免疫抑制剂应用致免疫功能下降有关。

（三）恐惧

与严重出血有关。

六、护理

（一）护理评估

（1）评估患儿的意识及精神状态，为患儿测量生命体征、身高、体重，了解患儿家属对疾病的认知情况。

（2）询问患儿的既往史、过敏史、手术史及家族史。

（3）评估患儿的营养状况及自理能力，了解患儿的大小便情况及睡眠情况。

（4）评估患儿的病情，询问患儿发病前有无急性病毒感染史，有无发热，有无自发性皮肤黏膜出血，周身有无出血点、瘀斑或紫癜，询问患儿有无鼻出血或牙龈出血，有无胃肠道出血、肉眼血尿，评估患儿有无结膜下或视网膜出血，警惕患儿是否存在颅内出血，有无头晕、呕吐、失语、烦躁不安、神志改变等症状，了解患儿目前的治疗方案。

（5）了解患儿的相关检查结果，主要是与诊断有关的实验室检查结果，如血小板计数、血小板抗体测定、骨髓穿刺检查等。

（6）心理-社会状况：了解患儿家属对患儿疾病拟采取的治疗方法、家庭经济承受能力，以提供相应的心理支持。

（二）护理措施

（1）一般护理。

①休息与活动：保持病室安静整洁，温湿度适宜，定时开窗通风，使用紫外线消毒，每日至少1次。患儿血小板减少时，嘱尽量减少活动。血小板≤$20×10^9$/L时，患儿需卧床休息，并嘱其头部制动，避免剧烈哭闹，防止颅内出血。避免体力消耗，减少和避免发生损伤。

②饮食：A. 一般给予患儿高热量、高蛋白、高维生素、清淡易消化的食物，避免进食生硬、粗糙带刺的食物；B. 多饮水，以补充热量和水分的消耗，若伴有贫血应选用含铁丰富的食物；C. 患儿血小板低于$50×10^9$/L时应进食清淡易消化软食或半流质软食，禁食过硬、难消化的食物，以防消化道出血；D. 口腔、牙龈出血时应鼓励患儿进食清淡、少渣软食，以防口腔黏膜损伤，加强口腔护理，进食后用漱口水漱口；E. 对继发感染的患儿应选用高蛋白、高热量、富含维生素的食物，以加强营养，提高机体免疫力；F. 对发热的患儿则进食高热量、高维生素、蛋白质丰富、清淡、易消化食物。

③预防感染：A. 环境舒适，注意保护性隔离，与感染患儿分病室居住，有条件地安排单间。B. 病房内定时开窗通风，每日2次，保持空气新鲜。每日使用紫外线消毒房间30分钟。C. 限制陪护，减少探视，尤其是患有呼吸道感染或其他传染病者谢绝探视，以免交叉感染。D. 每日地面使用10‰含氯消毒剂进行清扫。E. 养成良好的个人卫生习惯，加强卫生意识，防止病从口入。F. 进食后使用康复新、复方氯己定、淡盐水等漱口液进行漱口，预防口腔感染。

④皮肤的护理：保持床单平整，避免皮肤摩擦及肢体受压，保持皮肤清洁，尽量避免人为创伤，如进行各种穿刺时必须快速、准确，严格执行无菌操作。发生出血时，应定时检查出血部位，注意出血点、瘀斑情况。

（2）病情观察。

①密切关注患儿生命体征变化，注意观察患儿有无出血倾向，观察患儿全身皮肤黏膜有无出血点或瘀斑，观察患儿有无鼻出血、血尿、血便、咯血以及烦躁不安、头痛及神志改变。如有上述症状及时告知医师，予以相应处理。

②出血的护理。A. 避免损伤：急性期应减少活动，避免创伤，尤其是头部外伤，明显出血患儿应卧床休息；为患儿提供安全的环境，床头、床栏及家具的尖角用软物包扎，禁忌玩锋利的玩具，限制剧烈运动，如篮球、足球、爬树等，以免碰伤、刺伤或摔伤；尽量减少肌内注射或深静脉穿刺抽血，必要时应延长压迫时间，以免形成深部血肿；禁食坚硬、过热、油炸、多刺及刺激性的食物，防止损伤口腔黏膜及牙龈出血；刷牙时选用软毛牙刷，或盐水漱口，以保护口腔黏膜；天气干燥时可用液状石蜡滴鼻，湿润鼻腔，告知患儿及其家属不可用手挖鼻孔，以防鼻出血发生；保持大便通畅，防止用力排便时腹压增高而诱发颅内出血。B. 消化道出血的护理：消化道少量出血患儿，可进食温凉的流质饮食；大量出血患儿

应禁食，待出血停止 24 小时后方可给予流质饮食，建立静脉输液通道、配血，做好输血准备，保证液体入量，准确记录出血的量、性质、颜色；C. 鼻出血的护理：指导患儿勿用手挖鼻孔和用力擤鼻。鼻腔干燥时，可用棉签蘸少许液状石蜡或抗生素软膏轻轻涂擦，防止干裂出血，少量出血时可用棉球或吸收性明胶海绵填塞，局部冷敷。出血严重时，尤其是后鼻腔出血可用凡士林油纱条做后鼻孔填塞术。

（3）用药护理。

①激素：按时按量服用激素，不可随意加减药量，当服用激素时血小板回升至接近正常值时，应遵医嘱逐渐减量，不可突然停药，以免引起不良后果。注意激素不良反应，避免感染。

②丙种球蛋白：严格控制输液速度，注意操作流程。输注过程中，密切关注患儿生命体征变化，出现不适应暂停输注，告知医师，给予相应处理后再酌情进行输注。

③免疫抑制剂：口服环孢素 A 时，应按时按量口服，不可擅自将药物减停或改量，定期检测血药浓度（200～300ng/mL），疗程 2～3 个月，有效率 60%～80%。口服环孢素 A 前后各 1 小时内应禁食，不可与其他药物同时服用。药物不良反应：肝肾功能损害、多毛及牙龈增生等。

（4）心理护理：良好的心理状态对配合临床治疗及疾病的康复起着积极的促进作用。当患儿发生出血症状时，常常恐惧不安，这时在护理上应加强与患儿及其家属的沟通交流，消除其对病症的恐惧心理。在护理中必要的精神安慰可以使患儿避免因情绪过度紧张而激发加重出血，必要时还应遵医嘱给予镇静剂。因此，要求护理人员要予以高度的同情心和责任感，关心体贴患儿。进行各种检查及特殊治疗时，应向其做好解释工作。经常巡视病房，与患儿及其家属沟通，讲解疾病的相关知识，鼓励患儿树立战胜疾病的信心。

（5）健康教育。

①饮食指导：根据出血情况选用流食、半流食或普食，富含高蛋白、高维生素，少渣饮食。饮食上不吃过硬、油炸、过热、刺激性强的食物，避免消化道黏膜损伤出血。

②用药指导：大剂量糖皮质激素服用 5～6 周易出现库欣综合征、高血压、感染、血糖增高等，停药后可恢复；定期复查血压、血糖、白细胞计数，及早发现可疑的不良反应；患儿服药期间，不与感染患儿接触，忌用抑制血小板功能的药物如阿司匹林等；应用环孢素 A 治疗的患儿，服药期间应定期检测环孢素的血药浓度，服药前后 1 小时应禁食，不与其他药物同服；遵医嘱口服药物，不可擅自停药或改药。

③休息与活动：血小板偏低时需卧床休息，进行间断床上运动；症状缓解后可进行适当运动，以增加机体免疫力，外出戴口罩。注意避免磕碰，不玩尖利的玩具，不使用锐利的工具，不做剧烈运动，常剪指甲，避免搔抓皮肤，刷牙时使用软毛牙刷。

④密切关注患儿病情变化，有无新发出血点等，根据患儿病情，按时复诊，定期检测血常规、生化、出凝血功能，口服环孢素 A 患儿定时监测血药浓度，出现不适及时门诊就诊。

第三节　血友病

血友病是遗传性凝血功能障碍的出血性疾病。抗血友病球蛋白（Ahg，Ⅷ因子）缺乏最常见，称血友病甲；血浆凝血活酶成分（PTC，Ⅸ因子）缺乏，称血友病乙；血浆凝血活酶前质（PTA，Ⅺ因子）缺乏最少见，称血友病丙。其共同特点为终身轻微损伤后有长时间出血倾向。

一、病因与发病机制

血友病甲和乙均为 X 连锁隐性遗传，男性发病，女性传递。血友病丙为常染色体显性或不完全性隐性遗传，男女均发病或传递疾病。因子Ⅷ、Ⅸ、Ⅺ缺乏均可使凝血过程的第一阶段中凝血活酶生成减少，引起血液凝固障碍，导致出血倾向。因子Ⅷ是一种大分子复合物，由小分子量的具凝血活性的Ⅷ：C 和大分子量的血管性假性血友病因子（VWF）所组成，其中Ⅷ：C 的含量很低，仅占因子Ⅷ复合物的 1%。Ⅷ：C 是一种水溶性球蛋白，80%由肝合成，余 20%由脾、肾和单核–巨噬细胞等合成，其活性易被破坏，在 37℃储存 24 小时后可丧失 50%。血友病甲患者Ⅷ：C 降低或缺乏的机理尚未明了。VWF 为因子Ⅷ的载体，它具有使血小板黏附于血管壁的功能。当 VWF 缺乏时，则可引起出血和因子Ⅷ缺乏。

因子Ⅸ是一种由肝合成的糖蛋白，在其合成过程中需要维生素 K 的参与。因子Ⅺ也是在肝内合成，在体外储存时其活性稳定，故给本病患者输适量储存血即可补充因子Ⅺ。

二、临床表现

血友病甲出血程度的轻重与血浆中Ⅷ：C 的活性高低有关：活性为 0~1%者为重型，患者自幼即有自发性出血、反复关节出血或深部组织（肌肉、内脏）出血，并常导致关节畸形；2%~5%为中型，患者于轻微损伤后严重出血，自发性出血和关节出血较少见；6%~20%者为轻型，患者于轻微损伤或手术后出血时间延长，但无自发性出血或关节出血；20%~50%为亚临床类型，仅于严重外伤或手术后有渗血现象。

血友病乙的出血症状与血友病甲相似，其轻重分型亦相似，因子Ⅸ活性少于 2%者为重型，很罕见。绝大多数患者为轻型，出血症状较轻。

血友病丙的杂合子患儿无出血症状，只有纯合子才有出血倾向。患儿的出血程度与因子Ⅺ的活性高低无相关性。本病患者常合并Ⅴ、Ⅶ等其他因子缺乏。

三、辅助检查

（1）凝血时间：凝血时间延长为本病的特征。但是，仅在Ⅷ：C 浓度低于 1%~2%时才延长，轻型病例可正常。出血时间及凝血酶原时间皆正常。

（2）凝血酶原消耗试验：该试验较凝血时间敏感，但敏感度不如部分凝血活酶时间。部分轻型病例可正常。

（3）白陶土部分凝血活酶时间：敏感度较高，是目前本病最简便实用的过筛试验。当因子Ⅷ、Ⅸ的活性减少至正常的 30%时即可延长，可检测轻型病例。

（4）凝血活酶生成试验：是一项敏感的检查方法，有助于诊断轻型病例，但操作方法较复杂，目前已少用。

（5）纠正试验：用于鉴别各类血友病。凝血酶原消耗及凝血活酶生成试验不正常时，可做纠正试验。正常血浆经硫酸钡吸附后，尚含有因子Ⅷ及Ⅸ；正常血清中含有因子Ⅸ、Ⅺ。患儿血浆的部分凝血活酶时间仅被正常硫酸钡吸附血浆纠正时，为因子Ⅷ缺乏症；仅被正常血清纠正时，为因子Ⅸ缺乏症；如两者皆可纠正，则为因子Ⅺ缺乏症。

（6）因子Ⅷ、Ⅸ、Ⅺ活性测定：采用凝血酶原时间一期法，将已知有关因子缺乏的血浆作为基质血浆，加入白陶土悬液、氯化钙及不同稀释度血浆或血清后，按凝固时间制成有关因子活性曲线后，对受检标本进行换算。

（7）Ⅷ R：Ag 的测定：采用不同的免疫学方法测定，血友病甲患儿血浆中含量正常或增高。

（8）Ⅷ：CAg 的测定：在血友病甲患儿中，血浆Ⅷ：CAg 与ⅧRC 平行减少。

（9）基因分析有助于诊断和产前诊断。

四、诊断

（一）诊断要点

（1）生后最初 6 个月并无出血症状，学走路时开始出现肌肉及关节出血。

（2）多有家族史，尤其是母系家族男性成员。

（3）手术或拔牙后发现出血时间延长，应做凝血功能检查。本病是 X-连锁隐性遗传，几乎所有患儿均是男性。

（二）鉴别诊断

（1）血友病甲与乙的鉴别：可由因子活性检查分辨。

（2）血管性假性血友病（VWD）：是常染色体显性或隐性遗传性疾病，男女均可发病，为最常见的先天性出血性疾病。一般出血症状较血友病轻，轻微碰撞可诱发瘀斑，黏膜出血亦常见，如鼻出血和牙龈出血，青春期少女有大量经血。

（3）其他先天性凝血因子缺乏症：如凝血酶原时间（PT）延长可由于因子Ⅱ、Ⅴ和Ⅹ缺乏，部分凝血酶原时间（APTT）延长见于因子Ⅺ缺乏，诊断需做个别因子测定。

五、治疗

治疗原则：预防出血、局部止血、替代疗法、药物治疗、基因治疗。

（一）出血处理

肢体出血应做局部冷敷，及早做替代疗法。关节或肌肉肿痛应给予镇痛药，但应避免使用阿司匹林类药物。

（二）替代疗法

皮下出血一般不需替代治疗，但关节、肌肉或内脏出血应尽快提高因子水平以止血。

（1）新鲜冰冻血浆（FFP）：每 1mL 血浆含因子Ⅷ或因子Ⅸ1IU，因子Ⅷ半衰期仅 8～12 小时，因子Ⅸ半衰期为 24 小时。治疗内脏或关节出血需提高因子至 30%，即每 8～12 小时给 30mL/kg 的 FFP，患儿一般不能承受如此大容量的 FFP 治疗。

（2）冷沉淀物：可由新鲜冰冻血浆分离出，每袋容量 20～30mL，含因子Ⅷ80～100IU，因容量少和含量高，若需大量因子治疗，较 FFP 好。但不含因子Ⅸ。

（3）因子Ⅷ和因子Ⅸ浓缩剂。

（三）药物治疗

（1）轻型血友病甲：可使用 1-脱氧-8-精氨酸加压素（DDAVP），将体内贮存的因子Ⅷ释放入循环血中，在小手术或拔牙前给予，可减少患儿接受血制品的机会。

（2）抗纤溶制剂：黏膜出血（如拔牙后），可先给予因子治疗止血，再给予抗纤溶剂，如 6-氨基己酸以稳固血块，减少重复性给予血制品。

（四）综合治疗

血友病为慢性疾病并伴有出血及治疗引起的并发症，除医师与护士给予急诊治疗外，心理支持亦甚重要。在出血停止后应做适量物理治疗以加强肌肉力量，防止关节变形及预防再次关节出血。关节出血严重者或需骨科医师做滑膜切除术，以减低重复出血的可能性。

六、护理

（一）护理评估

（1）评估患儿的意识及精神，为患儿进行生命体征、身高、体重的测量，了解家属对疾病的认知情况。

（2）了解患儿的既往史、过敏史、手术史及家族史。

（3）评估患儿的营养状况及自理能力，了解患儿大小便情况及睡眠情况。

（4）评估患儿有无出血症状，周身有无淤斑、瘀点或出血点，有无关节出血、关节畸形或局部肿胀，口腔黏膜、胃肠道、尿道有无出血，是否伴有颅内出血症状等，了解患儿目前的治疗方案。

（5）了解患儿的相关检查及结果，主要是用于诊断的实验室检查结果，如凝血酶原时间、部分凝血酶原时间、血常规等。

（6）心理-社会状况：了解患儿家属对患儿疾病拟采取的治疗方法、家庭经济承受能力，以提供相应的心理支持。

（二）护理措施

（1）一般护理。

①活动与休息：患儿平时在无出血的情况下，做适当的运动，对减少旧病复发有利。但有活动性出血时要限制活动，以免加重出血。

②饮食：给予患儿清淡易消化的软食，注意营养搭配，少吃热、硬食物，以免损伤牙龈或烫伤口腔黏膜，避免进食辛辣食品和边缘锐利的食物，避免使用吸管。口腔出血吞咽后可引起恶心、呕吐、腹痛等不适，并伴有大便色泽的改变，应密切观察大便的颜色及性状，以评估出血情况。

③预防感染：做好口腔护理，进食后以漱口液漱口，刷牙时使用软毛牙刷，避免损伤口腔黏膜。每日给予患儿3%硼酸坐浴，预防肛周感染。

（2）病情观察。

①密切观察患儿生命体征变化，精神反应等，有无周身乏力、低血压等症状；密切关注患儿大小便的改变；密切观察患儿有无神经、精神症状，瞳孔有无变化，有无头痛、头晕、呕吐等症状，以防颅内出血，若有颅内出血倾向，立即停止活动，禁止搬动患儿，立即告知医生，遵医嘱及时给予患儿心电监护、降颅压，按严重出血剂量输注Ⅷ凝血因子、止血药及吸氧。

②出血的预防与护理。A. 预防出血：学龄前儿童应防止剧烈运动，家属随时陪伴；B. 防止外伤，尽量避免不必要的穿刺或注射，注射后按压穿刺部位5分钟以上，直至出血停止；C. 出血期间严禁热敷，因热敷会促使血管扩张，不利于止血；D. 患儿发现关节腔出血时，早期应给予局部冰敷并抬高患肢及固定关节并制动，抬高患肢要保持功能体位，以减少疼痛，减少出血；E. 消化道出血：早期给予患儿禁食，腹部冰敷，可减轻疼痛、呕吐，

减少出血，按医嘱予以输注Ⅷ凝血因子或冷沉淀物；F. 口腔出血时要保持安静，应尽量分散患儿的注意力，给患儿吃些冰冻食品，或用冷敷疗法，用毛巾包裹医用冰袋置于患侧颌面，使局部血管收缩，禁用抗凝及影响血小板功能的药物。

（3）用药护理：因患儿体内缺乏凝血因子Ⅷ，应在生活中慎吃对凝血功能有影响的药物或食物，如生姜、大蒜、西红柿、阿司匹林、保泰松、双嘧达莫（潘生丁）、右旋糖酐等。如患儿有发热，严禁用75%乙醇擦浴，以免加重出血。人凝血因子Ⅷ是正常血浆的组成成分，在血液凝固过程中起着必不可少的作用。人凝血因子Ⅷ（拜科奇）对纠正和预防因因子Ⅷ缺乏而致的严重出血有疗效。输入每千克体重1个单位的人凝血因子Ⅷ，可使循环血液中的因子Ⅷ水平增加2%~25%。使用注射用重组人凝血因子Ⅷ（拜科奇）时要严格无菌操作，未开盖的稀释液和浓缩剂进行加温，温度不能超过37℃。注射速度应根据患儿的反应，5~10分钟或更短时间注射完。输冷沉淀物时冷沉淀于37℃水浴（不能超过37℃）进行快速融化，融化后必须在4小时内输注完毕。输注的速度以患儿可耐受的最快速度输入。婴幼儿应掌握ABO同型输注。冷沉淀黏度较大，如经静脉推注，最好在注射器内加入少量枸橼酸钠溶液，以免注射时发生凝集而阻塞针头。如若病情许可，每袋可用少量生理盐水（10~15mL）稀释后经输血器静脉输注。输注时要注意预防过敏反应，如荨麻疹、发热、头痛及背痛等。

（4）输血护理：输血时应预防输血反应，保证静脉输注血制品的安全。首先评估患儿既往输入血液制品有无过敏情况。遵医嘱在输入血液制品前给予抗过敏药，如氯雷他定（开瑞坦）或地塞米松等。输入血液制品时，开始需慢点，观察15分钟后无过敏反应，可酌情将速度调快。如出现过敏反应或可疑过敏反应，即刻停止输入，通知医师给予相应处理。保留血液制品及输血器送检。

（5）心理护理：血友病是一种终身性疾病，病程时间长，费用高，给患儿及家属带来一定的经济及心理压力。除了向家属和患儿讲解血友病相关知识，使其充分了解治疗、护理相关流程外，家属和患儿还应积极配合、协助医护人员共同完成好治疗、护理工作。

（6）健康教育。

①饮食指导：给予患儿清淡易消化的软食，注意营养搭配，少吃热、硬食物，以免损伤牙龈或烫伤口腔黏膜，避免进食辛辣食品和边缘锐利的食物，避免使用吸管，保证食品食具的清洁，养成良好的饮食习惯。

②用药指导：禁服阿司匹林、双嘧达莫等影响血小板功能的药物，以防出血加重。

③休息与活动：平时在无出血的情况下，患儿应做适当的运动，对减少旧病复发有利；但若有活动性出血时要限制活动，以免加重出血；平日活动要适量，避免受伤；嘱患儿不做剧烈的运动，如排球、篮球、跳高、跳远，避免玩尖锐的玩具，为患儿创造安全环境，尽可能使用保护器具，避免持重关节如髋、踝、肘、腕关节出血或深部组织血肿，一旦碰伤应及时就医。

④根据患儿病情按时门诊复查，定期检测各项指标，出现不适，及时就诊。

⑤家庭治疗：最主要的手段还是注射凝血因子Ⅷ（拜科奇），指导家属掌握注射的方法及正确计算注射的剂量，并指导家属一旦发现出血倾向应去当地医疗机构注射注射用重组人凝血因子Ⅷ。还要指导家属正确保存药品，确保药品在有效期内，能正确记录家庭治疗过程和效果，及时向血友病治疗中心反馈，定期向血友病治疗中心进行咨询，接受定期随访。家

庭治疗和护理能达到快速治疗止血，避免延误时间，减少住院次数，保证患儿正常的学习和生活。家庭治疗不仅降低血友病患儿的死亡率及致残率，而且还能提高血友病患儿的生活质量。

（田丽丽）

第六章　小儿泌尿系统疾病护理

第一节　急性肾小球肾炎

急性肾小球肾炎，简称急性肾炎，是一种与感染有关的以两侧肾小球弥散性炎性病变为主的急性免疫反应性疾病。其主要临床表现为急性起病，水肿、血尿、蛋白尿和高血压。严重病例可出现严重循环充血、高血压脑病和急性肾功能不全。本病多见于感染之后，尤其是溶血性链球菌感染之后，故又被称为急性链球菌感染后肾炎。

一、病因

（一）细菌

最常见的是 A 组 β-溶血性链球菌的某些致肾炎菌株，凝固酶阳性或阴性的葡萄球菌、肺炎链球菌和革兰氏阴性杆菌等其他细菌也可致病。

（二）病毒

流行性感冒病毒、腮腺炎病毒、柯萨奇病毒 B4 和埃柯病毒 9 等感染也可并发急性肾炎。

（三）其他

真菌、钩端螺旋体、立克次体和疟原虫等也可并发急性肾炎。

二、发病机制

细菌感染多数通过抗原-抗体免疫反应引起急性肾炎；而病毒和其他病原体则直接侵袭肾组织而致肾炎，在尿中常能分离到致病源。一般认为其机制是机体对链球菌的某些抗原成分（如 m 蛋白）产生抗体，形成循环免疫复合物，沉积于肾小球基底上皮侧；也可以先"植入"毛细血管壁，再与抗体形成免疫复合物（原位肾炎）。免疫复合物在局部激活补体系统（以经典途径为主），引起免疫反应和炎症反应。由此产生的各种免疫、炎症介质、氧自由基以及局部浸润的中性粒细胞释出的溶酶体酶等使基底膜断裂，血液成分漏出毛细血管，尿中出现蛋白、红细胞、白细胞和各种管型。与此同时，细胞因子等又能刺激肾小球内皮和系膜细胞增生，严重时可有新月体形成，这种增生性病变降低了肾小球血流量和超滤系数（KF），使滤过率降低，严重者尿量显著减少，发生急性肾衰竭。因滤过率降低，水、钠潴留，细胞外液和血容量增多，临床上出现不同程度的水肿、高血压和循环充血。

三、病理

病理表现是弥散性、渗出性和增生性肾小球肾炎，光镜下可见肾小球体积增大，内皮细胞与系膜细胞增生，系膜基质增多，可见中性粒细胞浸润，毛细血管腔变窄。严重时肾小囊壁层细胞增生形成新月体，使囊腔变窄。免疫荧光检查可在毛细血管袢和/或系膜区见到颗粒状沉积物。肾小管病变轻重不一。电镜下所见类似光镜，但在基底膜上皮侧可见"驼峰状"沉积，是本病的特征性改变。

四、临床表现

秋冬季节是急性链球菌感染后肾炎的发病高峰期，可呈局部流行。发病年龄以5~10岁为多见，小于2岁者少见。在秋冬季，呼吸道感染是主要的前驱病变，尤以咽、扁桃体炎常见；夏秋季则为皮肤感染，偶见猩红热。呼吸道感染至肾炎发病时间为1~2周，而皮肤感染则稍长，为2~3周。临床表现轻重不一，轻者可无明显临床症状，重者可在短期内出现循环充血、高血压脑病或急性肾衰竭等表现而危及生命。

（一）一般病例

起病时可有低热、疲倦、乏力、食欲减退等一般症状。部分患者尚可见呼吸道或皮肤感染病灶。肾炎症状主要表现为水肿、血尿和高血压。典型表现分述如下：

1. 水肿、少尿病

初表现为晨起时双睑水肿，以后发展至下肢或遍及全身。水肿多数为非凹陷性。一般不十分严重，极少合并胸腔积液或腹水。在水肿同时尿量明显减少，个别病例可出现无尿。

2. 血尿

30%~50%患儿有肉眼血尿，呈茶褐色或烟蒂水样（酸性尿），也可呈洗肉水样（中性或弱碱性尿）；几乎所有病例均有镜下血尿。通常肉眼血尿1~2周后消失，但镜下血尿可持续1~3个月，少数可延续半年或更久。血尿同时常伴有不同程度的蛋白尿，一般为轻到中度。

3. 高血压

30%~70%可有高血压，系因水、钠潴留血容量增加所致，但出现剧烈头痛、恶心、呕吐者并不多见。一般在1~2周内随尿量增多而恢复正常。

（二）严重病例

严重表现有循环充血、高血压脑病和急性肾功能不全，多发生于起病1~2周内。

1. 循环充血

急性肾炎患儿水、钠潴留使血容量增多而出现循环充血。轻者心脏扩大、心率及呼吸增快、咳嗽、端坐呼吸、肺底可闻及细小湿啰音，严重者口吐粉红色泡沫痰。肝充血、肿大，可引起肝区疼痛，肝颈征阳性。外周静脉压增高，使颈静脉充盈或怒张。患儿常诉胸闷不适，烦躁不安。过去将上述情况诊断为急性心力衰竭，但超声心动图检查，并不能证实心肌泵功能衰竭，故称为严重循环充血。少数病例因心脏持续高负荷，或因心肌病变而发展为真正心力衰竭，如不及时抢救，可于数小时内迅速出现肺水肿而危及患儿的生命。

2. 高血压脑病

血压骤升，出现中枢神经系统症状。临床上出现剧烈头痛、烦躁不安、恶心、呕吐、一过性失明、惊厥和昏迷等症状，个别可发生脑疝，如血压超过140/90mmHg（18.7/12.0kPa），同时伴有视力障碍、惊厥或昏迷三项之一者即可诊断。

3. 急性肾功能不全

急性肾炎患儿在严重少尿或无尿的同时可出现短暂氮质血症、电解质紊乱、代谢性酸中毒和尿毒症症状。一般持续 3~5 天或一周左右，随尿量增加症状消失，肾功能逐渐恢复。

五、实验室检查

（一）尿液检查

尿比重在急性期多增高，尿蛋白为++~+++，尿沉渣红细胞为++~+++，白细胞为+~++，可有透明、颗粒和细胞管型，约 2/3 病例有红细胞管型。尿常规一般经 4~8 周恢复正常。

（二）血液检查

1. 血象

常有轻、中度贫血，贫血程度与细胞外液容量增多平行，白细胞可轻度增高或正常。

2. 血沉

多增快，但其程度与病情轻重无关。往往提示疾病活动，一般 2~3 个月内恢复正常。

3. 抗链球菌的抗体检查

抗链球菌溶血素 O（ASO）增高率为 70% 左右，其中呼吸道感染者的增高率较高，为 70%~80%，而皮肤感染者为 50% 左右，通常于链球菌感染 2~3 周开始升高，3~5 周达高峰，其后逐渐下降，约 50% 的患儿于半年内恢复正常。

4. 血清补体

在起病 2 周内，80%~92% 的患者血清补体 C3 降低，以后逐渐恢复，4 周后大多数恢复正常，8 周内均已恢复。血清补体下降程度与急性肾炎病情轻重无明显相关性，但对急性肾炎的鉴别诊断有意义。

（三）肾功能检查

可有一过性氮质血症，血尿素氮和肌酐可增高，肌酐清除率降低，随利尿消肿多数迅速恢复正常。少数病例肾功能损害严重而表现为急性肾衰竭。

（四）病灶细菌培养

若尚存有感染灶，可进行细菌培养以明确病原。

六、治疗

本病为自限性疾病，无特异治疗方法，主要是对症治疗和护理，重点是把好防治少尿和高血压两关。

（一）一般处理

症状重者应卧床休息 1~2 周，待水肿消退、肉眼血尿消失、血压正常方可下床活动。2 个月后如无临床症状，尿常规能检出少量蛋白和红细胞时可以复学，尿常规正常 3 个月后可恢复体力活动。尿少、水肿期应限制钠盐摄入，严重病例钠盐限制在每日 1~2g，氮质血症期饮食蛋白控制在每日 0.5g/kg，供给高糖饮食以满足小儿热量需要，除严重少尿或循环充血外，一般不必严格限水。

（二）控制感染

应用抗生素对疾病本身无明显作用，但可以清除病灶残存细菌，常用青霉素为每日 5 万

U/kg，分两次肌内注射，连用7~10天；青霉素过敏者改用红霉素。

（三）对症治疗

1. 利尿

本病多数于起病1~2周内自发利尿消肿，一般水肿不必使用利尿剂。尿少、水肿显著者可予以呋塞米，每次1~2mg/kg口服；尿量显著减少伴氮质血症时可给予肌内注射或静脉注射，每6~8小时一次，禁用保钾性利尿剂及渗透性利尿剂。

2. 降压

如血压持续升高，舒张压>90mmHg（12kPa）时应给予降压药，首选硝苯地平（心痛定），每日0.25~0.5mg/kg，分3~4次口服或舌下含服，最大量不超过1mg/kg。肼苯达嗪，每日1~2mg/kg，分3次口服。严重高血压患儿可肌内注射利舍平，首次0.07mg/kg（最大量不超过1.5mg/次），以后按每日0.02mg/kg，分3次口服维持。

（四）严重病例的治疗

1. 高血压脑病

应积极降血压。降压用硝普钠25mg，加入5%葡萄糖液500M₁中，以每分钟0.02mL/kg速度静脉滴注；此药滴入后即起降压效果，无效时可增加滴速，但最大每分钟不得超过0.16mL/kg，注意药物应避光，现用现配。快速降压时必须严密监测血压、心率和药物不良反应。硝普钠主要不良反应有恶心、呕吐、情绪不安定、头痛和肌痉挛等。国外也有报告使用二氮嗪静脉注射降压者。减轻脑水肿可静脉注射高渗葡萄糖或用呋塞米静脉注射，降低血容量。降压的同时，应注意吸氧、镇静、止惊治疗。

2. 严重循环充血

应严格限制水、钠摄入量，用强利尿剂（如呋塞米）促进液体排出；烦躁不安者给予镇静剂，如已发生肺水肿则可用硝普钠扩张血管降压；适当使用快速强心药，如毛花苷C，但剂量宜小，且不必维持治疗。上述措施无效时，尤其是利尿剂效果欠佳时，须采用腹膜或血液透析治疗以排出过多的体液。

3. 急性肾衰竭

应严格限制液体入量，24小时入液量控制在400mL/m²，即不显性失水减去内生水量。必须及时处理水过多问题，当呋塞米常规剂量无效时，可增加至每次5m/kg。若仍无利尿效果，则不必再用。注意纠正水、电解质及酸碱平衡紊乱现象，供给足够热量，以减少组织蛋白分解，必要时采用透析治疗。

七、护理

（一）护理评估

（1）评估患儿的意识、精神状况，测量生命体征、身高、体重。

（2）询问患儿的既往史、过敏史、手术史、家族史。

（3）询问患儿的饮食情况、大小便状况、睡眠情况。

（4）评估患儿水肿的情况（部位、程度、时间），了解患儿尿量、尿色、腹围及体重变化。评估患儿血压的情况，有无头晕、头痛、眼花、耳鸣等。评估患儿有无感染，询问患儿有无咳嗽、咳痰等不适。询问患儿用药治疗的情况。

（5）了解实验室检查结果，如尿常规、血常规、肝肾功能及免疫学检查。

（6）评估患儿及家属的心理-社会支持状况。

（二）护理措施

1. 一般护理

保持病房内干净、整齐、舒适，保持室内的空气流通、新鲜，每日开窗通风，2 次/天，每次 15~30 分钟。温度最好保持在 18~22℃，湿度最好保持在 50%~70%，同时注意保暖，避免上呼吸道感染以及受潮受凉，因为潮湿的环境很容易使溶血性链球菌迅速生长、繁殖，加重感染，而寒冷的环境可能会引起肾小球痉挛，加重肾缺血。病房内要进行紫外线照射消毒，2 次/天，以及用 10‰含氯的消毒液拖地。患儿要进行口腔护理，2 次/天，根据患儿的实际情况来选择不同的漱口液，如生理盐水、制霉菌素、西吡氯铵含漱液等。要保持皮肤清洁、完整，定时翻身，防止发生压疮，每日最好用温水给患儿擦浴。对于水肿严重的患儿，最好在受压部位垫棉垫或气垫圈，防止皮肤损伤，尽量避免在患儿水肿部位进行肌内注射治疗。

2. 病情观察

严密观察患儿生命体征的变化，尤其是血压的情况，同一时间同一血压计测量，并做好详细记录。每日准确记录液体出入量，每 8 小时记录一次。每周测量 2 次空腹体重，用同一体重秤，穿同样的衣服。水肿严重的患儿每日测量空腹体重，以观察患儿水肿的变化。每周留晨尿 2 次，以进行尿常规检查，同时准确记录尿液的颜色、性质及量。若发现患儿尿量增加，肉眼血尿消失，则提示病情好转，可以进行适当的活动。若发现患儿尿量持续减少，出现头痛、恶心、呕吐等，可能是发生了急性肾衰竭，需要马上通知医生。若发现患儿体温在 37.2℃ 以上，可以采用物理方法降温。若体温在 38.5℃ 以上，遵医嘱给予药物降温。若降温效果不明显，患儿仍然持续高热不退或体温持续升高且腰痛加剧时，可能是肾周脓肿、肾乳头坏死等并发症，应及时报告医生并做好相应的护理措施。

3. 用药护理

（1）按医嘱正确使用药物，观察药物的疗效及不良反应。

（2）应用利尿剂时，要准确记录液体出入量，观察患儿用药前、后尿量及水肿的变化，注意利尿剂的不良反应，如低钾血症、低钠血症等。

（3）应用降压药时，要定时测量血压，以便了解降压效果，注意降压药的不良反应。应用硝普钠时要注意避光使用，现用现配，4 小时更换一次，使用过程中严格控制输液速度，注意监测血压，防止发生低血压。

4. 留取尿常规的护理

（1）通常送检晨尿。所谓晨尿，即起床后空腹状态下第一次排出的尿液。因晨尿受食物及其他因素干扰最少，各种成分的含量最稳定。

（2）注意避免外物混入干扰检测结果，如女孩应避开经期留尿，留尿前注意清洁外阴及尿道口，留取中段尿，最好将尿液直接排入送检的专用小瓶内并及时送检。

5. 并发症的护理

（1）严重循环充血。

①主要是因为体内水、钠潴留，血浆容量增加所致。主要表现为呼吸急促，肺部听诊可听到湿啰音。病情进一步加重，可出现呼吸困难、面色苍白、烦躁、咳粉红色泡沫痰、颈静脉怒张、心率增快、可闻及奔马律、水肿加重等表现。

②护理：绝对卧床休息，尽量保持病房安静，限制钠盐和水的摄入。密切观察生命体征的变化，如患儿出现上述严重循环充血的表现时，应立即让患儿取半卧位，减慢输液速度，吸氧。同时可使用呋塞米利尿。

（2）高血压脑病。

①主要是由于血压急剧增高所致。主要表现为血压突然升高，剧烈头痛、呕吐、复视或一过性失明，有的甚至突然出现惊厥、昏迷等。

②护理：绝对卧床休息，尽量保持病房安静，限制钠盐和水的摄入。密切监测生命体征的变化，可进行动态血压监测。遵医嘱给予止惊、降压和脱水的治疗。降压首选硝普钠，减轻脑水肿可静脉注射呋塞米，惊厥者可给予地西泮止惊。

（3）急性肾衰竭。

①主要是由于少尿导致机体的代谢产物不能顺利通过尿液排出体外而潴留于体内，出现血中肌酐、尿素氮增高，高血钾，代谢性酸中毒等表现。通常少尿持续 1 周左右，然后尿量增加，病情好转，肾功能也逐渐恢复。

②护理：限制钠盐、水、蛋白质食物及含钾丰富的食物的摄入，及时处理高钾血症和酸中毒，如经保守治疗无效，应及早进行透析治疗。

6. 心理护理

护士应与患儿及家属建立良好的关系，关心、体贴患儿，态度和蔼、亲切，使其消除紧张心理。对患儿及家属耐心讲解病情及治疗情况，使其了解病情进展及治疗方案，及时解决患儿及家属的疑问，消除顾虑，使其更好地配合医护人员的治疗及护理。

（三）健康教育

1. 饮食

（1）应给予清淡、易消化、高热量、高维生素、低盐饮食。严重水肿时应限制钠盐的摄入，一般钠盐每日 1~2g，水肿消退后每日 3~5g。

（2）伴有氮质血症者则应限制蛋白质的入量，一般以 0.5g/（kg·d）摄入，且以优质蛋白（如牛奶、鸡蛋、瘦肉等）为主，以补充体内必需氨基酸，并减轻肾脏负担，也有利于减轻氮质血症。

（3）根据患儿的尿量适当控制液体摄入，一般计算方法是每日进入体内的液体量为前一天的出量加 500mL。发生严重水肿、少尿或无尿者液体摄入量应更少。要准确记录 24 小时液体的出入量。

2. 休息与活动

急性期患儿起病 2~3 周内应卧床休息，减轻心脏负担，改善心脏功能，还可以增加心排血量及肾血流量，提高肾小球滤过率，减少水钠潴留，预防严重循环充血、高血压脑病、急性肾功能不全的发生。待水肿消退、肉眼血尿消失及血压接近正常后，可下床在室内活动或到户外散步。然后逐渐增加活动量，但1~2个月内应限制活动量，3个月内避免剧烈活动和劳累，以及体育运动。

3. 出院指导

（1）向患儿及家属介绍有关药物的作用、用法、疗程、注意事项以及不良反应等，叮嘱其不可以随意停用或增减药物。

（2）告知患儿及家属要定期到医院接受复查，出院后每周复查尿常规一次，2个月后改为每月一次，直至正常。

（3）告知患儿及家属强调预防急性肾小球肾炎的关键是防治感染，一旦出现呼吸道感染、皮肤感染等症状时，要及时到医院接受治疗。

（4）告知患儿及家属休息及饮食的重要性，在出院后的1~2个月内活动量要加以限制，3个月内避免剧烈活动，1年之后才可以进行正常的活动。

第二节　肾病综合征

肾病综合征（NS）简称肾病，是一组多种原因所致肾小球基底膜通透性增高，导致血浆内大量蛋白质自尿液丢失引起的一组临床症候群。临床具有四大特点：①大量蛋白尿；②低蛋白血症；③高脂血症；④明显水肿。其中①②为必备条件。

肾病综合征在儿童肾脏疾病中发病率仅次于急性肾炎。1982年我国调查结果显示肾病综合征占同期住院泌尿系统疾病患儿的21%。男女比例为3.7∶1。发病年龄多为学龄前儿童，3~5岁为发病高峰。按病因可分为先天性、原发性和继发性三大类。儿童时期90%以上为原发性肾病，故本书重点介绍原发性肾病患儿的护理。

一、病因和病理生理

（一）病因

病因和发病机制尚不十分清楚。

（1）肾小球毛细血管壁结构或电荷的变化可导致蛋白尿。

（2）非微小病变型常见免疫球蛋白和（或）补体成分肾内沉积，局部免疫病理过程可损伤滤过膜的正常屏障作用而发生蛋白尿。

（3）微小病变型肾小球未见以上沉积，其滤过膜静电屏障损伤原因可能与细胞免疫失调有关。

（4）患者外周血淋巴细胞培养上清液经尾静脉注射可导致小鼠发生大量蛋白尿和肾病综合征的病理改变，表明T淋巴细胞异常参与本病的发病。

肾病综合征的发病具有遗传基础。另外，还有家族性表现，包括同胞患病现象。流行病学调查发现，黑人患肾病综合征的症状表现重，对糖皮质激素反应差，提示肾病综合征与人种及环境有关。

（二）病理生理

基本病变是肾小球通透性增加，导致蛋白尿，而低蛋白血症、水肿和高胆固醇血症是继发的病理生理改变。

1. 低蛋白血症

它是病理生理改变中的关键环节，大量血浆蛋白自尿中丢失是造成低蛋白血症的主要原因，蛋白质分解增加是次要原因，同时蛋白的丢失速度超过肝脏合成蛋白的速度也使血浆蛋白减低。血浆蛋白下降影响机体内环境的稳定，低蛋白血症还影响脂类代谢。患儿胃肠道也可有少量蛋白丢失。

2. 水肿

肾病综合征时水肿机制尚未完全阐明，传统理论认为由于低蛋白血症使血浆胶体渗透压降低，水和电解质由血管内往外渗到组织间隙，当血浆白蛋白低于 25g/L 时，液体主要在间质区潴留，低于 15g/L 时可同时形成胸腔积液或腹水。此外，由于水和电解质由血管内外渗到组织间隙，有效循环血量减少，促进抗利尿激素和肾素–血管紧张素–醛固酮系统激活，造成水钠潴留，进一步加重水肿。

3. 高脂血症

低蛋白血症促进肝合成蛋白增加，以及其中大分子脂蛋白难以从肾脏排出而导致患儿血清总胆固醇和低密度脂蛋白、极低密度脂蛋白增高，形成高脂血症。持续高脂血症，脂质从肾小球滤出，可促进肾小球硬化和间质纤维化。

4. 其他

患儿体液免疫功能降低与血清 IgG 和补体系统 B、D 因子从尿中大量丢失有关，也与 T 淋巴细胞抑制 B 淋巴细胞 IgG 合成转换有关。

二、治疗要点

（一）一般治疗

（1）休息：除严重水肿、高血压、低血容量的患儿需卧床休息（应经常变换体位）外，一般无须严格限制活动。

（2）饮食：严重水肿、高血压时短期予以无盐饮食，水肿活动期患儿要限制盐的摄入（<2g/d），适量优质蛋白 1.5~2g/（kg·d），以高生物效价的动物蛋白（乳、鱼、蛋、禽、牛肉等）为宜。在应用糖皮质激素的过程中每日应给予维生素 D400U 及适量钙剂。

（3）防治感染：避免到公共场所；抗生素不作为预防用药，一旦发生感染应及时治疗。预防接种需在病情完全缓解且停用糖皮质激素 3 个月后进行。

（4）利尿：对糖皮质激素耐药或未使用糖皮质激素而水肿较重伴尿少者可配合使用利尿剂，但需密切观察出入水量、体重变化及电解质紊乱。

（5）对家属的教育：应使父母及患儿了解肾病的相关知识，积极配合随访和治疗。

（二）糖皮质激素治疗

肾上腺皮质激素为治疗肾病综合征较有效的首选药物，有使尿蛋白消失或减少及利尿的作用。

（1）诊断确定后应尽早选用泼尼松治疗。

①短程疗法：泼尼松 2mg/（kg·d）（按身高标准体重，以下同），最大剂量不超过 60mg/d，分次口服 4 周，以后改为泼尼松 1.5mg/kg，隔日早餐后顿服，共 4 周。全疗程共 8 周，然后骤然停药。短程疗法易复发，现已少用。

②中、长程疗法：可以用于各种类型的肾病综合征。先以泼尼松 2mg/（kg·d），最大剂量不超过 60mg/d，分次服用。若 4 周内尿蛋白转阴，则自转阴后至少巩固 2 周开始减量，以后改为隔日 2mg/kg 早餐后顿服，继续使用 4 周，以后每 2~4 周减总量的 2.5~5mg，直至停药。疗程必须达 6 个月（中程疗法）。开始治疗后 4 周尿蛋白未转阴者可以继续服至尿蛋白转阴后 2 周，一般不超过 8 周。以后再改为隔日 2mg/kg 早餐后顿服，继续用 4 周，以后每 2~4 周减量一次，直至停药，疗程 9 个月（长程疗法）。

（2）复发和糖皮质激素依赖型肾病的其他激素治疗。

①调整糖皮质激素的剂量和疗程：糖皮质激素治疗后或在减量过程中复发者，原则上再次恢复到初始疗效剂量上或上一个疗效剂量，或改隔日疗法为每日疗法，或将激素减量的速度减慢，疗程延长。同时注意查找患儿是否存在感染或影响糖皮质激素疗效的其他因素。

②更换糖皮质激素制剂：使用泼尼松疗效差的病例，可换其他糖皮质激素制剂，如曲安西龙（阿赛松、康宁克通）等。

③甲泼尼龙冲击疗法治疗：慎用，宜根据肾脏病理改变选择适应证。

（3）激素治疗的不良反应。长期超生理剂量使用糖皮质激素的不良反应有：①易发生感染或诱发结核灶的活动；②代谢紊乱：可出现明显库欣貌、蛋白质营养不良、伤口愈合不良、肌肉萎缩无力、高血糖、尿糖、水钠潴留、高血压、尿中失钾、高尿钙、骨质疏松；③消化性溃疡和精神欣快感、兴奋、失眠甚至呈精神病、癫痫发作等；④白内障、无菌性股骨头坏死、高凝状态、生长停滞等；⑤急性肾上腺皮质功能不全、戒断综合征。

（三）免疫抑制剂治疗

适用于激素部分敏感、耐药、依赖及复发的病例。在小剂量糖皮质激素隔日使用的同时可选用下列免疫抑制剂。

（1）环磷酰胺：一般剂量 2.0~2.5mg/（kg·d），分三次口服，8~12 周为 1 个疗程，总量应不超过 200mg/kg。或用环磷酰胺冲击疗法，剂量为 10~12mg/（kg·d），加入 5% 葡萄糖或 0.9% 生理盐水 100~200mL 内静脉滴注 1~2 小时，连续 2 天为 1 个疗程。用药日嘱多饮水，每 2 周重复 1 次，累积量不超过 150~200mg/kg。不良反应主要是白细胞减少、脱发、出血性膀胱炎、肝功能损伤、骨髓抑制及远期性腺损害等，少数可发生肺纤维化。病情需要者可小剂量、短疗程、间断用药，避免青春期前和青春期用药。

（2）其他免疫抑制剂：可选用环孢素、苯丁酸氮芥、硫唑嘌呤、吗替麦考酚酯（霉酚酸酯）及雷公藤多甙片等。

（四）抗凝和纤溶药物疗法

能改善肾病的临床症状，改变患儿对激素的效应，从而达到理想的治疗效果。应用肝素、尿激酶、双嘧达莫等可防治血栓，减轻尿蛋白。

（五）其他

应用血管紧张素转换酶抑制剂（ACEI）、免疫调节剂、中药治疗等。

三、护理

（一）护理评估

（1）评估患儿的意识、精神状况，测量生命体征、身高、体重。

（2）询问患儿的既往史、过敏史、手术史、家族史。

（3）询问患儿的饮食情况、大小便状况、睡眠情况。

（4）评估患儿水肿的情况，如水肿开始时间、发生部位、发展顺序及程度。了解患儿尿量、尿色、腹围及体重变化。评估患儿有无感染征象，如呼吸道、皮肤等。询问患儿起病的情况，有无诱因，病程长短，是首次发病还是复发，治疗情况等。

（5）了解实验室检查结果，如尿蛋白定性定量的情况，尿沉渣镜检有无红细胞，血清白蛋白，胆固醇，凝血功能等，以及肌酐，尿素氮等。

（6）评估患儿及家属的心理-社会支持状况。

二、护理措施

（一）一般护理

保持病房内干净、整齐、舒适，保持室内的空气流通、新鲜，每日开窗通风，2次/日，每次15~30分钟。温度最好保持在18~22℃，湿度最好保持在50%~70%，同时注意保暖，避免上呼吸道感染以及受潮受凉。病房内要进行紫外线照射消毒，2次/日，以及用10‰含氯的消毒液拖地。患儿还要进行口腔护理，2次/日，根据患儿的实际情况来选择不同的漱口液，如生理盐水、制霉菌素、西吡氯铵含漱液等。要保持皮肤清洁、完整，定时翻身，防止压疮，每日最好用温水给患儿擦浴，对于水肿严重的患儿，最好在受压部位垫棉垫或气垫圈，防止皮肤损伤，尽量避免在患儿水肿部位进行肌内注射治疗。

（二）病情观察

（1）观察水肿的情况：若全身水肿明显，特别注意皮肤护理，协助患儿勤翻身，防止发生压疮。严格记录出入量。每日测量空腹体重，观察水肿消退情况。检查水肿的部位，注意分布和程度的变化。观察尿量、尿色，定期送检尿常规。

（2）观察感染的情况：最常见的是呼吸道感染，其次为皮肤疖疮和蜂窝织炎及自发性腹膜炎，注意监测体温及血常规的情况。

（3）观察药物疗效及不良反应。

①糖皮质激素：长时间服用激素容易出现肥胖、满月脸、多毛等不良反应，上述不良反应在合理停药后可自行消失。还会出现高血压，高血糖，骨质疏松，感染、诱发或加重溃疡，抑制儿童生长发育。加强护理防止受凉和感染，注意血压、血糖、电解质及体重变化，注意患儿安全，防止外伤引起骨折。

②CTX：主要不良反应有胃肠道反应（恶心、呕吐）、肝功能损伤、脱发（暂时性、停药后复生）、骨髓抑制（白细胞减少、偶有血小板减少）、出血性膀胱炎和对细菌和病毒感染的易感性增高。

③CSA：令人瞩目的不良反应是肾毒性，急性肾毒性作用为肾前性氮质血症，此为可逆性变化，与剂量有关。慢性肾毒性作用为肾间质小管损伤，可引起不可逆的肾功能减退，表现为高血压、高尿酸血症、钠潴留、高血钾、肌酐清除率下降。除肾毒性外还可致多毛、齿龈增生、胃肠不适、肝功能损害、感觉异常、震颤、碱磷酶增高、低血镁等。

④MMF：不良反应有消化道反应、白细胞减少、感染，偶有胰腺炎、肺纤维化者。

⑤FK506：肝肾毒性、高血压、胰腺炎、惊厥、头痛、失眠、寒战和感觉异常。

（4）观察血栓形成的情况：临床上以肾静脉血栓最常见，应注意观察患儿是否有腰疼、腹疼、肉眼血尿等表现。

（三）用药护理

（1）激素治疗的护理。

①糖皮质激素的给药时间最好在上午 8~10 时，尽可能符合人的生理分泌规律。可在饭后服用或与牛奶同服，以减少对胃肠道的刺激。

②观察患儿有无感染，定时监测血压、血糖的情况及电解质等。

③加强饮食护理，给予低盐低脂优质蛋白的饮食。肾病患儿存在血浆蛋白不同程度降低和水肿症状，饮食上既要保证生长发育的需要，减轻水肿，又不能增加肾脏的负担，故控制蛋白质和钠盐摄入量是关键。每日摄入钠盐 2~3g（相当于 1 个牙膏盖的量）或酱油 10~15mL，饮食中忌用一切用盐腌制的食品，如酱菜、咸肉、腊肠等。蛋白质的摄入量应以 1.2~1.5g/（kg·d）为宜，且以优质蛋白为主，占总蛋白量 50% 以上。优质蛋白饮食指的是其所含的必需氨基酸含量和比例与人体的蛋白质较为接近，能被人体充分利用、产生废物较少的蛋白质，能有效地减少肾负荷。主要包括牛奶、鸡蛋白（蛋清）、鱼、瘦肉、豆类等。由于肾病患儿本身已存在脂代谢紊乱，即高脂血症，再进食高脂饮食，不仅易发生动脉粥样硬化、缺血性心脏病及脑血管意外等疾病，还可加重蛋白尿和肾小球损害，促进肾小球硬化。因此应给予低脂饮食，即限制膳食中的脂肪含量，主要是要限制脂肪中的胆固醇含量。脂肪含量每日不超过 50g，应限制摄入动物内脏、肥肉、油炸食品等胆固醇含量高的食物。多选用富含 ω-3 多不饱和脂肪酸的海产品、鱼类及富含 ω-6 多不饱和脂肪酸的核桃、芝麻等食物。除此之外，还要多进食新鲜蔬菜、水果和杂粮，以补充钙、维生素 d 和其他微量元素。

④准确记录出入量：护士发放出入量记录单，并向患儿及家属详细讲解出入量的记录方法。护士会用注射器校正患儿水杯及尿杯的刻度。尿量的记录，告知患儿及家属要把每次尿量用校正后的尿杯准确测量后记录下来，如患儿使用尿不湿，病房会提供电子秤，尿不湿使用前后均要称重，相减后就是患儿的尿量。入量的记录，告知患儿及家属每次用校正的水杯喝水并记录，经口的食物如米饭、菜、水果等要分开后再用电子秤称重，责任护士再根据食物含水量表把患儿记录的各种食物的克数核算成含水量并记录。

⑤预防感染。

A. 向患儿及家属解释预防感染的重要性，肾病患儿由于免疫力低下易发生感染，而感染又可导致病情加重或复发，严重甚至可危及患儿生命。

B. 保持病室清洁干净，定时开窗通风，定时紫外线消毒。

C. 注意个人卫生，应用"六步洗手法"洗手，加强口腔、皮肤护理。每日饭后给予西吡氯铵含漱液漱口，预防口腔感染。每日给予 3% 硼酸坐浴，预防泌尿系统感染。水肿的患儿，衣服、被褥要干净松软，经常翻身，可给予骨突部位人工皮保护，阴囊水肿要用棉垫托起，防止压疮。

D. 严重水肿患儿尽量避免肌内注射治疗，因水肿严重，药物不易吸收而外渗，导致局部潮湿、糜烂或感染等。

E. 患儿外出要戴口罩，防止交叉感染。

（2）水肿较重伴少尿者可配合使用利尿剂，常用药物：氢氯噻嗪、呋塞米、低分子右旋糖酐、人血白蛋白。利尿剂的护理：记录每日尿量，注意观察患儿用药前、后尿量及水肿的变化。同时，还要注意利尿剂的不良反应，如低钾血症、低钠血症等，定期查血钾、血钠等电解质。尿量过多时及时告知医生，因大量利尿可加重血容量不足，有出现低血容量性休克或形成静脉血栓的危险。

（3）降压药的护理：持续大量蛋白尿可致肾小球高滤过，加重损伤，促进肾小球硬化。应用 ACEI 类药物和其他降压药，可通过有效控制高血压达到不同程度地减少尿蛋白的作用。应定时测量血压，以便了解降压效果。每日在同时间、同体位、同部位、同血压计进行测量，避免连续多次测量。做好血压记录，为进一步治疗提供参考。服药期间要限制饮用咖啡、浓茶及可乐类可引起血压升高、诱发心律失常的饮料。

（4）抗凝剂的护理：当血液出现高凝状态时应给予抗凝剂如肝素，并辅以血小板解聚药如双嘧达莫。观察有无肾静脉血栓，如腰疼、肾脏肿大、肾功能恶化等。观察有无肺栓塞，如咯血、喘憋及心肌梗死、脑梗死等。应用抗凝剂时应观察有无出血倾向，定时监测凝血时间及凝血酶原。

（5）免疫抑制剂的护理：主要用于肾病综合征频繁复发，激素依赖，对激素无效应或激素治疗出现严重不良反应者。常用药物：环磷酰胺、环孢素 A、霉酚酸酯、他克莫司。如环磷酰胺冲击治疗过程中遵医嘱给予患儿心电监护，观察患儿生命体征的变化，患儿有无胃肠道反应，治疗过程中嘱患儿多饮水，以减少环磷酰胺对肾脏的毒副作用。环孢素 A 疗效与进食时间、含脂肪食物、高胆固醇血症及部分药物的影响有密切关系。因此，要求在进食前 1 小时或进食后 2~3 小时服药，减少高脂饮食，部分高脂血症患儿需进行降脂治疗，如他汀类药物的影响。CSA 的血药浓度受部分药物影响，如钙离子拮抗剂、甲泼尼龙、雄激素、四环素、酮康唑能增加 CSA 浓度，而利福平、苯巴比妥可减低 CSA 血药浓度，在同时使用时应考虑其协同还是消减其治疗作用。免疫抑制剂可使患儿免疫力下降，因此应注意预防感染。

（四）留取 24 小时尿标本的护理

留取 24 小时尿标本的方法：首先要弃去留尿当日清晨第一次尿，因为当日清晨第一次尿代表的是前一天夜间的尿液，所以从当日清晨第二次排尿开始留取尿液，一直留到第二日清晨第一次排尿后为止。将所留取的 24 小时尿液全部置于一个容器内并混匀，再从中留取 10mL 尿液送检即可。要记住在化验单上标明 24 小时尿液总量，以供医生换算尿蛋白定量所用。

注意事项：①要保证每次排尿均要全部保留，尤其是婴幼儿，家属稍不注意就有可能随意排在外面（地上或衣裤上）。②收集 24 小时尿期间不可同时留取其他项目的尿标本，以免影响尿量及蛋白质含量的精确度。③收集 24 小时尿期间注意妥善存放尿液，应放置在较为凉爽及通风较好的地方，一般情况下室温存放即可。若夏季室温过高可放在有空调的房间，切忌阳光直射，以免尿液变质。④注意在留取尿液的过程中不要被患儿大便及阴道分泌物所污染，年龄过小的儿童必要时可以适当使用尿液收集器。⑤当患儿正在进行某种特殊治疗（如环磷酰胺冲击治疗）时，需要大量饮水或从静脉额外补充液体以降低血药浓度，此时尿液会被稀释，不宜在此时留取 24 小时尿标本。⑥女孩月经期不宜留取 24 小时尿标本。

（三）健康教育

1. 休息与活动

合理安排休息时间，患儿在急性发作期应卧床休息。休息可降低能量代谢，减少代谢产物的生成，从而减轻肾脏负担。卧位时还可使肾血流量增加，有利于机体恢复。对严重水肿、高血压的患儿，应严格限制其活动，绝对卧床休息 2~3 周，待水肿消退、血压控制后可适当活动。定时抬高下肢，以利于血液循环，避免过度劳累及体育活动等，待完全恢复后可逐渐增加活动量。

2. 出院指导

（1）向患儿及家属讲解激素是治疗本病的首选药物，但不良反应比较多，有些可以在停药后自行恢复。为了治疗效果，一定要遵医嘱坚持按计划用药，遵医嘱逐渐减量，切忌骤然停药，以免发生反跳现象。

（2）告知患儿及家属要定时复查尿常规，定期到医院复查。

（3）告知患儿及家属强调预防肾病复发的关键是防治感染，一旦出现呼吸道感染、皮肤感染等症状时，要及时到医院接受治疗。

（4）告知患儿家属预防接种应在病情完全缓解且停用糖皮质激素 3 个月后方可进行，否则可能引起复发。

（5）指导患儿合理饮食，注意劳逸结合。

第三节　泌尿道感染

泌尿道感染（uTI）是指病原体直接侵入尿路，在尿液中生长繁殖，并侵犯尿路黏膜或组织而引起损伤。按病原体侵袭部位不同，分为肾盂肾炎、膀胱炎、尿道炎。肾盂肾炎又称上尿路感染，膀胱炎和尿道炎合称下尿路感染。由于儿童时期感染局限在尿路某一部位者较少，且临床上难以准确定位，故常统称为泌尿道感染。根据有无临床症状，可分为症状性泌尿道感染和无症状性菌尿。

泌尿道感染是儿童泌尿系统常见疾病之一。无论成人或儿童，女性泌尿道感染的发病率普遍高于男性，但新生儿或婴幼儿早期，男性发病率却高于女性。

无症状性菌尿是儿童泌尿道感染的重要组成部分，见于各年龄、性别儿童，甚至 3 个月以下的小婴儿也会感染，但以学龄期女孩更常见。

一、病因

任何致病菌均可引起泌尿道感染，绝大多数为革兰阴性菌，如大肠埃希菌、副大肠埃希菌、变形杆菌、克雷白杆菌、绿脓杆菌，少数为肠球菌和葡萄球菌。其中，大肠埃希菌是泌尿道感染中最常见的致病菌，约占 60%~80%。初次患泌尿道感染的新生儿、所有年龄的女孩和 1 岁以下的男孩，主要的致病菌仍是大肠埃希菌；而 1 岁以上的男孩主要致病菌多数为变形杆菌。对于 10~16 岁的女孩，白色葡萄球菌亦常见；克雷白杆菌和肠球菌多见于新生儿泌尿道感染。

二、发病机制

（一）感染途径

（1）上行感染：致病菌从尿道口上行进入膀胱，引起膀胱炎，膀胱内的致病菌再经输尿管移行至肾脏，引起肾盂肾炎，是儿童 uTI 的主要感染途径。膀胱输尿管反流（VuR）常是细菌上行性感染的直接途径。

（2）血源性感染：主要见于新生儿和小婴儿，通常为全身性败血症的一部分，致病菌主要是金黄色葡萄球菌。

（3）淋巴感染和直接蔓延：结肠内细菌和盆腔感染可通过淋巴管感染肾脏，肾脏周围邻近器官和组织的感染也可直接蔓延。

（二）易感因素

（1）与儿童解剖生理特点有关。儿童输尿管长而弯曲，管壁弹力纤维发育不全，易被压扁、扭曲，发生尿潴留而易感染；女孩尿道短，尿道口接近肛门，易被粪便污染；男孩包皮较长、包茎，易于积垢而发生上行性感染。

（2）先天性或获得性尿路畸形，如后尿道瓣膜、肾盂-输尿管联结部狭窄等，各种原因所致的肾盂积水、肾囊肿等，常尿潴留易造成细菌滋生。

（3）膀胱输尿管反流与泌尿道感染发生和发展关系密切。婴儿的发病率较高，随年龄增长而渐缓解。另外，排尿功能障碍如神经性膀胱、不稳定膀胱和非神经性膀胱也易致 uTI。

（4）其他：如泌尿道器械检查、留置导尿管、不及时更换尿布、蛲虫病、机体防御能力低下等均易致泌尿道感染。

（三）细菌毒力

无特殊易感染的内在因素，则微生物的毒力是决定细菌能否引起上行性感染的主要因素。

三、治疗要点

治疗目的是控制症状，根除病原体，去除诱发因素，预防再发。

（一）一般治疗

急性期应卧床休息，鼓励多饮水，勤排尿，加强营养，以增强机体免疫力。女童应注意清洁外阴。口服碳酸氢钠，以碱化尿液，减轻膀胱刺激症状，并增强氨基糖甙类抗生素、青霉素、红霉素和磺胺类的疗效，但勿与呋喃妥因同用以免降低药效。有严重膀胱刺激症状者可适当使用苯巴比妥、地西泮等镇静剂，解痉药可用抗胆碱类药如山莨菪碱。对高热、头痛、腰痛的患儿应给予解热镇痛剂。

（二）抗菌治疗

宜及早开始抗菌药物治疗，在留尿送尿细菌培养后即可治疗。婴幼儿难以区分感染部位，有全身症状者均按上尿路感染用药；年长儿若能区分感染部位则治疗方法不同，上尿路感染应选择血药浓度高的抗生素，下尿路感染应选择经肾脏排泄尿液中药浓度高的抗生素。

（1）轻型和下尿路感染：首选阿莫西林-克拉维酸钾，20~40mg/（kg·d），分3次；或复方磺胺甲恶唑（SMZCO），30~60mg/（kg·d），分2次口服，连用7~10天。

（2）上尿路感染/急性肾盂肾炎：在做尿细菌培养后，即予以 2 种抗菌药物。常用的药物为头孢曲松钠，75mg/（kg·d），每日 1 次；头孢噻肟钠，150mg/（kg·d）分次静脉滴注。疗程共 10~14 天。

（3）复发治疗：进行尿细菌培养后，选用 2 种抗菌药物，治疗 10~14 天后以小剂量维持，以防再发。

（三）泌尿道感染的局部治疗

采用膀胱内药液灌注治疗，主要治疗经全身给药治疗无效的顽固性慢性膀胱炎患儿。

四、护理评估

（一）健康史

（1）询问患儿尿路症状出现的时间、症状。

（2）了解患儿及家长的生活环境、卫生习惯。

（3）询问患儿及家长是否存在泌尿系畸形。

（4）询问患儿的排尿情况。

（二）身体状况

1. 急性尿路感染

病程在 6 个月以内，不同年龄组症状不同。

（1）新生儿：多由血源性感染引起。一般局部泌尿系症状不明显。多以全身症状为主，症状轻重不一，可有发热、体温不升、体重不增、拒奶、腹泻、黄疸、嗜睡和惊厥等，也可呈无症状性菌尿或呈严重的败血症表现。

（2）婴幼儿：仍以全身症状为主，常以发热最突出，局部症状轻微或阙如。还会有呕吐、腹痛、腹泻等。部分患儿可有尿路刺激症状如尿线中断、排尿时哭闹、夜间遗尿等。由于尿频致尿布经常浸湿可引发顽固性尿布皮炎。

（3）年长儿：表现与成人相似，下尿路感染以膀胱刺激症状如尿频、尿急、尿痛为主，全身症状轻微。上尿路感染多有发热、寒战、腰痛、肾区叩击痛，有时也伴有尿路刺激症状。

2. 慢性尿路感染

病程多在 6 个月以上。轻者可无明显症状，也可间断出现发热、脓尿或菌尿。反复发作者可有贫血、乏力、腰痛、生长发育迟缓，重症者肾实质损害，出现肾功能不全及高血压。

3. 无症状菌性尿

健康儿童在常规尿筛查中存在菌性尿，但无任何尿路感染症状。这种现象以学龄女孩多见。这部分患儿常同时伴有尿路畸形或既往有症状尿路感染史。

（三）辅助检查

1. 尿常规

清洁中段尿离心沉渣镜检白细胞≥5 个/高倍视野，即可怀疑为尿路感染；白细胞成堆或白细胞管型有诊断意义，但也可正常，尤其新生儿。

2. 尿涂片找细菌

油镜下如每个视野都能找到一个细菌，表明尿内细菌数>105/mL，有诊断意义。

3. 尿细菌培养学检查

取清洁中段尿细菌培养，菌落计数超过 105/mL 便可确诊，菌 104～105/mL 为可疑，<104/mL 为污染。

4. 影像学检查

反复感染或迁延不愈者应进行影像学检查，以观察有无泌尿系畸形和膀胱输尿管反流。常用的有 B 型超声检查、静脉肾盂造影加断层摄片（检查肾瘢痕形成）、排泄性膀胱尿路造影（检查膀胱输尿管反流）、肾核素造影和 CT 扫描等。

5. 亚硝酸盐试纸条试验（GRIESS 试验）

大肠埃希菌、副大肠埃希菌和克雷白杆菌呈阳性，粪链球菌、结核菌阴性。如采用晨尿，可提高其阳性率。

6. 其他

尿沉渣找闪光细胞（甲紫沙黄染色）2 万～4 万个/小时可确诊。新生儿上尿路感染血培养可阳性。

（四）心理-社会状况

了解患儿及家长的心态，以及对本病的认识程度。本病虽为急性发作，经合理抗生素治疗后数日内症状消失而治愈，但有近 50% 的患儿可有复发或再次感染，如不及时治疗，容易频繁复发或形成慢性感染，应引起家长的重视。治疗方法是改善患儿的易感因素，阻断感染途径，积极掌握健康指导的内容，与医护人员合作，防止不良预后的发生。

五、护理诊断

（一）体温过高

与细菌感染有关。

（二）排尿异常

与尿道口的炎性刺激有关。

（三）舒适的改变

与尿急、尿频、尿痛等尿路刺激征有关。

（四）知识缺乏（家长）

缺乏有关泌尿道感染的预防和护理知识。

六、护理目标

（1）患儿体温逐渐恢复正常。
（2）患儿排尿异常逐渐好转直至消失。
（3）患儿尿路刺激症状逐渐减轻或消失。
（4）患儿家长能掌握泌尿系统感染的基本护理方法和预防措施。

七、护理措施

（一）一般护理

（1）维持体温正常，让患儿充分休息，鼓励患儿多饮水，高热时给予物理降温或遵医嘱使用解热镇痛药物。

（2）保持会阴部的清洁卫生，要勤清洗会阴部及勤换尿布，维持外阴部干燥和清洁，尿布要经日晒或煮沸、高温消毒。

（3）饮食护理鼓励患儿多进食，选择高热量、富含蛋白及维生素的食物，以增强机体免疫力。发热患儿可给予流质或半流质。

（4）病情观察。

①仔细观察患儿的全身情况及排尿情况的变化，当伴有黄疸、体重不增、体温进一步升高或体温不升时，应警惕是否合并败血症；如患儿排尿次数减少，尿色变浅且变清，表明病情有所缓解。

②正确收集并及时送检尿标本，遵医嘱定期复查尿常规和尿培养，送检标本时要避免污染，要常规消毒外阴，取中段尿用无菌袋收集后，立即送检。

（二）用药护理

1. 遵医嘱给予抗感染药物治疗

（1）磺胺类：抗菌谱广、泌尿道浓度高，仍是目前常用的抗感染药物之一，适用于下尿路感染。其主要的不良反应有：泌尿系统反应、变态反应及造血系统反应等，在使用时，要注意评估有无变态反应史，用药过程中可通过多饮水、碱化尿液来减少或避免血尿、尿痛及尿闭的出现。硝基呋喃类药物禁用于 3 个月以下的婴儿。

（2）抗生素类：常选用氨苄西林、头孢氨苄、头孢唑啉钠、头孢噻肟等，长期用第一代头孢菌素要定期查肾功能。

抗感染药物使用的疗程：急性感染第 1 次发作，疗程多为 10~14 日；再发性尿路感染，急性发作用药 2 周左右，总疗程 6~8 周；慢性感染疗程为 6~12 个月。

2. 遵医嘱对症给药如退热药、止痉药等

严重尿路刺激征患儿，可遵医嘱给予阿托品、氢溴酸山莨菪碱（654-2）等抗胆碱药物和碳酸氢钠、枸橼酸钾等碱性药物，以缓解症状。

（三）健康教育

教给家长本病的护理要点和预防知识，如更换尿布的方法，清洗外阴的方法，内裤应勤换洗，婴幼儿尽量不穿开裆裤，不憋尿，避免肠道细菌的上行感染，定期复查尿等。

八、护理评价

（1）患儿体温是否恢复正常。

（2）患儿排尿异常情况是否好转或消失。

（3）患儿尿路刺激症状是否减轻或消失。

（4）患儿家长能否掌握泌尿系统感染的基本护理方法和预防措施。

（田丽丽）

第七章 小儿神经系统疾病护理

第一节 化脓性脑膜炎

化脓性脑膜炎，简称化脑，亦称为细菌性脑膜炎，是由各种化脓菌引起的以脑膜炎症为主的中枢神经系统感染性疾病。2岁以内发病者约占本病的75%，冬春季好发。

一、病因

（一）病原学

许多化脓菌都可引起脑膜炎，但在不同年代、不同地区，引起脑膜炎的各种细菌所占比例有很大差异。在中国，脑膜炎双球菌、肺炎链球菌和流感嗜血杆菌引起者占小儿化脑的2/3以上。近年来国内有人统计流感嗜血杆菌引起的化脑比肺炎链球菌引起的还多，而国外由于B型流感嗜血杆菌菌苗接种工作的开展，近10年来该菌引起的化脑明显减少。不同年龄小儿感染的致病菌也有很大差异，新生儿及出生2~3个月以内的婴儿化脑，常见的致病菌是大肠杆菌、B组溶血性链球菌和葡萄球菌，此外还有其他肠道革兰氏阴性杆菌、李氏单胞菌等。出生2~3个月后的小儿化脑多由B型流感嗜血杆菌、肺炎链球菌和脑膜炎双球菌引起，10岁以上儿童患者的主要致病菌是脑膜炎双球菌和肺炎链球菌。

（二）机体的免疫与解剖缺陷

小儿机体免疫力较弱，血脑屏障功能也差，因而小儿，特别是婴幼儿化脑的患病率高。如果患有原发性或继发性免疫缺陷病，则更易感染，甚至平时少见的致病菌或条件致病菌也可引起化脑，如表皮葡萄球菌、绿脓杆菌等。另外，颅脑外伤、手术、脑脊液引流、皮肤窦道、脑脊膜膨出等，均易继发感染而引起化脑。

二、发病机制

多数化脑是由于体内感染灶（如上呼吸道炎症等）的致病菌通过血行播散至脑膜。少数化脑可由于邻近组织感染扩散引起，如鼻窦炎、中耳炎、乳突炎、头面部软组织感染、皮毛窦感染、颅骨或脊柱骨髓炎、颅脑外伤或脑脊膜膨出继发感染等。

细菌由局部病灶进入血循环后能否引起化脑取决于机体的免疫力和细菌致病力的相对强弱。在机体免疫力弱、细菌数量大以及有荚膜时，容易导致化脑的发生。另外，由细胞因子介导的炎症反应在脑脊液无菌后仍可持续存在，这可能是化脑发生慢性炎症性后遗症的原因之一。

三、病理

蛛网膜和软脑膜普遍受累。脑组织表面、基底部、脑沟、脑裂、脊髓表面等处均有不同程度的炎性渗出物覆盖。感染扩散至脑室内膜则形成脑室膜炎，在软脑膜下及脑室周围的脑实质亦可有细胞浸润、出血、坏死和变性，形成脑膜脑炎。脓液阻塞、粘连及纤维化，可使脑室间脑脊液流通不畅，引起阻塞性脑积水。大脑表面或基底部蛛网膜颗粒因炎症发生粘连、萎缩而影响脑脊液的回吸收时，则形成交通性脑积水。

病变严重时，动静脉均可受累，可引起血管痉挛、血管炎、血管闭塞、坏死出血或脑梗死。颅内压的增高，炎症的侵犯，或有海绵窦栓塞时，可使视神经、动眼神经、面神经和听神经等受损而引起功能障碍。由于血管的通透性增加及经脑膜间的桥静脉发生栓塞性静脉炎，常见硬膜下积液，偶有积脓。由于炎症引起的脑水肿和脑脊液循环障碍可使颅内压迅速增高，如有抗利尿激素的异常分泌或并发脑脓肿、硬膜下积液等，更加重脑水肿和颅内高压，甚至出现脑疝。由于血管通透性增加，可使脑脊液中蛋白增加；由于葡萄糖的转运障碍和利用增加，使脑脊液中葡萄糖含量降低，甚至出现乳酸酸中毒。

由于脊神经及神经根受累可引起脑膜刺激征。

四、临床表现

（一）急性起病

多数化脑患儿急性起病，发病前数日常有上呼吸道感染或胃肠道症状。脑膜炎双球菌脑膜炎（流行性脑脊髓膜炎）的暴发型，起病急骤，可迅速出现进行性休克、皮肤出血点或瘀斑、弥散性血管内凝血及中枢神经系统功能障碍，如得不到及时治疗可在 24 小时内危及生命。

（二）全身感染中毒症状

全身感染或菌血症会使患儿突起高热，头痛，精神萎靡，疲乏无力，关节酸痛，皮肤有出血点、瘀斑或充血性皮疹等。小婴儿表现为拒食、嗜睡、易激惹、烦躁哭闹、目光呆滞等。

（三）神经系统表现

1. 颅内压增高

主要表现为头痛和喷射性呕吐，可伴有血压增高、心动过缓。婴儿可出现前囟饱满而紧张，颅缝增宽。重症患儿可有呼吸循环功能受累、昏迷、去脑、强直，甚至脑疝。眼底检查一般无特殊发现，若有视盘水肿，则提示颅内压增高时间较长，可能已有颅内脓肿、硬膜下积液或静脉栓塞等发生。

2. 脑膜刺激征

表现为颈项强直、Kernig 征和 Brudzinski 征阳性。

3. 意识障碍

表现为嗜睡、意识模糊、昏迷等，并可出现烦躁不安、易激惹、迟钝等精神症状。

4. 惊厥

20%~30% 的患儿可出现全身性或部分性惊厥，以 B 型流感嗜血杆菌及肺炎链球菌脑膜炎多见。惊厥的发生与脑实质的炎症、脑梗死及电解质代谢紊乱等有关。

5. 局灶体征

部分患儿可出现Ⅱ、Ⅲ、Ⅵ、Ⅶ、Ⅷ颅神经受累或肢体瘫痪症状。新生儿特别是早产儿化脓性脑膜炎常缺乏典型的症状和体征，发热或有或无，甚至体温不升。主要表现为少动、哭声弱或呈高调、拒食、呕吐、吸吮力差、黄疸、发绀、呼吸不规则，甚至惊厥、休克、昏迷等，查体可见前囟隆起，而少有脑膜刺激征。

五、实验室检查

（一）外周血常规

白细胞总数明显增高，分类以中性粒细胞为主。

（二）脑脊液检查

1. 常规检查

典型化脓性脑膜炎的脑脊液压力增高，外观混浊；白细胞总数明显增多，多在 $1000 \times 10^6/L$ 以上，分类以中性粒细胞为主；糖含量明显降低，常在 1.1mmol/L 以下；蛋白质含量增高，多在 1g/L 以上。脑脊液涂片找菌是明确化脑病原菌的可靠方法。

2. 脑脊液特殊检查

（1）特异性细菌抗原测定：对流免疫电泳可快速确定脑脊液中的流感嗜血杆菌、肺炎链球菌和脑膜炎双球菌等。乳胶凝集试验较前者更敏感，可检测 B 组溶血性链球菌、流感杆菌、肺炎链球菌和脑膜炎双球菌。免疫荧光试验也可用于多种致病菌抗原检测，特异性及敏感性均较高。

（2）其他：脑脊液色氨酸试验阳性，乳酸脱氢酶（LDH）、免疫球蛋白如 IgM 升高等虽无特异性，但对于化脑的诊断和鉴别诊断均有参考价值。

（三）其他实验室检查

1. 血培养

早期未用抗生素的患儿，血培养阳性的可能性大；新生儿化脑时血培养的阳性率较高。

2. 皮肤瘀点涂片检查

是流行性脑脊髓膜炎重要的病原诊断方法之一。

3. 局部病灶分泌物培养

如咽培养、皮肤脓液或新生儿脐炎分泌物培养等，对确定病原都有参考价值。

4. 影像学检查

急性化脓性脑膜炎一般不必做常规 CT 扫描，疑有并发症的患儿，应尽早进行颅脑 CT 检查。

六、治疗

（一）抗生素治疗

1. 用药原则

对于化脓性脑膜炎患儿应尽早使用抗生素治疗；以静脉用药为主；力争选药准确，而且所选药物应对血脑屏障有良好的穿透性，联合用药时还应注意药物之间的相互作用；用药量要足，疗程要适当；注意药物毒副作用。

2. 药物选择

(1) 病原菌未明时：可选用氨苄西林与青霉素合用，氨苄西林每日 200~300mg/kg，分次静脉注射；青霉素 40 万~80 万 U/（kg·d）。还可选用对血脑屏障通透性好的第三代头孢菌素，如头孢曲松钠或头孢噻肟钠，头孢噻肟钠每日 100~200mg/kg，头孢曲松钠每日 100mg/kg，分次静脉点滴。

(2) 病原菌明确后：应参照细菌药物敏感试验结果选用抗生素。疗程与病原种类、治疗早晚、是否有并发症及机体的免疫力等因素有关。国内一般认为流感杆菌脑膜炎和肺炎链球菌脑膜炎治疗不少于 2~3 周，而大肠杆菌和金黄色葡萄球菌脑膜炎疗程应达 3~4 周以上。要严格掌握停药指征，即完成疗程时症状消失、热退 1 周以上，脑脊液完全恢复正常后方可停药。对于无并发症的流感嗜血杆菌、肺炎链球菌和脑膜炎双球菌引起的脑膜炎，一般不需反复复查脑脊液，仅需在临床症状消失、接近完成疗程时复查一次，若已正常即可在疗程结束后停药，否则需继续治疗。若治疗不顺利，特别是新生儿革兰氏阴性杆菌脑膜炎，遇有治疗后症状无好转，或好转后又恶化者，应及时复查脑脊液，并进行必要的影像学检查，以指导下一步的治疗。

(二) 对症支持疗法

(1) 对急性期患儿应严密观察病情变化，如各项生命体征及意识、瞳孔的改变等，以便及时给予相应的处理。要注意热量和液体的供应，维持水电解质平衡。

(2) 肾上腺皮质激素的应用，可以减轻多种细胞因子介导的炎症反应，减轻中毒症状，可以降低血管通透性，减轻脑水肿，降低颅内压，可以减轻颅内炎症粘连。通常用地塞米松每日 0.2~0.6mg/kg，分次静脉注射，连用 3~5 天。

(3) 及时处理高热、惊厥和感染性休克，高热时给予物理降温，必要时可给予药物降温。有惊厥者及时给予抗惊药物如地西泮、苯巴比妥等。流行性脑脊髓膜炎较易发生感染性休克，一旦出现，应积极给予扩容、纠酸、血管活性药物等治疗。

(4) 有颅内高压者，应及时给予脱水药物，一般用 20% 甘露醇每次 0.5~1.0g/kg，6~8 小时 1 次。对于颅内压增高严重者，可加大剂量（每次不超过 2g/kg）或加用利尿药物，以防脑疝的发生。

七、护理评估

(一) 健康史

重点评估患儿有无呼吸道、消化道及中耳炎、乳突炎等化脓性细菌感染的病史，新生儿有无皮肤、脐部感染，有无头颅外伤及先天性的神经或皮肤缺陷，有无造成机体免疫功能下降的因素等。

(二) 身体评估

(1) 症状：患儿发病前数日常有上呼吸道或胃肠道感染症状，随即出现高热、头痛、精神萎靡，小婴儿表现易激惹、烦躁不安、双目凝视，甚至惊厥、昏迷等。

(2) 体征主要包括以下几方面。①颅内压增高征：剧烈头痛、喷射性呕吐、囟门饱满、张力增高。当出现双瞳孔不等大、对光反应迟钝、呼吸衰竭时，应警惕脑疝。②脑膜刺激征：颈强直、布鲁津斯基征、凯尔尼格征阳性。③部分患儿出现Ⅱ、Ⅲ、Ⅵ、Ⅶ、Ⅷ对颅神经受损或肢体瘫痪症状。

（3）新生儿及小婴儿由于颅缝或囟门未闭，对颅内高压有一定缓冲作用使脑膜炎表现多不典型，以感染中毒症状为主，神经系统症状不明显。

八、护理诊断

（一）体温过高

与颅内感染有关。

（二）潜在并发症

颅内高压症，与脑积水、硬脑膜下积液等有关

（三）营养失调（低于机体需要量）

与摄入不足，机体消耗增多有关。

（四）有受伤的危险

与抽搐、反复惊厥有关。

（五）恐惧（家长的）

与预后不良有关。

九、护理目标

（1）患儿体温维持正常。

（2）患儿的颅内压能维持正常水平。

（3）患儿的营养供给能满足机体的需要。

（4）患儿没有外伤的情况发生。

（5）患儿家长能用正确的态度对待疾病，主动配合各项治疗和护理。

十、护理措施

（一）维持正常的体温

保持病室安静、空气新鲜。绝对卧床休息。每4小时测体温1次，并观察热型及伴随症状。鼓励患儿多饮水，必要时静脉补液。出汗后及时更衣，注意保暖。体温超过38.5℃时，及时给予物理降温或药物降温，以减少大脑对氧的消耗，防止惊厥，并记录降温效果。遵医嘱给予抗生素治疗。

（二）观察病情，防治并发症

（1）监测生命体征：若患儿出现意识障碍、囟门及瞳孔改变、躁动不安、频繁呕吐、肢体发紧等惊厥先兆，说明有脑水肿。若呼吸节律不规则、瞳孔忽大忽小或两侧不等大、对光反应迟钝、血压升高，说明有脑疝及呼吸衰竭。应经常巡视、密切观察、详细记录，以便及早发现给予急救处理。

（2）做好并发症的观察：如患儿在治疗中发热不退或退而复升、前囟饱满、颅缝裂开、呕吐不止、频繁惊厥，应考虑有并发症存在。可做颅骨透照、头颅 CT 扫描检查等，以期早确诊并及时处理。

（3）做好抢救药品及器械的准备：做好氧气、吸引器、人工呼吸机、脱水剂、呼吸兴奋剂、硬脑膜下穿刺包及侧脑室引流包的准备。

（4）药物治疗的护理：了解各种药的使用要求及不良反应。如静脉用药的配伍禁忌；青霉素稀释后应在 1 小时内输完，防止破坏，影响疗效；高浓度的青霉素需避免渗出血管外，防止组织坏死；注意观察氯霉素的骨髓抑制作用，定期做血象检查；静脉输液速度不宜太快，以免加重脑水肿；保护好静脉血管，保证静脉输液通畅；记录 24 小时出入水量。

（三）保证营养供应

保证足够热量摄入，根据患儿热量需要制订饮食计划，给予高热量、清淡、易消化的流质或半流质饮食。少量多餐，以减轻胃的饱胀感，并防止呕吐发生。注意食物的调配，增加患儿食欲。频吐不能进食者，应注意观测呕吐情况并静脉输液，维持水电解质平衡。监测患儿每日热能摄入量，及时给予适当调整。

（四）防止外伤

协助患儿做好洗漱、进食、大小便及个人卫生等生活护理。做好口腔护理，呕吐后帮助患儿漱口，保持口腔清洁，及时清除呕吐物，减少不良刺激。做好皮肤护理，及时清除大小便，保持臀部干燥，适当使用气垫等抗压力器材，预防压疮的发生。注意患儿安全，躁动不安或惊厥时防坠床发生，防舌咬伤。

（五）健康教育

（1）必须加强卫生知识的宣传，预防化脓性脑膜炎。保持室内卫生，空气新鲜，阳光充足，及时治疗呼吸道感染、中耳炎、皮肤感染等。提高机体免疫力。凡与流感嗜血杆菌性脑膜炎和流行性脑脊髓膜炎接触的易感儿均应服用利福平，每日 20mg/kg，共 4 天。还可采用脑膜炎双球菌荚膜多糖疫苗在流行地区实施预防接种。

（2）对患儿及家长给予安慰、关心和爱护，让家长接受幼儿患病的事实，增强幼儿战胜疾病的信心。根据患儿及家长的接受程度介绍病情，讲清治疗护理方法，使其主动配合。及时解除患儿不适，取得患儿及家长的信任。

（3）对恢复期和有神经系统后遗症的患儿，应进行功能锻炼，指导家长根据不同情况给予相应护理，促使病情尽可能康复。

第二节　病毒性脑膜炎、脑炎

病毒性脑炎是指各种病毒感染引起的脑实质炎症，如果脑膜同时受累明显则称为病毒性脑膜脑炎。本病是小儿最常见的神经系统感染性疾病之一。

一、病因

许多病毒都可引起脑炎，如肠道病毒、单纯疱疹病毒、腮腺炎病毒、虫媒病毒、腺病毒、巨细胞病毒及某些传染病病毒等。不同病毒引起的脑炎，具有不同的流行特点。如流行性乙型脑炎，由蚊虫传播，因而主要发生在夏秋季节（7～9 月）。人对乙脑病毒普遍易感，但感染后发病者少，多呈隐性感染，感染后可获得较持久的免疫力，故患病者大多为儿童，占患者总数的 60%～70%，以 2～6 岁发病率最高。在中国，小儿肠道病毒脑炎最常见，约占 80%，也主要发生在夏秋季。单纯疱疹病毒脑炎则一年四季均可发生，且可感染所有年龄人群。

二、发病机制

病毒感染中枢神经系统大多通过血行播散，偶尔可沿嗅神经或其他神经通路蔓延。病毒性脑炎引起的神经系统损伤，主要由于病毒对神经组织的直接侵袭和患儿神经组织对病毒抗原的免疫反应。

三、病理

受累脑组织及脑膜充血水肿，有单核细胞、浆细胞、淋巴细胞浸润，常环绕血管形成血管套。神经细胞呈现不同程度的变性、肿胀和坏死，可见噬神经细胞现象。神经髓鞘变性、断裂，如果脱髓鞘程度严重但仍保留神经元及轴突，常提示是感染后或变态反应性脑炎。可有血管内皮及周围组织的坏死，胶质细胞增生可形成胶质结节。不同病原引起的病变部位不同，如单纯疱疹病毒脑炎易侵犯颞叶，虫媒病毒脑炎往往累及全脑，但以大脑皮质、间脑和中脑最为严重。

四、临床表现

与病变的部位、范围和轻重程度有关，其临床表现多种多样，且轻重不一。轻者 1~2 周恢复，重者可持续数周或数月，甚至致死或致残。即使是同一病原引起者，也有很大差别。有的起病时症状较轻，但可迅速加重；有的起病突然，频繁惊厥；但大多患儿先有全身感染症状，而后出现神经系统的症状和体征。

（一）前驱症状

可有发热、头痛、上呼吸道感染症状、精神萎靡、恶心、呕吐、腹痛、肌痛等。

（二）神经系统症状体征

1. 颅内压增高

主要表现为头痛、呕吐、血压升高、心动过缓、婴儿前囟饱满等，严重时可呈现去脑强直状态，甚至出现脑疝危及生命。

2. 意识障碍

轻者可无意识障碍，重者出现不同程度的意识障碍。可伴有精神症状和异常动作，部分患儿精神症状显著而异常体征不明显。

3. 惊厥

常出现全身性或局限性抽搐。

4. 病理征和脑膜刺激征

均可为阳性。

5. 局灶性症状体征

如肢体瘫痪、失语、颅神经障碍等。一侧大脑病变为主者可出现小儿急性偏瘫，小脑受累明显时可出现共济失调，脑干受累明显时可出现交叉性偏瘫和中枢性呼吸衰竭，后组颅神经受累明显则出现吞咽困难、声音低微，自主神经受累可出现二便功能障碍，基底神经节受累明显则出现手足徐动、扭转痉挛等。

（三）其他系统症状

如单纯疱疹病毒脑炎可伴有口唇或角膜疱疹，肠道病毒脑炎可伴有心肌炎和各种不同类型的皮疹，腮腺炎脑炎常伴有腮腺肿大等。

大部分病毒性脑炎的病程在 2 周左右，多数患儿可完全康复，但重者可留下不同程度后遗症，如肢体瘫痪、癫痫、智力低下、失语、失明等。

五、实验室检查

（一）脑脊液检查

大多患儿脑脊液压力增高，外观清亮，白细胞总数增加，多在 $300×10^6/L$ 以下，病初中性粒细胞可占多数，以后以淋巴细胞为主。少数患儿脑脊液白细胞总数可能正常。单纯-疱疹病毒脑炎脑脊液中常可见到红细胞。病毒性脑炎患儿脑脊液蛋白质大多轻度增高或正常，糖和氯化物无明显改变。涂片或培养均无细菌发现。

（二）病毒学检查

在发病早期可收集脑脊液或咽分泌物、大便等标本，进行病毒的分离培养与鉴定，或直接检测病毒抗原。血清学检查需采集病儿早期和恢复期双份血清，且恢复期血清的抗体效价比早期血清中的抗体效价升高 4 倍才有诊断意义。

（三）脑电图

主要表现为高幅慢波，多呈弥散性分布，可有痫样放电波，对诊断有参考价值。

（四）影像学检查

CT 和 MRI 均可发现病变的部位、范围及性质，但在病毒性脑炎的早期多不能发现明显异常改变。

六、治疗

除疱疹病毒脑炎外，多无特效治疗，以对症处理和支持疗法为主。

（一）一般治疗

应密切观察病情变化，加强护理，保证营养供给，维持水、电解质平衡，重症患儿有条件时应在 PICU 监护治疗。

（二）对症治疗

（1）控制高热。可给予物理降温或化学药物降温。

（2）及时处理颅内压增高和呼吸循环功能障碍。

（3）控制惊厥。可适当应用止惊剂，如安定、苯巴比妥等。

（三）病因治疗

对于疱疹病毒脑炎可给予阿昔洛韦治疗，每次 10mg/kg，于 1 小时内静脉注射，每 8 小时用 1 次，疗程 1~2 周；对其他病毒感染可酌情选用干扰素、更昔洛韦、利巴韦林等。

（四）肾上腺皮质激素的应用

急性期应用可控制炎症反应，对减轻脑水肿、降低颅内压有一定疗效，但意见尚不一致。

（五）抗生素的应用

如果不能完全排除细菌感染，或对于重症婴幼儿患者需要预防感染时，均应给予抗生素。

七、护理诊断

（一）体温过高

与病毒血症有关。

（二）急性意识障碍

与脑实质炎症有关。

（三）躯体移动障碍

与昏迷、瘫痪有关。

（四）营养失调（低于机体需要量）

与摄入不足有关。

（五）潜在并发症

颅内压增高。

八、护理措施

（一）维持正常体温

监测体温，观察热型及伴随症状。出汗后及时更换衣物。体温>38.5℃时给予物理降温或遵医嘱药物降温、静脉补液。

（二）促进脑功能的恢复

向患儿介绍环境，以减轻其不安与焦虑。明确环境中可引起患儿坐立不安的刺激因素，可能的话，使患儿离开刺激源。纠正患儿的错误概念和定向力错误。如患儿有幻觉，讨论幻觉的内容，以便采取适当的措施。为患儿提供保护性的看护和日常生活的细心护理。

（三）促进肢体功能的恢复

（1）做好心理护理，增强患儿自我照顾能力和信心。

（2）卧床期间协助患儿进行洗漱、进食、大小便等。

（3）教给家长协助患儿进行翻身及皮肤护理的方法。适当使用气圈、气垫等，预防压疮。

（4）保持瘫痪肢体于功能位置。病情稳定后，及早督促患儿进行肢体的被动或主动功能锻炼，活动时要循序渐进，加强保护措施，以防碰伤。在每次改变锻炼方式时给予指导、帮助和正面鼓励。

（四）注意观察病情，保证营养供应

（1）患儿取平卧位，一侧背部稍垫高，头偏向一侧，以便让分泌物排出；上半身可抬高20°~30°，利于静脉回流，降低脑静脉窦压力。利于降颅压。

（2）每2小时翻身一次，轻拍背促痰排出，减少坠积性肺炎。

（3）密切观察瞳孔及呼吸，以防因移动体位致脑疝形成和呼吸骤停。

（4）保持呼吸道通畅、给氧，如有痰液堵塞，立即气管插管吸痰，必要时做气管切开或使用人工呼吸机。

（5）对昏迷或有吞咽困难的患儿，应尽早给予鼻饲，保证热卡供应。另外，要做好口腔护理。

（6）输注能量合剂营养脑细胞，促进脑功能恢复。

（7）控制惊厥，保持镇静，因任何躁动不安均能加重脑缺氧。遵嘱使用镇静药、抗病毒药、激素和促进苏醒的药物等。

（五）健康教育

向患儿及家长介绍病情，做好心理护理，增强患儿战胜疾病的信心。向家长讲解保护性看护和日常生活护理的有关知识。指导家长做好智力训练和瘫痪肢体功能训练。有继发癫痫者应指导其长期正规服用抗癫痫药物。出院的患儿应定期随访。

（田丽丽）

第八章 小儿传染性疾病护理

第一节 麻疹

麻疹是感染麻疹病毒引起的急性呼吸道传染病，具有很强的传染性，在人口密集而未普种疫苗的地区易发生流行。临床上以皮肤出现红色斑丘疹和颊黏膜上有麻疹黏膜斑（Koplik斑）及全身斑丘疹为特征。

一、病因

麻疹病毒属副黏病毒科，呈球形颗粒，直径为 100~250nm，有 6 种结构蛋白。在前驱期和出疹期内，可在鼻分泌物、血和尿中分离到麻疹病毒。在人胚胎或猴肾组织中培养 5~10 天时，细胞出现病理改变，可见多核巨细胞伴核内嗜酸性包涵体。麻疹病毒只有一个血清型，抗原性稳定。病毒不耐热，对日光和消毒剂均敏感，但在低温中能长期保存。

二、流行病学

麻疹传染源主要是急性期患者和亚临床型带病毒者。患儿从接触麻疹后 7 天至出疹后 5 天均有传染性，病毒存在于眼结膜、鼻、口、咽和气管等分泌物中，通过喷嚏、咳嗽和说话等由飞沫传播。本病传染性极强，易感者接触后 90% 以上均发病，过去在城市中每 2~3 年流行一次，1~5 岁小儿发病率最高。麻疹减毒活疫苗使用后，发病率已下降，但因免疫力不持久，故发病年龄后移。目前发病者在未接种疫苗的学龄前儿童、免疫失败的十几岁儿童和青年人中多见，甚至可形成社区内的流行。

婴儿可从胎盘得到母亲抗体，生后 4~6 月内有被动免疫力，以后逐渐消失；虽然绝大部分婴儿在 9 个月时血内的母亲抗体已测不出，但有些小儿仍可持续存在，甚至长达 15 个月，会影响疫苗接种。母亲易感，则婴儿对麻疹无免疫力，可在分娩前、后得病。

三、发病机理

麻疹病毒侵入上呼吸道上皮细胞及局部淋巴结并在此繁殖，同时有少量病毒侵入血液。此后病毒在远处器官的单核巨噬细胞系统中复制活跃，大约在感染后第 5~7 天大量进入血液，此即为临床前驱期。在此时期，患儿全身组织如呼吸道上皮细胞和淋巴组织内均可找到病毒，并出现在鼻、咽、尿及血液等分泌物和体液中，此时传染性最强。皮疹出现后，病毒复制即减少，到感染后第 16 天，仅尿内病毒尚能持续数日。出疹后第 2 天，血清内抗体几乎 100% 阳性，临床症状也开始明显改善。由于此时全身及局部免疫反应尚受抑制，故部分患者常继发鼻窦炎、中耳炎和支气管肺炎。10% 的患儿脑脊液中淋巴细胞明显增多，50% 在病情高峰时有脑电图改变，但仅 0.1% 有脑炎的症状和体征，其出现常在急性起病数天后，此时血清中抗体已增高，且已找不到病毒，因此考虑为自身免疫性脑炎。

四、临床表现

(一) 典型麻疹表现

1. 潜伏期

一般为10~14天，亦有短至1周左右。在潜伏期内可有轻度体温上升。

2. 前驱期

也称发疹前期，一般为3~4天。这一期的主要表现类似上呼吸道感染症状。

(1) 发热。见于所有病例，多为中度以上发热。

(2) 咳嗽、流涕、流泪、咽部充血等其他症状。以眼症状突出、结膜发炎、眼睑水肿、眼泪增多、畏光、下眼睑边缘有一条明显充血横线，对诊断麻疹极有帮助。

(3) 麻疹黏膜斑。在发疹前24~48小时可于双侧近臼齿颊黏膜处出现细砂样灰白色小点，绕以红晕，称为麻疹黏膜斑，为本病早期特征。也可见于下唇内侧及牙龈黏膜，偶见于上腭，一般维持16~18小时，有时1~2日，多于出疹后1~2日内消失。

(4) 偶见皮肤荨麻疹。隐约斑疹或猩红热样皮疹，在出现典型皮疹时消失。

(5) 部分病例可有一些非特异症状，如全身不适、食欲减退、精神不振等。婴儿可有消化系统症状，幼儿常有呕吐、腹泻等症状。

3. 出疹期

多在发热后3~4天出现皮疹。体温可突然升高至40~40.5℃，皮疹开始为稀疏不规则的红色斑丘疹，疹间皮肤正常，始见于耳后、颈部，沿着发际边缘，24小时内向下发展，遍及面部、躯干及上肢，第3天皮疹累及下肢及足部，病情严重者皮疹常融合，皮肤水肿，面部浮肿变形。大部分皮疹压之褪色，但亦有出现瘀点者。全身有淋巴结肿大和脾肿大，并持续几周，肠系膜淋巴结肿可引起腹痛、腹泻和呕吐。阑尾黏膜的麻疹病理改变可引起阑尾炎症状。疾病极期特别是高热时常有谵妄、易激惹及嗜睡状态，多为一过性，热退后消失，与以后中枢神经系统合并症无关。此期肺部有湿性啰音，X线检查可见肺纹理增多。

4. 恢复期

出疹3~4天后皮疹开始消退，消退顺序与出疹时相同，在无合并症发生的情况下，食欲、精神等其他症状也随之好转。疹退后，皮肤留有糠麸状脱屑及棕色色素沉着，7~10天痊愈。

(二) 非典型麻疹表现

1. 轻症麻疹

多见于在潜伏期内接受过丙种球蛋白或成人血注射者，或小于8个月的体内尚有母亲抗体的婴儿。发热低，上呼吸道症状较轻，麻疹黏膜斑不明显，皮疹稀疏，病程约1周，无并发症。

2. 重症麻疹

发热高达40℃以上，中毒症状重，伴惊厥，昏迷。皮疹融合呈紫蓝色者，常有黏膜出血，如鼻出血、呕血、咯血、血尿、血小板减少等，称为黑麻疹，可能是DIC的一种形式；若皮疹少，色暗淡，常为循环不良表现。此型患儿死亡率高。

3. 无疹型麻疹

注射过麻疹减毒活疫苗者可无典型黏膜斑和皮疹，甚至整个病程中无皮疹出现。此型诊断不易，只有依赖前驱症状和血清中麻疹抗体滴度增高才能确诊。

4. 异型麻疹

为接种灭活疫苗后引起。表现为高热、头痛、肌痛，无口腔黏膜斑；皮疹从四肢远端开始延及躯干、面部，呈多形性，常伴水肿及肺炎。国内不用麻疹灭活疫苗，故此类型少见。

5. 成人麻疹

由于麻疹疫苗的应用，成人麻疹发病率逐渐增加，与儿童麻疹不同处为：肝损坏发生率高；胃肠道症状多见，如恶心、呕吐、腹泻及腹痛；骨骼肌病，包括关节和背部痛；麻疹黏膜斑存在时间长，可达 7 天，眼部疼痛多见，但畏光少见。

五、并发症

（一）喉、气管、支气管炎

麻疹病毒本身可导致整个呼吸道炎症。由于小于 3 岁的小儿喉腔狭小、黏膜层血管丰富、结缔组织松弛，如继发细菌或病毒感染，可造成呼吸道阻塞而需行气管切开术。临床表现为声音嘶哑、犬吠样咳嗽、吸气性呼吸困难及三凹征，严重者可窒息死亡。

（二）肺炎

肺炎是麻疹最常见的并发症。由麻疹病毒引起的间质性肺炎常在出疹及体温下降后消退。支气管肺炎更常见，为细菌继发感染所致，常见致病菌有肺炎链球菌、链球菌、金黄色葡萄球菌和嗜血性流感杆菌等，故易并发脓胸或脓气胸。AIdS 患者合并麻疹肺炎，伴有皮疹，常可致命。

（三）心肌炎

较少见，但一过性心电图改变常见。

（四）神经系统

1. 麻疹脑炎

发病率为 1‰~2‰，多在出疹后 2~5 天再次发热，外周血白细胞增多，出现意识改变、惊厥、突然昏迷等症状。脑脊液改变为轻度单核细胞及蛋白增多，糖正常。病死率达 10%~25%，存活者中 20%~50% 留有运动、智力或精神上的后遗症。

2. 亚急性硬化性全脑炎

是一种急性感染的迟发性并发症，表现为大脑机能的渐进性衰退，发病率约为百万分之一；在神经系统症状出现前若干年有典型麻疹史，并完全恢复。85% 起病在 5~15 岁，开始症状很隐匿，有轻微的行为改变和学习障碍，随即智力低下，并出现对称性、重复的肌阵挛，间隔为 5~10 秒。随疾病进展，肌阵挛消失，出现其他各种异常运动和神经功能障碍，有共济失调、视网膜病、视神经萎缩等，最后发展至木僵、昏迷、自主功能障碍、去大脑强直等。病程快慢不一，大部分患者在诊断后 1~3 年死亡，个别能存活 10 年以上。

3. 其他

格-巴综合征、偏瘫、大脑血栓性静脉炎和球后视神经炎均少见。

（五）结核病情恶化

麻疹患儿的免疫反应受到暂时抑制，对结核菌素的迟发性皮肤超敏反应消失，可持续几周，使原有潜伏结核病灶变为活动甚至播散而致粟粒型肺结核或结核性脑膜炎者不鲜见。

（六）营养不良与维生素 A 缺乏症

麻疹过程中由于高热、食欲缺乏，可使患儿营养状况变差、消瘦，常见维生素 A 缺乏，角膜呈混浊、软化，且发展极迅速，最后导致失明。

六、实验室检查

（一）周围血象

出疹期白细胞计数常降至 $4000 \sim 6000$ 个/mm^3，尤以中性粒细胞下降为多。

（二）分泌物涂片检查多核巨细胞

鼻、咽、眼分泌物及尿沉渣涂片，以瑞氏染色，显微镜下可见脱落的上皮多核巨细胞。在出疹前后 1~2 天即可阳性，比麻疹黏膜斑出现早，对早期诊断有帮助。

（三）病毒学检查

应用荧光标记特异抗体检测鼻黏膜印片或尿沉渣，可在上皮细胞或白细胞内找到麻疹抗原，阳性有诊断价值。早期从鼻咽部及眼分泌物和血液白细胞中分离到麻疹病毒可肯定诊断。恢复期血清血凝抑制及补体结合抗体有 4 倍以上增高或发病 1 个月后抗体滴度大于 1：60，均有助诊断。特异性 IgM 测定也有早期诊断价值。

七、诊断

根据麻疹接触史、前驱期出现 Koplik 斑、皮疹形态和出疹顺序、初诊与发热关系、退疹后皮肤脱屑及色素沉着等特点，诊断较容易。在出疹 1~2 天时测出麻疹抗体可确诊。

八、治疗

无特殊治疗，治疗原则是加强护理，对症治疗，预防感染。

（一）一般治疗

卧床休息，室内保持适当的温度和湿度，有畏光症状时房内光线要柔和；给予容易消化的富有营养的食物，补充足量水分；保持皮肤、黏膜清洁。

（二）对症治疗

高热时可用小量退热剂，烦躁时可适当给予苯巴比妥等镇静剂，剧咳时用镇咳祛痰剂，继发细菌感染可给予抗生素。麻疹患儿对维生素 A 需要量大，世界卫生组织推荐，在维生素 A 缺乏区的麻疹患儿应补充维生素 A，小于 1 岁者每日给 10 万单位，年长儿给 20 万单位，共两日，有维生素 A 缺乏干眼症状者 1~4 周后应重复。

九、护理诊断/问题

（一）体温过高

与病毒血症或继发感染有关。

（二）皮肤完整性受损

与麻疹病毒感染所致皮疹有关。

（三）营养失调（低于机体需要量）

与食欲下降、高热消耗增多有关。

（四）潜在并发症

肺炎、喉炎、心肌炎、脑炎。

（五）有传播感染的危险

与患儿呼吸道排出病毒有关。

（六）知识缺乏

与家长及年长患儿缺乏本病的防护知识有关。

十、护理目标

（1）患儿体温恢复正常。
（2）患儿皮肤的完整性恢复，皮疹消退。
（3）患儿食欲增加，营养状况改善。
（4）患儿病情得到及时控制，不发生并发症或发生后能得到及时治疗。
（5）家长能叙述本病的预防和护理方法，积极配合治疗。

十一、护理措施

（一）预防感染传播

（1）控制传染源：对患儿宜采取呼吸道隔离至出疹后 5 天，有并发症者延至出疹后 10 天，密切接触的易感儿隔离观察 3 周，若接触后接受过被动免疫者则延至 4 周。

（2）切断传播途径：病室通风换气并进行空气消毒，患儿衣被及玩具要暴晒 2 小时以上；医护人员接触患儿后，必须在日光下或流动空气中停留 30 分钟以上，才能再接触其他患儿；减少不必要的探视，预防继发感染。

（3）保护易感儿：易感儿接触麻疹后 5 天内，注射血清免疫球蛋白可预防发病。

（二）维持正常体温

（1）休息：绝对卧床休息至皮疹消退、体温正常。保持室内空气新鲜，避免对流风，保持室温于 18~22℃，湿度 50%~60%。衣被穿盖适宜，避免直接吹风，防止受凉。

（2）高热护理：处理麻疹高热时需兼顾透疹，出疹期不宜用药物或物理方法强行降温，尤其禁用冷敷、酒精擦浴等物理降温，以免影响出疹。如体温升至 40℃ 以上，可给予小剂量退热剂，防止高热惊厥。

（三）饮食

给予清淡、易消化、营养丰富的流质、半流质饮食，少量多餐；鼓励患儿多饮水，以利于排毒、退热、透疹；必要时遵医嘱静脉补液，补充热量及维生素 A、B、C、D；恢复期应给予高蛋白、高维生素的食物。

（四）加强皮肤黏膜的护理

（1）皮肤的护理：保持皮肤清洁，勤换内衣；观察皮疹变化，如出疹不畅，可用鲜芫荽煎水服用或外用；勤剪指甲，避免患儿抓伤皮肤引起继发感染。

（2）加强口、眼、鼻部的护理：多喂白开水，用生理盐水或2%硼酸溶液洗漱，保持口腔清洁、舒适；用生理盐水清洁双眼，滴入抗生素滴眼液或涂眼膏，并服用维生素A预防干眼；及时清除鼻痂，保持气道通畅。

（五）注意观察病情，防止并发症

（1）出疹期如透疹不畅、疹色暗紫、持续高热、咳嗽加剧、发绀、肺部湿性啰音增多，可能并发肺炎，重症肺炎可致心力衰竭。

（2）出现频咳、声嘶、吸气性呼吸困难、三凹征，可能并发喉炎。

（3）出现嗜睡、昏迷、惊厥、前囟饱满等，可能并发脑炎。

患儿出现上述情况，均应及时报告医生并配合急救予以相应护理。

（六）健康指导

向家长介绍麻疹传染病的相关知识，说明患儿隔离的时间，使其有充分的心理准备，积极配合治疗和护理；指导家长掌握切断传播途径的方法，如患儿居室定期紫外线消毒、通风换气、玩具及用物暴晒等；指导家长观察病情，做好皮肤及饮食护理；向社区群众及家长介绍预防麻疹的措施，麻疹流行期间易感儿应避免去公共场所，托幼机构应加强晨间检查，8个月以上未患过麻疹者均应接种麻疹减毒活疫苗等。

十二、护理评价

（1）患儿体温是否恢复正常。

（2）患儿皮疹是否消退，皮肤有无破溃和感染发生。

（3）患儿饮食是否恢复正常，有无营养不良发生。

（4）患儿是否发生并发症或发生后是否得到及时救治。

（5）家长及年长儿能否说出本病的隔离、预防及护理要求，是否积极主动配合治疗。

第二节　水痘

水痘是由水痘-带状疱疹病毒引起的小儿常见的急性出疹性疾病，临床特征为全身症状轻微，皮肤黏膜相继出现红色斑疹、丘疹、疱疹及结痂并存，皮疹呈向心性分布。该病传染性极强，患儿感染后可获得持久免疫，但恢复后病毒可长期潜伏在脊髓后根神经节或颅神经的感觉神经节内，当机体免疫力下降或某些诱因可以使病毒被激活，再次发病，表现为带状疱疹。

一、病原学及发病机制

水痘-带状疱疹病毒即人类疱疹病毒3型，有包膜，呈球形，病毒核心为双股DNA，仅有一种血清型。病毒在外界生存力弱，对温度和酸碱度比较敏感。乙醇亦可杀灭该病毒。

病毒经上呼吸道、口咽、眼结膜及皮肤侵入人体，在呼吸道黏膜细胞内繁殖，2~3天后进入血液，在单核-吞噬细胞系统内再次增殖后再入血引起病毒血症，导致皮肤黏膜损害而发病。

二、流行病学

水痘患者是唯一的传染源。病毒存在于患儿上呼吸道鼻咽分泌物及疱疹液中，经飞沫或直接接触传播。出疹前1~2天至疱疹结痂为止，均有很强的传染性。易感儿接触水痘患儿后几乎均可发病。本病一年四季均可发生，以冬春季高发。

三、临床表现

（一）典型水痘

潜伏期多为2周。前驱期1~2天，表现为低热、头痛、全身不适、厌食、流涕、咳嗽等。婴幼儿常无前驱症状或症状较轻。发热同时或1~2天后出疹，皮疹特点为。

（1）皮疹呈向心性分布，躯干密集，四肢稀疏，瘙痒严重，这是水痘皮疹的重要特征。

（2）皮疹分批出现，先见于躯干、头部，后延及全身，开始为红斑疹，迅速发展为清亮、椭圆形小水疱，周围伴有红晕。疱液先透明后混浊，且疱疹出现脐凹现象，易破溃，2~3天开始干枯结痂，1~2周后痂皮脱落，一般不留瘢痕。由于皮疹演变过程快慢不一，同一部位可见斑疹、丘疹、疱疹、结痂同时存在，这是水痘皮疹的又一特征。

（3）部分患儿在口腔、咽、眼结膜、生殖器等黏膜可出现浅表疱疹，易破溃形成溃疡，疼痛明显。水痘多为自限性疾病，10天左右自愈。

（二）非典型水痘

某些免疫功能低下或正在应用肾上腺糖皮质激素的患儿如果感染水痘出现重型水痘的表现，病死率高。母亲妊娠期患水痘时可累及胎儿患先天性水痘综合征。

（三）并发症

水痘患儿常继发皮肤细菌感染、肺炎和脑炎，少数病例可发生心肌炎、肝炎等。

四、实验室检查

（一）血常规

白细胞总数大多正常，继发细菌感染时可增高。

（二）疱疹刮片检查

可发现多核巨细胞及核内包涵体。

（三）血清学检查

血清特异性抗体 IgM 检查，在出疹1~4天后即可出现，2~3周后滴度增高4倍以上可确诊。

五、治疗要点

（一）一般治疗

加强营养，注意维持水和电解质平衡。保持皮肤清洁。防止继发感染，皮肤瘙痒时可局部应用炉甘石洗剂或口服抗组胺药。疱疹破溃或有继发感染者，局部涂2%甲紫溶液或莫匹罗星软膏。

（二）抗病毒治疗

阿昔洛韦为目前首选抗病毒药物，但须在水痘发病后 24 小时内应用才有效。严重病例可静脉给予干扰素。

六、护理诊断/问题

（一）体温过高

与病毒血症有关。

（二）皮肤完整性受损

与水痘病毒引起的皮疹及继发感染有关。

（三）潜在并发症

皮肤继发细菌感染、肺炎、脑炎等。

（四）有传播感染的危险

与患儿呼吸道及疱疹液排出的病毒有关。

（五）知识缺乏

与家长及年长患儿缺乏本病的防护知识有关。

七、护理措施

（一）预防感染传播

（1）控制传染源：无并发症的患儿多在家隔离治疗，隔离至疱疹全部结痂或出疹后 7 天止。有接触史的易感儿应隔离观察 3 周。

（2）切断传播途径：避免易感者与患儿接触，尤其是体弱、应用大剂量激素或免疫缺陷者。保持室内空气新鲜，托幼机构应做好晨间检查和空气消毒。

（3）保护易感儿童：对已接触水痘者，应在接触后 3 天内给予水痘-带状疱疹免疫球蛋白或恢复期血清肌内注射，可起到预防或减轻症状的作用。

（二）加强皮肤护理

（1）保持适宜室温，以免造成患儿不适，增加痒感。勤换内衣，剪短指甲，婴幼儿可戴并指手套，以免抓伤皮肤继发感染或留下瘢痕。

（2）皮肤瘙痒时，要设法分散患儿注意力或用温水洗浴。疱疹无破溃者，可涂 0.25% 冰片炉甘石洗剂或 5% 碳酸氢钠溶液，也可遵医嘱口服抗组胺药物；疱疹已破溃、继发感染者，局部涂 0.1% 孔雀绿或抗生素软膏，或遵医嘱给予抗生素控制感染。

（三）维持体温正常

监测体温变化，高热时可用物理降温或适量退热剂，忌用酒精擦浴和阿司匹林口服（以免增加 REYE 综合征的危险）；出汗后及时更换衣服，保持皮肤干燥。

（四）休息与饮食

隔离期应注意休息，保证足够的营养，饮食宜清淡，多饮水。

（五）病情观察

密切观察疱疹破溃处皮肤，以及患儿精神、体温，有无咳嗽、气促、头痛等症状，一旦出现并发症，及时报告医生并给予相应的治疗及护理。

（六）健康指导

（1）向家长介绍水痘传染病的相关知识，说明患儿隔离至疱疹全部结痂为止，期间注意观察患儿体温、精神、食欲及有无呕吐等，如有异常及时到医院就诊。

（2）为家长示范皮肤清洁护理方法，防止继发感染。

（3）加强预防知识教育，水痘流行期间避免易感儿去公共场所。目前有应用水痘-带状疱疹病毒减毒活疫苗进行预防接种，效果满意，适用于 12 个月以上的健康个体，1~12 岁接种 1 次（0.5mL），大于 13 岁接种 2 次，间隔 6~10 周。接种疫苗后可获得持久免疫。

第三节 流行性腮腺炎

流行性腮腺炎是由腮腺炎病毒引起小儿常见的急性呼吸道传染病。临床特征以腮腺非化脓性肿大、疼痛为特征，各种腺体及器官均可受累。偶可无腮腺肿大。

一、病原学及发病机制

腮腺炎病毒为单股的 RNA 病毒，属副黏液病毒，呈球形，仅一个血清型。该病毒不耐热，对乙醚、氯仿等消毒剂敏感，紫外线照射亦可将其迅速灭活。

腮腺炎病毒经上呼吸道侵入机体，在局部黏膜上皮细胞中增殖，引起局部炎症和免疫反应，然后进入血液产生病毒血症，播散到全身各器官，首先使腮腺、颌下腺、舌下腺、胰腺性腺等发生炎变，也可侵犯神经系统。在这些器官中病毒再度繁殖并再次侵入血循环，散布至第一次未曾侵入的其他器官，引起炎症，临床上呈现不同器官相继出现病变的症状。

二、流行病学

人是腮腺炎病毒的唯一自然宿主，腮腺炎患者及隐性感染者是本病的传染源，自腮腺肿大前 1 天到消肿后 3 天均有传染性。15 岁以下小儿是主要的易感者。病毒主要通过飞沫传播，也可以通过直接接触或被污染的食具、玩具等途径传播。本病一年四季均可散发，多见于冬春两季。

三、临床表现

（一）典型病例

临床上以腮腺炎为主要表现。潜伏期 14~25 天，平均 18 天。本病前驱期很短，可有发热、头痛、乏力、肌痛、厌食等。腮腺肿大常是疾病的首发体征。通常先起于一侧，2~3 天内波及对侧，也有两侧同时肿大或始终限于一侧者。肿胀以耳垂为中心，向前、后、下发展，局部不红，边缘不清，轻度压痛。咀嚼食物时疼痛加重。在上颌第 2 磨牙旁的颊黏膜处，可见红肿的腮腺管口。腮腺肿大 3~5 天达高峰，1 周左右逐渐消退。颌下腺和舌下腺也可同时受累。

（二）不典型病例

病毒常侵入中枢神经系统、其他腺体或器官，可无腮腺肿胀而产生脑膜脑炎（最常见）、睾丸炎、急性胰腺炎、心肌炎、肾炎、肝炎等。

四、辅助检查

（一）血常规

白细胞总数正常或稍低，淋巴细胞相对增多。有并发症时白细胞总数及嗜中性粒细胞可增高。

（二）血清、尿淀粉酶测定

90%患儿血、尿淀粉酶增高，并与腮腺肿胀平行。

（三）特异性抗体测定

血清特异性 IgM 抗体阳性提示近期感染。

（四）病毒分离

患者唾液、脑脊液、尿或血中可分离出病毒。

五、治疗要点

该病为自限性疾病，无特殊药物治疗，主要为对症处理及支持治疗。氦氖激光局部照射治疗腮腺炎，对止痛、消肿有一定疗效。

六、护理诊断/问题

（一）疼痛

与腮腺炎症肿胀有关。

（二）体温过高

与病毒感染有关。

（三）潜在并发症

脑膜脑炎、睾丸炎、胰腺炎等。

（四）有传播感染的可能

与患儿排出病毒有关。

七、护理措施

（一）预防感染的传播

（1）控制传染源：对患儿应采取呼吸道隔离至腮腺肿大完全消退后 3 天。有接触史的易感儿应隔离观察 3 周。在流行期间应加强托幼机构的晨检。

（2）切断传播途径：居室空气流通，对患儿呼吸道的分泌物及其污染的物品应进行消毒。

（3）保护易感儿童：流行期间避免去人群密集的场所，对易感儿按时接种腮腺炎减毒活疫苗，90%可产生抗体。

（二）缓解疼痛

（1）口腔护理：鼓励患儿多饮水，勤漱口，保持口腔清洁，防止继发感染。

（2）减轻腮腺肿痛：局部冷敷使血管收缩，可减轻炎症充血及疼痛；亦可用如意金黄散调茶水或食醋敷于患处，保持局部药物湿润，以发挥药效，防止干裂引起疼痛。

（3）饮食护理：给予富有营养、易消化的半流食或软食，忌酸、辣、硬、干的食物，以免唾液分泌及咀嚼食物使疼痛加剧。

（三）维持体温正常

发热伴有并发症者应卧床休息至退热；鼓励患儿多饮水，以利于汗液蒸发散热；高热可采用头部冷敷、温水或酒精擦浴等物理降温或服用适量退热剂；发热早期可给予利巴韦林、干扰素或板蓝根抗病毒治疗。

（四）病情观察

及时发现和处理并发症：①患儿出现持续高热、头痛、呕吐、颈项强直、嗜睡、烦躁或惊厥，提示已发生脑膜脑炎，应立即进行脑脊液检查，遵医嘱给予降颅压、止惊等处理；②出现中上腹疼痛、发热、寒战、呕吐、腹胀、腹泻或便秘，提示可能发生了胰腺炎，应给予禁食、胃肠减压等处理；③出现睾丸肿大、触痛，提示发生了睾丸炎，可用丁字带托起阴囊消肿并局部冰袋冷敷止痛。

（五）健康指导

（1）向家长介绍腮腺炎传染病的相关知识，说明患儿隔离的时间，不需住院者指导家长做好在家隔离、用药、饮食、退热等护理，介绍减轻腮腺肿痛的方法，并学会观察病情，一旦出现严重症状，立即就诊。

（2）指导家长掌握切断传播途径的方法，如通风换气、定期消毒、用物暴晒等。

（3）加强预防知识教育，腮腺炎流行期间避免易感儿去公共场所，加强托幼机构晨检工作；对8个月以上易感儿童接种腮腺炎减毒活疫苗，有效保护期可达10年。

（田丽丽）

第九章 小儿常见外科疾病护理

第一节 小儿围手术期护理

手术治疗是外科治疗的重要手段，而良好的围手术期护理是缓解患儿手术应激、减少并发症、降低术后并发症的关键。本节重点介绍正确选择最佳的手术时机和适应证，怎样完善术前准备及妥善的术后处理，以保证病人安全，提高治疗效果。

一、小儿手术时机的选择

随着小儿麻醉的进步及围手术期处理的改进，小儿手术不再受到年龄的限制，新生儿、婴幼儿也可耐受较大的手术。而小儿手术时机的选择，主要取决于其疾病的病理性质和患儿的身体条件。小儿手术从时机上讲一般可分为四类：

（1）急诊手术直接威胁患儿生命的疾病和损伤，延缓手术将使病儿病情加重、机体或器官功能丧失或发生残废者均应急诊手术。例如新生儿消化道梗阻畸形，如肠闭锁；又如各种急腹症，包括绞窄性肠梗阻、消化道穿孔和大出血、内脏破裂等；还有开放性骨折和颅脑损伤伴颅内出血等。急诊手术应在4~6小时内，至多24小时内进行。

（2）限期手术也称亚急诊手术。某些疾病虽不立刻危及小儿的生命，但延迟手术过久会对机体造成难以逆转的危害。例如小儿恶性肿瘤，若等待多时可能发生转移；先天性肥厚性幽门狭窄，若拖延手术，会更加削弱病儿的营养状况；胆道闭锁手术时间越晚，肝功能失代偿越严重；若脐膨出患儿决定手术治疗，就应在头1~2日之内进行，以免囊膜感染和破裂。

（3）择期手术某些疾病延迟手术并不影响病儿的健康，但也有最适宜的手术年龄。手术有年龄期限是因为手术过早疗效不良，过晚可能影响器官的发育和功能。如腭裂应在6个月以后手术，延迟手术会使以后发音受影响。隐睾应在2岁以内施行睾丸下降术，过晚睾丸发育不能正常成熟而影响生育功能。

（4）探查手术有时由于诊断不明，决定是否手术有一定的困难，在较紧急情况时，病理诊断并非完全必要，如病儿表现有急性肠梗阻症状或消化道大出血时，经过初步检查分析，病因不能明确时，应进行急诊探查手术。在慢性病中有时也需手术探查明确诊断。

（5）特殊情况下的手术全身发育一般或有营养不良，或术前有其他严重急性或慢性疾病，或手术部位有感染病灶者，应待全身情况好转，其他疾病或病灶治愈后再进行非急症手术。急性传染病后，在3个月内不进行非急症手术，有传染病接触史者，应在隔离期过后进行手术。患血友病的手术患儿，术前应补充足够的第Ⅷ因子和新鲜血。

决定手术后，必须由经治医生向病儿家长解释手术的必要性、手术方式、手术风险、成功率及效果、失败率及可能发生的危险和并发症，如家长完全了解并同意手术，应记录于病历并签名。

二、手术前准备

（一）择期手术的术前准备

（1）全面检查

手术前应做全面的体格检查，了解病儿的生长发育，体重及营养状况、体温、脉搏、呼吸、血压等，检查心、肺、肝、脾、四肢和神经系统有无异常情况。一般化验应包括血常规、尿常规、大便常规、出血和凝血时间。常规检查还包括心电图、胸部 X 线检查，如有必要做 B 超和 CT 检查。

血红蛋白低于正常值（90g/L），白蛋白/球蛋白倒置者，应在营养和贫血情况改善后再行手术，应给高蛋白、高热量饮食，输全血或血浆，或进行几日全肠道外营养。

根据需要作各器官的功能检查，如肾（血尿素氮、肌酐等）、肝（肝功能、转氨酶、乙型肝炎表面抗原等）、肺（X 线透视）、心（胸片、心电图）等。体温在 37℃ 以上的非急诊手术应暂缓进行。危重、疑难、复杂手术应该先行术前会诊。

（2）术前用药

1）维生素：维生素缺乏的病儿抵抗力较低，术后易发生并发症。维生素 A、D 及钙缺乏时，可产生术后喉痉挛及惊厥，凡营养不良和需禁食较长时间者，应给予维生素 A、D 及钙。B 族维生素缺乏，尤其维生素 B_1 缺乏可影响心肌功能，使胃肠道蠕动减弱，延长术后肠麻痹的时间，对营养不良和人工喂养病儿均应补给维生素 B_1。维生素 C 缺乏可影响创口愈合。维生素 K 不足，易引起出血，新生儿有暂时性凝血酶原过低而有出血倾向，有阻塞性黄疸病儿，因胆盐不能排至肠道内，阻碍脂溶性维生素的吸收。长期应用肠道抗生素者维生素 K 合成不足，有以上情况均应补充维生素 K。

2）抗生素：依照术前抗生素的使用原则给药，不可滥用。施行结肠手术的病儿，术前 3 日给控制肠道细菌的抗生素，最常用者为新霉素，甲硝唑口服剂或直肠栓剂对预防感染亦有较好的效果。

（3）胃肠道准备结肠、直肠、肛门手术病儿，术前清除肠腔粪便，用等渗盐水洗肠，以防水中毒。先天性巨结肠和肛门狭窄病儿，由于长期积粪，洗肠要在术前一周就开始，每次用量以 100mL/kg 左右为宜。胃肠道的较大手术，术前应放置胃肠减压管，或带胃管入手术室由麻醉师放置。

（4）局部准备手术前应洗澡或擦浴，手术区皮肤，包括切口四周 15cm 须特别清洁。小儿一般不需剃毛，因小儿皮肤细嫩，汗毛较少，且不合作，容易造成损伤。头部和脑手术须将部分或全部头发剃净（术前 2 小时）。骨科手术前 3 日即开始每日做皮肤消毒，特别是足跟皱褶处有痂皮者用无菌巾包扎。

（5）备血大手术或估计术中出血较多者，术前配备适量的血为手术中应用。有出血倾向者应准备新鲜血。

（6）术前饮食及麻醉前用药手术前晚改为半流质或流质，夜晚 12 时开始禁食。新生儿及婴幼儿因胃排空时间较快，禁食时间不必过长，一般术前 4 小时开始禁食。麻醉前用药由病房医生开医嘱，特殊手术和特殊麻醉与麻醉师协商。

（二）急重症手术的术前准备

（1）补液和输血急诊患儿如肠梗阻及腹膜炎往往有不同程度的脱水、酸中毒，应适当快速补充液体和矫正电解质失衡后再行手术。对大出血患儿应立即配血和输血,最好术前做中心静脉置管和动脉置管,以备随时快速输血、输液和监测有创血压,并可测定中心静脉压。

(2) 保暖和降温新生儿因体温调节功能差,易受外界气温影响而出现低温,并可发生硬肿症,术前应安置在空调恒温新生儿室或保温箱内,也可用棉花垫包裹四肢。出入手术室途中严格保暖。

高热可因病变本身和严重感染引起,或与夏季高温有关,婴幼儿可发生惊厥,肛表体温达38.5℃者须先采取降温措施,使下降至38℃左右然后手术。根据引起发热的原因予以治疗,如因感染引起者,可给予有效的抗生素静脉滴注;脱水患儿,予以静脉输液,并同时用物理降温。

1) 物理降温:物理降温的方法有:冰枕,头颈部、四肢及腹股沟等血运丰富处冷敷;降低室温(空调、电风扇吹、大冰块等);冰盐水保留灌肠,冰盐水胃内灌洗等。降温时不可突然给极冷的刺激,须逐渐增加冷的程度,最好在药物镇静之下进行,如冬眠药物。

2) 药物降温:一般退热剂,如口服布洛芬混悬液等。冬眠药物如氯丙嗪、异丙嗪、哌替啶等,不但降温效果明显,还可防止惊厥的发生。在冬眠的基础上加用物理降温效果更显著。

(3) 休克的处理针对休克类型,采取综合措施进行紧急抢救,争取于最短时间内使情况好转能做急诊手术。如果休克原因必须手术解决则需边抢救边手术,不可因等待休克恢复而失去手术时机。

(4) 其他根据需要应用抗生素、氧气吸入、胃肠减压、手术区局部准备、膀胱充盈者导尿、特殊器械准备等。因外伤需紧急手术,患儿禁食时间不足者,应经鼻插胃管,持续胃肠减压,必要时为保证安全,可进行洗胃,以免麻醉中发生呕吐。

三、术后处理

(1) 麻醉后护理全身麻醉的病儿清醒前须严密观察。应取平卧头侧位,及时吸出口腔内分泌物,以防呕吐发生误吸和窒息;注意神志和面色的变化;重大手术后的患儿应每15~30分钟测呼吸、脉搏、血压和体温。新生儿听心音,病情稳定后延长监测的间隔时间。有条件者采用监护仪器,直至病儿情况恢复正常。

(2) 体位根据不同情况采取不同体位。麻醉清醒前平卧头侧位,一般手术后平卧。胸腔手术和弥漫性腹膜炎手术后第二日起取半坐位(斜坡位),以利于呼吸和使腹腔渗出物流于盆腔,避免膈下脓肿或肠间隙脓肿形成。脊膜膨出和骶尾部畸胎瘤术后取俯卧位或侧卧位,创面最好暴露,以免大小便污染。在不需要限制体位和病儿情况良好时(如一般阑尾炎术后)鼓励早期起床,将婴儿抱起活动。

(3) 导管护理手术后的胃肠减压管、腹腔或胸腔引流管、导尿管、氧气吸入管、静脉输液管等,均应妥善固定并标识清楚,随时观察,防止扭曲受压,保持通畅,并记录出入量。为防止婴幼儿不合作抓拉,必要时使用约束带。一般在3~5日拔除。

(4) 补液与肠道外营养手术后禁食的病儿,由静脉输液以维持水与电解质平衡及热量的供给。病情严重、大手术后及营养欠佳时应输全血、血浆或其代用品。长期不能进食者(如高位肠瘘),估计禁食要超过4日者,可考虑全肠道外营养或部分肠道外营养。

(5) 饮食非胃肠道手术,一般术后4~6小时婴儿可给糖水,儿童先饮水,后服少量流质，逐渐恢复正常饮食。单纯阑尾切除术、疝囊高位结扎术等也可早期进食。胃肠道较大手术，如肠切除吻合术，应在肠功能恢复后（一般要 2~3 日），才开始少量饮水。如无呕吐、腹胀，逐渐给予流质、半流质饮食。术后饮食之热量标准至少要每日 251kJ/kg（60kcal/kg），其中蛋白质至少 1g/kg。

（6）术后用药：1）镇静止痛：术后创口疼痛引起病儿哭闹，影响睡眠，可以应用适当的镇静剂。较大、复杂的手术，术后引起较强的疼痛的，与麻醉医生商量使用镇痛泵或给予止痛药物。

2）抗生素：清洁手术原则上不用抗生素，较大和污染手术均应使用抗生素，并根据细菌培养及敏感试验选用最适合的抗生素，一般用广谱抗生素。预防性给药一般在切皮前0.5~1 小时内使用。若手术时间过长，术中需要追加一次抗生素。

3）维生素：术后应继续给予各种维生素。

4）根据病情对症用药。

（7）创口处理

1）切口敷料：手术切口纱布覆盖后，用胶布固定密封，腹部大的切口外加多头绷带包扎。位于下腹部、骶尾部等处容易被大小便污染的创面，可外加塑料薄膜，一旦敷料被污染，就及时更换，也可创口暴露。婴儿不用尿布。胸带及腹带均不宜包扎过紧，以免影响呼吸。

2）拆线：一般切口可于 7 日后拆线；腹部切口较长，有腹胀或营养不良的患儿，应 8~9 日后拆线；减张缝线一般于 12~14 日拆除。缝线拆除后一般仍需用绷带包扎 2~3 日。如切口愈合良好，术后 2 周可以洗澡。

（8）术后石膏护理应将患肢抬高，注意肢端肿胀、发紫和有无麻木感。髋人字石膏搬动时防止在腹股沟处折断，注意不让大小便污损、浸渍石膏，使皮肤发炎或溃烂。如患儿主诉石膏内有持久疼痛，应开窗探查，以免发生压迫性溃疡。

四、术后并发症

（1）术后休克小儿因血量少，可因失血量未补足或因创口渗血过多或止血不止有内出血等而发生休克，应立即全面检查，采取输血和其他措施。创口有出血和内出血者再手术止血。由于严重感染、酸中毒、缺氧等所致之中毒性休克，应采取综合措施进行抢救。

（2）高热、惊厥夏季手术时间长或环境温度高，麻醉和手术反应，感染疾病本身和毒素吸收等均可引起惊厥，并常与高热同时发生，脑缺氧、脑水肿（输无盐糖液过多，脑手术创伤反应）、低血糖休克和由于二氧化碳排出过多和吸纯氧而引起的碱中毒，大量输血之缺钙或高钾等均可引起惊厥。此外，尚有尿毒症惊厥。术后高热的处理与术前高热的处理相同。惊厥的处理，则须根据不同原因，切忌盲目乱给止惊药。一般先常用苯巴比妥或地西泮止痉，同时根据病因进行处理。

（3）腹胀腹部较大手术、肠梗阻和腹膜炎手术后，常发生肠麻痹，引起严重腹胀。防治措施有：①术前患儿安静和麻醉开始时平稳，勿使哭闹而吞入大量气体。②手术操作轻柔，减少肠管暴露和损伤，肠系膜根部用 0.25% 普鲁卡因封闭。③胃肠减压。④及时纠正水电解质紊乱。低钾者补钾，应用大量广谱抗生素控制腹膜炎。⑤肛管排气或用高渗盐水（5%NaCl）50~100mL 灌肠以增加肠蠕动。⑥药物，常用药物为新斯的明 0.03~0.04mg/kg，4~6 小时 1 次，可连用 3 次，但肠吻合术后及心血管功能不全者慎用。在治疗腹胀过程中，应严密观察病情的发展，若选用以上方法处理无效时，要随时摄腹部直立位 X 线片，必要时 6~12 小时重复摄片，以做比较。如无好转而怀疑有肠曲折、粘连等机械性肠梗阻时，应剖腹探查。

（4）切口裂开小儿创口因张力大或有污染容易发生裂开。如术前有贫血和低蛋白血症，术后不能进食而消耗大，加有严重腹胀者尤易发生腹壁裂开。因此术后应提供足够的热量、充分的蛋白质，肠内补充营养或全肠道外营养，以保证创口愈合的需要。另外还要预防创口感染，发现有红肿或积脓时，及时拆除 1~2 根皮肤缝线，放入橡皮片引流，但不要全部拆除以防完全裂开。

腹壁裂开多见于术后第 4~8 日，裂开前有血性腹水溢出，敷料上如出现淡红潮湿，应及时检查创口，检查时可因小儿哭吵、腹压增高，创口可突然全部裂开，内脏脱出，故应备有多块无菌敷料，万一发生，立即妥善包裹送手术室。只有一处针眼出水，可加多头腹带包扎，并严密观察。但如有多处渗液外溢，触摸切口皮肤变软，则裂开已不能避免，应即刻送手术室拆开创口再缝，将内脏纳入腹腔。一般采用钢线或粗尼龙线作腹壁全层贯穿缝合。术后还要加强抗生素、输血或血浆等全身疗法和采取减轻腹胀的措施。

切口裂开的预防措施有：①纠正贫血、营养不良和低蛋白血症。②防止腹胀。③预防切口感染。④正确选择手术切口。⑤术中彻底止血。

（5）肺部并发症小儿术后肺部并发症远较成人多见，其后果也较严重。

1）肺炎：新生儿肠梗阻，因分泌物或呕吐物吸入呼吸道，重者发生窒息，表现为点头呼吸、口唇发绀，常致死亡。较轻者因分泌物阻塞小支气管，引起肺叶部分不张，以后发生吸入性肺炎。临床上有呼吸困难、鼻翼扇动、口唇发绀、口吐白沫等，但肺部听诊及 X 线检查可能为阴性。防止呕吐，要及时吸出口腔、咽部的分泌物，对预防吸入性肺炎十分重要。婴幼儿对寒冷比较敏感，容易发生支气管肺炎，表现为发热、呼吸困难、咳嗽、有痰、听诊肺部细湿啰音，重者有发绀。在治疗上根据血常规等炎性指标给予抗病毒、抗感染、氧气雾化吸入等，必要时可用止咳剂。还应加强护理、保暖、经常变动体位、清除口腔分泌物、抱起拍背等。病情严重者，应用呼吸机和正压给氧，同时作血气分析，以调整血 O_2 分压压力。

2）肺不张：小儿支气管细小，咳痰功能差，加上湿化不够，黏痰很容易阻塞支气管而造成肺不张。病儿可只有呼吸、脉搏增快，其他症状不明显，但体检时可见一侧胸部呼吸活动减少，气管向患侧移位，叩诊实音，听诊呈管样呼吸音。发现后，可用压舌板刺激咽后壁引起恶心和咳嗽，使阻塞的支气管的黏痰自动咳出。必要时作气管镜下直视吸痰。

3）肺水肿：因输液、输血过多、过快而发生急性肺水肿，临床表现为呼吸困难、发热、咳血性泡沫样痰、两肺有水泡音、心率快、颈静脉怒张、肝大等，常在短时间内出现休克、昏迷而死亡。可采用如下措施：强心、利尿、扩血管、高流量给氧，必要时镇静等。

五、术后重症监护

近年来，小儿外科"术后重症监护"对于降低围手术期死亡率、减少术后并发症起到显著作用。重症监护包括三个系统。

（1）循环系统使用多功能监护仪记录动态的心电、心率、心律、血压、血氧饱和度、温度等。根据需要还可监测有创血压、中心静脉压等。

（2）呼吸系统使用人工呼吸机维持正常的呼吸。

（3）肾功能监护小儿大手术后或重病手术后有时会发生肾衰竭，及时行腹膜透析或血液透析。

第二节　意外伤害

一、气管、支气管异物

气管、支气管异物一般分为外源性异物和内源性异物。内源性异物相对较少，指气道内产生的堵塞气道的物质，主要有脓性支气管炎产生的脓痰栓、脱落的纤维蛋白膜、支气管内膜结核产生的干酪样坏死物。外源性异物是指外界物质经口落入喉、气管、支气管所致。质轻，表面光滑，体积较小的物品容易落入呼吸道。通常所指的是外源性异物，是耳鼻喉科常见急症之一，多发生于 5 岁以下儿童，3 岁以下最多，可占 60% ~ 70%，偶见于成人。

【护理评估】

（一）病因及病理生理

1. 病因

（1）年幼儿牙齿发育不全，不能将硬食物如花生、豆类、瓜子等嚼碎，喉的保护性反射功能亦不健全。当进食此类食物时，若嬉笑、哭闹、跌倒易将食物吸入气道，是气管、支气管异物最常见的原因。

（2）儿童口含物品（塑料笔帽、小橡皮盖等）玩耍，成人口含物品（针、钉）作业，尤其是仰头作业时，突然说话、哭笑、不慎跌倒时，不慎将异物吸入气管、支气管。用力吸食滑润的食物（果冻、海螺）也可误入气道。

（3）全麻或昏迷病人吞咽功能不全，如护理不当，可误将异物吸入气管。

（4）鼻腔异物钳取不当，咽、喉滴药时注射针头脱落也可落入气管。

2. 病理异物进入气管、支气管

所引起的病理反应与异物的性质、大小、形状及停留时间和有无感染等密切相关。

（1）异物的性质：某些植物类异物如花生、豆类等因含游离脂肪酸，可刺激呼吸道黏膜引起急性弥漫性炎症反应，如黏膜充血、肿胀，分泌物增多，甚至发生支气管阻塞，并可有发热等全身症状，临床上有植物性支气管炎之称。金属类异物引起炎症反应较轻微。

（2）异物的大小和形状及停留的时间：不仅影响落入气管的部位和对黏膜的刺激程度，还影响管腔的阻塞程度，引起不同程度的病变。

1）不完全性阻塞：如异物较小，局部黏膜肿胀较轻时，气道只有部分受阻，吸气时由于支气管扩张，空气可吸入，而呼气时管壁回缩，管腔变小，空气排出受阻，因此远端肺叶出现肺气肿。

2）完全性梗阻：异物大，停留时间长，黏膜肿胀明显时，使支气管完全阻塞，空气吸入呼出均受阻，远端肺叶内空气逐渐被吸收，终致阻塞性肺不张。病程长时，远端肺叶引流不畅，可并发支气管肺炎或肺脓肿。

（二）身体状况

1. 分类

根据异物误吸的部位不同，呼吸道异物可分为以下三类：

（1）喉异物：当异物呛入呼吸道时会出现痉挛性高调咳嗽、憋气。随后异物多停留在声门、声门下，较大异物可以直接导致窒息，较小异物可以因为物体本身阻塞或刺激声门区引起水肿而出现吸气性呼吸困难、吸气性三凹征。声门区水肿时会出现犬吠样咳嗽及声嘶，甚至失声，声门下异物导致声嘶少见。喉异物出现的喉鸣也明显。异物如在喉入口，大龄患儿会诉下咽部疼痛或咽下时疼痛。

（2）气管异物：异物进入气管刺激气管黏膜，表现出刺激性呛咳、憋气、呼吸困难。较小的异物（如花生皮、塑料膜等）贴附气管壁，症状可以暂时缓解；异物较小质轻（如西瓜子、葵瓜子等），随气流在气管内上下活动，出现阵发性咳嗽，呼气末或咳嗽时异物随气流冲击声门，颈前气管可扪及拍击感，听诊可闻拍击音，并伴有气流通过气道狭窄处时产生的明显喉鸣；较大异物将气管完全堵塞或停留于气管隆嵴堵塞双侧支气管会引起窒息或严重呼吸困难。异物刺激性大或有感染，可并发化脓性支气管炎，咳嗽加重，脓痰增多，高热出现。

（3）支气管异物：早期症状与气管异物相似。异物进入支气管后，停留在支气管内，刺激减少，咳嗽减轻。但若为植物性异物（如瓜子仁、花生仁等），脂酸刺激引起支气管黏膜炎症，可引起咳嗽、痰多、喘鸣及发热等全身症状，如一侧支气管异物，多无明显呼吸困难。双侧支气管异物时，可出现呼吸困难。

2. 常见的异物

（1）植物类：如花生、瓜子、豆类等，约占呼吸道异物总数的92%。

（2）金属类：如大头针、铁钉、硬币、别针、小钢球等。

（3）化学类制品：塑料笔套、假牙等。

（4）动物类：如鱼刺、骨片等。

3. 呼吸道异物的一般表现

（1）咳嗽：98%的呼吸道异物的患儿就诊的首要症状是反复咳嗽。咳嗽的性质、剧烈程度与吸入异物停留部位、是否活动相关。

（2）喉鸣：喉鸣是呼吸道异物患儿就诊的第二大症状。大部分病人误呛异物后反复咳嗽还伴反复喉鸣，而且以活动时明显。甚至一些患儿就诊时的主要症状就是反复喉鸣，咳嗽单声且轻微。

（3）呼吸困难：一般而言，异物体积越小、对气道黏膜刺激性越小的异物引起呼吸困难的可能性越小。较大的异物往往嵌顿在声门下或气管中，常常出现严重呼吸困难甚至窒息。

（4）发热：异物进入呼吸道，大部分会并发肺部感染，出现发热。我们统计的1289例呼吸道异物中，64.8%病程中出现过反复发热。

4. 呼吸道异物的特异性

表现当异物误吸入呼吸道后，其临床症状可分四期：

（1）异物进入期：当异物经声门误呛入气管时，患儿会出现剧烈的呛咳，持续数秒钟至数分钟不等；可以出现憋气，满脸通红甚至口唇发绀、窒息；有时伴呕吐或咳吐出异物碎块。大多数异物较小，进入气管后，随之被吸入支气管，所以异物进入期剧烈症状时间较短，数秒钟至数十分钟不等。异物深入，呛咳、憋气可以缓解，进入安静期。

（2）安静期：异物进入气道，停留在气管、一侧支气管内，出现一段或长或短的无症状期。或者症状轻微，仅间有轻咳和活动时喉喘鸣。安静期的长短与异物的性质和阻塞程度相关，刺激性小、光滑、体积小的异物在小支气管内长存数年都症状轻微，体积较大、刺激性大的异物完全堵塞气管或短时间内并发严重感染，可无安静期或安静期短。此期最容易被误诊为上呼吸道感染或支气管炎。

（3）刺激和炎症期：异物停留后，释放游离脂酸等或直接刺激支气管壁黏膜，产生炎症，合并细菌感染，出现反复咳嗽、咳痰、喉中痰响或有痰咳不尽，部分患儿出现高热。患儿年龄越小、异物刺激性越大、感染越严重，此期也出现越早，症状越重。

（4）并发症期：有支气管炎和肺炎、肺脓肿时，表现为发热、咳嗽及咳脓痰、呼吸困难等。异物阻塞气道影响通气时，由于缺氧，使肺循环的阻力增加，心脏负担加重而并发心力衰竭，表现为呼吸困难加重，烦躁不安、面色苍白或发绀，心率加快，肝大等。此外，可引起肺不张、肺气肿等，阻塞性肺气肿明显或剧烈咳嗽时，可使细支气管或肺浅表组织破裂，发生气胸、纵隔或皮下气肿。

【常见护理诊断/问题】

（1）清理呼吸道无效由于气管、支气管内存在异物，阻碍正常呼吸所致。

（2）有窒息的危险与异物较大，阻塞气管或声门裂有关。

（3）有感染的危险与异物刺激气管、支气管黏膜，或阻塞其远端肺叶的引流而发生感染有关。

（4）缺乏知识缺乏气管、支气管异物的预防知识。

（5）低效性呼吸型态与呼吸困难、气管插管致喉水肿、喉痉挛有关。

（6）焦虑与患儿多次手术，担心手术效果有关。

【治疗措施】

气管、支气管异物有危及生命的可能，取出异物是唯一的治疗方法。应及时诊断，尽早行异物取出术，以防止窒息及其他并发症的发生。如有呼吸困难，应立即手术；伴有高热、心力衰竭等情况时，应给予适当处理，必要时在心电监护下，及时取出异物。

（1）经直接喉镜异物取出术适用于气管内活动的异物。成人可用黏膜表面麻醉，婴幼儿则无需麻醉。用直接喉镜挑起会厌，暴露声门，将鳄口式喉异物钳钳口闭合，横径与声门裂平行，置于声门上，待吸气声门开放时，伸入声门下区，扭转钳口90°使钳口上下张开，待呼气或咳嗽时，异物随气流上冲的瞬间，夹住异物取出。对于瓜子等较扁平的异物，出声门时应将夹有异物的钳口转位，使异物的最大横径与声门裂平行，以防止异物通过声门时被声带阻挡而脱落。

（2）经硬质支气管镜异物取出术直接在喉镜下不能取出的气管异物及绝大多数支气管异物需经支气管镜取出。最好在全身麻醉下进行。成人多采用直接插入法，小儿一般经直达喉镜插入。支气管镜进入气管、支气管，发现异物后，用适当异物钳夹住后退出。对较大而硬难以通过声门的异物，可行气管切开，自气管切开口处取出。

（3）纤维支气管镜或电子支气管镜异物取出术位于支气管深部的细小异物，由于硬质支气管镜不能窥见，可在纤维支气管镜或电子支气管镜下钳取。

（4）开胸异物取出术支气管镜下确实难以取出的较大并嵌顿的支气管异物，必要时需行开胸术取出。

二、护理措施

（一）监测

（1）严密观察病人的呼吸情况，注意观察呼吸的节律、深浅度、呼吸音等情况的变化。注意有无阵发性咳嗽。

（2）开包等。

（3）注意观察体温的变化：植物性异物取出后，由于异物分泌的脂肪酸刺激气道黏膜，可导致体温升高，异物残留及继发感染也可引起体温升高。出现异常体温应及时报告医生。

（二）护理

（1）密切观察病人的呼吸情况，避免哭闹不安致耗氧量增加，甚至引起异物移位而窒息。如呼吸困难骤然加重，应立即给予吸氧，并告知医生，及时采取必要的治疗措施，但忌用吗啡、哌替啶等抑制呼吸的药物。

（2）准备好氧气、负压吸引、气管切开包等急救物品，完善术前准备，与手术室联系，做好支气管镜的检查准备。

（3）对于已经确定将施行气管镜检查的病人，护理人员应积极配合医生做好各项术前准备工作。向家长介绍手术的过程、必要性、术中和术后可能发生的各种并发症、配合治疗和护理的注意事项等。

（4）由于术前异物刺激呼吸道、术中支气管镜对咽喉部、气道黏膜的损伤，术后1~2日内会出现不同程度的喉水肿，甚至喉痉挛使气道变窄发生窒息，应严密观察呼吸、神志、咳嗽、声嘶、痰液的情况，并注意其他并发症的观察，如皮下气肿、气胸等，急救物品和药品随时处于备用状态，及时给予吸氧、雾化等治疗。

（5）全麻术后6小时内采取平卧，头偏一侧，肩下垫一小毛巾，保持呼吸道通畅避免误吸。

（6）饮食护理术前根据饮食种类决定进食时间；术后禁食禁水6小时，患儿麻醉完全清醒6小时后可试喂温开水，如无呛咳可进流食。根据患儿情况，术后第2日可逐渐过渡到半流质饮食或普食。

（7）健康教育

1）告诉家长此病的危险性，随时可能发生窒息，患儿不能离开病房，以免发生意外。

2）指导家长教育孩子养成良好的生活、饮食习惯：①3岁以下小儿避免进食花生、瓜子、豆类等带壳食物。②进食时不可嬉笑、哭闹、追逐。③纠正小儿口含玩物的不良习惯。④小孩进食时家长不要打骂孩子。

三、食管异物

食管异物常发生于幼儿期及学龄期儿童，因此年龄段儿童已能自行走路，又爱将手中抓着的东西，诸如棋子、硬币、小钉子、纽扣、回形针、玩具、笔帽等放入口内，导致误吞。

异物嵌顿、停留在食管需在食管镜、胃镜下手术取出。

（一）护理评估

1. 病因及病理生理

（1）病因食管异物的发生多为家长看护不力，因幼儿智力尚处于朦胧状态，对物体的可食性认识不清，加上生理性的食物反射，抓到非食性物品即送入口中。学龄期儿童好奇心强、贪吃、爱玩，易将手中小玩具或笔帽等物品吞入食管；儿童牙齿发育不全，不能仔细咀嚼食物，易将鱼刺、豆粒等吞入食管；部分异食癖的患儿，有长期吞食异物的怪癖，也易出现食管异物。

（2）异物种类食管异物种类繁多，以动物性最常见，如鱼刺、鸡骨、肉块等；其次为金属类，如硬币、针钉等；此外，还有化学合成类及植物类，如假牙、塑料瓶盖、枣核等。

（3）异物停留部位食管异物最常见嵌于食管入口，其次为食管中段第二狭窄处，发生于下段者较少见。

2. 身体状况

（1）临床表现食管异物的临床表现常与异物性质、大小、形状、停留部位和时间以及有无继发感染等有关。

1）吞咽困难：患儿最初表现为哽噎、疼痛，继则流涎，进食即吐，有时可出现呕吐物中带血。异物嵌顿于环后隙及食管入口时，吞咽困难明显。

2）吞咽疼痛：异物较小或较圆钝时，疼痛不明显或仅有梗阻感。尖锐的异物或继发感染时疼痛多较重。异物位于食管上段，疼痛部位多在颈根部或胸骨上窝处；异物位于食管中段时，常表现有胸骨后疼痛并可放射到背部。

3）呼吸道症状：较大异物压迫气管，可能出现咳嗽、喘鸣，甚至窒息。尖锐异物穿破食管刺入邻近器官则可发生食管炎、食管周围炎或脓肿、食管气管瘘、肺炎、胸膜炎、气胸等并发症。异物位置较高，部分未进入食管而压迫喉部，尤其在幼小儿童，可出现呼吸困难，甚至有窒息致死的可能，应及时处理，以保持呼吸道通畅。

（2）常见并发症

1）食管穿孔或损伤性食管炎：尖锐而硬的异物，可随吞咽活动刺破食管壁而致食管穿孔；粗糙不规则及嵌顿性异物，除直接损伤食管黏膜外，潴留的食物及唾液有利于细菌的生长繁殖，使食管壁发生感染、坏死、溃疡等。

2）颈部皮下气肿或纵隔气肿：食管穿孔后，咽下的空气经穿孔外溢，潜入颈部皮下组织或纵隔内形成气肿。

3）食管周围炎及颈间隙感染或纵隔炎：损伤性食管炎感染可向深部扩散，或食管穿孔扩散到食管周围引起食管周围炎，重者形成食管周围脓肿。穿孔位于颈部周围时，感染可沿颈筋膜间隙扩散形成咽后或咽侧脓肿。胸段食管穿孔，可发生纵隔炎，形成纵隔脓肿。严重时伴有发热等全身症状。

4）大血管破裂：食管中段尖锐的异物可直接刺破食管壁及主动脉弓或锁骨下动脉等大血管，引起致命性出血。感染也可累及血管，致其破裂出血。主要表现为大量呕血或便血。一旦发生，治疗困难，死亡率高，应积极抢救。

5）气管食管瘘：异物嵌顿压迫食管前壁致管壁坏死，再累及气管、支气管时，形成气管食管瘘，可导致肺部反复感染。

（3）诊断要点

1）详细询问病史：异物史对诊断十分重要。大多数病人可直接或间接询问出误吞或自服异物史。但应详细了解异物的性质、形状、大小、异物停留时间及疼痛的有无等其他症状，以供进一步检查和治疗时参考。

2）间接喉镜检查：异物位于食管上段，尤其有吞咽困难病人，有时可见梨状窝积液。

3）X线检查：X线可显影的异物，可拍颈、胸正侧位片定位，了解异物的形状和大小；不显影的异物，应行食管钡剂检查，骨刺类需吞服少许钡棉，以确定异物是否存在及所在部位。

4）食管镜检查：对少数异物史明确并有吞咽困难或吞咽疼痛等症状，但X线检查不能确诊，经药物治疗症状改善不明显，应考虑行食管镜检查，发现异物，及时取出。

【治疗措施】

食管异物一经确诊，必须尽早取出，避免并发症的发生。任何情况下，异物停留时间都不能超过24小时。

3. 及时取出异物

（1）经硬质食管镜取异物是最常用的方法。根据异物的大小、形状、部位、患儿的年龄，选择适当的食管镜及异物钳。患儿一般采用全身麻醉。食管镜插入窥见异物后，要查清异物与食管壁的关系。如遇尖锐异物刺入食管壁时，钳夹住异物，使其退出管壁，再将异物长轴转至与食管纵轴平行后取出。巨大异物如嵌顿不易钳取时，不应强行外拉，以免加重食管损伤和发生致命并发症。必要时，应行颈侧进路或开胸手术取出异物。

有人用直接喉镜代替食管镜，取位于食管入口的异物。因直接喉镜较粗短，容易抬起环状软骨而暴露食管入口，便于异物取出。对于小儿需注意不要过度抬高环状软骨，以免引起呼吸困难。

（2）经纤维食管镜或电子食管镜取异物对于某些小的尖锐异物可采用。

（3）Foley管法利用前端带有隐形气囊的体腔引流管，插入未被异物完全阻塞的食管内，隐形气囊越过异物后，向气囊内注入空气，使其充胀，充满食管腔，向上退出时将异物带出。适用于外形规则，表面平滑的异物。

（4）颈侧切开或开胸术取异物用于以上方法难以取出的巨大异物或嵌顿甚紧的异物。

（二）手术治疗

术前术后应进行补液及全身支持疗法。局部感染时，应给予足量抗生素。术后应禁食1~2日。疑有穿孔者，应行胃管鼻饲饮食。

（三）并发症的处理

出现食管周围脓肿或咽后壁脓肿，应行颈侧切开引流。合并食管穿孔、纵隔脓肿时，应请胸外科协助处理。

【主要护理诊断/问题】

（1）舒适的改变与异物导致疼痛、哽咽有关。

（2）有窒息的危险与较大食道异物压迫气管或异物刺激导致呛咳有关。

（3）营养失调——低于机体需要量与异物存留导致进食困难有关。

（4）潜在并发症感染、出血等。

（5）知识缺乏与家长缺乏食道异物相关知识有关。

四、护理措施

（一）保守治疗及术前护理

（1）观察呼吸型态，防止窒息发生，如发现患儿面色、口唇发绀，吞咽困难，呛咳者，立即通知医生处理并做好抢救准备。

（2）警惕各种并发症的发生，如病人出现高热，呼吸困难，全身中毒症状明显，局部疼痛加重，便血或呕血等症状，提示有并发症的发生，应立即报告医生，给予处理。

（3）禁食禁饮，遵医嘱补液、抗感染治疗，有并发症者需留置胃管鼻饲流质饮食。

（4）做好心理护理及健康宣教。

（二）术后护理

（1）监测密切监测体温、脉搏、呼吸的变化，观察有无颈部皮下气肿、疼痛加剧、进食后疼痛加剧、进食后呛咳胸闷等症状。若术后出现颈部皮下气肿、呼吸困难、进食后呛咳、胸闷、疼痛等，则提示食管穿孔的可能，应及时报告医生处理。

（2）饮食与营养异物取出后，无食管黏膜损伤者，可恢复进食，以保证营养供给；全麻术后禁食6小时，麻醉清醒后进少许冷流质饮食，一般以牛奶为最佳饮食；术中发现有食管黏膜损伤者，应禁食，留置胃管，每隔2～4小时抽吸胃液1次，防止黏膜粘连和食道穿孔。遵医嘱给予静脉补液及全身支持治疗。

（3）呼吸道护理全麻未清醒时，取去枕平卧头侧位，保持呼吸道通畅，防止分泌物误吸；派专人守护，密切观察呼吸型态，遵医嘱给氧，麻醉清醒后取半坐卧位。

（4）并发症的观察及护理

1）食管周围炎的护理：食管周围炎是较常见的并发症，感染严重时则形成食管周围脓肿，常表现为局部疼痛加剧，吞咽困难和发热，体温大于39℃时，应每4小时测量1次体温，予物理降温或药物降温。遵医嘱予有效的抗生素抗感染治疗，加强口腔护理。由于食道异物病人往往口臭大，可予生理盐水或口泰漱口液含漱，保持口腔的清洁卫生。吞咽困难者应禁食或予少量流质饮食及时补充水电解质，保持机体的酸碱平衡。

2）气管食管瘘的护理：由于异物嵌顿，压迫食管致食管壁坏死，并累及气管、支气管时，可形成气管食管瘘，导致反复的肺部感染。若轻度气胸，可卧床休息，应用有效的抗生素、静脉补液、鼻饲饮食，以控制病情发展。病情较重时，可行气管食管修补术，并行胸腔闭式引流术。

3）溃破大出血的护理：食管中段异物嵌顿，未及时取出而致管壁穿破者，并累及主动脉弓或锁骨下动脉等大血管，可引起致病性大出血。这是食管异物最为严重的并发症。应重在预防，一旦发现食管中段异物应及时取出。取出后6～14日内应注意观察病人有无胸骨后压痛、不规则低热等。及时测量血压，同时床头备好抢救物品，做好抢救的各种准备。

（三）预防措施

（1）培养小儿良好的进食习惯，应让小儿细嚼慢咽，不能给小儿生硬难嚼的食物，进食不宜过于匆忙，尤其吃带有骨刺类的食物时，不宜饭菜同口而咽，要仔细咀嚼将骨刺吐出，以防误咽。

（2）家长应加大看护力度，不将细小玩具递给小儿玩耍；小儿哭闹时，绝不能往嘴里塞食止哭。

（3）异物误吞后，切勿强行催吐、自行使用导泻药，不能用吞咽饭团、馒头、韭菜等方法企图将异物推下，以免加重损伤及出现并发症，并增加手术难度，应立即就医及时取出。

第三节　急腹症

急腹症是一类以急性腹痛为主要表现，必须早期诊断和紧急处理的腹部疾病。特点为发病急、病情重、进展快、变化多，有一定的死亡率。

【护理评估】

（一）病因及病理

1. 病因

病因极为复杂，包括炎症、肿瘤、出血、梗阻、穿孔、创伤及功能障碍等。急腹症病人在未确诊前禁用止痛剂，否则会掩盖病情，延误诊断和失去抢救时机。

（1）引起急腹症的感染性疾病：

1）外科性病：如急性胆囊炎、胆管炎、胰腺炎、阑尾炎、消化道或胆囊穿孔、肝或腹腔脓肿破溃。

2）内科疾病：急性胃肠炎或大叶性肺炎。

3）妇科疾病：如急性盆腔炎等。

（2）引起急腹症的出血性疾病：

1）外科疾病：如腹部外伤导致的肝脾破裂、腹腔内动脉瘤破裂、肝癌破裂等。

2）妇产科疾病：如巧克力囊肿破裂出血等。

（3）空腔脏器梗阻：常见于外科疾病，如肠梗阻、肠套叠、结石或蛔虫症引起的胆道梗阻、泌尿系结石等。

（4）引起急腹症的缺血性疾病：

1）外科疾病：如肠扭转、肠系膜动脉栓塞、肠系膜静脉血栓形成。

2）妇产科疾病：如卵巢或卵巢囊肿扭转。

2. 病理生理

当引起急腹症的病因分别是感染性、出血性、梗阻性或缺血性疾病时，除产生与原发疾病相关的病理生理变化外，主要还涉及腹痛所致的病理生理变化，后者主要与神经因素相关。来自腹部的病理性和生理性刺激经交感、副交感和腹膜壁层的躯体神经传至大脑感觉中枢，产生腹痛感觉，但其感觉可因急腹症的病因、部位和缓急程度不同而不同。

（1）内脏痛：局部病变的病理性刺激由内脏传入纤维（自主神经）传入中枢神经系统并产生内脏疼痛感觉。内脏痛还与产生刺激的速度和时间相关，其特点为：

1）疼痛定位不准确：主要原因为：①内脏的痛觉多数由双侧的传入神经同时进入并经多个节段所传导。②腹腔内脏均来自胚胎时期中线上的原肠，其痛觉传入神经进入脊髓的节段大致相近，故其腹痛的感觉部位亦相似。③不能借助视觉定位。

2）疼痛感觉特殊：内脏传入神经为细小的无髓神经纤维，传导速度慢，且其分布于内脏的感觉受体数较稀少，故腹腔内脏对来自外界的强烈刺激反应迟钝，但对压力和张力性刺激，如过度牵拉、突然膨胀、剧烈收缩和内脏缺血所致的疼痛则极为敏感。

3）常伴消化道症状：当内脏的张力性冲动经迷走神经传导至迷走神经背核时，可兴奋位于邻近的呕吐中枢，出现反射性的恶心、呕吐。

（2）牵涉痛：又称放射痛，指在急腹症发生内脏痛的同时，体表的某一部位也出现疼痛感觉。主要因这些部位的痛觉神经纤维与支配腹腔内急性病变器官的神经通过同一脊髓段的神经根进入脊髓节的后角，甚至会聚于同一神经元后角向上传递，致大脑皮质误判。

（3）躯体痛：特点为感觉敏锐，定位准确。系受脊髓神经支配的壁腹膜受到腹腔内炎性或化学性渗出物刺激后产生的体表相应部位的持续性锐痛。

（二）身体状况

1. 急腹症的表现

腹痛是急腹症的主要临床症状，常同时伴随恶心、呕吐、腹胀等消化道症状或发热。腹痛的临床表现、特点和程度随病因或诱因、发生时间、始发部位、性质、转归而不同。若临床判断疼痛程度在短期内不断增高，应及时通知医生，遵医嘱给予药物镇痛，及时完善各项术前准备。

2. 急腹症的分类

急腹症一般分为外科急腹症、妇产科急腹症和内科急腹症。

（1）外科急腹症：特点为先有腹痛后有发热。

1）胃十二指肠穿孔：突发性上腹部刀割样疼痛且拒按，腹部呈舟状；十二指肠后壁穿透性溃疡病人可伴有第11~12胸椎右旁区域牵涉痛。

2）胆道系统结石或感染：急性胆囊炎、胆石症病人为右上腹疼痛，呈持续性，伴右侧肩背部牵涉痛；胆管结石及急性胆管炎病人有典型的Charcot三联症，即腹痛、寒战高热和黄疸；急性梗阻性化脓性胆管炎病人除有Charcot三联征外，还可伴有精神神经症状和休克，即Reynolds五联征。

3）急性胰腺炎：为上腹部持续性疼痛，伴左肩或左侧腰背部束带状疼痛；病人在发病早期即伴恶心、呕吐、腹胀。急性出血坏死型胰腺炎病人可伴有休克症状。

4）肠梗阻、肠扭转和肠系膜血管栓塞：肠梗阻、肠扭转时多为中上腹部疼痛，呈阵发性绞痛；随病情进展可表现为持续性疼痛、阵发性加剧，伴呕吐、腹胀和肛门停止排便、排气；肠系膜血管栓塞或绞窄性肠梗阻时呈持续性胀痛，呕吐物、肛门排出物和腹腔穿刺液呈血性液体。

5）急性阑尾炎：转移性右下腹痛伴呕吐和不同程度发热。

6）内脏破裂出血：突发性上腹剧痛，腹腔穿刺液为不凝固的血液。

7）肾或输尿管结石：上腹部和腰部钝痛或绞痛，可沿输尿管和经向下腹部、腹股沟区或会阴部放射，可伴呕吐和血尿。

（2）妇产科急腹症：常见于异位妊娠或巧克力囊肿破裂。特点为突发性下腹部撕裂样疼痛，向会阴部放射；伴恶心、呕吐和肛门坠胀感，亦可伴有阴道不规则流血等其他症状；

出血量大者可出现休克症状。

（3）内科急腹症：特点为先有发热后有腹痛，腹痛多无固定部位。

1）急性胃肠炎：表现为上腹部或脐周隐痛、胀痛或绞痛，伴恶心、呕吐、腹泻和发热。

2）心肌梗死：部分心肌梗死病人表现为上腹部胀痛，伴恶心和呕吐；严重者可出现心力衰竭、心律失常和休克。

3）腹型过敏性紫癜：除皮肤紫癜外，以腹痛为常见表现，呈脐周、下腹或全腹的阵发性绞痛，伴恶心、呕吐、呕血、腹泻和黏液血便等。

4）大叶性肺炎：少数病人可出现上腹部疼痛。

【常见护理诊断/问题】

（1）急性疼痛与腹腔内脏器炎症、扭转、破裂、出血、损伤和手术有关。

（2）有体液不足的危险与腹腔内脏破裂出血、腹膜炎症导致的腹腔内液体渗出、呕吐或禁食、胃肠减压等所致的体液丢失有关。

（3）恐惧与焦虑与未曾经历过此类腹痛有关。

（4）个人应对能力失调与缺乏相关的应对知识和方法有关。

（5）潜在并发症腹腔内残余脓肿、瘘和出血。

【治疗措施】

外科急腹症发病急、进展快、病情危重，处理应以及时、准确、有效为原则。

1. 非手术治疗适应证

（1）诊断明确、病情较轻者，如单纯性胆囊炎，空腹状态下溃疡针尖样穿孔或不完全性粘连性肠梗阻等。

（2）诊断明确，但病情危重、不能耐受麻醉和手术者。

（3）诊断不明，但病情尚稳定、无明显腹膜炎体征者。

2. 非手术治疗包括

（1）观察生命体征和腹部体征。

（2）禁食、胃肠减压，补液、记出入水量。

（3）药物治疗：包括解痉和抗感染治疗；出现休克时，应予以抗休克治疗，同时做好手术前准备。

（4）观察辅助检查结果和动态变化，以助及时判断病情变化。

3. 手术治疗适应证

（1）诊断明确、需立即处理的急腹症病人，如腹部外伤、溃疡穿孔致弥漫性腹膜炎、化脓性或坏疽性胆囊炎、化脓性梗阻性胆管炎、急性阑尾炎、完全性肠梗阻等。

（2）对诊断不明，但腹痛和腹膜炎体征加剧，全身中毒症状加重者，应在非手术治疗的同时，积极完善术前准备，尽早进行手术治疗。

【护理措施】

（一）监测

（1）密切观察患儿生命体征的变化，注意有无寒战、高热，皮肤巩膜有无黄染或皮肤苍白、湿冷的情况。

（2）观察患儿腹痛的部位、性质、程度、伴随症状及与生命体征的关系。

（3）观察患儿有无恶心、呕吐，注意呕吐物的颜色和性状是咖啡色、血性、宿食还是粪汁样，是否含胆汁；有无排便排气或腹泻；粪便颜色和性状：为水样还是果酱样等。

（二）护理

1. 减轻或有效缓解疼痛

（1）体位：非休克病人取半卧位，有助减轻腹壁张力，减轻疼痛。

（2）禁食和胃肠减压：禁食并通过胃肠减压抽吸出胃内残存物，减少胃肠内的积气、积液，减少消化液和胃内容物自穿孔部位漏入腹膜腔，从而减轻腹胀和腹痛。

（3）解痉和镇痛：

1）对疼痛剧烈的急腹症病人或术后切口疼痛的病人，可遵医嘱落实止痛措施，如通过病人自控镇痛（PCA）和药物镇痛等。

2）注意评估镇痛效果和观察不良反应：如哌替啶类镇痛药物可致 Oddi 括约肌痉挛、呼吸抑制、头晕、呕吐、出汗、口干、瞳孔散大、呼吸减慢和血压降低等反应。

（4）非药物性措施：包括放松疗法，如按摩、指导病人有节律地深呼吸；分散注意力法，如听音乐、暗示疗法、催眠疗法和安慰剂疗法等。

2. 维持体液平衡

（1）消除病因：有效控制体液的进一步丢失。

（2）补充容量：迅速建立静脉通路，根据医嘱正确、及时和合理安排晶体和胶体液的输注种类和顺序。若有大量消化液丢失，先输注平衡盐溶液；有腹腔内出血或休克者，应快速输液并输血，以纠正血容量。

（3）准确记录出入水量：对神志不清或伴休克者，应留置导尿管，并根据尿量调整输液量和速度。

（4）采取合适体位：休克病人取中凹卧位。

3. 减轻焦虑和恐惧

（1）术前向病人解说引起腹痛的可能原因，在病人做各项检查和治疗前耐心解释，使家长及患儿了解其意义并积极配合，以稳定其情绪；并创造良好氛围，减少环境改变所致恐惧感；对担忧术后并发症或因较大手术影响生活质量的病人应加强心理护理和指导其如何正确应对。

（2）提供有效应对措施加强护患沟通，消除病人孤寂感；提供因人而异的病情解释和健康教育；护士要主动与病人家长或病人单位沟通，争取家长和社会力量的支持。

4. 并发症的观察、预防和护理

（1）腹腔内残余脓肿和瘘

1）体位：腹部或盆腔疾病患儿取斜坡卧位，以使腹腔内炎性渗液、血液或漏出物积聚并局限于盆腔，因盆腔腹膜吸收毒素的能力相对较弱，可减轻全身中毒症状并有利于积液或脓液的引流。

2）有效引流：腹腔内置引流管时，须保持引流通畅，并观察引流物的量、色和质。

3）加强观察：若引流物为肠内容物或浑浊脓性液体、病人腹痛加剧，出现腹膜刺激征，同时伴发热、白细胞计数及中性粒细胞比例上升，多为腹腔内感染或瘘可能，应及时报告医生。

4）有效控制感染：遵医嘱合理、正确地使用抗菌药物。

5）处理发热：对伴有高热的病人，可用药物或物理方法降温，以减少病人的不舒适。

（2）出血

1）加强生命体征的观察并做好记录。包括病人的呼吸、脉搏、血压、体温和尿量变化。若脉搏增快、面色苍白、皮肤湿冷，多为休克征象；若血红蛋白值及血压进行性下降，提示有腹腔内出血。

2）根据医嘱输液、输血、补充血容量和应用止血药物。

3）记录每小时尿量。

5. 其他

（1）加强基础护理

1）对生活自理能力下降或缺失者，加强基础护理和生活护理。

2）对神志不清或躁动者，做好保护性约束。

3）对长期卧床者，预防压疮的产生。

（2）营养支持护理：对估计7日以上不能恢复正常饮食的患儿，尤其体弱、低蛋白血症和手术后可能发生并发症的高危病人，在积极提供肠内、外营养支持的同时，应观察和预防与营养支持相关的并发症，以提高抗病能力。

6. 健康教育

指导家长抱患儿的正确姿势，应保持患儿腹部肌肉放松；告知家长急腹症在未明确诊断前禁止使用止痛剂的重要性，以取得理解；根据病因进行针对性健康教育；急腹症行手术治疗者，术后应早期开始活动，以预防粘连性肠梗阻。

第四节　肠套叠

肠套叠是指某一段肠管及附近系膜套入邻近肠腔内所造成的急性肠梗阻，是婴儿期常见的急腹症之一。本病发生率为1%~4%，多发于2岁以下小儿，尤以4~10月龄婴儿多见。男女婴之比为4∶1。

【护理评估】

（一）病因及病理生理

（1）病因近年来研究普遍认为肠套叠的发病诱因为：饮食习惯的改变、食物对肠道的刺激、腺病毒感染、回盲部解剖因素、肠痉挛及自主神经因素、遗传因素等。肠套叠以顺行套入多见，逆行套入罕见。

（2）病理根据肠套叠发生的部位不同，将肠套叠分为：

1）回盲型：回盲瓣为套叠的头部，随后末端回肠、盲肠、阑尾一并套入结肠内，占50%~60%，最为常见。

2）回结型：某段回肠为头部套入末端回肠后，再经回盲瓣套入结肠；盲肠、阑尾一般不套入，占 30%。

（二）身体状况

1. 一般表现

（1）阵发性腹痛：系早期症状，为肠管套入时肠系膜受牵扯和肠痉挛所致。病儿多表现突发性哭闹，夜间发病者并不少见。面色苍白、双腿蜷缩辗转不安，数分钟后逐渐缓解，如同健康儿；间隔 10 余分钟后又第 2 次发作，为套入肠管再次向前推进所引起。此后多次发作但强度、频率减弱。

（2）反射性呕吐：发生于腹痛后不久。早期为反射性，呕吐物多为乳汁等胃内容物，可含胆汁，晚期则为粪汁样呕吐物。

（3）晚期表现：48 小时后患儿将出现发热、梗阻性呕吐、酸中毒或休克等状。

2. 肠套叠的特异性表现

（1）果酱样血便：多发生在肠套叠后 6～12 小时，为肠黏膜渗血与肠腔内黏液混合所形成。

（2）腊肠样肿块：触诊率可达 80%，多位于右上腹或上中腹部。右下腹部（髂窝）触诊呈空虚感。

（3）直肠指诊：可查见果酱样血便，在直肠内甚至扪得如同子宫颈样肿块，此为套入部肠段头部所形成。

3. 影像学检查

钡灌肠、空气灌肠、X 线摄片有助诊断。但存在腹胀、肠坏死征象的病儿应列为禁忌，以免导致肠穿孔。

【常见护理诊断/问题】

（1）有体温改变的危险与有限的代谢代偿调节有关。

（2）体液不足与疾病所致的呕吐和摄入量不足有关。

（3）营养失调——低于机体需要量与疾病所致摄入量低于需要量、喂养不当、术前肠道准备有关。

（4）舒适的改变与腹胀、各种管道引流等有关。

（5）有感染的危险与免疫功能不足、易感性增加有关。

（6）疼痛与手术创伤有关。

【治疗措施】

（1）非手术疗法空气灌肠复位。采用国产自动控压空气灌肠复位器或在严格监测下采用自制简单复位装置：Y 型管一端与汞柱血压计相连，一端与插入直肠内的气囊肛管相连，另一端接橡皮球。适应证为病程不超过 48 小时、全身情况较好、无高热、中毒症的病儿。诊断压力为 8.0kPa（60mmHg），若在此压力下，注气有阻力，可诊断为肠套叠。治疗压力：逐渐加压至 10.6kPa（80mmHg），最高加压不可超过 13.3kPa（100mmHg），可同时结合手法按摩。若有条件应在 X 线监视下完成。

（2）手术疗法灌肠失败及病程超过 48 小时，全身情况差者应手术治疗。手术方法包括单纯手法复位、肠套叠整复术、肠切除吻合术等。

【护理措施】

（一）监测

1. 对实施空气灌肠复位法后的患儿，应密切观察病情

（1）观察复位后患儿腹痛、呕吐是否停止，腹部包块是否消失，有无果酱样便或血便，有无腹膜炎体征。

（2）观察复位 6~8 小时后大便是否排出黑色的活性炭粉末。

（3）复位成功后，若患儿哭吵不安、呕吐或血便，可能肠管再次套叠，应及时通知医生。

2. 术前监测

（1）监测患儿生命体征及意识状态，是否有电解质平衡紊乱、出血或腹膜炎等征象。患儿如有似休克的情况出现时，则此时其呼吸变浅而快。

（2）持续监测患儿所有大便的情形，若解出正常的褐色大便常表示肠套叠的病情减轻，护理人员应立即报告医生，以便选择是否变更诊断或治疗的计划。

3. 手术后监测

（1）密切观察肛门有无排气、排便等肠功能恢复情况。

（2）观察大便性质、次数及量，术后 1~2 日，可能有陈旧性血便或大便次数增加，若大便次数过多，应及时通知医生。

（3）肠切除早期注意有无肛门排气排便停止、腹胀、伤口渗液等吻合口瘘症状。

（4）观察肠套叠术后可能引起的合并症：通常会出现发热，是吸收异蛋白的结果或有受损的肠壁吸收了细菌；腹泻，可能合并感染或饮食不当；休克；脱水；中毒；腹膜炎等，应密切观察病人的生命体征、腹部体征和周围循环情况，发现异常及时通知医生。

（二）护理

1. 手术前护理

（1）预防呕吐和避免呕吐物误吸至肺：

1）插入鼻胃管以减轻胀气。

2）维持鼻胃管的通畅：①时常灌洗。②注意引流物颜色、性状、量和灌洗的回流物。

3）禁食的护理：①湿润嘴唇和给予口腔护理。②给予婴儿奶嘴吸吮。

（2）休克或发热的患儿，要做好术前准备：

1）输血或血浆，以恢复血液循环量，并观察输液反应。

2）观察脉搏，每分钟应<140 次。

3）降低体温：麻醉时发热会增加新陈代谢和氧化作用，而引起更多的并发症。

（3）给予家长心理支持：

1）鼓励患儿家长释放他们的焦虑。由于肠套叠患儿平时健康良好，而突发性出现此症状立即进行手术，对父母而言，完全没有心理准备，可能因未能及早寻医治疗而感到罪恶感、自责；或在求诊中因患儿所出现的临床表现不够明确，致使医生延迟治疗，而使父母对医护人员感到不满。因此，护理人员在护理肠套叠病儿时，必须了解家长对病儿疾病的感受，以提供适宜的护理。

2）鼓励家长尽可能与患儿在一起，以降低孩子的分离焦虑。

3）协助家长了解患儿的病情及解释手术的原因。

2. 手术后护理

（1）协助维持胃肠减压功能：

1）保持鼻胃管通畅，维持有效引流：①间歇抽吸胃液。②注意引流量、颜色、性状和灌洗的回流量。

2）禁食，口腔护理。

3）观察肠功能恢复情况，若患儿已排气或排便，则显示其肠蠕动已恢复正常活动，可以开始张口进食。

（2）给予适当的热量和摄食量：

1）饮食的改变是由医生视手术是否切除肠道或肠道变短而做调节。

2）在术后第 1 次排出的大便呈褐色时，表示其肠蠕动的功能已恢复正常，则可开始给予液体。约在手术后 4~5 日，若只施行整复手术，则可在听到肠蠕动音后，即可恢复张口进食，按照病儿的年龄及体重来给予其饮食需求量。

3）少量多餐：①开始时给予糖水或水。②注意有无腹胀或呕吐。

（3）帮助父母与病儿维持良好的关系：

1）鼓励父母参与病儿照顾，并做好出院前准备及指导家长对病儿的居家照护。

2）帮助父母了解虽然复发的机会不高，但在出院后，有一段时间必须限制病儿剧烈的活动。

3. 健康教育

介绍肠套叠的相关知识，告知家长患儿进食后 30 分钟内勿做剧烈活动；指导自我观察病情，出院后患儿如突然出现哭闹不安、出汗、面色苍白、呕吐、腹胀、便血等情况，应警惕再次肠套叠，应及时到医院就诊。

第五节　先天性膈疝

先天性膈疝是膈肌先天性发育缺损或发育不全，腹腔脏器经由这些膈肌缺损处而进入胸腔，造成解剖关系异常的一种疾病。按疝孔部位不同分为三种类型。

（1）胸腹裂孔疝为最常见且严重的一型，又称后外侧膈疝或 Bochdalek 孔疝。发生率为 1：2200~1：5000，以男性较多，多发生于左侧，发生于双侧者罕见，常伴有肠旋转不良、先天性心脏病及肺发育不良。本型大多无疝囊。

（2）食管裂孔疝即胃通过发育异常宽大的食管裂孔突入到胸腔内，像其他部位疝一样也可以有疝囊、可回纳，甚至发生嵌闭现象。食管裂孔疝以婴幼儿多见，临床表现多样化，以呕吐、吞咽困难、体重不增、贫血等常见。

（3）胸骨后疝较少见，又称 Morgagni 孔疝。常见于右侧，大都有疝囊，因而疝入胸腔的腹腔内容物较少，症状较轻。如疝囊内肠曲扭转或嵌闭，亦可引起肠梗阻症状。

以下仅详细介绍最常见的胸腹裂孔疝。

【护理评估】

（一）病因及病理

1. 病因

一般认为本病由遗传因素和环境因素相互作用而致。整个膈肌的形成过程是在胚胎第 9 周末完成，膈肌关闭不全和缺损，是产生先天性膈疝的基础，由于膈肌两面后外侧关闭最晚，而且左侧还晚于右侧，故胸腹裂孔疝以左侧多见。

2. 病理

由于膈肌闭合不全，胎儿及新生儿的胸、腹腔压力不平衡，胃、肠管甚至肝、脾、胰等腹腔脏器经膈肌缺损处进入胸腔，肺受疝入器官的压迫而发育受限，细支气管显著细小，肺泡减少；新生儿出生后，吞咽的空气进入位于胸腔的胃肠道，更加重了对肺的压迫。

（二）身体状况

1. 呼吸系统表现

膈疝的临床表现主要为腹腔脏器疝入胸腔后压迫心、肺，引起不同程度的呼吸困难、缺氧、呕吐、纵隔移位等，而以呼吸系统症状尤为突出，严重者出生后数小时就出现呼吸急促，并有明显青紫，发作往往为阵发性，在患儿哭闹和吃奶时加重，这是因为哭闹时呼吸更为有力，胸腔内产生更大负压，将更多腹腔脏器吸入胸腔，造成极度呼吸困难；吸奶后有更多的液体和空气进入位于胸腔的胃肠道，纵隔被推向对侧、静脉回流受阻、肺静脉压增高、心搏出量减少，使呼吸窘迫，严重缺氧及循环衰竭，如不及时、恰当处理可导致死亡。

2. 消化系统表现

不多见，往往在肠管嵌顿时发生，表现为剧烈呕吐，全身状况恶化，但不表现出明显腹胀。合并感染时，极易引起肺炎或败血症。

3. 体格检查

胸廓外观可发现患侧饱满、肋间隙增宽、呼吸运动减弱或消失；胸部叩诊呈鼓音或浊音；胸部听诊心脏向健侧移位，呼吸音减弱或消失，能听到肠鸣音。腹部凹陷呈舟状腹。

4. 辅助检查

（1）X 线检查：腹部充气阴影减少或缺如，患侧胸腔有充气的肠曲影、胃泡影或实质性密度的结构如肝脾等，肺不张、心脏纵隔向对侧移位。

（2）消化道碘水造影：胸腔内有消化道影像。

【常见护理诊断/问题】

（1）气体交换不足与肺受压及肺发育不良有关。

（2）低效性呼吸型态与患儿肺组织受压、术后疼痛、分泌物过多有关。

（3）误吸的危险与疾病导致患儿呕吐有关。

（4）潜在并发症水电解质与酸碱失衡、肺部感染、循环衰竭、呼吸衰竭。

（5）营养失调。低于机体需要量与营养摄入不足、消耗增加有关。

【治疗措施】

（1）术前准备胃肠减压、吸氧、监测血气、防止和纠正酸碱失衡等。

（2）手术治疗手术修补发育缺损的膈肌是抢救和治疗膈疝的唯一手段。手术需在充分有效地改善患儿心肺功能的基础上进行。

【护理措施】

（一）术前监测与护理

1. 监测

（1）心电监护仪监测心率、呼吸、血压、血氧饱和度的变化。

（2）密切观察呼吸次数、深浅度、胸廓起伏度、发绀程度、有无三凹征等。机械通气时定时监测血气，根据血气分析结果及时调整呼吸机各参数。

（3）观察精神反应、皮肤弹性等，详细记录24小时出入水量。

（4）观察胃肠减压引流的量、颜色、性状，如有血性或咖啡色液引出，应考虑有疝嵌闭引起胃肠坏死或应激性溃疡发生，应及时通知医生。

（5）采血监测血清电解质，及时纠正水电解质失衡及酸碱紊乱。

2. 禁食

胃肠减压病情严重、反复呕吐者应禁食、留置胃管并持续胃肠减压，以减轻胃肠道积气积液，防止进一步纵隔移位。胃管抽吸每小时1次。

3. 改善呼吸功能

安抚患儿，减少哭闹，降低氧耗。取患侧半卧位，使用肩枕，拉伸气道，床旁备吸引装置，及时清除呼吸道分泌物。视情况给予鼻导管吸氧，避免用面罩给氧，以免加重胃肠道充气对肺的压迫而加重呼吸困难。呼吸窘迫者予气管插管、呼吸机辅助通气，并做好相应的护理。

4. 维持循环稳定

胃肠减压及呕吐频繁时致消化液大量丢失。同时，随着纵隔、心脏向健侧移位，使静脉回心血量减少，心搏出量降低，导致重要脏器血供不足。故应及早建立静脉通道，输入液体、电解质及热量，保持输液通畅，用微量输液泵控制液速，防止因输液过快或过多而加重心肺负担。及时纠正水电解质失衡及酸碱紊乱。

5. 置婴儿辐射保暖台或暖箱

保温新生儿的体温调节中枢发育不全，易使患儿体温低下而加重病情，所以要重视保暖。通过调节床温或箱温维持患儿体温在36.5~37.0℃，集中护理操作，外出检查及入手术室途中均注意保暖。

6. 完善术前检查

完善相关术前检验与检查。

（二）术后监测与护理

1. 监测

（1）用心电监护仪监测患儿心率、呼吸、血压、血氧饱和度的变化。

（2）观察呼吸、面色等变化，注意呼吸频率、节律、深浅度及有无发绀，注意双肺呼吸音的变化。机械通气时定时监测血气，根据血气分析结果及时调整呼吸机各参数。

（3）观察患儿呕吐及胃肠减压情况，观察腹部体征，注意有无腹痛、腹胀等，观察患儿肠功能恢复情况。

（4）观察伤口渗血、渗液情况，经胸手术病人观察胸腔闭式引流情况，注意伤口周围有无皮下积气等。

（5）观察末梢循环、皮肤弹性、尿量、体温等。

2. 置婴儿辐射保暖台或暖箱保温

患儿麻醉清醒前取去枕平卧位，头偏向一侧，肩下垫 2~3cm 高小枕，拉伸气道。

3. 呼吸支持

患儿在胎儿期，肺受疝入器官的压迫而发育受限，细支气管等显著细小，肺泡减少；而腹腔发育差，容积小，手术使疝内容物回纳腹腔后，腹内压明显增高，下腔静脉回流受阻，膈肌上抬，易发生呼吸循环衰竭，故术后需给予呼吸机辅助呼吸，机械通气护理详见第九章第十三节。在使用呼吸机时，潮气量宜较正常偏小，为弥补通气量不足，可适当增加呼吸频率。若潮气量过大，两侧肺均可过度扩张，造成肺泡破裂而形成气胸，并使纵隔快速复位甚至向患侧偏移。如病情好转，血气分析结果正常，床旁复查胸部 X 片显示肺膨胀良好，可予撤机改用持续低流量鼻导管吸氧，并取高半卧位。

4. 维持循环功能

稳定术后需保持输液通畅，用微量输液泵控制输液速度，防止输液过多过快，必要时遵医嘱可输入活血管药物多巴胺，改善微循环。

5. 护理

当发生胸腔积液留置胸腔闭式引流管者，按本章第六节相关胸腔闭式引流的护理。

6. 营养与喂养

禁食期间遵医嘱给予静脉营养，可使用微电脑输液泵 24 小时匀速输入，防止输液速度过快或液体过多而增加患儿心脏负担。待患儿肠蠕动恢复，拔除胃管后（手术后第 2~3 日）可试行先进水，无呕吐、腹胀等不适后，开始进食，婴幼儿应少量多餐，饮食以稠厚、富有营养、易消化的食物为主。

7. 健康教育

（1）向患儿家长通俗易懂地介绍疾病相关知识，向其说明手术治疗的必要性及重要性，同时将本病的治疗效果告知家长，从而消除其顾虑，树立对患儿治疗的信心。

（2）指导家长出院后耐心、细致照顾患儿，注意保暖，预防呼吸道感染。

（3）多数患儿可有不同程度胃食管反流，有的可持续到 1 年以上，这可能是因为膈缺损合并短食管引起，可采取体位护理，轻症进食时或进食后 1 小时保持直立位，重症 24 小时持续保持直立位，防止反流。饮食上应少量多餐，喂以稠厚乳汁以改善症状。

（4）如出现不适应及时来院就诊。

第六节　先天性食管闭锁

先天性食管闭锁是一种严重的消化道发育畸形，在临床上并不少见，发生率为1：2500~1：3000，男性多于女性，低出生体重儿发病率高，常伴有心血管系统、泌尿系统、骨关节或其他消化道畸形。手术治疗是其唯一根治性治疗手段，20世纪70年代以前本病死亡率较高，近年来随着新生儿外科、小儿麻醉、新生儿监护等的发展，治愈率已达90%左右。

（一）病因及病理生理

1. 病因

食管闭锁的发病原因目前尚不清楚，有学者认为与胚胎期受炎症、血管发育不良等影响及与遗传有关。

2. 胚胎学

食管闭锁系胚胎发育3~6周发生障碍所致。胚胎初期食管与气管均由原始前肠发生。胚胎3周时，原始前肠内其两侧壁各出现一条纵沟，管腔面相应出现两条纵嵴。至胚胎5~6周时，纵沟加深，纵嵴越来越接近，最后融合成隔，将前肠分为两个管道，腹侧形成气管，背侧形成食管。食管经过一个实质变阶段，由管内上皮细胞繁殖增生，使食管闭锁，以后管内空泡出现，互相融合，将食管再行贯通，成空心管。在胚胎前8周内，若分隔或空化不全，可引起不同类型的畸形。食管闭锁常与食管气管瘘同时存在，约占90%，仅少数无瘘管。

3. 分型

根据guOSS氏分类法，将食管闭锁分为五种类型：

（1）Ⅰ型：食管闭锁的近远两端不连接而各成盲端，两端间距离长短不等，一般近段位于第3~4胸椎水平，远端盲端多仍在膈上，无食管气管瘘。

（2）Ⅱ型：食管近端有瘘管与气管相连通，食管远段为盲端，两端距离较远，胃内无气体。

（3）Ⅲ型：食管近端为盲管，远端有瘘管与气管相通。多在气管分叉处或以上相通，胃内有气体，食管两端的距离为1~3cm，如距离超过2cm称ⅢA型；两端的距离小于2cm称ⅢB型，ⅢB型最为多见，约占患病总数的85%~90%。

（4）Ⅳ型：食管闭锁的近、远端分别有瘘管与气管相通，形成两处食管气管瘘，胃内有气体。此型易发生吸入性肺炎。

（5）Ⅴ型：无食管闭锁，但有瘘管与气管相通，为单纯的气管食管瘘，可呈"h"或"N"形，胃内亦有气体，亦可并发吸入性肺炎。

（二）身体状况

（1）新生儿出生后即出现唾液增多、口吐白沫症状。第1次喂奶或水时，患儿吞咽几口即开始呕吐，呕吐呈非喷射状。

（2）口腔分泌的唾液不能下吞，食管近端的盲袋可迅速被唾液或食物充满，且随即经咽喉反流入气管，出现剧烈咳嗽及青紫，甚至发生窒息，经吸引清除咽喉部积液后症状消失。以后每次喂奶后反复出现上述症状。

（3）有气管瘘时，胃液可经瘘管反流入支气管引起化学性炎症改变，并可继发细菌感染或肺不张。患儿常出现呼吸增快、气急、发绀、呼吸窘迫等症状。无气管瘘者，进食时有呛咳或窒息，并有反复肺炎。

（4）用软硬适中的 F8 导管经鼻或口腔插入食管至 8~12cm 处受阻，继续插入则导管可从口腔内返出。

（5）辅助检查

1）胸腹 X 线正位或右前斜位片，可明确诊断。

2）碘油造影：检查有无瘘管存在，经导管注入碘油 1~2mL，摄片后立即将碘油吸出，防止返流入气管内，一般不做常规检查。

3）其他：气管镜直接观察或气管镜内滴亚甲蓝，气管镜下找食管内的染色液的方法，为确诊第 V 型诊断，需采用。

【常见护理诊断/问题】

（1）清理呼吸道无效与分泌物增多，不能有效清除有关。

（2）有误吸的危险与疾病本身有关。

（3）气体交换受损与吸入性肺炎有关。

（4）营养失调——低于机体需要量与摄入障碍、消耗增加有关。

（5）潜在并发症感染、水电解质紊乱、食管吻合口瘘、吻合口狭窄。

（6）知识缺乏与家长缺乏疾病相关知识有关。

【治疗措施】

手术治疗是唯一有效的治疗方法，原则是重建消化道通路，消除食管气管瘘。

（1）Ⅰ期手术行食管气管瘘结扎术。适用于身体状态良好或经抗感染后能耐受手术的新生儿。

（2）延期手术适用于早产儿、小于胎龄儿，伴有严重畸形、合并严重肺炎，食管上下端间距过大或食管下端异常细小，食管组织脆弱或血运欠佳的患儿，可先进行食管气管瘘结扎、胃造瘘术，待时机成熟再做吻合术。

【护理措施】

（一）术前监测与护理

1. 监测

（1）持续心电监护仪监测心率、呼吸、血压、血氧饱和度的变化。

（2）观察患儿有无脱水、腹胀情况，遵医嘱每日监测血生化结果及血气分析，预防并纠正水电解质与酸碱失衡。

（3）密切观察患儿面色、呼吸频率、节律、深浅度及双肺呼吸音的变化，注意唇周有无发绀。

2. 加强呼吸道管理，改善肺功能

（1）将患儿安置于重症监护室，床旁备吸痰、吸氧装置及急救药物。

（2）取高斜坡侧卧位或半卧位头偏向一侧，便于唾液从口角流出。食管近端盲袋留置 F8 导管，每 15 分钟导管抽吸 1 次，拍背吸痰每 30 分钟 1 次，及时抽出或吸出积聚在食管盲袋或口鼻腔中的分泌物，避免液体反流误吸。

（3）维持病室或培养箱湿度 65% 左右，雾化吸入每 4 小时 1 次，以湿化气道、稀释痰液，并定时翻身、拍背，促进痰液排出。

（4）氧气吸入，改善缺氧，并根据血氧饱和度及血气分析结果，及时调整氧流量。

（5）患儿哭闹时及时安抚，增进其安全及舒适感，减少哭闹及氧的消耗。

（6）遵医嘱使用抗生素，控制肺部感染。

（7）对有呼吸困难或呼吸衰竭的患儿，应及时遵医嘱行气管插管，予呼吸机辅助呼吸。

3. 保暖

新生儿体温调节功能不全，体温易受环境温度影响。本病患儿需随时吸引口鼻腔中的分泌物，操作频繁，为便于护理操作又保温，宜置于新生儿辐射保暖台，温度设置为 28～30℃，每 4 小时监测体温及床温 1 次，维持患儿体温在 36.5～37℃，并及时处理高热或低体温状况。早产儿或低体重儿四肢末梢循环往往较差，局部需加盖衣被重点保暖，防止因硬肿或体温不升造成病情加重。护理操作尽可能集中进行，避免频繁暴露患儿。外出检查或出入手术室途中注意保暖。

4. 禁食、禁饮

遵医嘱静脉补液，合并肺炎的病人，严格限制输液速度。

5. 完善

完善相关术前检验与检查。

（二）术后监测与护理

1. 监测

（1）受手术麻醉影响，新生儿循环系统欠稳定。予心电监护仪监测心率、呼吸、血压、血氧饱和度的变化。

（2）呼吸机辅助呼吸时定时监测血气，根据血气分析结果及时调整呼吸机各参数。

（3）观察末梢循环、皮肤弹性、尿量、体温。

（4）密切观察患儿呼吸、面色、反应等。

2. 维持循环稳定

置婴儿辐射保暖台保暖，保持输液通畅，用微量输液泵控制输液速度，维持患儿尿量 1～3mL/（kg·h），在进行适当扩容后，如发现患儿尿量偏少，应通知医生，并可稍调快输液速度至 8～10mL/（kg·h），必要时遵医嘱可输入血管活性药物多巴胺，改善微循环。

3. 呼吸管理

术后常规呼吸机辅助呼吸 1～3 日，执行机械通气护理。撤机后，取半卧位并予持续低流量鼻导管吸氧。采集血气标本前试停氧半小时，如无低氧血症则及时停氧。咽喉部有痰时予及时吸引，以确保呼吸道通畅。

4. 胸腔闭式引流的护理

（1）固定并保持引流管通畅：引流瓶应挂放固定妥当，防止因引流瓶重力牵拉而致引流管脱出。橡皮管过长易弯曲阻碍液体、气体排出，注意妥善摆放。引流管不可受压或扭曲。定时挤压胸膜腔引流管，防止引流管阻塞，以保持有效引流。

（2）保持管道密闭：患儿取半坐（斜坡）卧位，更换引流瓶或搬动患儿时，须用双止血钳夹住引流管。

（3）预防感染：保持引流伤口处敷料清洁干燥，一旦渗出，立即更换。更换引流瓶时应保持引流装置无菌，每日晨由夜班更换无菌引流瓶。引流瓶上的排气管外端应用 1~2 层纱布包扎好，避免空气中的尘埃或污染物进入引流瓶内。引流瓶的高度不能超过患儿体位，以免液体回流入胸腔。

（4）观察：观察并记录引流情况，须每日记录引流液的性质、量及引流速度。12 小时内可有鲜红色液体排出，12 小时后逐渐变为淡红色，而且量随之减少。

（5）拔管：一般引流 48~72 小时后，临床观察无气体溢出，或引流量明显减少且颜色变浅，X 线胸片示肺膨胀良好无漏气，患儿无发绀、呼吸困难，即可拔管。拔管方法：消毒伤口周围皮肤，剪开胸部与橡皮管连接的丝线。拔管时在患儿吸气时迅速将管拔出，用凡士林纱条填塞伤口，盖上纱布，包扎并用胶布固定好。拔管后注意观察患儿有无发绀、呼吸困难，以及切口有无漏气、溢液、出血、皮下气肿等，如发现异常应及时通知医生处理。

5. 食管吻合口瘘的预防

（1）手术回房后，手术医生根据食管远近端吻合位置高低，在其床头标出吸痰管插入的最大长度，一般不超过 8cm，并留有标志线，每次吸痰时，吸痰管比照标志线长度并做好标记后插入，切忌主观目测插入长度，防止吸痰管插入过深造成机械性损伤吻合口而导致吻合口瘘。

（2）确保术中留置于食管内的胃管固定，防止被患儿拔出；如果不慎被拔出，切忌重插，以免损伤吻合口。

（3）保持患儿安静，及时吸引口腔及咽喉部的分泌物，以免因剧烈哭吵、咳嗽时对吻合口强烈牵拉而使吻合口发生断裂，特别是术后 3 日内。

（4）加强口腔护理，合理使用抗生素，防止吻合口感染。

（5）术后 7~9 日进行食管碘水造影检查，以及时发现有无吻合口瘘的发生。

6. 饮食与营养

患儿禁食禁饮至胃管拔除后。因禁食时间较长，营养摄入减少，而组织修复等营养需求增加，故须给予营养支持治疗。

（1）静脉营养：术后 4~5 日遵医嘱静脉输入静脉营养液、白蛋白，以增强机体的抵抗力及组织的修复能力。营养液现配现用，用微量输液泵匀速输入，每日总量输入时间在 16 小时以上。应用静脉营养液期间，定期复查血脂、肝功能及电解质，准确记录 24 小时出入水量。

（2）饮食：手术后 7~9 日经食管 X 线碘水造影检查，如无吻合口瘘，可拔除胃管，给予 10% 葡萄糖 2~5mL 喂养 1 次，如果患儿未发生呛咳、呼吸困难，即给予婴儿配方奶喂养，奶量从每次 5mL 开始，每 3 小时 1 次，喂养时应仔细观察患儿有无呛咳、气促、发绀、呼吸困难等不适，如无异常，逐渐增加奶量，并由部分胃肠内营养逐步过渡到完全胃肠内营养。喂奶期间如果胸腔闭式引流瓶中有奶汁样液体引流出，且患儿有呛咳、气促、发绀、呼吸困难等不适，则发生了吻合口瘘，须禁食，或由医生在 X 线透视下重置胃管，经胃管用微量输液泵均速输入全日奶量，既可防止一次性注入过多奶量导致奶汁经吻合口瘘进入肺内，又可满足患儿营养需要；吻合口瘘需待其自行缓慢修复。在喂养过程中，若发现患儿吞咽困难、呛奶及呕吐等情况，应报告医生，及时进行 X 线钡剂造影检查是否发生吻合口狭窄，如确为食管狭窄，应早期进行食管扩张术。喂养上应选用小孔奶嘴，抱起缓慢喂养，防止呕吐误吸。

7. 加强切口观察

有渗液或污染时，报告医生及时给予切口换药，保持切口清洁、干燥。

8. 预防感染

接触患儿前后均要洗手；严格无菌操作；遵医嘱应用抗生素控制感染，防止感染扩散或发生二重感染；加强皮肤、眼部及口腔等护理；必要时静脉输入丙种球蛋白，增强患儿免疫功能等。

9. 健康教育

（1）向患儿家长通俗易懂地介绍疾病相关知识，向其说明手术治疗的必要性及重要性，同时将本病的治疗效果告知家长，从而消除其顾虑，树立对患儿治疗的信心。

（2）指导家长出院后正确喂养及护理患儿，告知家长在喂养过程中，若发现患儿吞咽困难、呛奶及呕吐等情况，应及时来医院就诊，以确诊是否有食管狭窄发生。如确诊为食管狭窄，应早期行食管扩张术。

（3）嘱定期复查。出院后每月带患儿来医院检查 1 次，复查半年到 1 年。

第七节　先天性胆道畸形

在胚胎发育过程中，如果肝、胆管、胆囊发育异常，则可能形成胆道、胆囊的先天性畸形，如缺如、狭窄、扩张等，其中以胆道闭锁最常见，仅少数呈狭窄改变。下面重点介绍胆道闭锁和胆总管扩张症。

一、胆道闭锁

胆道闭锁是新生儿持续性黄疸的最常见病因，病变可累及整个胆道，亦可累及肝内、肝外部分胆道，其中以肝外胆道闭锁常见，是一种进展性的胆管闭锁和硬化性病变，发病率女性高于男性。其特点是肝外胆管不同程度缺如或呈纤维细索状，肝脏分泌的胆汁不能正常排泄，导致新生儿阻塞性黄疸。

【护理评估】

（一）病因及病理生理

1. 胆道闭锁明确的病因

有一些假说，如：胚胎期发生异常、原始胆管重塑过程异常、病毒感染或其他的肝脏炎性反应。但上述的假说都无法获得普遍认同。

2. 胆道闭锁的病理过程

本质上是一种硬化性胆管炎，侵犯肝内、肝外胆管系统。常呈节段性，亦可发生在肝门部。肉眼可见肝外胆管壁部分呈炎性增厚，管腔阻塞不通，部分可消失，仅残留一纤维样胆管痕迹。5%的病例可出现囊性结构，内衬黏膜，可含胆汁，但囊壁薄，与未扩张的肝内胆管连接不通畅。胆道闭锁肝脏组织病理改变从大体上表现为肝脏体积增大、变硬，呈暗绿色。显微镜下最早期的改变是淤胆，包括肝细胞和小胆管中、后期肝内胆管增生，导致中央性和周围性纤维增生，最后形成胆汁性肝硬化、门静脉高压症、腹水，可引起食管静脉曲张出血、肝功能衰竭而死亡。

3. 病理分型

根据肝外胆管管腔的阻塞程度，临床病理上分为3型：1型（约5%），阻塞发生在胆总管，胆囊内含胆汁；2型（约3%），阻塞部位在肝总管，胆囊不含胆汁但近端胆管腔内含胆汁；3型（90%以上），肝门部胆管阻塞，近端肝管腔内无胆汁。

（二）身体状况

1. 临床表现

（1）梗阻性黄疸：患儿出生1~2周后，本该逐步消退的新生儿生理性黄疸反而更加明显，呈进行性加深。巩膜和皮肤由金黄色变为绿褐色或暗绿色，大便渐趋陶土色，尿色随黄疸加深而呈浓茶样，尿布黄染。皮肤有瘙痒抓痕。2~3个月后可发生出血倾向及凝血功能障碍。

（2）营养及发育不良：初期患儿情况良好，营养发育正常，表现与黄疸深度不相符，但随着年龄增加，病程进展，继而一般情况逐渐恶化，因胆管长期梗阻出现胆汁性肝硬化，肝功能受损而导致脂肪及脂溶性维生素吸收障碍，至3~4个月时出现营养不良、贫血、发育迟缓、反应迟钝等。若早期不治疗，多数患儿在1岁以内因肝功能衰竭死亡。

（3）肝脾肿大：出生时肝正常，随着黄疸加重，患儿腹部膨隆更加明显，肝脏也逐渐增大、变硬。一般3个月患儿的肝可增大平脐，同时出现脾增大。病情严重者可有腹壁静脉怒张、腹水、食管静脉曲张破裂出血等门静脉高压症表现。

2. 实验室及影像学检查

（1）血液生化检查：①三大常规，血常规一般无明显变化，但病程长者往往有不同程度的贫血。粪/尿中尿胆素及粪胆原反应阴性。②血胆红素升高至60~390μmol/L，特别是直接胆红素升高显著。③肝功能检查，早期多有丙氨酸氨基转移酶、天门冬酸氨基转移酶升高。病程在2个月以上碱性磷酸酶升高，超过140u/L。丙氨酸氨基转移酶在500u/L以上，血清γ谷氨酰转肽酶高于300u/L且呈持续高水平或迅速增高状态有诊断价值。④血清胆酸定量测定明显增高，血清总胆酸可达107~294μmol/L。⑤脂蛋白X（LPX）定量测定升高，若LP-X值>500mg%则胆道闭锁可能性极大。

（2）十二指肠引流液分析：安置十二指肠引流管，肌注阿托品、口服33%硫酸镁后抽取十二指肠液进行胆红素及胆酸测定，若十二指肠液为黄色、检测又含胆红素则可排除胆道闭锁。此法是经济、简便、诊断符合率高的早期诊断方法。

（3）放射性核素检查：当静脉注射肝胆显像剂后，显像剂被多角细胞摄取，并迅速分泌到毛细血管，经肝管、胆囊和胆总管排入肠腔，在体外进行动态显像扫描，即可获得肝、胆显像的系列图像，可以判断胆道的通畅情况。正常人静脉注射显像剂后3~5分钟肝脏显影清晰；0~15分钟见到胆囊及肝内胆管影像；30分钟后肝及左右肝管显影消失，胆囊和胆总管显影，大部分放射性物质进入肠道。胆道闭锁患儿连续观察24小时，肠道未见显影，放射药物反而经异位途径排出（肾、心显影清楚）。

（4）B超检查：准确率可达90%以上，胆囊呈一长狭空瘪的囊，或探测不到胆囊，肝门区检测为索状高回声区，无左右肝管，为一略呈三角形的纤维块，内有微小胆管和结缔组织。

（5）MRCP（磁共振胆道系统水成像）：分辨率高，胆道闭锁患儿肝外胆管甚至胆囊不显示。

（6）肝穿刺病理组织检查：可见胆小管明显增生和胆栓形成，门脉区纤维化，有少数标本亦可见到巨细胞。

【常见护理诊断/问题】

（1）误吸的危险　与新生儿解剖生理特点有关。

（2）清理呼吸道无效　与全麻插管后不能有效清理呼吸道分泌物有关。

（3）体液不足　与手术后禁食、摄入不足有关。

（4）体温异常——低体温或高热　与手术时间长，术后感染等有关。

（5）营养失调——低于机体需要　与疾病本身及术后不能进食有关。

（6）有皮肤完整性受损的可能　与低蛋白血症、黄疸导致皮肤瘙痒易抓伤有关。

（7）舒适的改变　与术后疼痛等有关。

（8）潜在并发症肝功能障碍、胆管炎、切口裂开等。

（9）知识缺乏　与患儿家长不清楚疾病相关知识有关。

【治疗措施】

（1）手术治疗是唯一有效的治疗方法。宜在出生后2个月，尚未发生不可逆性肝损伤时进行。原则为解除胆道梗阻，重建胆肠引流。最常见术式为葛西手术，用于Ⅲ型胆道闭锁。肝管或胆总管与空肠做Roux-Y吻合术主要用于Ⅰ型胆道闭锁。当患儿发生不可逆的肝功能障碍时，肝移植是唯一有效的治疗手段。

（2）围手术期处理术前准备的重点是改善营养状态和肝功能，控制感染和纠正出血倾向；术后应密切观察生命体征，防治水、电解质代谢及酸碱平衡紊乱，加强支持治疗及营养治疗，使用广谱抗生素防治感染，及时发现和治疗各种并发症。

【护理措施】

（一）监测

（1）体温的监测测量体温，第4小时1次，注意四肢末梢温度，加强保暖，维持正常体温，新生儿入培养箱。低体温者防硬肿症，高热者及时物理降温。

（2）心电及血氧饱和度的监测持续心电监测，监测心率、呼吸及SpO_2的变化，维持生命体征平稳、$SpO_2$95%以上；皮下气肿患儿需密切观察呼吸节律和频率的变化。

（3）胆红素的监测每周抽血查胆红素，观察黄疸的程度及部位，注意大小便颜色、有无出血倾向等。

（4）监测水电解质及酸碱平衡，记录 24 小时出入液量，每日测量体重及腹围。

（5）肝功能及神志的监测每周抽血查肝功能，注意神志的变化，警惕肝昏迷的发生。

（6）术后并发症的监测

1）术后出血：多发生在术后 2~3 日内，由于患儿凝血功能差，有可能在肝门纤维块剪除的断面、肝活检处出血；若出现面色苍白、心率增快、血压下降，引流管引流出血性液体，需考虑内出血的可能，应及时通知医生处理。

2）术后胆管炎：早期胆管炎一般表现不典型，多于术后 1 周左右发生，表现为无诱因的哭闹、精神萎靡或烦躁、拒食、发热、腹胀，黄疸加深或退而复升，大便颜色变浅，血胆红素上升，肝功能差，白细胞增高等，术后 3 个月以上乃至数年发生的胆管炎称晚期或迟发的胆管炎，可引起门静脉高压症。

3）吻合口瘘：多发生在术后 5~10 日内，应密切观察患儿腹部体征的变化，注意腹部伤口有无渗出、呕吐、腹胀及排气、排便、切口愈合情况，如患儿出现高热、腹疼、伤口周围大量黄色渗液，则为吻合口瘘的表现。

4）门静脉高压症：食管静脉曲张是门静脉高压症的早期表现，而上消化道大出血是门静脉高压的主要威胁。应密切观察患儿神志、面色、精神反应及生命体征的变化，及时发现上消化道出血征象。

（二）护理

1. 术前护理

（1）饮食：鼓励母乳喂养，人工喂养患儿应进食低脂奶；有低蛋白血症的患儿遵医嘱补充白蛋白。

（2）皮肤护理：保持皮肤清洁干燥，每日温水擦浴后外涂润肤霜；剪短患儿指甲，防止搔抓皮肤，瘙痒明显者外涂炉甘石洗剂。

（3）遵医嘱给予保肝、退黄治疗，注意药物疗效及副作用。

（4）密切观察病情变化，注意黄疸的部位、程度，大小便颜色；注意腹部体征，有无腹胀等；肝功能损伤的患儿注意水电解质平衡，观察出血倾向及神志的变化。

（5）胃肠道准备：术前 3 日遵医嘱口服肠道抑菌剂，术前晚及术日晨清洁灌肠，术日晨留置胃管。

（6）做好疾病知识宣教及心理护理。

2. 术后护理

（1）心电监测，术后持续监测脉搏、呼吸、血压的变化，直至病情平稳。

（2）呼吸支持及呼吸道管理：术后遵医嘱予呼吸机辅助呼吸或鼻导管吸氧，床旁备吸引装置，及时清除呼吸道分泌物，维持呼吸道通畅，保持培养箱湿度 65%左右，痰液黏稠者遵医嘱雾化吸入。

（3）注意保暖，新生儿入暖箱，预防硬肿症发生。

（4）饮食与营养：术后禁食，留置胃管 3~5 日。禁食期间严格记录 24 小时出入水量，遵医嘱查电解质和血气分析，合理补液，维持水电解质酸碱平衡，必要时遵医嘱补充静脉高营养，促进伤口愈合。肠蠕动恢复后遵医嘱人工喂养。

（5）休息与体位：麻醉清醒后，患儿取半卧或低斜坡位卧床休息，1~2小时翻身1次，促进肠蠕动，预防压疮。病情平稳后可抱离暖箱或离床活动。

（6）伤口护理：腹带加压包扎伤口，红外线灯照射伤口每日2次，每次20分钟，以促进伤口血液循环，保持伤口清洁干燥。胆漏患儿应及时换药，避免胆汁浸渍周围至皮肤发红、破损。

（7）管道护理：

1）胃管的护理：术后1~2日可引出咖啡色胃液，以后逐渐清亮成淡黄色或白色，留置胃管期间禁食，肠蠕动恢复后拔除胃管。

2）导尿管的护理：留置导尿管者，每日记录引流的尿液量及颜色、性状，争取尽早拔管。

3）"T"管的护理：保持通畅固定，每班观察记录引流情况，术后2周左右拔管，拔管前先试行夹管1~2日，观察患儿有无恶心、呕吐、腹痛、发热、黄疸等不良反应。

4）腹腔引流管护理：术后引流液多为腹水，呈淡黄色略带少许血性液，术后24小时内每日引流量不超过100mL，随着肝功能恢复，引流逐渐减少，引流时间根据病情决定。

（8）病情观察：密切观察患儿生命体征的变化，注意面色、神志的改变；观察腹部体征，注意肠蠕动恢复情况，注意有无腹胀、腹肌紧张等；观察引流液的颜色及量，注意伤口愈合情况；观察患儿黄疸消退情况，比较大小便性状有无好转，注意有无出血倾向。

（9）皮肤护理，同术前。

（10）健康教育：加强疾病宣教，避免患儿错过最佳手术时机，达到早诊断、早治疗的目的；注意患儿个人卫生，加强皮肤护理，防抓伤；出院后遵医嘱服用保肝、退黄的药物，避免服用对肝脏有损害的药物，定期复查肝功能，发现患儿出现腹胀、黄疸立即就医。

二、先天性胆总管囊肿

先天性胆总管囊肿为常见的先天性胆道畸形。任何年龄均可发病，以婴幼儿最多。除胆总管外，扩张病变可以发生在肝内、肝外胆道的任何部位，因此该病又称为胆管扩张症。

【护理评估】

（一）病因及病理生理

1. 病因

先天性胆总管囊肿的发病原因尚存争议，多数学者认为本病与先天性胆胰管合流异常、胆总管远端梗阻有关。

（1）先天性胰胆管交界部发育畸形：胰胆管汇合部位不在十二指肠乳头而在十二指肠壁外或汇合部形态和解剖的先天性畸形，形成合流异常，引起胆总管扩张，胰管内压升高引起复发性急性或慢性胰腺炎。

（2）胆道发育不良：胚胎期原始胆管上皮细胞增殖不平衡，如远端过度增生则在贯通空泡化时远端出现狭窄，近端扩张而形成此病。胆总管壁先天性弹力纤维缺乏亦可引起胆管内压增高胆管逐渐扩张。

（3）病毒感染：乙型肝炎病毒、巨细胞病毒、腺病毒等均可引起胆管腔阻塞或管壁变薄弱产生胆管的畸形。

（4）神经分布异常：与胆总管远端神经丛及神经节细胞分布异常有关。

2. 病理

生理本病的病理特点为肝内胆管扩张和胆汁淤积所导致的胆小管炎症和结石。胆管扩张反复感染，导致进行性胆汁性肝硬化，门静脉压力增高，继发脾肿大、脾功能亢进，食管下段静脉曲张，曲张静脉破裂引起大量呕血、便血；胆汁淤积、细菌滋生所致胆源性感染及结石形成，可造成肝外扩张胆管及囊肿破裂，胆汁外溢而产生胆汁性腹膜炎，长期反复感染、胰液反流可引起胆管上皮恶变或急、慢性胰腺炎。

3. 临床分型

（1）胆总管囊状扩张：最常见，占77%。呈囊形或梭形扩张。

（2）胆总管憩室状扩张：可以是胆总管或胆囊的憩室状扩张，多为胆总管侧壁的囊状扩张，以狭窄的基底或短蒂与胆总管侧壁连接，占2%~3.1%。

（3）胆总管末端囊状扩张：亦称胆总管膨出，胆总管末端扩张并嵌入十二指肠内，占1%。

（4）肝内外胆管囊状扩张，包括Caroli病，占18.9%。

（二）身体状况

1. 临床表现

腹痛、腹部肿块和黄疸"三主症"，从幼年开始间歇、反复出现。

（1）腹痛：再发性右上腹或上腹中部绞痛或轻微胀痛，可伴恶心、呕吐，继发感染时可有发热。

（2）腹部肿块：右上腹可触及囊性包块。

（3）黄疸：特点是黄疸进行性加深，间歇性发作。发作时可伴有恶心、呕吐，黄疸时可出现白陶土样大便，尿色加深。个别患儿发生囊肿穿孔时即引起急性胆汁性腹膜炎症状，高热、腹胀，甚至发生休克。

2. 辅助检查

（1）生化检查：大多数病人血、尿及粪的检查呈阻塞性黄疸所见，包括血清胆红素主要是直接胆红素明显升高，碱性磷酸酶和γ谷氨酰转肽酶也升高，可有不同程度的急性肝功能受损的表现。少数病人各项检查指标可基本正常，合并囊肿内感染者可见外周血常规白细胞计数增高和中性粒细胞增高。有相当比例的病例病程中被发现血、尿胰淀粉酶增高。

（2）B超：是最为简便且无创的检查手段，可初步获得诊断。可见肝下方界限清楚的低回声区，可确定囊肿的大小、胆管远端的狭窄程度，并可知肝内胆管扩张的程度和范围及是否合并胆管内感染。诊断正确率可达94%以上。

（3）CT扫描：可明确肝内外胆管有无扩张，扩张的部位、程度及形态位置，胆总管远端狭窄的程度以及有无肝内胆管扩张，扩张的形态及部位等。有助于术式的选择。

（4）经皮经肝胆管造影：在肝胆管扩张病例易于成功，可清晰地显示肝内胆管及其流向，明确有无胆管扩张和扩张的范围。应用于黄疸病例可鉴别其原因或梗阻部位，并可观察到胆管壁和其内部的病理改变，依其影像的特征以鉴别阻塞的原因。

（5）内镜逆行胰胆管造影（ERCP）：借助于十二指肠镜可经乳头开口插管将造影剂直接注入胆管和胰管内，查明胆管扩张的范围和梗阻部位，并能显示胰胆管共同通道的长度和异常情况。

（6）胃肠钡餐检查：囊状扩张较大者可显示十二指肠向左前方移位、十二指肠框扩大、呈弧形压迹。

（7）术中胆道造影：在手术时将造影剂直接注入胆总管内，可显示肝内、外胆管系统和胰管的全部影像，了解肝内胆管扩张的范围、胰管胆管的反流情况，有助于选择术式和术后处理。

（8）磁共振胰胆管成像术（MRCP）：是目前最新的胆管造影法，不需要造影剂。经计算机处理后仅留胆管和胰管较清楚的立体结构影像，获得清晰的胰胆管成像效果甚至可明确地判断出是否合并胰胆合流异常。

【常见护理诊断/问题】

（1）体液不足与患儿呕吐、禁食有关。

（2）舒适度的改变与腹痛及术后疼痛有关。

（3）营养失调——低于机体需要量与患儿禁食时间长有关。

（4）有皮肤完整性受损的危险与卧床及全身皮肤黄疸有关。

（5）潜在并发症出血、胆瘘、腹腔感染、胆管炎、吻合口狭窄。

【治疗措施】

（1）本病一旦确诊，应及早手术治疗，如不手术治疗，多因反复感染、胆汁性肝硬化、胆总管穿孔或癌变而死亡。

（2）目前常用的手术方法

1）囊肿切除，胆管重建术，如肝总管空肠 Roux-Y 型吻合并加防逆流瓣膜成形术，是目前国内外首选的根治性手术。

2）胆总管囊肿造口术即外引流术。

3）囊肿十二指肠吻合及囊肿切除肝总管十二指肠吻合术。此法因难以防逆流感染及吻合口狭窄故目前较少用。

（三）护理措施

1. 监测

（1）体温的监测

测量体温，第 4 小时 1 次，注意四肢末梢温度，高热者及时物理和（或）药物降温，低温者注意保暖。

（2）心电监测

持续心电监测，监测心率、呼吸及 SpO_2 的变化，维持生命体征平稳、$SpO_2$95%以上。

（3）腹部体征的监测

术前应观察患儿腹部膨隆情况，注意腹痛的部位、性质、程度，有无腹膜刺激征；术后注意患儿腹痛、腹胀情况，观察肠蠕动恢复情况；腹水的患儿监测腹围。

（4）黄疸的监测

观察患儿黄疸消退情况，注意大小便颜色及皮肤有无出血倾向，是否瘙痒。动态监测血胆红素及肝功能恢复情况。

（5）术后并发症的监测

1）术后出血：伤口敷料有新鲜渗血，引流管引流出血性液体，颜色加深，量增多，病人表现面色苍白、脉搏细速、血压下降等。

2）胆漏：患儿伤口敷料有大量黄色渗液，引流管引流液为胆汁样液。

3）腹腔感染：患儿发热，血白细胞增高，伤口有脓性分泌物流出。

4）胆管炎：患儿出现发热、黄疸，血白细胞增高，并有上腹部疼痛。

5）吻合口狭窄：患儿再次出现黄疸，反复感染，有肝功能受损的表现。

1. 护理

（1）术前护理

1）休息与活动：巨大的胆总管囊肿患儿，应卧床休息，取半坐卧位，遵医嘱鼻导管给氧。避免剧烈运动、外伤及腹压突然增高，以免囊肿破裂。

2）饮食与营养：给予低脂、高蛋白、高热量、高维生素饮食，急性期及合并胰腺炎者禁食，遵医嘱补液，纠正酸碱失衡和脱水。有贫血、低蛋白血症者，遵医嘱输血、血浆或白蛋白予以纠正。术前1日予流质饮食。

3）观察患儿腹部体征的变化，注意腹痛的部位、性质和程度，腹痛严重者遵医嘱给予止痛剂及解痉药物。

4）观察患儿皮肤情况，注意有无出血点和皮肤瘙痒；注意黄疸情况及大小便颜色，保持皮肤清洁，防止搔抓。

5）完善术前常规检查，如血清及尿淀粉酶测定等。根据情况选择 B 超、CT、磁共振等检查。

6）术前3日口服肠道抑菌剂，术前1日晚清洁洗肠，术日晨置胃管及导尿管。

（2）术后护理

1）持续心电监测，术后48小时内密切观察患儿生命体征的变化。

2）病情观察：注意患儿意识、面色情况。观察腹部切口敷料有无渗血及胆汁外溢，观察腹腔引流液的颜色、性质及量，如引流出血液或胆汁，应警惕术后出血或胆瘘。

3）饮食与营养：术后禁食，持续胃肠减压，给予静脉营养。饮食恢复后，以低脂高能、高营养、易消化、少食多餐为原则。

4）体位与活动：术后应卧床休息，术后第2日取半坐卧位，术后第3日可下床活动。下床活动时应注意保护引流管，防止管道脱出，维持有效引流。

5）留置腹腔引流管、T管引流者，应妥善固定，防止扭曲、折叠、受压和滑脱，每班观察记录引流液的颜色、量和性状。拔管后注意观察患儿有无恶心、呕吐、上腹痛、发热、黄疸等。

6）健康教育：告知家长管道护理注意事项。保持管道通畅固定，引流低于切口平面，防止受压、打折、牵拉、脱落，特别注意翻身、起床时防止管道脱落；养成良好的饮食习惯，饮食以清淡、易消化、少脂肪为宜，忌暴饮暴食；定期口服驱蛔虫药，防止蛔虫经吻合口上行所致的炎症或吻合口受损；出现腹痛、呕吐、黄疸等情况，应立即就医。定期复查 B 超，了解有无结石、胆管癌等病变。

（许春梅）

参考文献

[1]　姜梅. 妇产科疾病护理常规 [M]. 北京：科学出版社，2019.

[2]　兰华，陈炼红，刘玲贞. 护理学基础 [M]. 北京：科学出版社，2017.

[3]　安力彬，陆虹. 妇产科护理学 [M].6 版. 北京：人民卫生出版社，2017.

[4]　王欣，徐蕊凤，郑群怡. 骨科护士规范操作指南 [M]. 北京：中国医药科技出版社，2016.

[5]　王萌，张继新. 外科护理 [M]. 北京：科学出版社，2016.

[6]　唐少兰，杨建芬. 外科护理 [M].3 版. 北京：科学出版社，2016.

[7]　杨玉南，杨建芬. 外科护理学笔记 [M].3 版. 北京：科学出版社，2016.

[8]　皮红英，王建荣，郭俊艳. 临床护理管理手册 [M]. 北京：科学出版社，2015.

[9]　叶政君，雷光锋. 临床护理常规 [M]. 北京：科学技术文献出版社，2014.

[10]　王莉，杨娟，潘亚兰. 临床常用护理操作规程 [M]. 武汉：华中科技大学出版社，2014.

[11]　田桂荣. 临床常见疾病护理常规及护理规范 [M]. 北京：中国科学技术出版社，2013.

[12]　温贤秀，肖静蓉. 常见疾病临床护理路径指引 [M]. 成都：西南交通大学出版社，2013.

[13]　张素巧，赵志红. 心内科临床护理工作手册 [M]. 石家庄：河北科学技术出版社，2011.

[14]　张瑞琴. 实用骨科护理手册 [M]. 北京：科学技术文献出版社，2013.

[15]　黄叶莉. 神经疾病临床护理 [M]. 北京：人民军医出版社，2014.

[16]　汪晖. 临床护理常规 [M]. 北京：人民军医出版社，2012.

[17]　张元云. 新编临床护理实践 [M]. 乌鲁木齐：新疆人民卫生出版社，2013.

[18]　杨群英. 实用护理技术新进展 [M]. 北京：科学技术文献出版社，2013.

[19]　武君颖，王玉玲. 儿科护理 [M].3 版. 北京：科学出版社，2018.

[20]　张玉兰，王玉香. 儿科护理学 [M].4 版. 北京：人民卫生出版社，2018.

[21]　范玲，沙丽艳. 儿科护理学 [M].3 版. 北京：人民卫生出版社，2018.